“十三五”卫生高等职业教育校院合作“双元”规划教材

U0802991

供护理、助产及相关专业用

护理药理学

主　编

杨丽珠　田　健　王嗣雷

副主编

姚永萍　罗红波　邱模昌　田朝晖　苗久旺

编　委（按姓名汉语拼音排序）

韩丽华（铁岭卫生职业学院）
蒋云凯（湖南环境生物职业技术学院）
李　琳（菏泽医学专科学校）
李秀琴（青海卫生职业技术学院）
罗红波（遵义医药高等专科学校）
苗久旺（山东中医药高等专科学校）
邱模昌（江西医学高等专科学校）
汝燕峰（亳州学院）
尚朝利（信阳职业技术学院）
田　健（菏泽医学专科学校）
田朝晖（呼伦贝尔职业技术学院）
王嗣雷（青海卫生职业技术学院）
杨炳凤（大理护理职业学院）
杨丽珠（漳州卫生职业学院）
姚永萍（四川护理职业学院附属医院）
余瑞铭（漳州卫生职业学院）
张　鹏（宜春职业技术学院）
赵　喆（铁岭卫生职业学院）

北京大学医学出版社

HULI YAOLIXUE

图书在版编目（CIP）数据

护理药理学 / 杨丽珠，田健，王嗣雷主编 . —北京：北京大学医学出版社，2019.10（2024.2 重印）

ISBN 978-7-5659-2110-0

Ⅰ. ①护… Ⅱ. ①杨… ②田… ③王… Ⅲ. ①护理学 – 药理学 – 高等职业教育 – 教材 Ⅳ. ① R96

中国版本图书馆 CIP 数据核字（2019）第 253184 号

护理药理学

主　　编：杨丽珠　田　健　王嗣雷

出版发行：北京大学医学出版社

地　　址：（100191）北京市海淀区学院路 38 号　北京大学医学部院内

电　　话：发行部 010-82802230；图书邮购 010-82802495

网　　址：http://www.pumpress.com.cn

E-mail：booksale@bjmu.edu.cn

印　　刷：北京瑞达方舟印务有限公司

经　　销：新华书店

责任编辑：王孟通　　**责任校对**：靳新强　　**责任印制**：李　啸

开　　本：850 mm × 1168 mm　1/16　　**印张**：24.5　　**字数**：700 千字

版　　次：2019 年 10 月第 1 版　2024 年 2 月第 6 次印刷

书　　号：ISBN 978-7-5659-2110-0

定　　价：56.00 元

出版说明

《**国务院办公厅关于深化医教协同进一步推进医学教育改革与发展的意见**》要求加快构建标准化、规范化医学人才培养体系，全面提升人才培养质量。明确指出要调整优化护理职业教育结构，大力发展高职护理教育。《**国家职业教育改革实施方案**》指出要促进产教融合育人，建设一大批校企“双元”合作开发的国家规划教材。新时期的护理职业教育面临前所未有的发展机遇和挑战。

高质量的教材是实施教育改革、提升人才培养质量的重要支撑。为深入贯彻《**国家职业教育改革实施方案**》，服务于新时期高职护理人才培养改革发展需求，北京大学医学出版社在教育部、国家卫生健康委员会相关机构和职业教育教学指导委员会的指导下，经过前期广泛调研、系统规划，启动了这套“双元”数字融合高职护理教材建设。指导思想是：坚持“三基、五性”，符合最新的国家高职护理类专业教学标准，结合高职教学诊改和专业评估精神，突出职业教育特色和专业特色，与护士执业资格考试大纲要求、岗位需求对接。体现以人为本、以患者为中心的整体护理理念，强化技能训练，既满足多数院校教学实际，又适度引领教学。实践产教融合、校院合作，打造深度数字融合的精品教材。

教材的主要特点如下：

1. 全国专家荟萃

遴选全国近40所院校具有丰富教学经验的骨干教师参与建设，力求使教材的内容和深浅度具有全国普适性。

2. 产教融合共建

吸纳附属医院或教学医院的临床护理双师型教师参与教材编写、审稿，学校教师与行业专家“双元”共建，保证教材内容符合行业发展、符合多数医院护理实际和人才培养需求。

3. **双重专家审定**

聘请知名护理专家审定教材内容，保证教材的科学性、先进性；聘请知名职教专家审定教材的职教特色和规范。

4. **教材体系完备**

针对各地院校课程设置的差异，部分教材实行“双轨制”。如既有《正常人体结构》，又有《人体解剖学》《组织学与胚胎学》；既有《护理学基础》，又有《护理学导论》《基础护理学》，便于各地院校灵活选用。

5. **职教特色鲜明**

结合护士执业资格考试大纲，教材内容“必需、够用，图文并茂”。以职业技能和岗位胜任力培养为根本，以学生为中心，贴近高职学生认知，采用布鲁姆学习目标，加入“案例 / 情景”“知识链接”“小结”“实训”“自测题”等模块，提炼“思维导图”。

6. **纸质数字融合**

将纸质教材与二维码技术相结合，融 PPT、图片、微课、动画、护理技能视频、模拟考试、护考考点解析音频等于一体,实现了以纸质教材为核心、配套数字教学资源的融媒体教材建设。

本套教材的组织、编写得到了多方面大力支持。很多院校教学管理部门提出了很好的建议，职教专家对编写过程精心指导、把关，行业医院的临床护理专家热心审稿，为锤炼精品教材、服务教学改革、提高人才培养质量而无私奉献。在此一并致以衷心的感谢!

希望广大师生多提宝贵意见，反馈使用信息，以臻完善教材内容，为新时期我国高职护理教育发展和人才培养做出贡献!

“十三五”卫生高等职业教育
校院合作“双元”规划教材审定委员会

序

湛蓝天空映衬昆明湖碧波粼粼，湖畔长廊蜿蜒诉说历史蹉跎，万寿山风清气爽，昂首托起那富贵琉璃的智慧海、吉祥云。护理融有科学、技术、人文及艺术特质，其基本任务是帮助人维持健康、恢复健康和提升健康水平。护士被誉为佑护健康与生命的天使。在承载这崇高使命的教育殿堂，老师和学生们敬畏生命、善良真诚、严谨求实、德厚技精。

再览善存之竖版护理教材——《**护病新编**》（1919 年，车以轮等译，中国博医会发行），回想我国护理教育发展历程，尤其 20 世纪 80 年代以来，在护理和教育两个领域的研究与实践交汇融合中，护理教育经历了“医疗各科知识 + 护理、各科医学及护理、临床分科护理学或生命周期分阶段护理”等三个阶段。1985 年首开英护班，1991 年在卫生部相关部门支持下，成立全国英护教育协作会，从研究涉外护理入手，进行护理教育改革；1989 年始推广目标教学，建立知识、技能、态度的分类目标，使用行为动词表述，引导相应教学方法的改革；1994 年开始推进系统化整体护理；1997 年卫生部颁布护理专业教学计划和教学大纲，建构临床分科护理学课程体系，新开设精神科护理、护士礼仪等六门课程。2000 年行业部委院校统一划转教育部管理，为中高职护理教育注入了现代职业教育的新鲜“血液”。教育部组织行业专家制定了专业目录，将护理专业确定为 83 个重点建设专业之一，并于 2003 年列入教育部技能型紧缺人才培养培训工程的 4 个专业之一，在国内首次采用了生命周期模式，开始推进行动导向教学；2018 年高职护理专业教学标准（征求意见稿）再次采纳了生命周期模式。客观地看，在一个历史阶段，因为教育理念和教学资源等差异，院校可能选择不相同的课程模式。

当前，全国正在落实《**“健康中国 2030”规划纲要**》和《**国家职业教育改革实施方案**》，在人民群众对美好生活的向往和护理、职业教育极大发展的背景下，护理教育教学及教材的改革创新迫在眉睫。北京大学医学部是百余年前中国政府依靠自己的力量开办的第一所专门传授现代医学的国立学校，历经沧桑，文化厚重，对中国医学事业发展有着卓越贡献。北京大学医学出版社积极应对新时期、新任务和新要求，组织全国富有教学与实践经验的资深教师和临床专家，共同编写了本套高职护理专业教材，为院校教改与创新提供了重要保障。

教材支撑教学，辅助教学，引导学习。教学过程中，教师需要根据自己的教学设计对教材进行二次开发。现代职业教育不是学科化课程简版，不应盲目追求技术操作，不停留在零散碎片的基本知识或基本技能的“名义能力”层面，而是从工作领域典型工作任务引导学习领域课程搭建，以工作过程为导向，将知识和操作融于工作过程，通过产教融合和理实一体，系统地从工作过程出发，延伸到工作情境、劳动组织结构、经济、使用价值、质量保证、社会与文化、环境保护、可持续发展及创新等方面，培养学生从整体角度运用相对最佳的方法技术完成工作任务。这些职业教育需达成的基本能力维度与护理有着相近的承载空间，现代职教理念和方法对引导我国护理教育深化与拓展具有较大的意义。

本套教材主编、编者和出版社老师们对课程体系科学建构，教学内容合理组织，字里行间精心雕琢，信息技术恰当完善。本套教材可与情境教学、项目教学、PBL、模块教学、任务驱动教学等配合使用。新技术的运用丰富了教学内容，拓展了学生视野，强化了教学重点，化解了教学难点，提示了护考要点，将增强学生专业信心，提高学生学习兴趣。

教材与教学改革相互支撑，相辅相成，它们被人类社会进步不断涌现的新需求、新观念、新理论、新方法、新技术引导与推动，永远不会停步。它是朝阳，充满希望；是常青树，带给耕耘者硕果累累。

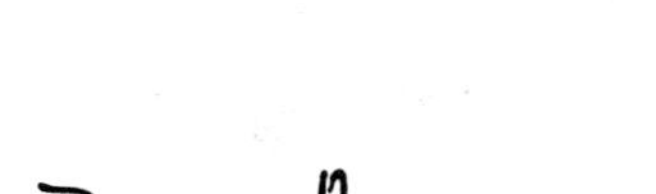

前言

根据《国务院关于印发国家职业教育改革实施方案的通知》和《国务院关于加快发展现代职业教育的决定》以及新的《全国护士执业资格考试大纲》等文件精神和要求，我们坚持以专业培养目标为导向、以技能培养为核心、以职业能力培养为根本，紧密围绕护理职业岗位的知识、技能及素质培养目标，遴选既具有丰富教学经验和临床实践经验、又有较强写作能力和教材编写经验的教师编写本教材，以满足3个需要（学科需要、教学需要、行业需要），力求体现高职教育特色。

本教材共45章，主要介绍临床上各类常用重点药物的体内过程、药理作用与临床应用、不良反应与用药护理，主要供高职高专护理、助产等专业教学使用。在教材编写过程中，我们坚持教材建设的“三基”（基本理论、基本知识、基本技能）、“五性”（思想性、科学性、先进性、启发性、适用性）原则，重视吸收行业发展的新知识、新技术、新方法，体现学科发展前沿。充分体现护理专业特色，力求专业特色明显，内容创新，模块优化，编排新颖，教学兼宜。在教材内容选择上，我们坚持与高职高专护理专业人才培养目标、专业核心能力相结合，紧扣护士执业资格考试大纲，做到教考、课证融合。在编写形式上，适时穿插学习目标、案例分析、知识链接、知识拓展、学习小结和自测题与参考答案等模块，还有机融合了PPT课件、微课、视频、音频、动画、思维导图、图片等数字教学资源，有助于激发学生的学习兴趣，拓展其专业知识视野，强化知识的应用和技能的培养，提高学生分析问题和解决问题的能力，突出了教材的实用性、可读性和先进性。

本教材在编写过程中得到了各位编者及所在单位的大力支持，同时本教材还参考了国内相关书籍资料，在此一并致谢。

本书虽反复修改审核，但不足之处在所难免，恳切希望专家、同行、广大师生提出批评和建议，以便今后不断总结和修订完善。

编　者

二维码资源索引

资源名称	资源类型	页码
学习小结	思维导图	144
用药护理案例解析	音频	151
学习小结	思维导图	152
硝酸甘油的药理作用与用途	微课	156
用药护理案例解析	音频	157
学习小结	思维导图	158
用药护理案例解析	音频	164
学习小结	思维导图	164
用药护理案例解析	音频	175
学习小结	思维导图	176
组胺相关知识	微课	178
用药护理案例解析	音频	180
学习小结	思维导图	180
消化性溃疡的病因和发病机制	微课	182
用药护理案例解析	音频	188
用药护理案例解析	音频	189
学习小结	思维导图	189
用药护理案例解析	音频	199
学习小结	思维导图	199
用药护理案例解析	音频	204
学习小结	思维导图	204
用药护理案例解析	音频	211
学习小结	思维导图	212
胰岛素的药理作用	微课	214
用药护理案例解析	音频	218
学习小结	思维导图	218
甲状腺激素	微课	220
用药护理案例解析	音频	224
学习小结	思维导图	225
用药护理案例解析	音频	234
学习小结	思维导图	234
学习小结	思维导图	238
用药护理案例解析	音频	250

资源名称	资源类型	页码
用药护理案例解析	音频	250
用药护理案例解析	音频	250
用药护理案例解析	音频	251
用药护理案例解析	音频	251
学习小结	思维导图	251
磺胺类药物的作用机制	微课	257
用药护理案例解析	音频	261
学习小结	思维导图	261
结核病的发生与抗结核病药的用药护	微课	264
用药护理案例解析	音频	267
学习小结	思维导图	267
真菌感染与超级真菌“耳念珠菌”	微课	270
用药护理案例解析	音频	273
学习小结	思维导图	273
流感病毒的传播与奥司他韦的抗病毒作用	微课	278
用药护理案例解析	音频	279
学习小结	思维导图	279
用药护理案例解析	音频	287
学习小结	思维导图	288
抗恶性肿瘤药的不良反应	微课	291
用药护理案例解析	音频	295
学习小结	思维导图	296
用药护理案例解析	音频	301
学习小结	思维导图	301
用药护理案例解析	音频	306
学习小结	思维导图	306
用药护理案例解析	音频	311
学习小结	思维导图	312
用药护理案例解析	音频	318
学习小结	思维导图	318
用药护理案例解析	音频	324
学习小结	思维导图	324

目 录

第一章

绪　论

学习目标

1. 掌握护理药理学、药效学、药动学的概念，用药护理的基本内容和要求。
2. 熟悉药物、处方、医嘱的一般知识。
3. 了解护理药理学的性质与任务。

第一节　护理药理学概述

一、护理药理学的基本概念

药理学是研究药物与机体相互作用规律及其机制的科学，是联系基础医学与临床医学、医学与药学之间的桥梁学科。药理学研究内容主要包括药效学和药动学两方面，其中，研究药物对机体作用规律及其机制的科学称为药效动力学（pharmacodynamics），简称药效学；研究机体对药物的处置过程及血药浓度随时间而变化的规律的科学称为药物代谢动力学（pharmacokinetics），简称药动学。

护理药理学是护理学与药理学交叉融合的应用型学科，是护理专业课程体系中的一门重要的专业基础课程。其任务是以药理学理论为基础，阐明临床用药护理所必需的基本理论、基本知识和基本技能。研究内容主要包括护理药理学的基本理论和基本概念，各类药物的体内过程、药理作用、临床应用、常见不良反应和用药护理知识与技能等。

学习本门课程，可帮助护理专业学生在未来护理工作岗位上准确执行药物治疗方案，高效合理地进行用药护理，正确实施健康教育，提高患者的治疗效果和生活质量。

二、用药护理的基本内容和要求

用药护理是医疗护理工作的一项重要任务，护理人员身处医疗护理工作的第一线，既是药物治疗的执行者，也是患者用药前后的监护者，在临床用药中起着至关重要的作用，其任务主要有：①协助医生制订正确合理的给药方案；②准确执行处方和（或）医嘱；③做好药效评价；④监测药物不良反应；⑤实施健康教育。

在用药护理过程中，护理人员应运用护理药理学知识和护理程序做好用药前、用药中和用药后的监护工作，保证发挥药物的最佳效应，防止和减少药物的不良反应，提高护理工作水平和医疗服务质量。

1. 用药前 主要包括：①了解患者是否存在药物过敏史；②了解老人、儿童、孕妇、哺乳期妇女、经期妇女、肝肾功能不良等特殊患者对所使用药物是否有药物禁忌证等；③熟悉处方、医嘱中所用药物的临床应用、不良反应、用药监护、用药方法、配伍禁忌、药品保管知识和外观质量检查方法等；④做好护患沟通、心理护理等配合措施。

2. 用药中 主要包括：①必须遵照处方或医嘱准确执行给药方案，严格执行“三查”“七对”制度，避免发生医疗差错和事故。②注意本类药物给药途径的护理事项，如静脉注射药物时速度宜慢，防止药液外溢，并严密观察患者的反应等。③应根据实际及时恰当地向患者说明和解释用药后可能出现的不适反应，使患者在心理及生理上有所准备。④采用非药物治疗措施加强药效，如采用物理降温可加速解热镇痛药对发热患者的解热作用；通过减轻体重、限制盐的摄入量和戒烟、戒酒等可加强抗高血压药物的降压疗效等。⑤认真观察和评估药物疗效、不良反应，如有异常情况及时报告医生。

知识链接

“三查”“七对”制度

三查：服药、处置、操作前查；服药、处置、操作中查；服药、处置、操作后查。

七对：对床号、姓名、药名、浓度、时间、剂量、用法。

3. 用药后 主要包括：①回顾、总结用药护理过程，协助医生评价、完善药物治疗方案。②实施健康教育，用药后，尤其是当患者出院和家庭访视时，护理人员有责任向患者介绍或交代有关药物治疗的基本知识和非药物治疗措施、可能出现的药物不良反应以及药物与食物间的不良相互作用等。

三、护理药理学的学习方法

护理药理学是护理专业的一门重要的专业基础课程，内容多、涉及面广，要学好这门课程应注意：

1. 掌握课程特点 本课程与生理学、病原生物学与免疫学、生物化学、病理学等医学基础学科密切联系，主要介绍药物的药理作用、临床应用、不良反应及其用药护理。因此，要注意加强医学基础学科理论知识的学习，以便加深对药物作用的理解和掌握。

2. 重点掌握各类代表药物 本课程信息量大，药物品种多，仅药名就有近千个，容易遗忘和混淆。应注意掌握各类代表药物，熟悉或了解同类药物或相关药物的作用特点和区别，做到举一反三，触类旁通。

3. 加强预习、复习和练习 教材中除插入了“学习目标”“学习小结”“知识链接”“案例”和“自测题”等模块外，还融合了多媒体课件、微课、视频、音频、动画、图片等数字教学资源，有助于激发学习兴趣，拓展专业知识视野，强化知识的应用和技能的培养，提高分析问题和解决问题的能力，建议同学们做好课前预习，加强课后复习和练习，提高学习效果。

第二节 药品和处方、医嘱的一般知识

用药护理是交叉融合的综合性学科，不仅需要药理学的知识与技能，还需要临床护理、药学专业知识与技能，因此，掌握相关的基础知识对做好用药护理非常必要。

一、药品的一般知识

（一）药物的概念

药物是指能影响机体的生理功能及病理状态，用以预防、治疗和诊断疾病的化学物质。药物是人类防治疾病的有力武器，但药物在防治疾病的同时可能产生不良反应，只有做到合理用药才能防治疾病；反之，如果用药不当，非但不能治病救人，还可能产生严重的不良反应，甚至危及生命。

知识链接

药物与药品

药物是指用于预防、治疗和诊断疾病的化学物质；药品是指用于预防、治疗、诊断人的疾病，有目的地调节人的生理机能并规定有适应证或功能主治、用法和用量的物质。

药品是指已进入流通领域，可供临床直接使用的上市商品，一般必须具有明确的剂型、剂量、适应证、用法和用量的物质。而药物概念的范围更大，可能还在临床试验阶段，不一定可以上市，但有活性。

微课：
食物、药物、毒物三者之间的关系

（二）药品的分类

药品品种繁多，分类方法不尽相同，这里主要介绍以下几种分类。

1. 处方药与非处方药

（1）处方药（prescription drug）：是指必须凭执业医师或执业助理医师处方才可调配、购买和使用的药品。处方药的用药方法、时间都有特殊要求，必须在医生指导下使用。

（2）非处方药（over the counter drugs，OTC）：是指不需要凭执业医师或执业助理医师处方即可按药品说明书自行判断、购买和使用的药品。非处方药分为甲、乙两类，甲类非处方药要在药店药师的指导下购买和使用，乙类非处方药可在超市、宾馆、百货商店等处购买。

2. 特殊管理药品

（1）麻醉药品：是指连续使用后易产生生理依赖性（成瘾性）的药品。我国生产和使用的麻醉药品主要有阿片酊、盐酸吗啡、磷酸可待因、福尔可定、盐酸可卡因、哌替啶、安那度尔、芬太尼、美沙酮等。

（2）精神药品：是指直接作用于中枢神经系统，使之兴奋或抑制、连续使用能产生依赖性的药品。我国生产和使用的精神药品分为两类：①第一类，不准在医药门市部零售的药品，如氯胺酮、哌甲酯、三唑仑、司可巴比妥、咖啡因等。②第二类，定点药房可凭盖有医疗单位公章的医生处方零售的药品，如地西泮、氯硝西泮、阿普唑仑、硝西泮、劳拉西泮、苯巴比妥等。

（3）医疗用毒性药品：是指毒性剧烈，治疗剂量与中毒剂量相近，使用不当会使人中毒或死亡的药品。常用的西药毒性药品有：去乙酰毛花苷 C、洋地黄毒苷、阿托品、后马托品、东莨菪碱、毛果芸香碱、毒扁豆碱等。

（4）放射性药品：是指用于临床诊断或者治疗的放射性核素制剂及其标记药物。医疗单位使用放射性药品，必须符合国家放射性同位素卫生防护管理的有关规定。主要品种有碘 $[^{131}\mathrm{I}]$ 化钠、镓 $[^{67}\mathrm{Ga}]$ 胶体、磷 $[^{32}\mathrm{P}]$ 酸铬、氯化亚铊 $[^{201}\mathrm{Tl}]$ 等。

3. 国家基本药物 基本药物是适应基本医疗卫生需求，剂型适宜，价格合理，能够保障供应，公众可公平获得的药品。国家基本药物目录由国家卫生健康委员会发布，是各级医疗卫生机构配备使用药品的依据。

4. 高危险药品 是指药理作用显著且迅速、易危害人体的药品。包括高浓度电解质制剂、肌肉松弛剂及细胞毒化药品等（见附录一）。

二、药物制剂常识

药物制剂是指原料药经加工制成具有一定形态和规格，便于使用和保存的药物制品，其具体形态叫做剂型，临床常用剂型按其形态可分为固体剂型、液体剂型、半固体剂型三类。

（一）固体剂型

本类剂型最为常用，尤其适用于长期应用和患者自行使用。

1. 片剂（tablets） 系指药物与适宜的赋形剂混合，通过制剂技术制成的固体制剂，主要供口服。外层包衣的又称包衣片，有肠溶衣片及糖衣片等。肠溶片不能嚼碎服，糖衣片应密闭保存。另外，还有一些新型片剂，如控释片、缓释片、泡腾片、咀嚼片、多层片等，满足不同治疗需要。

2. 胶囊剂（capsules） 系指将药物或药物与辅料充填于空心胶囊内制成的制剂，分为硬胶囊、软胶囊、缓释胶囊、控释胶囊和肠溶胶囊。该剂型综合了散剂分散快和片剂便于使用的优点，较为常用，如氨苄西林胶囊。

3. 冲剂（granules） 又称颗粒剂，系指药物与适宜的辅料制成的干燥颗粒状内服制剂。服用时用温开水冲化即可，由于分散度好，应用价值较高，如板蓝根冲剂。

4. 丸剂（pills） 系指药物与适宜的黏合剂或辅料混合制成的球形固体制剂，如藿香正气丸；另外，根据赋形剂不同也可再分为水丸和蜜丸等。

5. 其他固体制剂 如散剂（powder）、微型胶囊（microencapsulation）、膜剂（membrance）等。

（二）液体剂型

本类剂型需要液体介质，分散度好，起效快，剂量易于调控。

1. 注射剂（injection） 系指供注入人体内使用的药物灭菌制剂。剂型包括溶液、乳浊液、混悬液及供临用前配成溶液或混悬液的粉剂。有针剂、注射用无菌粉末、分液袋或玻璃输液瓶。

2. 溶液剂（liquor，solution） 系指非挥发性的药物澄明的水溶液，可供内服和外用。外用溶液应在瓶签上注明“外用”及“切勿内服”字样。

3. 酊剂（tincture） 系指一定浓度的生药材的乙醇浸出液或化学药品的乙醇溶液，如橙皮酊。

4. 合剂（misture） 系指含有可溶性或不溶性粉末药物的透明或混悬液，多供内服，如胃蛋白酶合剂。

5. 糖浆剂（syrup） 系指含有药物或芳香物质的近饱和浓度的蔗糖水溶液，如可待因糖浆。

6. 流浸膏（liquid extract） 系指生药材的浸出液，经浓缩调整其浓度至规定标准后的液体制剂。一般每毫升应与原生药 1 g 相当，如益母草流浸膏。

7. 其他液体剂型 如水剂（water，aqua）、洗剂（lotion）、胶浆剂（mucilage）、喷雾剂（spray）、气雾剂（aerosol）、滴眼剂（eyedrops）、滴鼻剂（nasal drops）等。

（三）半固体制剂

本类剂型介于固体剂型和液体剂型之间，分散度较好，作用时间较长，适于外用。

1. 软膏剂（ointment） 系指药物与适宜基质混合均匀制成的膏状外用制剂，多供皮肤、黏膜用药，如硫软膏。

2. 乳膏剂（cream） 系指由脂肪酸与碱性物质作用而制成的一种稠厚乳状剂型，较软膏易于吸收，不污染衣物，如氟氢可的松乳膏。

3. 眼膏剂（eye ointment） 系指供眼用的细腻灭菌软膏，如四环素眼膏。

4. 栓剂（suppository） 系指供人体腔道内给药的半固体制剂，形状和大小因用药腔道而异，进入人体腔道后可软化、溶解、释放出药物，如咪康唑阴道栓。

三、药品保管基础知识

药品保管是保证药品质量和保障临床安全用药的重要措施，护理人员应严格按照《中华人民共和国药典》及其他药品标准规定的贮存条件及要求实施，防止药品变质，确保药品质量。

（一）药品保管的基本要求

1. 分类存放 根据药品种类和性质分类存放，并定期检查清点；内服药、外用药、注射药物应分类存放，以防误用。

2. 一般药品 一般在室温保管，应防止受热、受潮、阳光直照；某些药品，如生物制品、血液制品、疫苗等，需冷藏、避光保存，以防变质。

3. 特殊管理药品 需专柜存放、加双锁，交班时要清点等。

4. 高危险药品 应设专门的存放药架，并做到标识醒目。

5. 易致敏药物 应用易发生过敏反应的药物时，要特别注意患者有无过敏史；在进行过敏试验的同时要准备好急救用药。

6. 个体专用药 患者专用的特种药物，应单独存放，并注明床号、姓名。

7. 定期检查 定期检查药品质量和有效期，保持先进先出，保证药品安全有效。

（二）药品的外观质量检查

药品的外观质量检查是通过人的视觉、触觉、听觉、嗅觉等感官试验，对药品的外观形状，药物的包装、容器、标签进行检查，以判定药品的质量优劣。

1. 包装 应检查药品包装的形态、颜色有无变化，各种指示标记、封口、说明等是否齐全、完好。

（1）封口：注意检查片剂、冲剂、胶囊剂的薄型塑料袋封口，伪品多采用加钢锯条手工熔封，常出现皱缩、焦痕、袋内空气等现象。

（2）容器：容器是否有裂缝；对针剂检查是否为曲颈易折安瓿（直颈安瓿不准使用），封口是否良好，铝盖有无松动等。

（3）标签：应检查药品的标签是否完整，标签上字迹是否清晰，如有缺损和（或）字迹模糊难于辨认则不可使用。

2. 药品外观检查 将包装容器打开，对药品的剂型、颜色、味道、气味、形态等情况进行重点检查。

（1）注射剂：水针剂检查澄明度，色泽有无变化；粉针剂检查是否粘瓶，有无结块、变色等。

（2）片剂：有无吸潮、变形、变色、裂片等。

（3）散剂：有无吸潮结块、发黏、生霉、变色等。

（4）胶囊剂：有无软化，破裂，变形，内容物收缩、结块等。

（5）眼药水：有无浑浊、沉淀产生等。

（6）酊剂、糖浆剂、乳剂、软膏剂及流浸膏剂：应检查有无挥发、沉淀、发霉、变色、酸败等现象。

3. 药品包装常用标志

（1）批准文号（approval number）：供医疗使用的药品必须要有国家药品行政管理部门批准生产的文号，这是药品生产、上市、使用的依据。统一格式为“国药准（试）字 +1 位字母 +8 位数字”：①“准”字代表国家批准正式生产的药品，“试”字代表国家批准试生产的药品；

②一位字母：为汉语拼音字母，代表药品的类别，如“H”代表化学药品，“Z”代表中药，“B”代表保健药品，“S”代表生物制品，“J”代表进口分装药品；③ 8 位数字：第 1、2 位代表批准文号的来源，第 3、4 位表示批准该药品生产之公元年号的后两位数字，第 5、6、7、8 位数字为顺序号。

（2）批号（lot number，batch number）：是生产单位在药品生产过程中，将同一次投料、同一次生产工艺所生产的药品用一个批号来表示，是用于识别某一批产品的一组数字或数字加字母，编制格式为：年 + 月 + 流水号。如批号 190113，其中 1901 表示生产时间为 2019 年 1 月，13 是流水号，表示第 13 批。批号可用于追溯和审查该药品的生产历史，但要特别注意批号与该药品的生产日期没有直接联系，从批号上不能确定生产日期。生产日期是指某种药品完成所有生产工序的最后日期，如某药品生产日期是 20130201，说明这批药品是 2013 年 2 月 1 日生产的。

（3）有效期（validity）：是指药品在规定的贮存条件下质量能够符合规定要求的期限，超过这个期限，则不能继续销售、使用，否则按劣药查处，其表示方法有三种：①直接标明有效期：以有效月份最后 1 天为到期日，如某药品有效期为 2019 年 12 月，表明药品在 2019 年 12 月 31 日前使用均有效。②直接标明失效期：国外进口药品常采用 EXP，Date 或 Use before 标明失效期，如某药标明 EXP，Date：May 2020，则表示该药失效期为 2020 年 5 月，即有效使用时间为 2012 年 4 月 30 日。③标明有效年限：如某药品标明有效期为 2 年（或 24 个月），则可配合生产日期判断有效期是何日，如某药生产日期为 20180430，有效期 24 个月，则该药可用至 2020 年 4 月 29 日。

四、处方、医嘱基础知识

（一）处方的概念和种类

处方（prescription，recipe）是由注册的执业医师或执业助理医师在诊疗活动中为患者开具的，由药学专业技术人员审核、调配、核对，并作为医疗用药发药凭证的医疗文书。处方也是患者取药的依据，并具有法律凭证作用。处方一般有医疗处方、法定处方和协定处方三类。在临床医疗工作中以医疗处方最为常用。

执行处方是护士的日常工作，关系到疾病的治疗效果和患者的安危，必须认真对待，严格实行“三查七对”制度，若有疑问，应及时与医师联系，不得擅作主张，以保证患者安全，提高护理质量。

（二）医疗处方的结构

现行医疗处方的结构分三部分：前记、正文和后记。

1. 前记 包括医疗卫生机构的名称、处方笺编号、患者信息、门诊或住院病历号、科别或病室和床位号、临床诊断、开具日期等，并可添列专科要求的项目。

2. 正文 以 Rp. 或 R.（拉丁文 Recipe“请取”的缩写）或者汉字“取”标示，分列药品名称、剂型、规格、数量、用法等。

3. 后记 医师签名或加盖专用签章以示负责，并标有药品划价的金额以及审核、调配、核对、发药的药学专业技术人员签名。

（三）医疗处方的书写规则

1. 由具有处方权的医师按规定格式在专用处方笺上以钢笔或圆珠笔书写。麻醉药品处方、急诊处方、儿科处方、普通处方的印刷用纸应分别为淡红色、淡黄色、淡绿色、白色，并在右上角以文字注明。处方必须字迹清楚，不得涂改，如有修改，必须在修改处签名并注明修改日期。处方内容要书写完整。

2. 药品名称以《中华人民共和国药典》和《中国药品通用名称》收载的名称或经国家批准的专利药品名为准，如无收载，可采用通用名或商品名。药名简写或缩写必须为国内通用写法，不得自行编制药品缩写名或代号。开写多个药物时，应按作用主次顺序书写。

3. 药品剂量与数量一律用阿拉伯数字书写。剂量应当使用国际单位制（SI）单位：重量以克（g）、毫克（mg）、微克（μg）、纳克（ng）为单位；容量以升（L）、毫升（ml）为单位，也可以国际单位（IU）、单位（U）计算。处方中一般使用常用剂量，需超剂量使用时，应注明原因并再次签名。

4. 普通处方一般不得超过 7 日用量；急诊处方一般不得超过 3 日用量；对于某些慢性病、老年病或特殊情况，处方用量可适当延长，但医师必须注明理由。麻醉药品每次处方注射剂不得超过 2 日常用量，片剂、酊剂、糖浆剂等不超过 3 日常用量，连续使用不得超过 7 天；第一类精神药品每次处方不超过 3 日常用量，第二类精神药品每次处方不超过 7 日常用量；医疗用毒性药品每次处方剂量不得超过 2 日极量。医务人员不得为自己开处方使用麻醉药品。开写麻醉药品一定要用淡红色处方以示区别，同时应有病历记录。开具处方后的空白处应画一斜线，以示处方完毕。

5. 麻醉药品、精神药品、医疗用毒性药品等特殊管理药品的处方、急诊处方当日有效。门诊处方为开具当日有效；特殊情况下需延长有效期的，由开具处方的医师注明有效期限，但最长不超过 3 天。

6. 用计算机开具普通处方时，需同时打印纸质处方，其格式与手写处方一致。打印的处方经签名后才有效。

（四）处方举例

1. 单量法 片剂、丸剂、胶囊剂、栓剂、安瓿剂等常用单量法。如：

Rp.

阿莫西林胶囊　0.25 克 ×24

用法：0.5 克　4 次 / 日

2. 总量法 大容量注射剂、溶液剂、酊剂、合剂、软膏剂、糖浆剂等常用总量法。复方片剂可不写规格量而直接写出总量。如：

Rp.

0.9% 氯化钠注射液　250 毫升 ×3

青霉素 G 钠注射剂　80 万单位 ×5　×3

用法：1 次 / 日　静脉滴注　皮试（－）

Rp.

复方甘草片　36 片

用法：2 片　3 次 / 日

护士在执行处方过程中，若发现有不符合规定的处方，必须及时请处方医师给予处理。严禁执行超过极量而未注明原因、修改却未重新签字、用法用量错误、内容含糊不清等不符合规定的处方。

（五）处方常用外文缩写

为方便书写处方，常用拉丁语或英语缩写词来代替汉字，其中以给药途径、次数、时间及药物剂型等使用较多。处方中常用的外文缩写见表 1-1。

表 1-1 处方中常用外文缩写

拉丁文缩写	中文意义	拉丁文缩写	中文意义
a.c.	饭前	t.i.d.	每天 3 次
p.c.	饭后	q.i.d.	每天 4 次
a.m.	上午	q.o.d.	隔日 1 次
p.m.	下午	q.h.	每小时 1 次

续表

拉丁文缩写	中文意义	拉丁文缩写	中文意义
q.m.	每晨	q.4 h.	每 4 小时 1 次
q.n.	每晚	st.，stat.!	立即
h.s.	睡前	S.O.S.	需要时（只 1 次）
q.d.	每天 1 次	p.r.n.	必要时用（可重复）
s.i.d.	每天 1 次	Cito	急速地
b.i.d.	每天 2 次	lent	缓慢
i.d.	皮内注射	Pr.dos.	一次量，顿服
i.h.	皮下注射	Pr.inf.	婴儿用
i.m.	肌内注射	Pr.ocul.	眼用
i.v.	静脉注射	Pr.nar.	鼻用
i.v.gtt.	静脉滴注	Pr.aur.	耳用
p.o.	口服	p.rect.	灌肠
Adus.ext.	外用	Tab.	片剂
Amp.	安瓿剂	Ocul.	眼膏剂
Caps.	胶囊剂	Ol.	油剂
Emul.	乳剂	Past.	糊剂
Extr.	浸膏	Sol.	溶液剂
Inj.	注射剂	Syr.	糖浆剂
Lot.	洗剂	Tr.	酊剂
Loz.	喉片	Ung.	软膏剂
Mist.（Mixt）	合剂	Rp.，R.	请取
aa	各	Sig.	标记（用法）
ad	加至	co.，comp.	复方的
No.	数目，号	dil.	稀的
fort.	浓的	q.s.	适量

（六）医嘱基础知识

医嘱是指医师在医疗活动中为患者制订的各种诊疗的具体措施，医嘱单必须经治医师亲自填写，如实习医生填写需代教老师批准审查后方为有效。

1. 医嘱书写规则

（1）药品名称要规范，一般使用中文全药名，并且包括剂型和酸碱成盐名称，也可使用规范缩写，不可使用化学分子式或自造药名缩写等。

（2）液体剂型必须写明浓度，并以毫升（ml）为单位，固体剂型以克（g）、毫克（mg）、微克（μg）为单位，抗生素和生物制品可用单位或国际单位（U/IU）为单位，其中毫升和克的单位可以省略不写。

（3）每项医嘱写两行，第一行依次写明药名、剂型和规格，第二行依次写明每次剂量、给药次数、给药途径、给药时间和给药部位，可以使用处方专用拉丁缩写词。

（4）非静脉给药，如数种药物并用，每种药物单独排列，注明序号，并都要写明用法，不可以合并只写一个用法；静脉给药，如数种药物并用，首先写明溶媒，其次按主次顺序排列书写药名，用法另起一行，并标明滴速等。

（5）需要皮肤过敏试验的医嘱，应先记录在临时医嘱上，医生在需皮试药物后面用蓝色墨水笔标出“(　　)”。皮试后由操作者等两人判定结果，用红色“+、-”标记在“(　　)”中，并用蓝色墨水笔签署全名。

2. 医嘱实例

青霉素钠盐注射剂　100 万 U　一日 2 次　皮试阴性后肌内注射

地西泮片　5 mg　一日 1 次　睡前服用

（七）处方和医嘱的执行

执行处方和医嘱是用药护理的首要工作，主要要求是：①认真阅读医嘱或处方，准确把握给药方案，对不确定的地方，及时与医生沟通，切忌按经验处理医嘱。②复习了解医嘱或处方相关的药物学知识，准备药品和器械，必要时还要备好抢救药品和器械。③要根据护理操作规范和护理程序做好用药前的各项准备工作，认真、规范给药，仔细观察评估用药中和用药后患者的反应，对异常情况及时采取措施，及时通报医生。④认真做好护理评价，协助医生正确评价给药方案，及时调整和修改给药方案，做好对患者和家属的宣传教育和心理护理工作。

自测题

思维导图：
学习小结

一、名词解释

1. 药物
2. 药效学
3. 药动学
4. 处方药
5. 非处方药
6. 麻醉药品
7. 精神药品
8. 医疗用毒性药品
9. 放射性药品
10. 高危险药品

二、简答题

1. 用药护理可以分为哪三个环节？每个环节的内容和要求有哪些？
2. 简述“三查”“七对”制度的具体内容。

三、案例分析

患者，男性，23 岁，因大叶性肺炎入院治疗，医生为其开出临时医嘱如下：

①复方止咳糖浆，一次 10 ml，一日 2 次，口服

②复方氨林巴比妥注射液（安痛定注射液），2 ml，肌内注射

③青霉素皮试（　　）

④ 0.9% 氯化钠注射液 500 ml，青霉素 G 钠注射液 800 万 U，一日 1 次，静脉滴注

⑤ 0.2% 氧氟沙星注射液，200 ml，一日 1 次，静脉滴注

开出病房处方如下：

① 0.9% 氯化钠注射液 500 ml　青霉素 G 钠注射液 800 万 U × 1

用法：皮试后　一日 1 次 静脉滴注

② 0.2% 氧氟沙星注射液 100 ml × 2

用法：200 ml　一日 1 次 静脉滴注

③复方氨林巴比妥注射液　2 ml × 1

用法：2 ml　肌内注射

④复方止咳糖浆 100 ml × 1

用法：10 ml　一日 2 次　口服

请分析：护士在拿到上述医嘱和处方后，应如何进行用药护理？

（杨丽珠）

第二章 药 效 学

学习目标

1. 掌握药物作用的类型、药物作用的两重性，常用概念。
2. 熟悉药物作用的量效关系、量效曲线及意义。
3. 了解药物的作用机制和药物作用的受体理论。

药效学（pharmacodynamics），全称药效动力学，主要研究药物对机体的作用规律及其机制。

第一节 药物作用的基本规律

一、药物作用

1. 药物作用和药理效应 药物作用是指药物与机体大分子间的初始作用，如肾上腺素与肾上腺素受体的相互作用；药理效应则是指药物与机体大分子相互作用引起的机体生理功能、生化代谢水平或形态发生的变化，如肾上腺素引起心率加快、血压升高等。一般情况下二者通用。

2. 药物的基本作用 药物的基本作用包括兴奋作用和抑制作用。使原有功能水平增强的作用，称为兴奋作用，如升高血压、兴奋呼吸等；反之，使原有功能水平降低，称为抑制作用，如降压、镇静、催眠等。一种药物对不同器官和组织可分别产生兴奋和抑制作用，如肾上腺素可收缩皮肤、黏膜、血管（兴奋作用），舒张骨骼肌血管及松弛支气管平滑肌（抑制作用）。药物的兴奋作用和抑制作用在一定条件下可以相互转化。

二、药物作用的类型

1. 局部作用和全身作用

（1）局部作用：指药物在吸收进入血液循环之前、在用药部位所产生的效应，如局麻药普鲁卡因局部注射后对外周神经的麻醉作用，抗酸药中和胃酸作用等。

（2）全身作用：指药物吸收进入血液循环（或直接进入血管）分布到全身各组织器官所发生的作用，如口服麻黄碱吸收后能扩张支气管。有些外用药也可通过皮肤或黏膜吸收产生全身作用，甚至引起中毒，故在用药护理时必须注意。有些药物口服不易吸收，只在肠道产生局部作用，如口服硫酸镁具有导泻作用，口服庆大霉素在肠道内可发挥杀菌作用等。

2. 直接作用和间接作用 药物直接作用于组织或器官引起的效应称为直接作用，如强心苷的强心作用。而由直接作用引发的其他作用称为间接作用或继发作用。如去甲肾上腺素有升高血压和减慢心率两种效应，前者是去甲肾上腺素激动血管平滑肌上 α 受体的结果，属于直接作用；后者是由于血压升高反射性引起的心率减慢，属于间接作用。

3. 药物作用的选择性 在一定剂量范围内，药物对某些组织和器官在作用性质和（或）作用强度方面的差异称为选择性，如抗慢性心功能不全药物地高辛，对心肌有很强的选择性，很小剂量就具有正性肌力作用；而对骨骼肌和平滑肌，即使应用很大剂量也无作用。药物作用的选择性与药物在体内的分布、机体组织器官的结构以及生化功能等方面的差异有关。

药物作用的选择性具有重要的意义，主要有：①理论上可作为药物分类的基础；②临床上可作为选择用药的依据；③可作为药物疗效评价的依据，药物作用的选择性越高，其作用范围越小，针对性越强，不良反应相对越少，临床应用价值较高；而药物作用的选择性越低，其作用范围越广泛，针对性越差，不良反应相对较多，临床应用价值较低。

药物的选择性是相对的，与用药的剂量有关。随着用药剂量增加，药物作用范围逐渐扩大，选择性逐渐下降，甚至出现毒性反应。如尼可刹米在治疗剂量时可选择性兴奋延髓呼吸中枢，剂量过大可引起中枢神经系统广泛兴奋，甚至惊厥。所以，临床用药护理时，既要考虑药物的选择作用，还要严格掌握药物剂量，以保证用药的安全有效。

三、药物作用的两重性

药物既可防治疾病，也可给患者带来不良反应，故药物具有两重性，即防治作用和不良反应。

（一）防治作用

可分为预防作用和治疗作用。

1. 预防作用 指提前用药以防止疾病或症状发生的作用，如服用小剂量阿司匹林用于防治血栓性疾病。

2. 治疗作用 指符合用药目的、能够达到治疗效果的作用。根据用药目的的不同，又可分为对因治疗和对症治疗。

（1）对因治疗：指用药目的在于消除原发致病因子，也称治本。如使用青霉素治疗革兰氏阳性球菌感染引起的扁桃体炎。补充体内营养或内源性物质（如激素）不足称为补充治疗，又称替代疗法，可部分起到对因治疗作用，但应注意引起缺乏的原因。

（2）对症治疗：用药目的在于改善疾病症状或减轻患者痛苦，也称治标。如使用阿司匹林缓解神经痛、肌肉痛等。

一般情况下，对因治疗比对症治疗更为重要，但在休克、惊厥、心力衰竭、高热等危重急症或病因未明时，采取对症治疗比对因治疗更为迫切，因为通过对症治疗可防止病情恶化，为对因治疗赢得时间。因此，临床上应遵循“急则治其标，缓则治其本，标本兼治”的原则。

（二）不良反应（adverse reaction）

不良反应是指用药后所出现的与用药目的无关，并给患者带来不适甚至有害的反应。药物不良反应主要有以下几种类型。

1. 副作用（side reaction） 指药物在治疗剂量时出现的与治疗目的无关的作用，又称副反应。副作用的主要特点：①在治疗量时出现，是药物固有的、不可避免的反应。②可给患者带来不适或痛苦，但危害不大。③一般是停药后可以恢复的功能性变化。④防治作用与副作用可以随用药目的的改变而改变。如阿托品可松弛内脏平滑肌和抑制腺体分泌，当利用其松弛内脏平滑肌的作用治疗胃肠绞痛时，抑制腺体分泌引起口干则是副作用；而利用其抑制腺体分泌作用减少呼吸道腺体分泌时，松弛内脏平滑肌而导致的腹气胀和尿潴留则成为副作用。针对可能出现的副作用，在用药护理时，应提前告知患者或采取必要的预防措施，避免发生不必要的恐慌；如用药后出现较明显的副作用，应采取相应的治疗措施。

2. 毒性反应（toxic reaction） 指药物在用量过大、用药时间过长或机体对药物敏感性过高时产生的对机体有明显损害的反应。因此，在临床用药护理工作中，应密切观察毒性反应，注意用药剂量和给药间隔时间。

（1）毒性反应主要类型：①急性毒性反应，指用药后立即出现的毒性反应；②亚急性或慢性毒性反应，指长期用药后因药物蓄积而缓慢出现的毒性反应；③“三致”反应，是药物的致癌（carcinogenesis）、致畸胎（teratogenesis）、致突变（mutagenesis）作用的合称，属于特殊的慢性毒性反应。

（2）毒性反应主要特点：①药物剂量大于治疗量时出现，是可以预知的，应尽量避免发生；②一般比较严重，危害较大，少数较严重的不良反应可导致机体组织器官发生功能性或器质性损害称为药源性疾病，例如链霉素引起的永久性神经性耳聋；③毒性反应表现多样，常见的毒性反应有胃肠道反应、中枢神经系统反应、心血管系统反应、造血系统反应以及肝、肾损害等。

3. 变态反应（allergy） 指少数人对某些药物产生的病理性免疫反应，又称过敏反应。变态反应主要特点有：①常见于过敏体质患者；②与用药剂量无关；③不易预知；④结构相似的药物可发生交叉过敏反应；⑤不同药物所产生的过敏反应症状相类似，轻者表现为皮疹、发热、血管神经性水肿、哮喘等，严重者可出现剥脱性皮炎、过敏性休克甚至危及生命。对于易致过敏反应的药物或过敏体质的患者，用药前应详细询问患者有无药物过敏史，并做皮肤过敏试验，阳性反应者应禁用。

4. 特异质反应（idiosyncratic reaction） 指少数特异体质患者对某些药物所产生的特殊反应，是一类先天性遗传异常反应，如葡萄糖 -6- 磷酸脱氢酶缺乏的患者，使用伯氨喹和磺胺类药物时可引起急性溶血反应。

5. 后遗效应（residual effect） 指停药后血药浓度已降至最低有效浓度以下时残存的药理效应，如服用苯巴比妥药物催眠时次晨出现嗜睡、乏力、困倦等现象。

6. 继发反应（secondary reaction） 指药物在发挥治疗作用之后引起的不良反应。如长期使用广谱抗生素时，肠道内敏感菌被抑制或杀灭，不敏感菌大量繁殖生长所致的继发感染，即二重感染。

7. 停药反应（withdrawal reaction） 指长期应用某些药物突然停药出现的症状，又称撤药反应。若为原有疾病复发或加重则称为反跳现象。如长期应用普萘洛尔治疗高血压，突然停药可出现血压急剧回升。

8. 耐受性（tolerance） 指连续用药后机体对药物反应性降低，必须增加药物剂量方可达到原有药物效应的现象。一般停药后机体对药物的反应性可逐渐恢复到原有水平。若是病原体或肿瘤细胞对药物的敏感性降低则称为耐药性（drug resistance）或抗药性。

9. 药物依赖性 包括心理依赖性（physiological dependence）和生理依赖性（physical dependence）：①心理依赖性，又称精神依赖性、习惯性，是指连续反复用药所引起的人心理上对药物的依赖状态，中断用药则会产生继续用药的强烈欲望，以获得舒适感。但停药时一般不出现戒断症状。易产生精神依赖的药物称为精神药品，如中枢兴奋药咖啡因。②生理依赖性，又称身体依赖性、成瘾性，是指连续反复用药所引起的人体生理上对药物的依赖状态，一旦停药，可出现强烈的戒断综合征，渴望再次用药。具有成瘾性的药物称为麻醉药品，如镇痛药吗啡。

知识链接

麻醉药品和精神药品的管理

由于麻醉药品和精神药品对家庭、对社会可能造成一定的危害，为加强麻醉药品和精神药品的管理，保证麻醉药品和精神药品的合法、安全、合理使用，我国2016年修订施行的《麻醉药品和精神药品管理条例》，对麻醉药品和精神药品的实验研究、生产、经营、使用、储存、运输等活动以及监督管理作了严格的规定，凡接触麻醉药品和精神药品的医药工作者均需严格遵守。

第二节　药物的量效关系

一、药物的剂量与效应

在一定范围内，剂量越大，血药浓度越高，药物作用也就越强，但超出一定范围，则可能无效或引起中毒甚至死亡，此称为药物的量效关系。根据剂量与效应的关系，剂量可分为：

1. **无效量**　由于用药剂量过小，在体内不能达到有效浓度，不出现治疗作用的剂量。

2. **最小有效量**　刚能引起药物效应的最小剂量或最小药物浓度，又称阈剂量或阈浓度。

3. **极量**　能引起最大效应但尚未引起毒性反应的剂量，又称最大治疗量，是由国家《药典》规定的安全用药的极限，非特殊情况一般不得超过极量使用。

4. **最小中毒量**　药物引起毒性反应的最小剂量。

5. **最小致死量**　药物引起死亡的最小剂量。

6. **半数有效量（50% effective dose，ED_{50}）**　指能产生50%最大效应（量反应）或50%阳性反应（质反应）的剂量或浓度，是反映药物治疗效应的重要参数。

7. **半数致死量（median lethal dose，LD_{50}）**　指能引起半数动物死亡的剂量，是反映药物毒性大小的重要参数。

8. **有效量**　介于最小有效量和最大治疗量之间的用药剂量，但临床用药时，为了保证用药的安全和有效，常采用比最小有效量大些，比极量小些的剂量，称为临床常用量。

9. **安全范围**　介于药物最小有效量和最小中毒量之间的剂量范围，又称治疗作用宽度，此范围越大越安全。

10. **治疗指数（therapeutic index，TI）**　是半数致死量与半数有效量的比值，即LD_{50}/ED_{50}，比值越大，药物的安全性越高。

二、量－效曲线

药物的量－效关系可用量－效曲线来表示，以纵坐标表示药物的效应，以横坐标表示药物的剂量，所绘制出的曲线称为量－效关系曲线。由于血药浓度高低既决定于药物剂量大小，又与药物效应强弱密切相关，所以量－效关系也常用浓度－效应关系表示。量－效曲线有量反应量－效曲线和质反应量－效曲线两种。

三、量－效曲线的意义

1. **量反应量－效曲线**　药物效应为可测量的数据，如心率、血压、呼吸频率、尿量等，这种反应类型称为量反应。以药物效应为纵坐标，剂量为横坐标作图，其量效曲线为长尾S

型；如将横坐标剂量改用对数剂量表示，则量效曲线呈对称 S 形，见图 2-1。

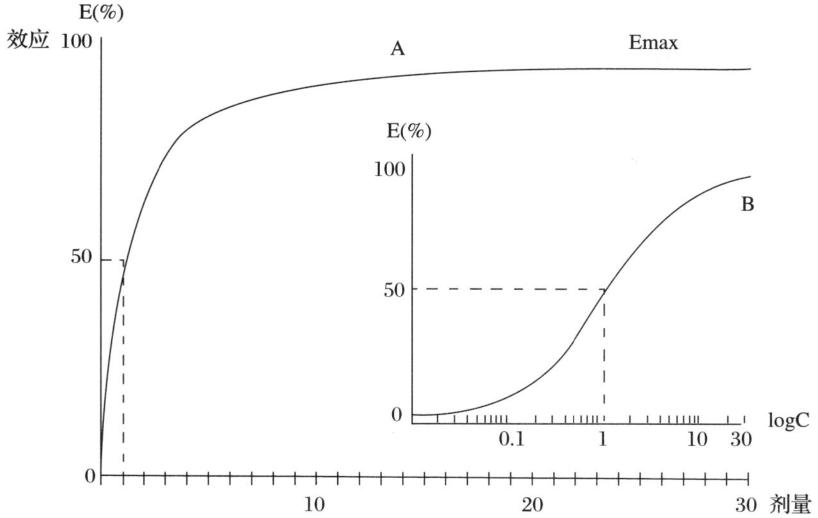

图 2-1 量反应量 – 效曲线

在量 – 效曲线中，中段斜率最大，剂量稍有增减，药物效应会明显加强或减弱。斜率较陡表明药物效应剧烈，斜率平坦表明药物效应温和。

由量 – 效曲线尚可看出剂量或浓度与效应强度的关系。随着剂量或浓度的增加，效应逐渐加强，当效应增强至最大程度时，再增加剂量或浓度，效应不再增强，此时的效应称为最大效应（maximal effect），又称效能（efficacy）。若继续增加药物剂量，效应不再加强，反而会引起毒性反应。效能反映了药物的内在活性。

产生一定效应时所需药物的剂量或浓度，称为药物的效价强度（potency），简称效价，其值越小则强度越大。同一类药物，它们的效能与效价不同，如 4 种利尿药以每日排钠量为效应指标进行比较（图 2-2），呋塞米效能最强，环戊噻嗪效价最大。效能和效价反映药物的不同性质，可用于评价同类药物中不同品种药物的作用特点。

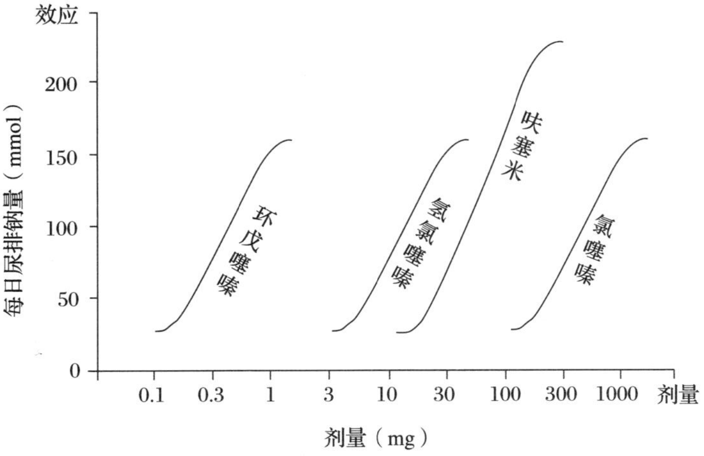

图 2-2 4 种利尿药的效能与效价的比较

微课：
效能与效价

2. 质反应量 – 效曲线 药物效应不能计量，只能用全或无、阳性或阴性表示，这种反应类型称为质反应，如有效或无效、惊厥或未惊厥、生存或死亡等。以对数剂量为横坐标，反应率为纵坐标，其量效曲线呈正态分布，如将纵坐标改为累加阳性率时也呈对称 S 型（图 2-3）。

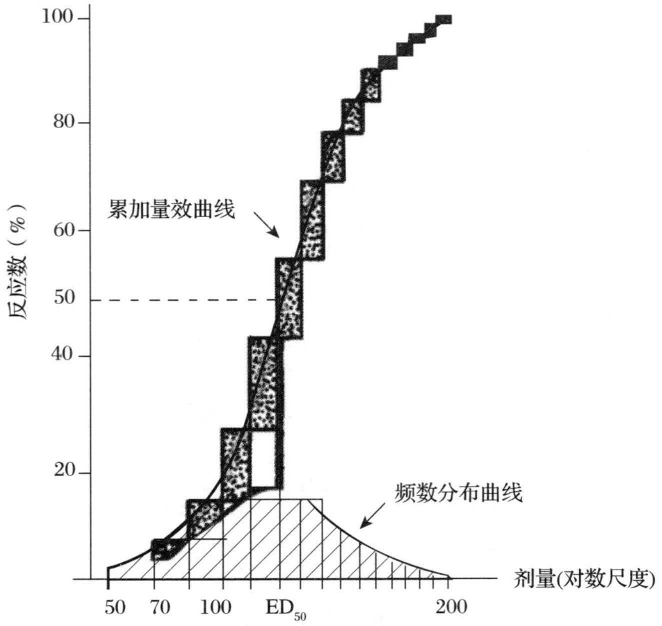

图 2-3　质反应量－效曲线

第三节　药物的作用机制

一、药物作用机制分类

药物的作用机制主要研究药物是如何与机体细胞结合而发挥作用的，其研究有助于阐明药物的防治作用和不良反应的本质，为指导临床合理用药和做好用药护理提供理论基础。药物的作用机制主要有以下几种：

1. 改变细胞周围的生理环境　如抗酸药中和胃酸，静脉注射甘露醇高渗溶液消除脑水肿和利尿。

2. 补充机体所需代谢物质　如通过补充激素、维生素及各种微量元素，调节机体功能和代谢水平。

3. 影响神经递质或激素　如麻黄碱促进交感神经末梢释放去甲肾上腺素而引起升压作用，大剂量碘制剂抑制甲状腺素释放等。

4. 影响酶的活性　如新斯的明抑制胆碱酯酶而产生拟胆碱作用，尿激酶激活血浆纤溶酶原等。

5. 作用于细胞膜离子通道　如钙拮抗药阻断钙离子通道具有血管扩张和抗心律失常作用，局部麻醉药抑制钠离子通道而阻断神经传导等。

6. 影响核酸代谢　如多数抗癌药是通过干扰细胞 DNA 或 RNA 的代谢过程而发挥疗效的，许多抗微生物药也是通过影响细菌核酸代谢而发挥抑菌或杀菌效应。

7. 非特异性作用　某些药物并无特异性作用机制，如消毒防腐药对蛋白质的变性作用，因此只能用于体外杀菌或防腐，不能内服。麻醉药（包括乙醇）由于可扰乱细胞膜脂质结构，因而对各种细胞均有抑制作用，但中枢神经系统对其更为敏感。还有一些药物通过改变细胞膜的兴奋性，使动作电位不易发生，但不影响其静息电位。

8. 通过受体发挥作用　详见下述。

二、药物作用的受体理论

1. 受体的概念 目前大多数药物作用机制都是通过受体学说来阐述的。受体是指存在于细胞膜或细胞内能识别和结合特异的配体并能产生特定生物效应的大分子物质。受体均为大分子蛋白质（糖蛋白或脂蛋白），在体内具有特定的分布点，可存在于细胞膜上或细胞质内。能与受体特异性结合的物质称为配体。

知识链接

受体的特点

1. 特异性 指受体和与其结构相适应的配体特异性结合。

2. 敏感性 受体能与低微浓度的配体结合并产生显著的效应。

3. 饱和性 受体的数目是一定的，受体与配体的结合具有最大限度，作用于同一受体的配体之间存在竞争现象。

4. 可逆性 受体与配体的结合是可逆的，并可被其他特异性配体置换。

5. 多样性 同一类型受体可广泛分布在不同的细胞并产生不同的效应，受体多样性是受体亚型分类的基础。

2. 药物与受体结合的效应 药物与受体结合引起生理效应，须具备两个条件：①亲和力（affinity），药物与受体相结合的能力；②内在活性（intrinsic activity），药物与受体结合后能产生效应的能力。由此可将药物分为两类：

（1）受体激动药（receptor agonist）：又称受体兴奋药，是指既有亲和力又有内在活性的药物，它们能与受体结合并激动受体产生效应。依其内在活性大小可分为：①完全激动药（full agonist），具有较强的亲和力和内在活性。②部分激动药（partial agonist），后者有较强的亲和力，但内在活性不强，仅能引起较弱的生理效应。较大剂量时，如与完全激动药同时存在，能拮抗完全激动药的部分效应。如喷他佐辛属阿片受体部分激动药，单独应用镇痛作用较弱，但成瘾性小，若与阿片受体的完全激动药吗啡并用，则可拮抗吗啡的镇痛作用。

（2）受体拮抗药（receptor antagonist）：又称为受体阻滞药，是指与受体只有较强的亲和力，而无内在活性的药物，故不产生效应，但能阻断激动药与受体的结合，因而对抗或取消激动药的作用。如阿托品阻断乙酰胆碱和毛果芸香碱的拟胆碱作用。根据拮抗药与受体结合是否具有可逆性，又可分为：①竞争性拮抗药（competitive antagonist），其与激动药可逆性竞争同一受体，可拮抗激动药的作用，与激动药合用时的效应取决于两者的浓度和亲和力。②非竞争性拮抗药（noncompetitive antagonist），其与受体的结合是不可逆的，结合牢固，可引起受体构型的改变，从而阻碍受体激动药与同一受体结合而改变效应器的反应性，激动药不能竞争性对抗非竞争性拮抗药的作用。

3. 受体的调节 指受体的数量、亲和力和效应力受到生理、病理、药物等因素的影响而发生变化。受体的调节方式有以下两种类型。

（1）受体脱敏：指长期使用受体激动药后，组织或细胞对激动药的敏感性和反应性降低的现象。这是导致药物产生耐受性的原因之一。

（2）受体增敏：指可因受体激动药水平降低或长期使用受体阻滞药，组织或细胞对激动药的敏感性和反应性增强的现象。这是造成某些药物突然停药后出现停药反应的原因，用药护理时应予注意。

若受体增敏或脱敏只涉及受体密度的变化，则分别称之为上调或下调。

思维导图：
学习小结

自测题

一、名词解释

1. 选择作用
2. 副作用
3. 毒性反应
4. 过敏反应
5. 特异质反应
6. 后遗效应
7. 停药反应
8. 继发反应
9. 耐受性
10. 精神依赖性（心理依赖型、习惯性）
11. 生理依赖性（身体依赖性、成瘾性）
12. 受体激动药
13. 受体拮抗药
14. 极量
15. 安全范围
16. 治疗指数
17. 效能
18. 效价
19. 受体增敏
20. 受体脱敏

二、单项选择题

A_1 型题

1. 药物作用的类型（方式）不包括
   A. 直接作用和间接作用
   B. 局部作用和全身作用
   C. 选择作用
   D. 防治作用和不良反应
   E. 对因治疗与对症治疗
2. 副作用的特点不包括
   A. 可给患者带来不适或痛苦，但危害不大
   B. 大于最大治疗量时才会出现
   C. 在治疗量时即可发生
   D. 药物本身固有的、不可避免的反应
   E. 副作用与防治作用可随用药目的而发生相互转化
3. 副作用是在哪种剂量时产生的不良反应
   A. 无效量　　B. 治疗量　　C. 极量
   D. LD_{50}　　E. 中毒量

4. 毒性反应是在哪种剂量时产生的不良反应
A. 最小有效量 B. 治疗量 C. 大于治疗量
D. 无效量 E. 极量
5. 下列哪项与副作用可随着用药目的的改变而改变
A. 停药反应 B. 后遗效应 C. 特异质反应
D. 变态反应 E. 防治作用
6. 下列哪种不良反应与剂量无关系
A. 停药反应 B. 后遗效应 C. 副作用
D. 变态反应 E. 毒性反应
7. 受体拮抗药的特点是
A. 对受体有亲和力而无内在活性
B. 对受体无亲和力而有内在活性
C. 对受体有亲和力和内在活性
D. 对受体无亲和力也无内在活性
E. 长期使用受体拮抗药可引起受体脱敏
8. 受体激动药的特点是
A. 对受体有亲和力而无内在活性
B. 对受体无亲和力而有内在活性
C. 对受体有亲和力和内在活性
D. 对受体无亲和力也无内在活性
E. 长期使用受体激动药可引起受体增敏
9. 药物作用的两重性是指
A. 治疗作用与副作用 B. 对因治疗与对症治疗
C. 防治作用与不良反应 D. 预防作用与治疗作用
E. 防治作用与毒性反应
10. 药物的安全范围是指
A. 极量和最小中毒量之间的距离
B. 最小有效量和最小中毒量之间的距离
C. 最小有效量和极量之间的距离
D. 半数有效量和半数致死量之间的距离
E. 常用量和最小中毒量之间的距离
11. 药物的治疗指数是
A. ED_{50}/LD_{50} B. LD_{50}/ ED_{50} C. LD_{10}/ ED_{90}
D. ED_{90}/LD_{10} E. ED_{5}/LD_{95}
12. 连续用药后机体对药物反应性降低导致药效下降称为
A. 耐药性 B. 耐受性 C. 习惯性
D. 成瘾性 E. 药物依赖性

A_2 型题

13. 患者，女，30 岁，因流感高热，医生给予阿司匹林肠溶片退热，此药物作用属于：
A. 对症治疗 B. 对因治疗 C. 预防作用
D. 局部作用 E. 补充治疗

14. 患者，男，55 岁，因失眠长期服用地西泮片剂，刚开始每晚服用 5 mg 即可入睡，6 个月后每晚服用 10 mg 仍无法入睡，这是因为机体对药物产生了：

A. 成瘾性　　B. 耐受性　　C. 毒性反应
D. 副作用　　E. 继发反应

15. 患者，女，25 岁，因食用冷饮出现腹痛、腹泻，医生给予解痉止痛药阿托品后症状缓解，但患者同时出现口干、视物模糊等现象，此不良反应属于：

A. 副作用　　B. 毒性反应　　C. 变态反应
D. 继发反应　　E. 反跳现象

三、问答题

1. 简述药物作用的选择性及其临床意义。
2. 长期用药后突然停药可产生什么反应？请用受体调节理论解释原因。

（杨丽珠）

第三章

药 动 学

学习目标

1. 掌握常用概念及恒量消除和恒比消除的概念和特点。
2. 熟悉吸收、分布、代谢、排泄过程及影响因素及常用药动学基本参数的概念及意义。
3. 了解时－量关系及时－量曲线。

药物代谢动力学（pharmacokinetics），简称药动学，主要研究机体对药物的处置过程及体内药物浓度随时间变化的规律。机体对药物的处置过程包括机体对药物的吸收、分布、代谢和排泄等过程，也称为药物的体内过程，其中，药物的吸收、分布、排泄（可概括为药物的转运）均需通过跨膜转运。

知识链接

药物的跨膜转运

药物的跨膜转运是指药物在体内的吸收、分布及排泄等过程中多次跨越各种生物膜的过程。主要包括两种类型：

1. 被动转运　是指药物顺浓度梯度，由高浓度一侧向低浓度一侧的跨膜转运过程，不需消耗能量。被动转运包括简单扩散、滤过和易化扩散3种类型，其中，简单扩散（又称脂溶性扩散）是大多数药物跨膜转运的主要方式。

2. 主动转运　是指药物依赖于细胞膜上的特殊载体，逆浓度梯度或电位梯度，由低浓度一侧向高浓度一侧的跨膜转运过程，其特点是：需消耗能量，需要载体，具有饱和性，存在竞争性抑制现象。

第一节　药物的体内过程

研究药物在机体内的吸收、分布、代谢和排泄过程以及变化规律，有利于观察用药的反应，确保药物的有效性和安全性。

一、药物的吸收

药物吸收（absorption）是指药物从给药部位进入血液循环的过程。不同给药途径可以显著影响药物吸收的速度和数量，从而影响药物作用的快慢和强弱。一般情况下，不同给药途径药物吸收由快到慢依次为：吸入＞肌内注射＞皮下注射＞舌下、直肠＞口服＞黏膜＞皮肤给药。

1. 口服给药 具有安全、有效、经济、简便的特点，是最常用的给药途径，主要吸收部位在小肠，影响因素有：①药物崩解度，固体药物只有迅速崩解，释出有效成分并溶于胃肠液中，才容易吸收；②胃肠液 pH 值，pH 值高低决定胃肠道非解离药物分子的多少，改变胃肠液 pH 值，就可改变胃肠吸收药物的速度及数量；③胃肠蠕动情况，加速胃排空可使药物较快地进入小肠，加速药物吸收；促进小肠蠕动能增加固体药物吸收，但溶解度小的药物则吸收减少；④食物，主要影响药物的吸收速度，除口服降糖药、多种缓释剂必须在餐前 1 小时服药外，大多数药物常在进餐时或进餐后内服，以减少胃肠反应；⑤首过消除（first pass elimination），是指某些药物首次通过肠壁或经门静脉进入肝时被其中的酶部分灭活，使进入体循环的有效药量减少的一种现象。首过消除比较明显的药物有硝酸甘油、普萘洛尔等。

2. 注射给药 血管内给药无吸收过程，可使药物迅速完全入血，血浆药物浓度可立即达到较高水平。主要包括：①静脉注射或静脉滴注给药，没有经过吸收过程，药物 100% 直接进入血液循环，剂量准确，起效迅速，适用于药物容积大、不易吸收或刺激性强的药物，主要用于急、重症患者及麻醉等患者的治疗。②肌内和皮下给药，给药剂量准确，药物起效快，药物的吸收速率与注射部位的血流量和药物的水溶性有关。由于肌肉组织的血流量明显多于皮下组织，故肌内注射比皮下注射吸收快；水溶液吸收快速，混悬液、油剂及胶体制剂吸收慢而持久。

3. 舌下给药 舌下黏膜血管丰富，且不经过肝门静脉，故可避免首过消除，吸收较快，适用于用量小、脂溶性高的药物，如硝酸甘油片等。

4. 直肠给药 既可发挥局部作用用于便秘，也可经直肠或结肠黏膜吸收，影响因素较少，可在一定程度上避免首过消除，适用于少数刺激性强的药物或不易接受注射和口服给药的患者。

5. 吸入给药 经口、鼻吸入的药物可从肺泡吸收，肺泡上皮表面积大，且毛细血管丰富，药物经肺泡吸收迅速，适用于气体或挥发性药物，如吸入性全身麻醉药。

6. 经皮肤和黏膜给药 主要发挥局部作用，但脂溶性高的药物也可通过皮肤、黏黏膜吸收。如硝酸甘油可制成缓释贴剂贴于前臂内侧或胸前区，可透皮吸收用于预防心绞痛发作。

二、药物的分布

药物分布（distribution）是指药物吸收后从血液循环转运到机体各个组织器官的过程。药物的分布不仅影响药物的蓄积和消除，也影响药物疗效和毒性反应。大多数药物在体内呈不均匀分布，其影响因素较多。

1. 药物与血浆蛋白的结合 吸收入血的药物可与血浆蛋白可逆性结合，与血浆蛋白结合的药物称为结合型药物，未结合的药物称为游离型药物，结合与游离是一个动态平衡过程。药物与血浆蛋白结合的程度通常用血浆蛋白结合率表示，即血液中与血浆蛋白结合的药物占总药量的百分数。结合型药物分子量大，不易跨膜转运，暂失药理活性；游离型药物分子量小，易跨膜转运到靶器官发挥作用。因此，血浆蛋白结合率高的药物显效慢，但作用持续时间长；反之显效快，维持时间短。如同时应用两种血浆蛋白结合率高的药物，则可能因竞争与同一血浆蛋白结合部位而发生竞争性置换现象，被置换出来的游离型药物比例加大，会导致药效增强甚至发生毒性反应。如抗凝血药华法林和解热镇痛药保泰松的血浆蛋白结合率分别为 99% 与 98%，若两药同时应用，因竞争置换而使华法林结合率下降 1%，则理论上游离型华法林的血药浓度会增加 1 倍，导致抗凝作用增强，甚至引起自发性出血。

2. **体液 pH 值** 细胞外液 pH 值为 7.4，细胞内液 pH 值为 7.0，弱酸性药物在细胞外液的解离度比细胞内液高，不容易从细胞外液扩散到细胞内液，这正是有些抗菌药物不能杀灭细胞内致病菌的原因。相反，弱碱性药物在细胞外液的解离度低于细胞内液，药物容易从细胞外扩散到细胞内液。如果改变血液 pH 值，则能改变药物的分布方向，例如弱酸性巴比妥类药物中毒，可用碳酸氢钠碱化血液和尿液，促使巴比妥类药物从脑组织向血液转移，并加速药物从尿液中排出，从而减轻中枢抑制作用，因而可用于解救巴比妥类等酸性药物的中毒。

3. **药物与组织的亲和力** 药物与组织的亲和力与药物分布的多少有关。有些药物对某些组织具有特殊的亲和力，使药物在该组织的浓度明显高于其他组织，如碘在甲状腺组织中的浓度高于其他组织 1 万倍，故碘可用做治疗和诊断甲状腺功能亢进的一种手段；氯喹在肝组织中的浓度高于血浆 700 倍，适用于治疗阿米巴肝病。

4. **器官的血流量** 药物分布的快慢与组织、器官的血流量有关。高灌注量的心、肝、肺、肾和脑组织分布速度快，分布浓度高；而低灌注量的肌肉、皮肤、脂肪和大多数内脏分布速度慢，分布浓度低；而且受药物脂溶性的影响，早期分布的药物还可再分布。如脂溶性很高的硫喷妥钠，在脑组织和脂肪组织都能分布，因为脑组织的血流量明显多于脂肪组织，首先分布于脑组织，呈现麻醉作用；但脂肪组织的数量明显多于脑组织，摄取硫喷妥钠的能力很强，随后从脑组织快速转移到脂肪组织，使麻醉作用消失，此即再分布。

5. **特殊屏障**

（1）血脑屏障：是血液－脑细胞、血液－脑脊液及脑脊液－脑细胞之间三种屏障的总称。一般药物较难透过血－脑脊液屏障，只有分子量小、脂溶性高、非解离型的药物才能透过。因此，用药时应注意，凡用于中枢抗感染或作用于中枢神经系统的药物，应选择容易通过血脑屏障的药物；有时应选择难以通过血脑屏障的药物，可以减少中枢神经系统不良反应。此外，炎症能改变血脑屏障的通透性，如脑膜炎时血脑屏障通透性增高，青霉素等透过率较低的药物，可在脑脊液中达到有效治疗浓度。

（2）胎盘屏障：是胎盘绒毛与子宫血窦之间的屏障，其通透性与一般毛细血管无显著差别。几乎所有药物均能穿透胎盘屏障进入胎儿体内，因此妊娠期间孕妇用药应谨慎，以防止胎儿中毒或致畸。

（3）血眼屏障：包括血－房水、血－视网膜、血－玻璃体屏障的总称。采用全身给药方法治疗眼部疾病，很难在眼内达到有效治疗浓度；若采用结膜囊给药、结膜下注射或球后注射给药，不仅能提高眼内药物浓度，还能减少全身不良反应。

三、药物的代谢

药物代谢（metabolism，又称生物转化，biotransformation）是指药物在体内发生化学结构和药理活性改变的过程。肝是转化药物的主要器官，其次是肠、肾、肺和血浆等组织器官。

1. **药物代谢方式** 药物在体内的生物转化分两相进行：①Ⅰ相反应，包括氧化、还原、水解反应。通过该相反应大部分药物失去药理活性，称为灭活，少数药物被激活后作用增强，称为活化，有些药物则由无毒或毒性小变成毒性代谢产物。②Ⅱ相反应，即结合反应。药物及其代谢产物与体内的葡萄糖醛酸、硫酸、甘氨酸等结合后极性增高，水溶性增加，有利于排出体外。

2. **药物代谢酶系** 转化药物的酶根据存在部位不同可分为微粒体酶和非微粒体酶；又根据特异性不同可分为专一性酶和非专一性酶。

（1）专一性酶：为非微粒体酶，存在于肝、肠、肾细胞的线粒体、细胞质及血浆中，催化Ⅰ相及Ⅱ相（葡萄糖醛酸结合反应除外）化学反应。如胆碱酯酶水解乙酰胆碱，单胺氧化酶氧化肾上腺素等。

（2）非专一性酶：是指存在于肝细胞微粒体的混合功能氧化酶系，简称肝药酶，为细胞色素 P450 酶系，有 100 余种同工酶，是药物转化的主要酶系统，主要特点有：①专一性低，能催化许多药物的氧化过程；②活性有限，有饱和现象；③个体差异大，易受遗传、年龄、疾病和药物等因素的影响。

3. 药酶的诱导与抑制 许多药物能改变肝药酶的活性，影响药物转化的速度，进而影响药物的作用强度和持续时间。故用药护理中应注意联合用药时生物转化方面的药物相互作用。

（1）药酶诱导作用：指肝药酶活性或数量增加。凡能增强肝药酶活性或增加肝药酶生成数量的药物称为药酶诱导剂。由于药酶诱导剂能使同时合用药物的代谢加速，疗效降低，故与肝药酶诱导剂合用时应适当增加剂量，以保证疗效。常见的药酶诱导剂有苯巴比妥、利福平和苯妥英钠等。抗癫痫药苯巴比妥和卡马西平还具有“自身诱导”作用，能加速自身代谢，久用容易产生耐受性。

（2）药酶抑制作用：指肝药酶活性或数量减少。凡能减弱肝药酶活性或减少肝药酶生成数量的药物称为药酶抑制剂。由于药酶抑制剂能使同时合用药物的代谢减慢，作用增强，故与肝药酶抑制剂合用时应适当减少剂量，以保证安全。常见的药酶抑制剂有氯霉素和异烟肼等。

微课：
肝药酶

四、药物的排泄

药物原形及其代谢产物经排泄器官或分泌器官排出体外的过程称为药物排泄（excretion）。肾是排泄药物的主要器官，肝、乳腺、唾液腺、汗腺、肠和肺等也有一定的排泄药物功能。

1. 肾排泄 药物经肾排泄，大多数要通过肾小球的滤过、肾小管分泌及肾小管再吸收三个过程。

（1）肾排泄药物的特点：①尿中药物浓度高，原尿 99% 的水分被肾小管重吸收，尿液中药物浓度明显升高。如青霉素主要以原形经肾排泄，尿中青霉素浓度升高则有利于治疗泌尿系感染；②尿中药物重吸收，当尿中药物浓度超过血药浓度时，那些极性低、脂溶性大的药物可重吸收到血液，排泄减少，药效延长，如洋地黄毒苷在近曲小管几乎全部被重吸收，肾排泄甚少；③竞争性抑制，同时使用经同一类载体转运的两个药物，可因肾小管载体转运能力饱和而使其中的一种药物排泄减少。如青霉素与丙磺舒同时使用，两药竞争肾小管细胞上的有机酸载体转运系统，丙磺舒可抑制青霉素主动分泌，提高青霉素血药浓度，延长抗菌作用。

（2）影响肾排泄药物的因素：①肾功能，肾功能不全时，主要经肾排泄的药物消除减慢，血浆半衰期延长，可导致蓄积中毒。因此，护理用药时应注意当肾小球滤过率下降时，氨基糖苷类及去甲万古霉素等主要经肾排泄、有肾毒性的药物应减少剂量或禁止应用。②尿液 pH 值：在治疗中改变尿液的 pH 值（4.5 ~ 7.5）可改变弱酸性与弱碱性药物的解离度与排泄速度，如静脉滴注碳酸氢钠可促进巴比妥等酸性药物从肾排泄，静脉滴注氯化铵可加速氨茶碱从肾排泄等。

2. 胆汁排泄 有些药物及其代谢产物经胆汁排入肠道后随粪便排出；有些药物经胆汁排入肠道后在肠道又被重吸收进入血液循环形成肝肠循环，使药物的作用时间延长。经胆汁排泄的抗菌药物，如红霉素、利福平、多西环素，因在胆汁中的浓度较高，可用于治疗胆道感染。肝肠循环明显的药物如洋地黄毒苷、地高辛等，用药护理时应注意防止蓄积中毒。

3. 乳汁排泄 部分弱碱性药物，如吗啡、阿托品等可经乳汁排泄，可对乳儿产生影响，故哺乳期妇女应慎用。

4. 其他途径排泄 挥发性药物，如麻醉药异氟烷、氧化亚氮等主要经肺排出；有些药物可经唾液排出，且排出量与血药浓度有相关性，故唾液可作为无痛性采样药检的手段；胃肠道也能排泄药物，故吗啡中毒时洗胃、导泻有一定治疗意义；某些药物，如利福平等也可从汗腺排泄。

第二节 药物的速率过程

药物在体内同时进行的吸收、分布、代谢和排泄的过程始终是动态的，体内药物浓度或血药浓度和相关的作用效应随着时间变化而变化的动态过程，就是药物的速率过程。

一、血药浓度变化的时间过程

1. 时 – 量关系及时 – 量曲线 血药浓度在体内是不断变化的，这一动态过程可用时 – 量关系表示，若以药量为纵坐标、时间为横坐标所绘制的曲线即为时 – 量曲线。一般多用血药浓度代替药量，故时 – 量曲线又称为血药浓度 – 时间曲线（药 – 时曲线），是指在给药后的不同时间采集血样，测定血药浓度，并以血药浓度为纵坐标、时间为横坐标所绘制的血药浓度随时间变化而升降的曲线（图 3-1）。

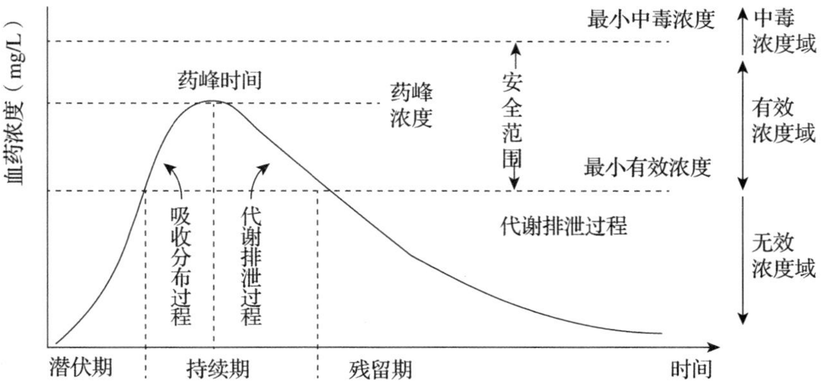

图 3-1 时 – 量（药 – 时）曲线

药 – 时曲线反映药物吸收、分布与消除之间相互消长的关系。曲线的升段表明吸收速度大于消除速度；曲线峰值表示分布过程达到动态平衡浓度，表明吸收速度等于消除速度；曲线降段表明消除速度大于吸收速度。图 3-1 中血药浓度按量 – 效关系可分为 3 个区域，即无效浓度域、有效浓度域（治疗范围）和中毒浓度域。治疗范围介于最小有效浓度（minimal effective concentration，MEC，阈浓度）和最小中毒浓度（minimal toxic concentration，MTC）之间。从图中还可以测出药物作用的潜伏期、开始作用时间、达峰时间、持续作用时间、治疗范围、残留期及曲线下面积等。

2. 药物消除动力学

（1）消除：是指血药浓度逐渐降低的过程，它包括了药物在体内的代谢、贮存和排泄过程。消除主要有两种类型：①恒比消除，又称一级消除动力学，是指单位时间内药物按恒定比例进行的消除。药物的消除速率与血药浓度成正比，绝大多数药物都是按恒比消除的方式进行消除。按恒比消除的药物，其血浆半衰期是恒定不变的。②恒量消除，又称零级消除动力学，是指单位时间内药物按恒定数量进行的消除。药物消除的速率与血药浓度无关，单位时间内消除的药量相等。当机体消除功能低下或药物剂量过大超过机体最大消除能力时，药物则按恒量消除。按恒量消除的药物，其血浆半衰期是变化的。

（2）蓄积：反复多次给药后，当药物进入体内的速度大于消除速度时，体内药量或血药浓度逐渐增高的现象称为药物的蓄积。药物蓄积可使药物达到有效的治疗浓度，但药物过分蓄积时，则可能引起蓄积中毒。

二、药动学的基本参数

1. **血浆半衰期**（half-life time，$t_{1/2}$） 指血浆药物浓度下降一半所需要的时间。绝大多数药物在治疗量时以恒比消除方式为主，其血浆半衰期是固定的，$t_{1/2}$=0.693/k。血浆半衰期在制订用药方案中具有非常重要的意义：①药物分类的依据，根据半衰期可将药物分为短效类、中效类和长效类。②确定给药间隔时间，一般根据半衰期，并结合患者病情来确定给药间隔时间和给药次数，既可保证药物疗效，又可避免引起蓄积中毒。③预测药物达到稳态血药浓度的时间，以半衰期为给药间隔时间分次恒量给药，经过 4～6 个半衰期基本达到稳态血药浓度。④预测停药后药物基本消除的时间，通常停药后经过 4～6 个半衰期，可认为药物基本消除（表 3-1）。

表 3-1　恒比消除药物的消除与蓄积

半衰期数	一次给药		连续恒量给药后
	消除药量（%）	体内残存药量（%）	体内蓄积药量（%）
1	50	50	50
2	75	25	75
3	87.5	12.5	87.5
4	93.5	6.2	93.5
5	96.9	3.1	96.9
6	98.4	1.6	98.4
7	99.2	0.8	99.2

2. **生物利用度**（bioavailability，F） 是指药物吸收进入人体循环的相对程度和速度。吸收程度可用药时曲线下面积（area under the curve，AUC）来估算，吸收速度可通过测定药峰浓度和达峰时间来评价。静脉注射药物全部进入体循环，生物利用度为 100%，其他给药途径的生物利用度均达不到 100%。药物的颗粒大小、晶型，充填剂、赋形剂、生产工艺以及给药途径等因素都可影响生物利用度，从而影响临床疗效（图 3-2）。生物利用度是评价各种药物制剂的生物等效性的重要指标，可反映药物吸收速度对药效的影响，可用于指导临床合理用药。

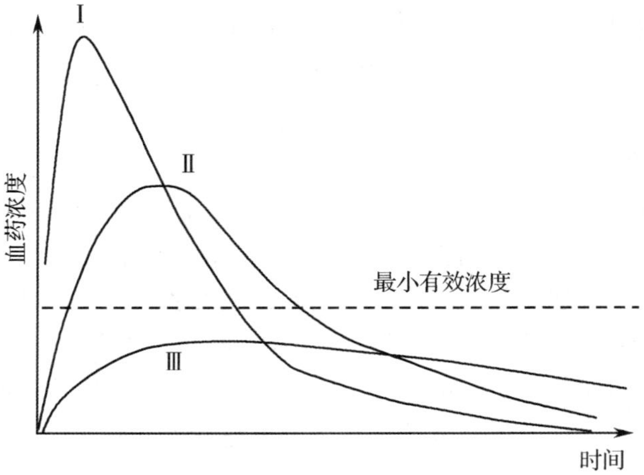

图 3-2　三种药物制剂 AUC 比较

3. **表观分布容积**（apparent volume of distribution，Vd） 是假定药物均匀分布于机体所需要的理论容积，即药物在机体分布平衡时体内药量（D）与血药浓度（C）之比值。计算公式：Vd=D/C，式中 Vd 单位为 L 或 ml。表观分布容积可反映药物分布的广泛程度或与组织中生物大分子结合的程度，可用于：①推测药物分布范围，对一个 70 kg 体重的正常人，Vd=5 L 左右，表示药物大部分分布于血浆；Vd=10 ~ 20 L，表示分布于全身体液；Vd=40 L，表示分布于全身组织器官；Vd=100 ~ 200 L，表示药物在体内蓄积；②推测药物排泄速度，分布容积越小，排泄越快；分布容积越大，排泄越慢；③推测体内药物的总存量或达到某一有效血药浓度时的药物剂量。

4. 清除率（clearance，CL） 是指单位时间内从体内所清除的药物表观分布容积数，即单位时间内有多少容积体液中的药物被清除，其单位是 L/h 或 ml/min，公式是 CL=kVd，k 为消除速率常数。公式表明，清除率与消除速率常数及表观分布容积成正比，单位时间清除的药量等于清除率与血药浓度的乘积。清除率主要反映肝、肾功能，肝、肾功能不全患者用药时应适当调整剂量或延长给药间隔时间，避免过量蓄积而中毒。

5. 稳态血药浓度 恒比消除的药物，以半衰期为给药间隔时间连续恒量给药，血药浓度逐渐升高，经 4 ~ 6 个半衰期后，血药浓度维持在一个基本稳定的水平称为稳态血药浓度（steady state concentration，Css），又称坪值，此时，药物吸收速度等于消除速度（图 3-3）。

坪值对于指导临床用药有实际意义：①坪值高低与一日总量成正比。如果一日总量相等，改变给药次数，坪值不变。所以，临床上小儿用药常规定一日总量，分几次给药可酌情自定，服药次数越多，每次用药剂量越少，则血药浓度波动也越小。一日总量增加一倍时，坪浓度也提高一倍。因此调整一日用药总量可改变坪浓度的高低。②坪值高限和低限的波动范围与每次用药量成正比。合理的用药方案，应使坪值维持在最小有效浓度和最小中毒浓度之间。一日总量相同，服药次数越多，每次用药剂量越少，则血药浓度波动也越小。安全范围较小的药物，采用多次分服的方案较妥。③确定负荷剂量。当病情危重需要立即达到稳态浓度时应给予负荷剂量（通常为每次服药的加倍剂量），则首次用药就能达到稳态血药浓度；当静脉滴注时，可采用第一个半衰期滴注剂量的 1.44 倍静脉注射给药，可在一个半衰期内迅速达到坪值。

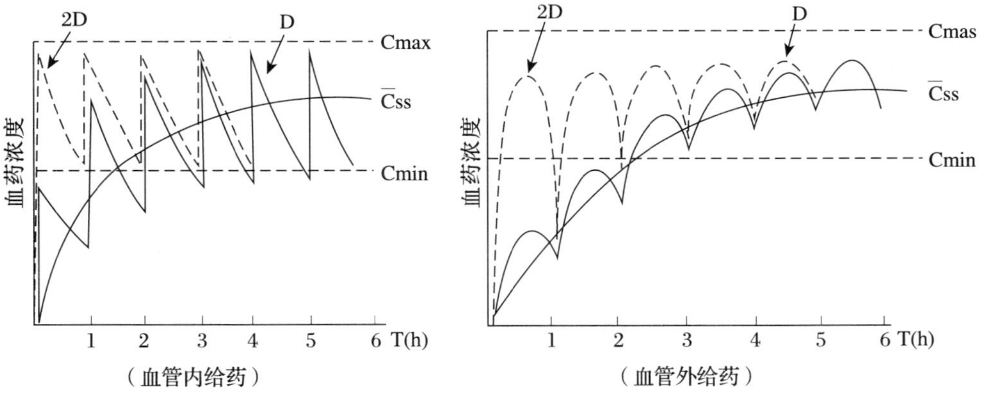

D为给药初始剂量；T为间隔$t_{1/2}$给药

图 3-3　多次连续给药的时－量曲线

自测题

一、名词解释

1. 首过消除
2. 药酶诱导剂

思维导图：学习小结

3. 药酶抑制剂
4. 肝肠循环
5. 生物利用度
6. 血浆半衰期
7. 清除率
8. 稳态血药浓度

二、单项选择题

A_1 型题

1. 药物在体内消除是指
   A. 经肾排泄　B. 经消化道排出　C. 经肝代谢
   D. 药物的贮存、代谢和排泄　E. 经肺排泄
2. 影响药物分布的因素不包括
   A. 药物与组织的亲和力　B. 药物的给药途径
   C. 特殊屏障　D. 药物与血浆蛋白的结合率
   E. 体液的 pH 值
3. 一般情况下，下列哪一种给药途径吸收速度最快
   A. 吸入　B. 口服　C. 肌内注射
   D. 皮下注射　E. 直肠给药
4. 药物与血浆蛋白结合率高，则药物的作用
   A. 起效快　B. 维持时间长　C. 作用强
   D. 维持时间短　E. 游离型药物增加
5. 肝药酶诱导剂的特点不正确的是
   A. 可加速药物本身的代谢　B. 可加速某些药物的代谢
   C. 可使与其合用的某些药物疗效增强　D. 可增强药酶的活性
   E. 可使与其合用的某些药物疗效降低
6. 按半衰期恒量反复给药时，为缩短达到稳态血药浓度的时间，应
   A. 增加每次给药量　B. 首次剂量加倍
   C. 连续恒速静脉滴注　D. 缩短给药间隔时间
   E. 增加给药次数
7. 按药物半衰期恒量反复给药，约需经过几个半衰期可达稳态血药浓度
   A. 1～2 个　B. 2～4 个　C. 4～6 个
   D. 7～9 个　E. 10～12 个
8. 最安全、有效、经济、简便的给药途径是
   A. 肌内注射　B. 静脉注射　C. 口服
   D. 皮下注射　E. 吸入
9. 静脉注射的优点不包括
   A. 可避免首关效应　B. 起效快　C. 剂量准确
   D. 适用于急救　E. 各种剂型均可静注
10. 药物的肝肠循环主要影响
    A. 药物分布　B. 药物代谢　C. 药物起效快慢
    D. 药物作用持续时间　E. 药物吸收

11. 下列易被转运吸收的条件是
A. 弱酸性药物在碱性环境中
B. 弱酸性药物在酸性环境中
C. 在碱性环境中解离型药物
D. 在酸性环境中解离型药物
E. 弱碱性药物在酸性环境中
12. 一般情况下，下列哪一种给药途径主要发挥局部作用
A. 吸入
B. 静注
C. 肌内注射
D. 皮下注射
E. 直肠给药
13. 某药半衰期为 8 小时，按半衰期给药达到稳态血药浓度应为
A. 1 日
B. 2 日
C. 3 日
D. 5 日
E. 7 日
14. 与药酶诱导剂合用的药物，其药理作用表现为
A. 作用不变
B. 作用减弱
C. 作用增强
D. 作用消除
E. 作用相反
15. 按照恒比消除的药物，其血浆半衰期数值是
A. 固定不变，药物之间有差异
B. 固定不变，药物之间无差异
C. 不固定，随给药途径而变化
D. 不固定，药物之间无差异
E. 不固定，随药物剂量而变化
16. 下列有关恒量消除论述中哪项是**不正确**的
A. $t_{1/2}$ 是不恒定的
B. $t_{1/2}$ 固定不变的
C. 单位时间内消除量与血药浓度无关
D. 体内药物按恒量消除
E. 多数药物在剂量过大时以恒量消除的形式进行消除
17. 下列有关表观分布容积论述中哪项是**不正确**的
A. V_d 越大，血药浓度越高
B. V_d 越小，血药浓度越高
C. V_d 可反映体内药物的分布状况
D. 以 V_d 和血药浓度可推算体内总药量
E. V_d 是指药物在体内分布达到动态平衡时体内药量与血药浓度的比值
18. 引起首过消除的给药途径是
A. 静脉注射
B. 口服给药
C. 肌内注射
D. 直肠给药
E. 舌下给药
19. 一次给药后，体内药量消除 95% 以上约需经过几个半衰期
A. 1 ~ 2 个
B. 2 ~ 3 个
C. 4 ~ 6 个
D. 7 ~ 8 个
E. 9 ~ 10 个
20. 肾功能不良时需要减少药量的药物是
A. 所有的药物
B. 主要经肝代谢的药物
C. 主要经肾排泄的药物
D. 主要经肺排泄的药物
E. 主要经呼吸道排泄的药物

A_2 型题

21. 患者，女，35 岁，因误服巴比妥类（弱酸性）药物后，医生给予碳酸氢钠静脉滴注，目的是：
    A. 加速巴比妥类药物排泄
    B. 防止巴比妥类药物蓄积
    C. 促进巴比妥类药物代谢
    D. 减少后遗效应
    E. 发挥协同作用
22. 患者，男，65 岁，因冠心病近期频发心绞痛，医生给予硝酸甘油舌下含服，并叮嘱不能口服，原因是：
    A. 延缓产生耐受性
    B. 延缓产生药物依赖型
    C. 减少毒性反应
    D. 避开首过消除
    E. 减少胃肠道反应
23. 患者，男，因患重度高血压，医生给予卡托普利口服，每次 12.5 mg，一天两次，并叮嘱连续用药期间选用同一药厂、同一剂型、最好同一批号药品，原因是：
    A. 为厂家推销药品
    B. 生物利用度相对稳定
    C. 更换其他厂家药品无效
    D. 利益驱动有关
    E. 医生用药习惯

二、问答题

1. 弱酸性药物中毒时，可采用哪些措施促进毒物经肾排泄？
2. 试述药物半衰期的临床意义。
3. 与肝药酶诱导剂合用应如何调整剂量？

（杨丽珠）

第四章 影响药物作用的因素

学习目标

1. 掌握药物剂量、给药途径、给药时间等影响药物作用的因素，配伍禁忌。
2. 熟悉药物制剂、药物相互作用、年龄因素、性别因素、遗传因素、病理因素药物作用的影响。
3. 了解心理因素、生活方式与环境因素对药物作用的影响。

药物固有的化学结构和理化性质决定了药物特有的效应，药物作用是药物与机体相互作用的结果，同时受到诸多药物以外因素的影响。用药护理时应根据这些影响因素，采取有效的护理措施，以充分发挥药物的最佳效应，防止或减轻不良反应的发生。

第一节　药物方面的因素

1. 药物剂量　剂量（dose）是指用药的分量；剂量不同，药物效应也就不同。药物剂量在最小有效量与最小中毒量之间的治疗范围内，剂量越大，效应越强。《中华人民共和国药典》（简称《药典》）是国家药品标准体系的核心，是国家为保证药品质量可控、确保人民用药安全有效而依法制定的药品法典，对药物的治疗量（常用量）有明确规定。治疗量超过最小有效量，但远低于最小中毒量，对大多数人是安全有效的剂量。《药典》对毒性大的药物还规定了极量，是指能引起最大治疗作用而不发生中毒的剂量，是临床治疗一次用药的极限，除非特殊情况，一般不用极量，更不得超过极量，否则，有可能发生中毒。

2. 药物制剂　制剂（preparation）是指根据《药典》或部颁标准等要求将药物制成具有一定规格形态的药品。按形态不同，制剂可分为气体、液体、固体、软性剂型等。药物效应不仅与药物的化学结构有关，而且还受药物剂型的影响。

同一种药物的不同剂型，吸收速度往往不同。口服时液体制剂比固体制剂吸收快。固体制剂的吸收速度：胶囊剂＞（快于）片剂＞丸剂。液体制剂肌内注射时的吸收速度：水溶液＞混悬剂＞油剂。值得注意的是，不同厂家相同药物的同一制剂，甚至同一厂家相同药物不同批号的同一制剂，均可因生产工艺的微小差异，造成生物利用度的极大差别，从而导致更换药物时发生原有药效难以维持或发生药效增强而中毒的现象。

控释制剂（controlled release preparations）和缓释制剂（sustained release preparations）是指能按要求缓慢恒速地或缓慢非恒速地释放有效成分的制剂。对于半衰期短而需要频繁给药的药物，这两种制剂均可延长有效血药浓度持续时间，减少用药次数。

3. 给药途径　给药途径不同通常会影响药物的吸收数量和速度，从而改变药物作用的强弱和快慢，有时也会改变药物的作用性质。不同给药途径药效出现的快慢顺序为：静脉注射＞（快于）吸入给药＞舌下给药＞肌内注射＞皮下注射＞口服给药＞直肠给药＞经皮给药。

例如，利多卡因口服时首过消除明显，生物利用度低，达不到有效血药浓度，很难产生抗心律失常作用。如果改为静脉注射，可迅速达到有效血药浓度，立即产生抗心律失常效果。但若把利多卡因注射于硬脊膜外腔，由于很少吸收入血，只能在用药部位产生阻滞麻醉作用。

4. 给药时间　何时用药可根据病情需要决定，例如降血糖药胰岛素应在餐前给药，各种催眠药均应在睡前服用。凡受生物节律影响的药物均应按其节律用药。例如，洋地黄治疗心功能不全，夜间用药的敏感性比白昼高数倍；硝酸甘油抗心绞痛的作用是早晨强而下午弱，故上午给药更有效；氨茶碱扩张支气管白昼用药好于夜间；治疗恶性肿瘤，早晨给阿霉素与下午给顺铂的联合疗法，比其他时间给药的疗效高，副作用少；糖皮质激素每日早晨一次给药对肾上腺皮质自身分泌的抑制作用比其他时间给药都要弱。研究生物体的昼夜节律对药物作用或药物体内过程影响的科学称为时辰药理学（chronopharmacology）。

5. 药物相互作用　同时或先后使用两种或两种以上药物时，其中某一种药物受其他药物的干扰，改变原有的药理效应或毒性反应，称为药物相互作用（drug interaction）。凡联合用药导致药物毒性增大或疗效降低的称为不良的药物相互作用（adverse drug interaction）；凡联合用药带来疗效提高或毒性减小的称为期望的药物相互作用（desirable drug interaction）。

（1）体外的相互作用：药物在体外配伍直接发生物理的或化学的相互作用而影响药物的疗效或产生毒性反应，称为配伍禁忌（incompatibility）。在配制药物，特别是配制液体药物的过程中，必须注意药物与药物、药物与辅料、药物与溶媒之间有无配伍禁忌。血液、血浆、氨基酸等是特殊性质的输液剂，不允许加入其他药物；单糖及盐类输液剂常与注射药液配伍应用，但仍应注意配伍禁忌。静脉滴注药物配伍禁忌表见附录二。

（2）体内的相互作用：药物在体内可发生药动学和药效学方面的相互作用。药动学的相互作用是指药物在肠管吸收、与血浆蛋白结合、肝生物转化和肾排泄的过程中被其他药物所干扰，使作用部位药物浓度改变，导致药物效应增强或减弱。例如，氢氧化铝妨碍四环素从肠吸收；水杨酸盐从血浆蛋白结合部位置换出格列齐特；氯霉素使华法林在肝的生物转化速度减慢；碳酸氢钠促进苯巴比妥从肾排泄。药效学的相互作用是指靶系统、靶器官及靶细胞对药物的反应性被其他药物所改变，导致药物效应增强或减弱。

药理作用相同的药物联合应用，可产生协同作用，多用于增强治疗效果。药理作用相反的药物联合应用，可产生拮抗作用，多用于减少不良反应或解救药物中毒。

第二节　机体方面的因素

1. 年龄因素　小儿各种生理功能及调节机制都不完善，年龄越小与成人的差别越大，对药物的处理能力差而敏感性高。例如，对肝灭活的药物和肾排泄的药物不能及时消除，容易蓄积，产生肝肾损伤；对中枢抑制药、中枢兴奋药、利尿药及激素类药的反应较成人显著。因此，《药典》对儿童用药剂量及其计算方法有明确规定，应严格遵守。

小儿剂量一般按体重或体表面积来计算剂量。其中体重可按年龄来推算。1～6个月体重（kg）= 月龄（足月）×0.7+3；7～12个月体重（kg）=（月龄 −6）×0.5+6×0.7+3；一周岁以上体重（kg）= 年龄（周岁）×2+8。如果无小儿每千克用量，可以用成人剂量按下面公式计算：

小儿剂量 =[成人剂量 × 小儿体重（kg）]/50 kg

老人生理功能逐渐降低，调节能力逐渐减弱，对药物的处理能力远不及年轻人。因此，用药量应比《药典》规定的剂量小，一般为成人剂量的1/2～2/3。老年人对中枢抑制药、心血管药、利尿药等药物的反应很强烈，易致严重的不良反应，应当慎用。

2. 性别因素　除性激素、避孕药外，男性与女性对药物的反应通常无明显差别。但在女性的特殊生理期则有明显不同，如果用药不当，会导致严重的不良反应或药源性疾病。如月经期使用剧泻药、抗凝药及刺激性药物可致盆腔充血、月经增多，应当慎用或禁用。妊娠期在妊娠第 3 周至第 3 个月末，特别要禁用乙醇、抗肿瘤药、性激素、抗甲状腺药及抗癫痫药等可致畸的药物。孕妇长期应用地西泮可使婴儿产生药物依赖性；氨基糖苷类抗生素可使婴儿听力丧失；抗甲状腺药可致新生儿甲状腺功能低下；妊娠晚期应用氯霉素可致灰婴综合征。因此，除非特别需要，妊娠期一般不应使用药物。分娩期注射止痛药要注意药效持续时间，防止抑制新生儿呼吸；还要慎用地西泮等抑制子宫平滑肌收缩的药物。哺乳期能大量转运到乳汁中的药物，对婴儿并不安全，应当禁用，例如氯霉素、异烟肼、口服降糖药及苯妥英钠等。

3. 遗传因素　研究遗传因素影响药物反应的科学称为遗传药理学（pharmacogenetics）。不同个体对药物反应的差异受遗传基因的控制，遗传变异可引起药动学改变，并导致药物效应发生量或质的变化。如乙醇脱氢酶和乙醛脱氢酶多态性使得不同个体对乙醇的代谢存在巨大差别。多态性药物的乙酰化代谢，因肝中 N- 乙酰转移酶数量不同，可分为快乙酰化型和慢乙酰化型两类，对异烟肼作用的影响截然不同。假性胆碱酯酶缺陷，不能迅速水解氯化琥珀胆碱，骨骼肌松弛作用延长。葡萄糖 -6- 磷酸脱氢酶缺乏，与具有氧化作用的阿司匹林、伯氨喹、氯喹、奎宁、维生素 K 及磺胺等药物接触时即产生溶血现象。高铁血红蛋白还原酶缺乏，当接触到硝酸酯类等氧化剂时可致高铁血红蛋白血症。

知识链接

蚕　豆　病

蚕豆病是葡萄糖 -6- 磷酸脱氢酶缺乏症的一个类型，表现为进食蚕豆后引起溶血性贫血。绝大多数病例因进食新鲜蚕豆而发病。症状有全身不适、发热、头痛、恶心、呕吐等。尿色如浓红茶或甚至如酱油。最严重者出现面色极度苍白，全身衰竭，脉搏微弱而速，血压下降，少尿或闭尿等急性循环衰竭和急性肾衰竭的表现。如果不及时纠正贫血、缺氧和电解质平衡失调，可以致死。

知识链接

为什么有的人喝酒脸红

无论白酒、啤酒、葡萄酒，主要成分是酒精，即乙醇。乙醇在肝内被分解代谢。首先乙醇脱氢酶将它转变为乙醛，随后乙醛脱氢酶将乙醛转化为乙酸，最后乙酸被转化为二氧化碳、水和脂肪。乙醇体内代谢的中间产物乙醛具有毛细血管扩张的功能，而脸部毛细血管的扩张导致脸红。

喝酒脸红的人有高效的乙醇脱氢酶迅速将乙醇转化成乙醛，但乙醛脱氢酶缺乏，体内迅速累积乙醛而迟迟不能代谢为乙酸，因此脸红。

4. 病理因素　病理因素能改变机体处理药物的能力，并影响机体对药物反应的敏感性。例如，肾炎等导致的低蛋白血症可使药物的血浆蛋白结合率降低而增强药效；肝病患者可因肝药酶活性降低致药物作用增强，而有些药物如泼尼松需要肝代谢活化，如肝功能不全，则不能活化，可使治疗失败；当肾功能不全时，主要由肾排泄的药物可能发生药物蓄积中毒。

5. 心理因素 用药护理中不仅要重视患者对药物的生理效应，而且要重视患者对药物的心理效应。影响药物心理效应的因素有患者的文化素养、疾病性质、人格特征，制剂颜色、口味、包装以及医务人员的语言、行为、态度等。因此，用药护理中应因势利导，充分发挥药物的心理效应，以达到满意的治疗效果。

6. 生活方式与环境因素 饮食结构、时间、数量对药物可产生一定的影响；不良的生活嗜好，如吸烟、酗酒能减弱药物作用；无规律的生活方式和紧张的工作环境，对药物的作用也会产生一定的影响。因此，用药护理中还要让患者养成好的生活习惯，远离不良嗜好，以确保药物治疗作用的充分发挥，并减少不良反应的发生。

自测题

思维导图：
学习小结

一、单项选择题

A_1 型题

1. 配制液体药物要考虑配伍禁忌不包括下列哪项？
   A. 药物与药物　　B. 药物与辅料
   C. 药物与患者体质　　D. 药物与溶媒
2. 越小的儿童对药物的敏感性越高，不包括下列哪类药？
   A. 中枢抑制药　　B. 抗微生物药
   C. 利尿药　　D. 激素类药
3. 老年人对某类反应很强烈，易致严重的不良反应，应当慎用，不包括下列哪类药？
   A. 中枢兴奋药　　B. 中枢抑制药
   C. 心血管药　　D. 利尿药
4. 月经期使用可致盆腔充血、月经增多，应当慎用或禁用
   A. 剧泻药、抗凝药及刺激性药物
   B. 剧泻药、抗凝药及中枢兴奋药物
   C. 抗凝药、刺激性及抗菌药物
   D. 抗凝药、刺激性及中枢兴奋药物
5. 妊娠期在妊娠第 3 周至第 3 个月末用药要非常慎重，特别要禁用的可致畸的药物包括哪些？
   A. 乙醇、抗肿瘤药、性激素、抗甲状腺药
   B. 乙醇、抗肿瘤药、性激素、抗癫痫药
   C. 乙醇、抗肿瘤药、抗甲状腺药及抗癫痫药
   D. 乙醇、抗肿瘤药、性激素、抗甲状腺药及抗癫痫药

（田朝晖）

第五章

传出神经系统药物概论

学习目标

1. 掌握传出神经系统受体的分类和效应。
2. 熟悉传出神经系统药物的作用方式。
3. 了解传出神经系统药物的分类。

第一节　传出神经的分类及化学传递

一、传出神经系统按解剖学分类

传出神经包括自主神经（亦称植物神经）和运动神经。

（一）自主神经

自主神经包括交感神经和副交感神经，主要支配心脏、平滑肌和腺体等效应器，其活动为非随意性的，如心脏的排血和食物的消化等。自主神经自中枢发出后在到达效应器之前都要在神经节更换神经元，所以自主神经又有节前纤维和节后纤维之分。

（二）运动神经

运动神经则支配骨骼肌，其活动为随意性活动，如肌肉的运动和呼吸运动等。运动神经自中枢发出后，中途不更换神经元，直接到达效应器。

二、传出神经系统按递质分类

传出神经系统按其末梢释放的递质不同可分为胆碱能神经（递质为乙酰胆碱）和去甲肾上腺素能神经（递质为去甲肾上腺素、肾上腺素）。

（一）胆碱能神经

胆碱能神经能合成乙酰胆碱（acetylcholine，ACh），兴奋时其末梢释放 ACh，包括以下 4 类：①交感和副交感神经的节前纤维；②副交感神经的节后纤维；③运动神经；④极少数交感神经的节后纤维（如某些支配汗腺和骨骼肌血管舒张的神经）。

（二）去甲肾上腺素能神经

去甲肾上腺素能神经能合成去甲肾上腺素（noradrenaline，NA）或肾上腺素（adrenaline，AD），兴奋时其末梢释放 NA 及少量 AD。绝大多数交感神经节后纤维属于去甲肾上腺素能神经（图 5-1）。

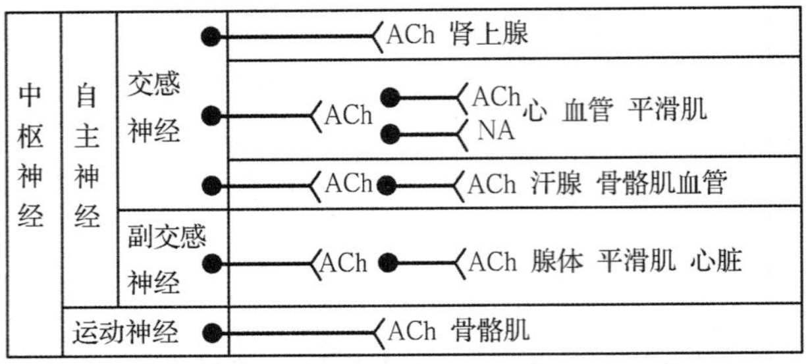

图 5-1 传出神经系统分类示意图

三、传出神经冲动的化学传递

传出神经冲动的化学传递是一种突触传递，依靠特定化学传递物质，即神经递质传递，神经递质广泛存在于神经系统，承担着神经元与神经元之间、神经元与效应器之间的信息传递，而化学传递的结构基础是突触，突触有以下几种类型：神经元之间的衔接处即突触；神经末梢与效应器细胞之间的衔接处称接点，也可称突触；运动神经与骨骼肌的连接叫神经肌肉接头。

突触结构包括三部分：①突触前膜，是邻近间隙的神经末梢的细胞膜；②突触后膜，是邻近间隙的次一级神经元或效应器细胞上的膜，骨骼肌细胞的突触后膜也称终板膜；③突触间隙，是神经末梢与次一级神经元或效应器细胞之间存在的间隙（15 ~ 1000 nm）。

化学传递过程具体就是当神经冲动到达神经末梢时，突触前膜释放神经递质，经突触间隙作用于突触后膜的特异受体，引起相应的生物学效应。

第二节 传出神经的递质

一、乙酰胆碱

胆碱能神经末梢内的胆碱和乙酰辅酶 A 在胆碱乙酰化酶的作用下合成乙酰胆碱（acetylcholine，ACh）。乙酰胆碱合成后即进入囊泡，且与腺苷三磷酸（adenosine triphosphate，ATP）和囊泡蛋白共同贮存于囊泡。

当神经冲动到达末梢时，囊泡内的乙酰胆碱以胞裂外排的方式进入到突触间隙，作用于突触后膜的受体，引起相应的生理学效应。数毫秒内，乙酰胆碱就被突触间隙中的胆碱酯酶水解为胆碱和乙酸。一部分被突触前膜再摄取，供新的乙酰胆碱合成所需。

二、去甲肾上腺素

去甲肾上腺素能神经末梢合成去甲肾上腺素（noradrenaline，NA 或 NE）。酪氨酸从血液循环经钠依赖性转运体进入去甲肾上腺素能神经末梢，经酪氨酸羟化酶催化生成多巴，再经多巴脱羧酶的脱羧作用生成多巴胺，多巴胺通过囊泡壁上对儿茶酚胺类物质具有高度亲和力的转运体进入囊泡，再由多巴胺 β- 羟化酶催化生成 NA，并与 ATP 和嗜铬颗粒蛋白结合，贮存于囊泡中。

当神经冲动到达神经末梢时，囊泡内的 NA 以胞裂外排的方式释放至突触间隙，作用于突触后膜的受体，引起相应的生理学效应。同时 75% ~ 95% 被突触前膜再摄取，大部分贮存于囊泡中，参与再次释放。未被摄取的则被胞质中线粒体膜上的单胺氧化酶（monoamine oxidase，MAO）破坏。尚有其他组织，如心肌等也能摄取 NA，摄取后被 MAO 和儿茶酚 -O-

甲基转移酶（catechol-O-methyltransferases，COMT）所破坏。还有一小部分会扩散至血液，最后被肝、肾等组织中的 MAO 和 COMT 破坏。

第三节 传出神经系统受体和生理效应

传出神经递质有乙酰胆碱和去甲肾上腺素两种，其受体也按递质分为胆碱受体和肾上腺素受体两类，它们在体内广泛分布。

一、传出神经系统的受体

传出神经系统的受体是位于突触前膜和突触后膜上的一种特殊蛋白质，它能选择性地与相应的递质或药物相结合，从而产生一定的生理效应。传出神经系统的受体分为胆碱受体和肾上腺素受体等类型。

知识链接

美丽的蘑菇为什么会致命？

蘑菇又称蕈类，属于真菌植物，我国每年都有误食毒蘑菇中毒的报道。颜色鲜艳、美丽的蘑菇为什么毒性那么大呢？都是毒蕈碱惹的祸！好看的蘑菇含有毒蕈碱，食后30～60分钟内即可出现毒蕈碱样中毒症状。“毒蕈碱样中毒症状”是怎么回事？听说过有机磷农药中毒吗？就和有机磷农药中毒的主要表现相似：腺体分泌增加和平滑肌收缩等引起一系列症状和体征，如多汗、流涎、流泪、肺部干湿啰音、呼吸困难、恶心呕吐、腹痛腹泻、肠鸣音亢进、尿频尿急、大小便失禁、瞳孔缩小、视物模糊、血管平滑肌抑制、血压下降……甚至夺人性命！

（一）胆碱受体

胆碱受体指能与 ACh 结合的受体。可分为以下两类亚型。

1. 毒蕈碱型受体（简称 M 受体） 能选择性地与以毒蕈碱（muscarine）为代表的拟胆碱药结合。主要分布于副交感神经节后纤维所支配的效应器官，如心、血管、胃肠道平滑肌、腺体等处。M 受体按功能分为 M_1、M_2、M_3 三种亚型，M 受体属于 G 蛋白偶联受体。

2. 烟碱型受体（简称 N 受体） 对烟碱（nicotine）较为敏感，位于自主神经节、肾上腺髓质和骨骼肌细胞膜上。神经节、肾上腺髓质上为 N_1 受体，骨骼肌上为 N_2 受体。N 受体属于含离子通道的受体。

（二）肾上腺素受体

能与 NA 或肾上腺素结合的受体，属于 G 蛋白偶联受体，分为以下两类。

1. α 肾上腺素受体（α 受体） 包括 α_1 和 α_2 两种亚型，α_1 受体主要分布于血管（皮肤、黏膜、部分内脏血管）、平滑肌等处。α_2 受体主要分布在 NA 能神经末梢的突触前膜上，负反馈调节 NA 释放。

2. β 肾上腺素受体（β 受体） 可分为 β_1 和 β_2 两种亚型，β_1 受体主要分布于心肌和脂肪等组织，β_2 受体位于支气管和血管（骨骼肌和冠状血管）平滑肌等处，突触前膜上也有 β_2 受体，对 NA 释放起着正反馈调节作用。

（三）其他受体

此外，还有相类似的多巴胺受体（DA 受体），分布于肾血管、冠状血管、肠系膜血管，当受体激动时可使这些血管扩张。

二、传出神经系统的生理效应

音频：
胆碱受体兴奋产生的效应

（一）胆碱能神经的效应

主要包括以下两类生理效应：

1. M样作用（毒蕈碱样作用） 是激动M受体所呈现的效应，可引起心脏抑制、腺体分泌增加、瞳孔缩小、内脏平滑肌收缩、血管扩张等效应（表5-1）。

2. N样作用（烟碱样作用） 是激动N受体所呈现的效应，可引起神经节兴奋、肾上腺髓质分泌肾上腺素、骨骼肌收缩等效应（表5-1）。

（二）去甲肾上腺素能神经的效应

主要包括以下两类生理效应：

1. α型作用 是激动α受体所呈现的效应，主要引起皮肤、黏膜、内脏等血管平滑肌收缩、虹膜开大肌收缩（瞳孔变大）、NA释放减少等效应（表5-1）。

2. β型作用 是激动β受体所呈现的效应，可以引起心脏兴奋（收缩力增强、传导加快、心率加快）、脂肪分解增加、支气管平滑肌松弛、骨骼肌血管和冠状血管扩张、糖原分解、NA释放增加等效应（表5-1）。

音频：
肾上腺素受体兴奋产生的效应

表5-1 传出神经受体兴奋时的效应

受 体	兴奋时的效应
M_1	心率减慢、传导减慢、心肌收缩力减弱，血管扩张，支气管平滑肌收缩
M_2	内脏平滑肌收缩，瞳孔缩小，睫状肌收缩
M_3	括约肌松弛、胃肠分泌增加、腺体分泌增加
N_1	神经节兴奋、肾上腺髓质分泌增加
N_2	骨骼肌收缩
α_1	皮肤、黏膜的血管平滑肌收缩，虹膜辐射肌收缩（瞳孔扩大）
α_2	突触前膜负反馈，NA分泌减少
β_1	心脏兴奋（心率加快、传导加快、收缩力加强），肾素释放增多，脂肪分解增多
β_2	支气管平滑肌舒张，骨骼肌和冠状血管扩张，糖原分解，糖异生增加，突触前膜正反馈调节
DA	肾血管、肠系膜血管、脑血管扩张

第四节 传出神经系统药物的作用方式和分类

传出神经系统药物（efferent nerve system drugs）是作用于传出神经系统，影响心脏、血管、支气管及骨骼肌功能而治疗相关疾病的药物。

一、传出神经系统药物的作用方式

1. 直接作用于受体 许多药物能直接与胆碱受体或肾上腺素受体结合。结合后产生与ACh或NA相似的作用，称为受体激动药（拟似药）；结合后产生与递质相反的作用，或者使激动药的效应不能发挥，就称为受体阻滞药（拮抗药）。

2. 影响递质的代谢过程 抗胆碱酯酶药（胆碱酯酶抑制药）能抑制胆碱酯酶的活性，妨碍ACh水解，使其堆积，产生拟胆碱作用，如新斯的明和有机磷酸酯类农药等。而能使被抑制的胆碱酯酶恢复活性的药物，则称为胆碱酯酶复活药。还有些药物可通过影响递质的摄取和贮存（如利血平）、合成和释放（如麻黄碱或间羟胺）而呈现作用。

二、传出神经系统药物的分类

一般按照药物对传出神经系统产生的具体效应，可将药物分为拟似药（mimetics）和拮抗药（antagonists）两大类，也可按照药物对受体作用来划分为受体的激动药（agonist）和阻滞药（blocker）；每一个大类又可分为若干个小类（表 5-2）。

表 5-2　传出神经系统药物分类

拟似药	拮抗药
（一）胆碱受体激动药	（一）胆碱受体阻滞药
1. M、N 受体激动药	1. M 受体阻滞药：
2. M 受体激动药	（1）非选择性 M 受体阻滞药
3. N 受体激动药	（2）M_1 受体阻滞药
（二）抗胆碱酯酶药	2. N 受体阻滞药：
（三）肾上腺素受体激动药	（1）N_1 受体阻滞药
1. α 受体激动药：	（2）N_2 受体阻滞药
（1）α_1、α_2 受体激动药	（二）胆碱酯酶复活药
（2）α_1 受体激动药	（三）肾上腺素受体阻滞药
（3）α_2 受体激动药	1. α 受体阻滞药：
2. α、β 受体激动药	（1）α_1、α_2 受体阻滞药
3. β 受体激动药：	（2）α_1 受体阻滞药
（1）β_1、β_2 受体激动药	（3）α_2 受体阻滞药
（2）β_1 受体激动药	2. β 受体阻滞药：
（3）β_2 受体激动药	（1）非选择性 β 受体阻滞药
	（2）β_1 受体阻滞药
	（3）β_2 受体阻滞药
	3. α、β 受体阻滞药

自测题

思维导图：学习小结

一、单项选择题

A_1 型题

1. 以下哪种效应**不是**M受体激动效应？
   A. 心率减慢　　B. 支气管平滑肌收缩　　C. 胃肠平滑肌收缩
   D. 腺体分泌减少　　E. 虹膜括约肌收缩
2. 下列描述哪项正确？
   A. 交感神经节后纤维都是肾上腺素能神经
   B. 神经末梢释放的 NA 的主要消除途径是神经末梢再摄取

C. 支气管平滑肌上 β_1 受体兴奋时，支气管扩张
D. 神经节上的胆碱能受体是 N_2 受体
E. 皮肤黏膜血管上分布的肾上腺素能受体是 α、β 受体

3. 乙酰胆碱在突触间隙中被下列哪种酶灭活？
A. 胆碱转移酶　B. 多巴脱羧酶　C. 单胺氧化酶
D. 儿茶酚氧位甲基转移酶　E. 乙酰胆碱酯酶

4. 去甲肾上腺素能神经包括
A. 运动神经　B. 副交感神经节前纤维
C. 绝大部分交感神经节后纤维　D. 副交感神经节后纤维
E. 全部的交感神经

5. 神经节和骨骼肌上主要的受体是
A. α_1 肾上腺素受体　B. α_2 肾上腺素受体
C. β 肾上腺素受体　D. M 胆碱受体
E. N 胆碱受体

6. 激动 β 受体时**不会**出现下列哪种效应？
A. 心脏兴奋　B. 肾素分泌　C. 骨骼肌收缩
D. 肝糖原分解　E. 支气管平滑肌松弛

A_3/A_4 型题

（7～9 题共用题干）

男性，3 岁。烦躁多动约 5 小时，急诊入院。入院前 6 小时，曾与邻居小孩同在外面玩耍采摘野果吃。1 小时后出现手脚乱动，走路不稳，多言且含糊不清，躁动不安，全身皮肤潮红，干燥，尤面颊部最为明显，瞳孔散大，对光反射消失，心率 140 次 / 分，体温升高。

7. 该患儿可能是
A. 毒蘑菇中毒　B. 曼陀罗中毒　C. 筒箭毒碱中毒
D. 有机磷农药中毒　E. 毒扁豆中毒

8. 中毒机制是
A. 激动 M、N 受体　B. 激动 M 受体　C. 阻断 M 受体
D. 激动 N 受体　E. 阻断 N 受体

9. 宜选用下述何种药物治疗
A. 毛果芸香碱　B. 阿托品　C. 氯解磷定
D. 吗啡　E. 哌替啶

二、问答题

1. 试述传出神经系统受体的分类和兴奋后产生的效应。
2. 根据作用性质的不同及对不同受体的选择性，试述传出神经系统药物的分类。

三、案例分析

患者，男性，67 岁，因急性心肌梗死住院，抢救成功，病情稳定后出院。一周后病情复发再次入院，追问诱因系烟瘾太大，偷偷吸烟数支后再度心梗。

试分析：吸烟对心血管的危害。

（汝燕峰）

第六章

胆碱受体激动药和胆碱酯酶抑制药

学习目标

1. 掌握阿托品的药理作用、临床应用、不良反应和禁忌证。
2. 熟悉毛果芸香碱、新斯的明的作用特点及主要不良反应。
3. 了解卡巴胆碱、贝胆碱、毒扁豆碱的特点、临床应用及用药护理。

第一节　胆碱受体激动药

一、M、N 胆碱受体激动药的药理作用

乙酰胆碱（acetylcholine，ACh）是胆碱能神经递质，在体内极易被胆碱酯酶（acetylcholinesterase，AChE）所破坏，因此药用价值不大，但可在研究中作为工具药物来使用。

1. M 样作用　静脉注射小剂量 ACh 即能激动 M 胆碱受体，产生与兴奋胆碱能神经节后纤维相似的作用，引起心率减慢、血管舒张、血压下降，支气管和胃肠道平滑肌兴奋，瞳孔括约肌和睫状肌收缩以及腺体分泌增加等。舒张血管可能是激动血管内皮细胞的 M 受体使内皮细胞释放依赖性舒张因子所致。

2. N 样作用　剂量稍大时，ACh 也能激动 N 胆碱受体，产生与兴奋全部自主神经节和运动神经相似的作用。还能兴奋肾上腺髓质的嗜铬组织（此组织在胚胎发育中与交感神经节的来源相同，受交感神经节前纤维支配），使之释放肾上腺素。许多器官是由胆碱能和去甲肾上腺素能神经双重支配的，通常是其中一种占优势。例如，在胃肠道、膀胱平滑肌和腺体是以胆碱能神经占优势，而心肌收缩和小血管方面则以去甲肾上腺素能神经占优势。故在大剂量 ACh 作用下，全部神经节（N_1 胆碱受体）兴奋的结果是胃肠道、膀胱等器官的平滑肌兴奋，腺体分泌增加，心肌收缩力加强，小血管收缩，血压升高。ACh 还激动运动神经终板上的 N_2 胆碱受体，表现为骨骼肌兴奋。过大剂量的 ACh 很易使神经节从兴奋转入抑制。

二、M 胆碱受体激动药

思维导图：毛果芸香碱

毛果芸香碱（pilocarpine，匹鲁卡品）

本药脂溶性较高，一般局部滴眼用药，作用迅速，一般 10 ~ 15 min 显效，维持 4 ~ 8 h。

知识链接

房水循环途径

房水在睫状体产生，通过扩散及分泌进入后房，经瞳孔到达前房，再从前房角的小梁网和小梁间隙进入巩膜静脉窦，主要通过集液管和房水静脉汇入巩膜表面的睫状前静脉，回流进入血液循环。

微课：毛果芸香碱对眼睛的作用

【药理作用】激动M受体，对眼和腺体的作用最明显。

1. 眼 滴眼后能引起缩瞳、降低眼压和调节痉挛等作用。

（1）缩瞳：激动瞳孔括约肌上的M受体，使瞳孔括约肌收缩而缩小瞳孔。

（2）降低眼压：在瞳孔缩小的同时，因虹膜向中心拉紧而根部变薄，致使前房角间隙增大，房水回流通畅，结果眼压降低。可用于治疗青光眼，缓解因眼压过高所致的头痛和视力减退。

（3）导致近视：因激动睫状肌的M受体，使睫状肌向瞳孔中心方向收缩，睫状小带松弛，晶状体变凸，导致近视状态（也称调节痉挛）。

2. 腺体 吸收后能激动腺体的M胆碱受体，使腺体分泌增加，以汗腺和唾液腺最明显。

【临床用途】

1. 青光眼 青光眼是常见的眼科疾病，以进行性视神经乳头凹陷和视力减退为主要特征，同时有眼压增高的特征，严重时可致失明。闭角型青光眼（急性或慢性充血性青光眼）者前房角狭窄，眼压增高。毛果芸香碱能迅速降低眼压而缓解或消除青光眼症状。

微课：阿托品对眼睛的作用

毛果芸香碱也适用于开角青光眼（慢性单纯性青光眼）的治疗。这种青光眼无前房角狭窄和闭塞情况，而是由于小梁网本身及巩膜静脉窦发生变性或硬化，阻碍了房水循环，引起眼压升高。毛果芸香碱可通过扩张巩膜静脉窦周围的小血管以及收缩睫状肌后，小梁网结构发生改变而使眼压下降。

2. 虹膜炎 与扩瞳药交替应用，可防止虹膜与晶状体粘连。

3. M胆碱受体阻滞药中毒 一般采用1～2 mg的剂量，皮下注射可用于阿托品等药物中毒的解救。

【不良反应】较轻，主要有视远物模糊等现象。如给药不当，吸收后可引起M样作用为主的中毒症状，故给药时应压迫内眦，避免经鼻泪管进入口腔吸收。长期应用或浓度过高（2%以上），可致瞳孔括约肌或睫状肌痉挛性收缩而引起眼痛或眉间痛感，甚至因吸收较多，可出现M受体兴奋症状，如流涎、发汗、支气管痉挛及腹痛等不良反应。

第二节 胆碱酯酶抑制药

本类药物又称抗胆碱酯酶药，能与胆碱酯酶以共价键或非共价键结合。使胆碱酯酶失去活性，导致乙酰胆碱在体内蓄积而呈拟胆碱作用，产生M样和N样作用。根据药物与胆碱酯酶结合方式不同，可分为易逆性抗胆碱酯酶药（如新斯的明）和难逆性抗胆碱酯酶药（如美曲膦酯，又称敌百虫）。

一、易逆性抗胆碱酯酶药

思维导图：新斯的明

新斯的明（neostigmine）

【体内过程】本药为季胺类化合物，脂溶性低，主要分布在肌肉组织，不能通过血脑屏障，无中枢作用，滴眼时不易透过角膜，故不用于眼科。口服吸收少而不规则，故口服剂量明显大于注射。口服给药后 1 h 显效，维持 3 ~ 4 h；注射（皮下或肌内给药）15 min 起效，维持 2 ~ 4 h。

【药理作用】抑制胆碱酯酶的活性，使乙酰胆碱不能水解，在体内蓄积，浓度升高而呈现完全拟胆碱作用，产生 M 样和 N 样表现，其中对骨骼肌的兴奋作用最强。

1. 兴奋骨骼肌　主要通过抑制胆碱酯酶，提高乙酰胆碱作用而发挥兴奋骨骼肌作用，同时又直接激动 N_2 受体并促进运动神经末梢释放乙酰胆碱。

2. 兴奋胃肠道和膀胱平滑肌　能增强胃肠蠕动及膀胱逼尿肌张力，促进排气排尿，作用较强。

3. 减慢心率　通过增加乙酰胆碱含量，间接激动 M 受体而减慢心率。

【临床用途】

1. 重症肌无力　是一种神经肌肉接头传递功能减退的自身免疫性疾病。新斯的明可明显改善肌无力症状，缓解疾病。

2. 腹气胀和尿潴留　能兴奋胃肠道平滑肌和膀胱逼尿肌，促进排气和排尿，用于手术后腹气胀和尿潴留。

3. 阵发性室上性心动过速　当采用压迫眼球或颈动脉窦等兴奋迷走神经措施无效时，可通过新斯的明拟胆碱作用减慢心率。

【不良反应】轻微，但过量可引起呕吐、腹痛、心动过缓和骨骼肌颤动等，并能引起“胆碱能危象”，使骨骼肌由兴奋转入抑制，引起肌无力加重，应立即停药并用阿托品对抗。应提示心动过缓者慎用，机械性肠梗阻、尿路梗阻及支气管哮喘等患者禁用。

其他易逆性抗胆碱酯酶药，如毒扁豆碱（physostigmine）。其抑制胆碱酯酶选择性差、毒性大，故一般仅眼科局部应用。对眼的作用类似于毛果芸香碱，但作用较强而持久，主要用于治疗青光眼。滴眼时应压迫眼内眦避免吸收。如发生吸收中毒，可用阿托品解救。

二、难逆性抗胆碱酯酶药

有机磷酸酯类药物能持久地抑制胆碱酯酶的活性，对人体的毒性很大，主要是农业杀虫剂和军用毒剂，在使用过程中如果防护不好，可使人体中毒（见第四十二章）。

第三节　拟胆碱药的用药护理

一、用药护理程序

（一）M 受体激动药的用药护理程序（表 6-1）

表 6-1　M 受体激动药的用药步骤和用药护理要点

	用药护理要点
用药前	1. 了解疾病的类型及用药史 2. 做好心理护理，减轻患者因眼压高、头痛导致的焦虑情绪和心理压力，帮助患者分散注意力 3. 合理制订护理程序，多采用局部给药，需要发挥吸收作用时，多采用口服、肌内和皮下注射，一般不用静脉注射，减少不良反应发生 4. 严格掌握适应证及禁忌证
用药中	1. 本药药液浓度不能过高，用滴眼液滴眼时应将下眼睑拉成杯状，同时用示指压迫内眦，以免药液经鼻泪管流入鼻腔而吸收中毒，必要时可用阿托品对抗之 2. 用于阿托品类药物中毒的解救时，可采用皮下注射，一次 2 mg 3. 治疗虹膜炎时须与扩瞳药交替使用，以防止虹膜与晶状体粘连

续表

	用药护理要点
用药后	1. 本药影响视力，应告知患者避免开车等 2. 勿长期滴眼，以防发生粘连；对因吸收所致的全身中毒症状，可用阿托品对抗 3. 做好药品清点和登记工作

（二）胆碱酯酶抑制药的用药护理程序（表 6-2）

表 6-2　易逆性胆碱酯酶抑制药的用药步骤和用药护理要点

	用药护理要点
用药前	1. 了解患者的病史及用药史 2. 做好心理护理，减轻患者不良情绪和心理压力，帮助患者分散注意力 3. 合理制订护理程序，新斯的明脂溶性低，口服吸收少，个体差异大，剂量应个体化，多采用口服、肌内和皮下注射，绝对不可静脉注射，因为会引起强烈的不良反应 4. 严格掌握适应证及禁忌证，禁用于支气管哮喘患者及机械性肠梗阻患者，甲状腺功能亢进患者也应禁用
用药中	1. 注意呼吸、脉搏、胃肠道等表现 2. 要注意鉴别疾病与药物过量引起的肌无力症状，用药后肌无力现象应缓解改善，若肌无力不仅不缓解，反而加重，要警惕出现胆碱能危象，一旦发现，须及时处理 3. 如出现胆碱能危象，应立即停药并用 M 受体阻滞药（如阿托品）和胆碱酯酶复活药进行对抗性治疗，同时备好呼吸抢救药物和器械
用药后	1. 做好相关护理有助于提高疗效 2. 针对恶心、呕吐、流涎、腹部不适、哮喘发作、胸骨下压迫感或疼痛，严重者可发生心肌缺氧、短暂的晕厥和心跳暂停、传导阻滞、呼吸困难等不良反应，采取相应措施 3. 做好药品清点和登记工作

二、用药护理案例分析

患者，女，56 岁。2 个月前开始感到左眼疼痛，视物模糊，视灯周围有红晕，偶伴有轻度同侧头痛，但症状轻微，常自行缓解。3 天前突然感觉左侧剧烈头痛、眼球胀痛，视力极度下降。在地方医院诊断为左眼急性闭角型青光眼。遂嘱用 2% 毛果芸香碱频点左眼，2 小时后自觉头痛、眼胀减轻，视力有所恢复。但 4 小时后患者出现全身不适、流泪、流涎、心悸、上腹不适而急诊求治。体格检查：左眼视力为 0.6，右眼 1.4。左眼睫状充血（++）。瞳孔约 2 mm 大小，对光反射较弱。眼压：左眼 26 mmHg，右眼 16 mmHg。前房角镜检左窄Ⅲ，右眼基本正常。

试分析：①该患者使用毛果芸香碱滴眼后症状为何能够缓解？②4 小时后患者出现全身不适、出汗、流泪、流涎、心悸、上腹不适，原因是什么？③使用毛果芸香碱滴眼时应注意哪些问题？

音频：
用药护理案例解析

自测题

思维导图：
学习小结

一、单项选择题

A_1 型题

1. 下列关于毛果芸香碱的叙述中，**错误**的是
   A. 能激动 M 受体　B. 使腺体分泌增加　C. 引起缩瞳
   D. 用于治疗青光眼　E. 升高眼压
2. 毛果芸香碱对眼睛的作用是
   A. 缩瞳、升眼压、调节痉挛　B. 扩瞳、升眼压、调节痉挛
   C. 缩瞳、降眼压、调节痉挛　D. 缩瞳、降眼压、调节麻痹
   E. 缩瞳、升眼压、调节麻痹
3. 治疗重症肌无力首选用下列哪个药？
   A. 乙酰胆碱　B. 毛果芸香碱　C. 毒扁豆碱
   D. 新斯的明　E. 卡巴胆碱
4. 新斯的明作用**不包括**
   A. 兴奋骨骼肌　B. 兴奋胃肠道平滑　C. 兴奋心脏
   D. 促进腺体分泌　E. 缩瞳

A_2 型题

5. 患者，女性，50 岁。因剧烈眼痛，头痛，恶心，呕吐，急诊来院。检查：明显的睫状充血，角膜水肿，前房浅，瞳孔中度开大，呈竖椭圆形，眼压升高为 6.7 kPa。房角镜检查：房角关闭。诊断：闭角型青光眼急性发作。该患者应立即选用何药治疗？
   A. 毛果芸香碱　B. 新斯的明　C. 阿托品
   D. 肾上腺素　E. 去甲肾上腺素
6. 患者，女性，26 岁。因直肠息肉进行切除手术后，出现腹气胀、尿潴留，选择下列哪个药物最好？
   A. 卡巴胆碱　B. 毛果芸香碱　C. 烟碱
   D. 毒扁豆碱　E. 新斯的明

A_3/A_4 型题

（7～8 题共用题干）

患者，女性，29 岁。出现头痛、视力减退等症状，经检查眼压偏高，诊断为青光眼。

7. 治疗药物应选用
   A. 卡巴胆碱　B. 乙酰胆碱　C. 毛果芸香碱
   D. 新斯的明　E. 吡斯的明
8. 该药物的作用机制是
   A. 直接激动 M 受体　B. 直接激动 N 受体　C. 阻断 M 受体
   D. 阻断 N 受体　E. 抑制胆碱酯酶

二、问答题

1. 毛果芸香碱滴眼时应注意什么问题？为什么？
2. 重症肌无力为什么首选新斯的明进行治疗？

三、案例分析

患者，女，48岁，主诉两眼发胀，视物模糊2年，经检查两眼无明显红肿，角膜稍有润性水肿，右眼瞳孔较大，对光反应迟钝，玻璃体混浊，眼底呈豹纹状，乳头青光眼性凹陷明显，静脉迂曲怒张，血管呈屈膝状，左眼瞳孔较小，反应迟钝，眼底难以见到。视力为右眼0.3，左眼0.2，眼压为右眼38 mmHg，左眼52 mmHg（正常眼压11～21 mmHg）。

请分析：该患者可能患了什么病？治疗原则是什么？应选什么药治疗？

（汝燕峰）

第七章
抗 胆 碱 药

学习目标

1. 掌握阿托品的作用、临床应用、不良反应、禁忌证和用药护理。
2. 熟悉山莨菪碱、东莨菪碱和丙胺太林的作用特点、临床应用及主要不良反应。
3. 了解其他抗胆碱药的作用特点和临床应用。

抗胆碱药（cholinergic antagonists）又称胆碱受体阻滞药。抗胆碱药能与胆碱受体结合而不产生或极少产生拟胆碱作用，却能妨碍乙酰胆碱或胆碱受体激动药与胆碱受体的结合，从而拮抗拟胆碱作用。按其对 M 和 N 受体选择性的不同，可分为 M 胆碱受体阻滞药和 N_1、N_2 胆碱受体阻滞药。按用途的不同，可分为平滑肌解痉药、神经节阻断药、骨骼肌松弛药和中枢性抗胆碱药。另有胆碱酯酶复活药见第四十二章。

第一节　M 胆碱受体阻滞药

一、阿托品类生物碱

阿托品（atropine）

思维导图：阿托品

本药是从茄科植物颠茄、曼陀罗、莨菪等中提取的生物碱，也可人工合成。

【体内过程】口服吸收迅速，1 h 后作用显著，3～4 h 后作用消失；注射给药起效更快；眼科局部应用时可持续数天。吸收后分布广泛，能穿透血脑屏障及胎盘屏障，80% 以上经肾排出，也有少量可通过乳汁和粪便排出。

【药理作用】阻断 M 受体作用强，竞争性拮抗乙酰胆碱的 M 样作用，并与给药剂量、作用部位有关。大剂量尚可阻断 N 受体。

1. 抑制腺体分泌　对汗腺、唾液腺的抑制作用最强，对呼吸道腺体也有较强抑制作用。大剂量时可抑制胃液分泌。

2. 对眼的作用　与毛果芸香碱作用相反。

（1）扩瞳：阻断瞳孔括约肌上的 M 受体，使瞳孔括约肌松弛，而瞳孔辐射肌仍处于收缩状态，引起瞳孔扩大。

（2）升高眼压：由于瞳孔扩大，虹膜移向外侧缘，使前房角间隙缩小，阻碍房水回流，导致眼压升高。

（3）导致远视：阻断睫状肌的M受体，使睫状肌松弛，悬韧带拉紧，晶状体变扁平，导致远视状态（也称调节麻痹）。

3. 松弛内脏平滑肌 能松弛内脏平滑肌，对处于过度收缩或痉挛状态的平滑肌的松弛作用尤为明显。对不同器官平滑肌选择性不同，按由高到低顺序是：胃肠＞尿道和膀胱＞胆道和输尿管＞支气管＞子宫。

4. 兴奋心脏 治疗量的阿托品（0.5 mg）可使心率轻度短暂地减慢，较大剂量能阻断迷走神经对心脏的抑制，引起心率加快及房室传导改善。

5. 扩张血管、改善微循环 治疗量的阿托品对血管与血压无显著影响，大剂量的阿托品有解除小血管痉挛的作用，扩张外周血管与内脏血管，尤以皮肤血管最为显著，可产生温热潮红，改善微循环。此作用与阻断M胆碱受体无关，可能与直接扩张血管和阻断α受体有关。

6. 中枢兴奋作用 治疗量的阿托品中枢作用不明显；较大治疗量（1～2 mg）可轻度兴奋延脑和大脑。随着剂量增加，兴奋作用也增强，可出现烦躁不安、谵妄等，中毒剂量（10 mg以上）常使人产生幻觉、定向失调、运动障碍和惊厥等，严重中毒时，可转入昏迷，死于呼吸麻痹。

知识链接

虹膜睫状体炎

虹膜睫状体炎又称前葡萄膜炎，症状主要有疼痛、畏光、流泪及视力减退等；检查可发现睫状充血、瞳孔缩小（排除药物所致）、睫状压痛，裂隙灯显微镜检查如观察到前房水内的渗出现象，即可确诊。

【临床用途】

1. 解除平滑肌痉挛 适用于各种内脏绞痛，对胃肠绞痛及膀胱刺激症状，如尿频、尿急等疗效较好；因能松弛膀胱逼尿肌，可用于小儿遗尿症。

2. 用于全麻前给药 可减少呼吸道及唾液分泌，防止分泌物阻塞呼吸道及发生吸入性肺炎。此外，还用于严重盗汗和流涎症。

3. 眼科 可用于：①用于虹膜睫状体炎，可松弛虹膜括约肌及睫状肌，使病变组织相对静息，利于炎症的消退和预防粘连；②检查眼底，因散瞳作用维持时间较长（1～2周），现已为后马托品所代替；③验光配镜，眼内滴入阿托品可使睫状肌松弛，晶状体固定，以准确测定屈光度，因儿童睫状肌调节功能较强，仅在儿童验光时应用。

4. 治疗缓慢型心律失常 可用于迷走神经过度兴奋所致窦性心动过缓、房室传导阻滞等缓慢型心律失常。

5. 抗休克 给予大剂量阿托品可用于感染性休克的治疗，在补充血容量的基础上，解除休克时小血管的痉挛，改善微循环。

6. 解救有机磷酸酯类中毒 可迅速缓解有机磷酸酯类中毒的M样症状和部分中枢症状（详见第四十二章）。

【不良反应】

1. 副作用 有口干、视近物模糊、心悸、皮肤干燥潮红、体温升高、排尿困难及便秘等。

2. 中毒反应 较大剂量（超过5 mg）引起中枢兴奋，表现为烦躁不安、谵妄、幻觉、呼吸加深加快、体温上升等。中毒严重时兴奋转入抑制，可出现昏迷和呼吸麻痹等。

山莨菪碱（anisodamine，654-2）

本药是我国茄科植物唐古特山莨菪的主要成分，其人工合成品称654-2。作用与阿托品相似，解痉作用选择性高，能解除血管痉挛，改善微循环；但抑制腺体分泌和扩瞳作用较弱。因不易透过血脑屏障，中枢兴奋作用也弱。主要用途包括：①感染中毒性休克；②内脏平滑肌痉挛引起的绞痛。与阿托品比较，山莨菪碱副作用较少，毒性较低。禁忌证同阿托品。

东莨菪碱（scopolamine）

本药外周作用与阿托品相似，但抑制腺体分泌、扩瞳、调节麻痹作用较强，对心血管作用较弱。中枢作用与阿托品相反，易透过血脑屏障，除兴奋呼吸中枢外，还可抑制中枢神经系统，表现为镇静、催眠作用，增大剂量可引起意识消失，进入浅麻醉状态。临床主要用于：①麻醉前给药；②静脉复合麻醉（中药麻醉），常与氯丙嗪合用；③晕动病，与H_1受体阻断药合用，可增强疗效；④感染性休克及有机磷酸酯类中毒；⑤帕金森病（震颤麻痹）。不良反应及禁忌证同阿托品。

二、阿托品的合成代用品

1. 合成扩瞳药 为克服阿托品扩瞳时不良反应较多的缺点，人工合成了一些短效M受体阻断药，主要有后马托品（homatropine）和托吡卡胺（tropicamide）等，其优势主要是发挥扩瞳作用快，持续时间短，不良反应少。

2. 合成解痉药主要有以下药物：

丙胺太林（propantheline，普鲁本辛）

本药口服吸收较差，不易透过血脑屏障，对胃肠道M受体的选择性较高，能解除胃肠道平滑肌的痉挛，同时抑制胃液分泌作用。适用于胃、十二指肠溃疡、胃肠痉挛和妊娠呕吐等治疗。

哌仑西平（pirenzepine）

本药为选择性M_1受体阻滞药，抑制胃酸分泌。主要用于胃及十二指肠溃疡，有口干、视物模糊等副作用。

第二节 N受体阻滞药

一、N_1受体阻滞药（神经节阻滞药）

本类药能选择性地与神经节中N_1胆碱受体结合，从而阻断神经冲动在神经节中的传导。曾用于治疗高血压急症，但由于不良反应较多，现已少用。

二、N_2受体阻滞药

N_2受体阻滞药又称为骨骼肌松弛药（skeletal muscular relaxants），能选择性干扰神经肌肉接头处的神经兴奋传递，使骨骼肌松弛，临床用作全身麻醉的辅助用药，既能减少全麻药用量，又为手术操作创造良好的骨骼肌松弛状态，提高麻醉及手术的安全性。本类药物包括去极化型（depolarizing muscular relaxants）和非去极化型（nondepolarizing muscular relaxants）两类。

（一）去极化型肌松药

琥珀胆碱（succinylcholine，司可林，scoline）

【药理作用与临床应用】本药与 N_1 受体结合，产生快速而短暂的去极化作用，使 N_1 受体对乙酰胆碱不能产生反应，导致骨骼肌松弛。静脉注射后先出现短暂的肌束颤动，1 分钟后出现肌松效应，通常从颈、肩胛、腹部向四肢方向扩展。易被胆碱酯酶破坏，持续时间不超过 5 分钟，较易控制。对喉肌的松弛力强，适用于气管内插管、气管镜、食管镜检查等短时操作。静脉滴注可延长松弛骨骼肌的时间。

【不良反应及用药注意】不良反应主要有肌痛，停药 3 ~ 4 天可自愈。剂量过大可引起呼吸肌麻痹。有较明显的高血钾症，因骨骼肌持久去极化，释放大量钾离子，使血钾升高，出现心动过缓、心肌无力等症状。

用药时应注意其不宜与碱性药物（如硫喷妥钠）混合，易被破坏，若需同时用，应分别注射。对患者血钾偏高的状态，如烧伤、广泛软组织损伤等也应提示慎用或禁用。要做好抢救呼吸抑制的准备工作，备好呼吸机，中毒时不能用新斯的明解救，因新斯的明抑制胆碱酯酶而加强和延长琥珀胆碱的作用，反使中毒加重。

（二）非去极化型肌松药

筒箭毒碱（tubocurarine）

本药是临床上最早应用的典型非去极化型肌松药，现已少用。能和运动终板上 N_2 受体结合，竞争性阻断乙酰胆碱对运动终板的去极化作用，使骨骼肌松弛。静脉注射后 3 ~ 4 分钟即产生肌松作用，其肌松顺序为头颈部到四肢、躯干，继而出现肋间肌松弛，剂量过大患者可因呼吸麻痹而死亡。中毒时可用新斯的明解救。

泮库溴铵（pancuronium bromide，潘可罗宁）

本药直接阻断 N_2 受体，产生骨骼肌松弛作用。作用强且持续时间长。静脉注射后作用绞快，1 min 出现作用，2 ~ 3 min 达高峰，持续 20 ~ 40 min。主要用于手术时的麻醉辅助用药（气管插管和肌松）。

治疗剂量不良反应较小，大剂量时可加快心率、减弱心肌收缩力并增加外周阻力。过量时可用新斯的明和阿托品解救。重症肌无力者禁用。同类药物还有阿曲库铵（atracurium）、维库溴铵（vecuronium）、罗库溴铵（rocuronium）等，作用强度和维持时间有所差异。

第三节　抗胆碱药的用药护理

一、用药护理程序

见表 7-1。

表 7-1　抗胆碱药的用药步骤和用药护理要点

用药护理步骤	用药护理要点
用药前	1. 阿托品实际应用较少，根据医嘱认真查对剂量和剂型，常用量 1 ~ 3 mg，致死量一般为 80 mg 以上，有机磷中毒时出现明显耐受现象，使用剂量不受此限制，一旦有机磷中毒症状缓解则恢复常态 2. 由于副作用多见，应提前向患者解释 3. 体温超过 39 ℃的患者，应先降温后用药，前列腺肥大、青光眼及有眼压升高倾向者禁用 4. 严格掌握适应证及禁忌证，禁用于支气管哮喘患者及机械性肠梗阻患者，甲状腺功能亢进患者也应禁用

续表

用药护理步骤	用药护理要点
用药中	1. 注意观察患者反应，注意体温、心率变化，口干、心悸等副作用出现很快 2. 大量饮水会加重随后的尿潴留，可采取湿润口腔等方法，对尿潴留症状明显者可行导尿术 3. 常规备好抢救药品和器械等
用药后	1. 本药多临时性抢救使用，如需长期使用，应建议选用其他副作用少的替代药品 2. 患者散瞳后出现怕光等症状应佩戴墨镜，如中枢兴奋症状明显，可用小剂量苯巴比妥等对抗，外周症状可用新斯的明或毛果芸香碱对抗，如出现呼吸抑制，可采用吸氧、人工呼吸等支持措施 3. 注意有机磷酸酯类中毒者使用阿托品过量时，不能用新斯的明等胆碱酯酶抑制药解救 4. 做好药品清点和登记工作

二、用药护理案例分析

患者，男，51 岁。主诉：受凉后阵发性上腹痛 3 h。病史：患者于 3 小时前因着衣少，进食冷饮后出现阵发性上腹绞痛，无恶心、呕吐，无腹泻，无发热、寒战。入院查体：T 37.1 ℃，P 90 次 / 分，R 20 次 / 分，BP 130/80 mmHg，急性病容，双肺呼吸音清，未闻及干湿性啰音，心音有力，律齐，腹软，上腹压痛，无反跳痛，肠鸣音正常。予静脉滴注庆大霉素、肌内注射维生素 K_3 8 mg，效果欠佳，予阿托品 0.5 mg 入壶，约 1 分钟后，出现面肌抖动、牙关打站、面色潮红、语不成句，意识清晰，无发热、寒战，无烦躁不安，无谵妄，无惊厥，无心悸，BP 135/80 mmHg，P100/ 分，予肌内注射苯巴比妥 0.1 g，症状逐渐缓解，腹痛缓解，此后多次应用庆大霉素、维生素 K_3，无不适反应。

请分析：

1. 该患者为什么要用阿托品？
2. 如何正确使用阿托品？
3. 使用阿托品的过程需要注意什么？本例患者为何出现中枢的症状？

音频：
用药护理案例解析

自测题

思维导图：
学习小结

一、单项选择题

A_1 型题

1. 下列哪种不良反应**不是**阿托品引起？
   A. 恶心、呕吐　B. 视物模糊　C. 口干
   D. 排尿困难　E. 心悸
2. 山莨菪碱的临床用途有
   A. 防治晕动病　B. 治疗青光眼　C. 抗感染性休克
   D. 抗震颤麻痹　E. 麻醉前给药
3. 下列胆碱受体阻滞药中，中枢抑制作用最强的是
   A. 阿托品　B. 山莨菪碱　C. 东莨菪碱
   D. 后马托品　E. 溴丙胺太林

4. 下列药物中，不属于M受体阻滞药的是
   A. 溴丙胺太林　B. 东莨菪碱　C. 山莨菪碱
   D. 后马托品　E. 酚妥拉明
5. 琥珀胆碱引起骨骼肌松弛作用机制是
   A. 抑制脊髓γ运动神经元
   B. 抑制中枢多突触反射
   C. 与ACh竞争运动终板膜上的N_2受体
   D. 减少运动神经末梢ACh的释放
   E. 使运动终板膜产生持久的去极化
6. 筒箭毒碱过量中毒引起肌肉松弛时，宜选用抢救药是
   A. 阿托品　B. 新斯的明　C. 毛果芸香碱
   D. 毒扁豆碱　E. 东莨菪碱

A_2型题

7. 患者，女性，20岁。2小时前口服50%敌敌畏60 ml，大约10分钟后出现呕吐、大汗，随后昏迷，急送入院。检查：呼吸急促，32次/分，血压18.7/13.3 kPa（140/100 mmHg），心律失常，肠鸣音亢进，双侧瞳孔1～2 mm，胸前有肌颤，全血ChE活力为30%。患者入院后，除给洗胃和氯解磷定治疗外，还应立即注射何种药物抢救？
   A. 氯丙嗪　B. 普萘洛尔　C. 阿托品
   D. 毛果芸香碱　E. 新斯的明
8. 某患者由于大量误服了某药片出现精神、语言不清、烦躁不安，被送至急诊室。体检发现心动过速、体温升高、皮肤潮红、皮肤潮红、瞳孔扩大，此患者可能服用了下列哪种药？
   A. 苯巴比妥　B. 吗啡　C. 阿司匹林
   D. 阿托品　E. 乐果

A_3/A_4型题

（9～10题共用题干）

患者，男性，55岁。1小时前因右侧腰背部剧烈疼痛，难以忍受，出冷汗，服颠茄片不见好转，急来院就诊。尿常规检查：可见红细胞。B型超声波检查：肾结石。

9. 治疗药物应选
   A. 阿托品　B. 毒扁豆碱
   C. 阿托品+哌替啶　D. 毛果芸香碱
   E. 东莨菪碱
10. 该药禁用于
    A. 心动过缓　B. 肠痉挛
    C. 虹膜睫状体炎　D. 中毒性休克
    E. 前列腺肥大

二、问答题

1. 阿托品随着剂量的增加依次出现某些药理作用？
2. 比较山莨菪碱与东莨菪碱的作用特点和主要应用。

三、案例分析

患者，女性，15 岁，在外进食冷饮后突然感觉上腹疼痛，伴恶心、呕吐，并腹泻 5 次，来院门诊。查体：腹软，上腹部有轻度压痛，无反跳痛，肠鸣音亢进，体温：36.9 ℃。

请分析：患者患了什么病？应如何用药治疗？

（汝燕峰）

第八章

肾上腺素受体激动药

学习目标

1. 掌握肾上腺素的作用、用途、不良反应和用药护理。
2. 熟悉多巴胺、去甲肾上腺素及异丙肾上腺素的主要特点。
3. 了解同类药物中其他药物的主要特点。

肾上腺素受体激动药（adrenoceptor agonists）通过与肾上腺素受体结合并激动受体，产生与肾上腺素相似的作用。因其属于胺类作用又与交感神经兴奋的效应相似，故又称拟交感胺类药。主要包括 α 受体和 β 受体的各种激动药，也称为拟肾上腺素药（adrenomimetic）。

第一节　α 和 β 受体激动药

案例分析

患者，女，10 岁。因畏寒、发热、咽痛两天由其母陪同就医，诊断为急性扁桃体炎。给予青霉素皮试（—）后，给予青霉素 400 万 U 肌内注射，患者刚走出医院约 20 分钟，顿觉胸闷、呼吸困难、面色苍白、冷汗如注，并感到皮肤发痒。其母立即抱女返回医院。测血压 50/30 mmHg，诊断为：青霉素过敏性休克。

请分析：

1. 针对此患者临床上应采取什么抢救措施？首选什么药物抢救患者？
2. 同时应采取哪些综合治疗措施？

肾上腺素（adrenaline，AD，epinephrine，副肾素）

化学性质不稳定，遇光及在中性或碱性溶液中易氧化变色而失效。在酸性溶液中相对稳定。

【体内过程】口服无效，皮下注射吸收较慢，可维持 1 小时。肌内注射吸收快但持续较短，维持时间 20 ~ 30 分钟。

【药理作用】

直接激动 α 和 β 受体，呈现 α 和 β 型效应。特点是起效快、作用强、持续时间短。

1. 对心脏的作用　通过激动 β_1 受体兴奋心脏，表现为加强心肌收缩力，加快传导和心率，使心排血量增加，心肌耗氧量增加，并能激动 β_2 受体舒张冠状血管，改善心肌血液供应，作用迅速、强大。但若过量或静脉注射速度过快，可引起心律失常，甚至心室纤颤。

2. 舒缩血管　肾上腺素不同剂量对不同血管作用不同。一般剂量激动 β_2 受体，使 β_2 受体占优势的骨骼肌血管及冠状血管扩张；大剂量主要激动 α_1 受体，使 α 受体占优势的皮肤、黏膜及腹腔内脏血管收缩。对脑、肺血管收缩作用微弱。

3. 影响血压　由于血压受心排血量和外周阻力的影响，而血管的紧张程度与药物剂量有关，因此不同剂量下，药物对血压的影响也不同。在治疗剂量（0.5～1 mg，皮下或肌内注射）时，由于兴奋心脏而使心排血量增加，收缩压升高；骨骼肌血管的扩张作用抵消或超过了对皮肤、黏膜及内脏血管的收缩作用，外周阻力升高不明显，舒张压不变或稍降。但随着剂量增加，由于 α 受体兴奋导致的缩血管作用明显增强，心排血量和外周阻力的升高导致了收缩压和舒张压均升高。

若提前用酚妥拉明等 α 受体阻滞药取消了肾上腺素激动 α 受体引起的缩血管作用，此时，肾上腺素激动 β_2 受体引起的扩血管作用便会充分表现，具体表现为用原升压剂量的肾上腺素后，血压不仅不会升高，反而会下降，该现象称为肾上腺素升压作用的翻转（adrenaline reversal）。因此，肾上腺素不能抢救 α 受体阻滞药，如酚妥拉明、氯丙嗪等药物中毒引起的低血压。

4. 扩张支气管　通过激动 β_2 受体，松弛支气管平滑肌，扩张支气管，并抑制肥大细胞释放组胺。

5. 促进代谢　通过激动 β 受体，可促使糖原和脂肪分解，使血糖和血中的游离脂肪酸浓度升高。

【临床应用】

1. 心搏骤停　用于重度房室传导阻滞、溺水、急性传染病、药物中毒及手术意外等引起的心搏骤停。在采取心脏按压、人工呼吸和纠正酸中毒等措施的同时，可用 0.5～1 mg 肾上腺素深层静脉注射或心室内注射。对触电引起的心搏骤停应配合使用电除颤术。

微课：
肾上腺素给药途径

知识链接

心搏骤停的急救措施

心搏骤停指突然发生的心脏有效搏动停止，最重要的急救措施是国际规范化心肺脑复苏术，使用的主要药物有肾上腺素、利多卡因、阿托品、碳酸氢钠、血管活性药物等。其中肾上腺素是公认的最为有效且被广泛用于抢救心搏骤停的首选药，配合利多卡因消除心室纤颤，再合用阿托品解除迷走神经对心脏的抑制（上述三药合称为心脏复苏的“新三联”：肾上腺素、阿托品各 1 mg 及利多卡因 50～100 mg）。静脉给药的同时，可进行心外按摩、挤压，形成人为的血液循环，促进药物通过血液循环到达心肌而发挥药效。

2. 过敏性休克　肾上腺素是抢救过敏性休克的首选药。肾上腺素能兴奋心脏、收缩血管、降低毛细血管的通透性、扩张支气管，有抑制过敏介质释放等作用，可较快、较强的升高血压、缓解呼吸困难，改善昏迷等症状，配合其他药物能够较好达到抢救目的。一般采用肌内或皮下注射，也可以稀释后静脉缓慢注射。

图片：
过敏性休克

知识链接

过敏性休克

过敏性休克是防过敏介质所致的Ⅰ型变态反应，以低血压或气管损害为特征，常见于药物、血清制剂、输血或血浆等引起，蚊虫叮咬过敏、食物或花粉过敏等也可导致，如青霉素过敏等Ⅰ型变态反应。表现为小血管扩张和毛细血管通透性增强，引起循环血容量降低，心肌收缩力减弱，血压下降，同时伴有支气管平滑肌痉挛收缩和黏膜充血水肿，引起呼吸困难等症状。

治疗药物有肾上腺素、糖皮质激素、抗组胺药等，同时进行对症支持治疗。

3. 支气管哮喘 激动支气管平滑肌及肥大细胞的 β_2 受体，缓解支气管痉挛并抑制过敏介质释放，激动 α_1 受体，使黏膜血管收缩、血管通透性降低，使支气管黏膜水肿减轻。本药的作用快、强，但维持时间短，且对血压影响较大，一般采取注射给药用于缓解支气管哮喘急性发作或持续状态。

4. 局部收缩血管 可用浸有 0.1% 肾上腺素的纱布或棉球填塞局部起止血作用，如口、鼻黏膜出血或拔牙后牙龈出血等。也可在局麻药内加少量肾上腺素（1∶250 000），可因其收缩局部血管而减少局麻药吸收，能延长局麻时间并可防止局麻药吸收中毒。

【不良反应】治疗量时较轻微，可有皮肤苍白、出汗和心悸、焦虑、烦躁等症状，个别长期缺氧的患者，如哮喘、肺心病等，可诱发心律失常甚至室性心动过速、室颤等，应密切注意。

麻黄碱（ephedrine，麻黄素）

本药脂溶性高，口服吸收良好，作用与肾上腺素类似，激动 α 和 β 受体，并有促进交感神经末梢释放 NA，兴奋大脑皮质、呼吸中枢及血管运动中枢等作用，总体效应呈现缓慢、持久、温和、有限等特点。主要用于：①防治手术麻醉时的低血压；②防治轻度支气管哮喘发作，多作为呼吸系统药物的复方成分；③治疗感冒等过敏性疾病引起的鼻黏膜充血水肿、荨麻疹及血管神经性水肿；④中枢抑制药中毒的解救，一般需配合呼吸兴奋药或特效解毒药。

不良反应较轻，常见失眠、不安等中枢兴奋症状，晚间用药时可同服地西泮等催眠药。可引起心动过速和血压升高，器质性心脏病及高血压患者禁用。

多巴胺（dopamine，DA）

本药是去甲肾上腺素生物合成的前体，口服吸收少，应注射给药。

【药理作用与临床应用】

激动 α_1、β_1 受体和 DA 受体，影响血管、血压及肾功能。

1. 对心脏的兴奋作用 激动 β_1 受体而增强心肌收缩力，增加心排血量，对心率影响不大。

2. 舒张或收缩血管 治疗量时激动 DA 受体，扩张肾和肠系膜等处内脏血管，大剂量可激动 α_1 受体，使皮肤、黏膜及骨骼肌血管收缩。

3. 对血压的影响 与肾上腺素类似，治疗量收缩压升高，舒张压不变，大剂量收缩压和舒张压都升高。

4. 增加尿量 扩张肾血管，使肾血流量增加，肾小球滤过率增加，也能直接作用于肾小管而增加钠的排出，使尿量明显增加。本药主要用于感染性休克、出血性休克和心源性休克，对心肌收缩力减弱而尿量少的休克患者尤其适用；也可与利尿药合用防治急性肾衰竭。

【不良反应】较轻，偶见恶心、呕吐及头痛等。剂量过大或滴速过快，可引起心律失常，故心动过速者禁用。静脉滴注给药，应直接溶解在全液体内，滴速以不超过 10 μg/（kg·min）为宜，并需密切观察血压、脉搏和尿量的变化。静滴外漏可引起组织坏死。

第二节 α 受体激动药

去甲肾上腺素（noradrenaline，NA）

【药理作用与临床应用】

去甲肾上腺素的化学性质与来源与肾上腺素相同，主要激动 α 受体，对 β 受体的激动作用较弱。

1. 对血管的影响 本药激动血管平滑肌 α_1 受体，使除冠状血管以外的血管均强烈收缩。

2. 对心脏的影响 激动 β_1 受体，使心肌收缩力加强、传导加速、心率加快，同时因血压升高而反射性兴奋迷走神经，最终表现为心率减慢。

3. 对血压的影响 兴奋心脏使心排血量增加，收缩血管使外周阻力加大，收缩压和舒张压都升高。临床主要用于纠正神经性休克早期的血压过低，可维持有效灌注压，保护重要脏器供血；对出血性休克在补充血容量后，仍未能维持血压者也可使用。稀释后口服可用于上消化道出血等。

【不良反应】

1. 局部组织缺血坏死 NA 长时间静脉滴注、浓度过高或药液外漏时，可使注射部位局部血管强烈收缩，引起皮肤苍白、发凉、疼痛甚至缺血坏死。

2. 急性肾衰竭 用量过大或用药过久使肾血管强烈收缩，可致急性肾衰竭，出现尿少、尿闭。

重酒石酸间羟胺（metaraminol，阿拉明）

本药直接激动肾上腺素受体，又可促进去甲肾上腺素的合成释放。其作用似去甲肾上腺素但作用强度只有其 1/10，对心率影响小，较少引起心律失常；对肾血管收缩作用弱，较少引起尿少、尿闭，升压缓慢而持久；临床主要用于替代去甲肾上腺素治疗感染性休克、心源性休克及出血性休克等。

不良反应相对较少，以心悸、血压升高为多见。药液外漏也可引起局部组织坏死，应注意观察。

去氧肾上腺素（phenylephrine，新福林，苯肾上腺素）

收缩血管作用比去甲肾上腺素弱但持久，升压作用可反射性引起心率减慢；激动 α 受体收缩眼内血管，减少房水生成而降低眼压。主要用于阵发性室上性心动过速，也可用于开角型青光眼及眼底检查时，作快速、短效扩瞳剂。

第三节 β 受体激动药

异丙肾上腺素（isoprenaline，喘息定）

本药为人工合成的拟肾上腺素药物，口服吸收良好，也可注射、吸入给药等。

【药理作用】

激动 β 受体作用较强，对 α 受体几无作用。

1. 兴奋心脏作用 激动心脏 β_1 受体，使心肌收缩力加强、传导加速、心率加快，心排血量增加，对迷走神经张力高的心脏作用更为明显。

2. 影响血管和血压 激动 β_2 受体，使骨骼肌血管扩张，并对肾、肠系膜及冠状血管有扩张作用，故收缩压升高，舒张压下降。

3. 扩张支气管 激动支气管平滑肌上的 β_2 受体并抑制肥大细胞释放过敏介质，使支气管舒张。吸入或舌下含服作用快。

4. 促进代谢 激动 β 受体，促进糖原和脂肪分解。

【临床应用】

1. 支气管哮喘 用于缓解支气管哮喘的急性发作，一般采用舌下或喷雾给药，疗效快而强。

2. 房室传导阻滞 用于Ⅱ、Ⅲ度房室传导阻滞治疗，多采用舌下含化给药或静脉滴注给药。

3. 心搏骤停 抢救各种原因造成的心搏骤停，如溺水、电击、手术意外或药物中毒等。必要时可与肾上腺素、去甲肾上腺素或间羟胺配伍，作心室内注射。

4. 休克 适用于血容量已补足、心排血量低、外周阻力较高的感染性休克。

【不良反应】主要有心悸、头痛等。剂量过大，特别是支气管哮喘伴有明显低氧者，易致心律失常甚至诱发或加剧心绞痛。

多巴酚丁胺（dobutamine）

本药主要兴奋 β_1 受体，对 α 和 β_2 受体作用弱，静脉滴注用于治疗心脏手术后或心肌梗死并发心力衰竭（见第二十一章）。

β_2 受体激动药主要用于哮喘的治疗（见第二十七章）。

第四节　拟肾上腺素药的用药护理

一、用药护理程序

（一）α 和 β 受体激动药的用药护理程序

用药护理步骤	用药护理要点
用药前	1. 肾上腺素是常备抢救用药之一，注意保管和定期更换，应于阴凉处避光贮存，若药液变红则不可再用，注射给药避免与其他药液混合使用 2. 认真核对医嘱或处方，确保剂量和用法正确，与局麻药合用时，一次用量不得超过 0.3 mg。指、趾、耳部及阴茎处浸润麻醉时，不可加肾上腺素 3. 应提示高血压、动脉硬化、器质性心脏病、甲状腺功能亢进、糖尿病等患者慎用或禁用，如必须使用，应注意加强有关护理措施
用药中	1. 严格掌握剂量，皮下或稀释后静脉滴注，密切观察心率及血压变化 2. 本药对缺氧或有心血管基础疾病者更易引起心律失常，如出现明显的心悸、心动过速，及时停药，请示进行处置
用药后	1. 应重点对患者和家属说明心血管特殊不良反应及应对措施，避免心脑血管意外发生 2. 另外 α 受体阻滞药，如氯丙嗪等引起的低血压不能用肾上腺素来升压，而应用去甲肾上腺素等 α 受体激动药

（二）α 受体激动药的用药护理程序

用药护理步骤	用药护理要点
用药前	1. 去甲肾上腺素是常备抢救用药之一，注意保管和定期更换 2. 认真核对医嘱或处方，确保剂量和用法正确 3. 应提示高血压、动脉硬化、器质性心脏病、甲状腺功能亢进、糖尿病等患者慎用或禁用，如必须使用，应注意加强有关护理措施
用药中	1. 严禁皮下或肌内注射，静脉注射可采取每 10 ~ 12 h 更换一次滴注部位、选用较粗血管并将药液稀释后再静脉滴注等措施，以防局部组织坏死 2. 一旦药液外漏，可皮下浸润注射 α 受体阻滞药对抗 3. 用药期间应注意观测尿量，并保持尿量不少于 25 ml/h
用药后	1. 应重点对患者和家属说明心血管特殊不良反应及应对措施，避免心脑血管意外发生 2. α 受体阻滞药引起的低血压应用去甲肾上腺素等 α 受体激动药来升压

（三）β 受体激动药的用药护理程序

用药护理步骤	用药护理要点
用药前	1. 异丙肾上腺素是常备抢救用药之一，注意保管和定期更换，应于阴凉处避光贮存 2. 认真核对医嘱或处方，确保剂量和用法正确 3. 应提示高血压、动脉硬化、器质性心脏病、甲状腺功能亢进、糖尿病等患者慎用或禁用，如必须使用，应注意加强有关护理措施
用药中	1. 舌下含服时宜将药片嚼碎含于舌下，控释片则应吞服 2. 应密切注意血压和心率，当出现心律失常或心率超过 120 次 / 分（成年人）或 140 次 / 分（小儿）时应减量或停药 3. 本药一般属紧急性用药，需反复用药的适应证，如心律失常或哮喘等，应建议换用其他的药物
用药后	1. 应重点对患者和家属说明心血管特殊不良反应及应对措施，特别是支气管哮喘伴有明显低氧者，易致心律失常甚至诱发或加剧心绞痛 2. 本药可使痰或唾液呈粉红色，应预先告知患者

二、用药护理案例分析

1. 患者，女性，24 岁。职工。主诉：接受青霉素皮试后晕厥。现病史：因牙病肿痛发热，接受青霉素皮试，患者左前臂内侧部皮内注射青霉素 G 30s 后全身发痒，四肢发麻。1 min 后皮肤出现红斑，面部及两臂呈橘皮样肿胀。3 min 后口唇发绀，痉挛性咳嗽，呼吸带哮鸣音。护士在皮试时已开始救治。既往史：无青霉素过敏史。体格检查：表情淡漠，神志不清，四肢厥冷，呼吸浅表。脉搏摸不到，血压 75/50 mmHg，心音弱而四肢肌肉松弛。病情分析：青霉素过敏反应来势凶猛，发展迅速。预后不好。过敏性休克的主要表现是外周循环衰竭、心肌收缩力减弱、支气管黏膜下水肿、脑缺氧等。

请分析：

（1）说出救治方案、作用机制及给药方法。

（2）在给予药物治疗的同时，还应采取哪些措施？

音频：
用药护理案例解析

2. 患者，男性，21 岁。因高热、呼吸困难、发绀入院，经查：体温 40.1 ℃，脉搏 120 次 / 分，血压 70/50 mmHg，咳出铁锈样痰，反应迟钝，神志模糊，经血常规和 X 线片检查，拟诊为肺炎伴感染性休克。下达医嘱如下：

（1）青霉素注射剂 800 万 U 每天 1 次，皮试后静脉滴注。

（2）氢化可的松注射剂 200 mg 立即静脉滴注。

（3）去甲肾上腺素注射剂 2 mg 稀释至 0.002% 浓度，立即静脉滴注，每分钟 80 滴同时给予吸氧等支持措施，1 小时左右血压恢复到 110/70 mmHg，休克症状减轻，停用去甲肾上腺素，保留青霉素和氢化可的松继续治疗。第 3 天患者自述下肢感觉麻木、冰冷，第 5 天发现双脚十指末端至趾节处呈紫色，经热敷未见改善，第 7 天趾末端形成干性坏死。注：氢化可的松为糖皮质激素类药物。

试分析：

（1）本方案治疗感染性休克所选用的 3 个药物是否合理？

（2）患者出现继发性肢体末端坏死的主要原因是什么？

（3）应用去甲肾上腺素应该注意什么？本方案是否可以不使用该药而换用其他药物？

音频：
用药护理案例解析

自测题

思维导图：
学习小结

一、单项选择题

A_1 型题

1. 具有明显舒张血管，增加肾血流量的药物是
   A. 肾上腺素　B. 异丙肾上腺素　C. 麻黄碱　D. 多巴胺　E. 去甲肾上腺素
2. 用于房室传导阻滞的药物是
   A. 肾上腺素　B. 去甲肾上腺素　C. 异丙肾上腺素　D. 重酒石酸间羟胺　E. 普萘洛尔
3. 防治硬膜外麻醉引起的低血压宜选用
   A. 去甲肾上腺素　B. 肾上腺素　C. 麻黄碱　D. 多巴胺　E. 异丙肾上腺素
4. 抢救心搏骤停，心室内注射的药物是
   A. 去甲肾上腺素　B. 肾上腺素　C. 麻黄碱　D. 多巴胺　E. 异丙肾上腺素
5. 救治过敏性休克首选药是
   A. 去甲肾上腺素　B. 肾上腺素　C. 麻黄碱　D. 多巴胺　E. 异丙肾上腺素
6. 对尿量已减少的中毒性休克最好选用
   A. 异丙肾上腺素　B. 多巴胺　C. 麻黄碱　D. 肾上腺素　E. 阿托品
7. 反复应用麻黄碱，引起快速耐受性的原因是
   A. 受体被阻断
   B. 受体数目减少
   C. 代偿性胆碱能神经功能增强
   D. 递质耗损排空，储存减少
   E. 肝药酶诱导，代谢加快

8. 去甲肾上腺素治疗上消化道出血时的给药方法是
   A. 静脉注射　B. 皮下注射　C. 肌内注射
   D. 口服稀释液　E. 静脉滴注
9. 反复应用麻黄碱，引起快速耐受性的原因是
   A. 受体被阻断　B. 受体数目减少
   C. 代偿性胆碱能神经功能增强　D. 递质耗损排空，储存减少
   E. 肝药酶诱导，代谢加快

A_2 型题

10. 患者，女性，12 岁。因畏寒，发热，咽痛两天由母陪同就医。诊断：急性扁桃体炎。给青霉素治疗，皮试：(－)，注射青霉素后，患儿刚走出医院约 10 分钟，顿觉心里不适，面色苍白，冷汗如注，母立刻抱女返回医院。测血压 50/30 mmHg。诊断：青霉素过敏性休克。当即给地塞米松等一系列治疗措施，还应给下列哪种药物抢救
   A. 去甲肾上腺素　B. 肾上腺素　C. 异丙肾上腺素
   D. 多巴胺　E. 间羟胺

二、问答题

1. α 受体阻滞药引起的血压下降为什么不能用肾上腺素来纠正？应选用何药？
2. 肾上腺素有哪些临床应用？
3. 麻黄碱的作用特点是什么？
4. 去甲肾上腺素的不良反应有哪些？如何防治？
5. 为什么治疗过敏性休克首选肾上腺素？

三、案例分析

患者，女性，28 岁。溺水致心搏骤停，约 18 分钟后送至医院，立即给予气管插管及呼吸机辅助呼吸，心脏按压，但心脏未能复跳。随即用盐酸肾上腺素（1 mg/1 ml）1 ml 进行心室内注射，3 分钟后，心脏恢复跳动。在病情不稳情况下，边抢救边急送 ICU 继续抢救。经过一系列的治疗与护理，1 天后病情较平稳，神志有所恢复，于第 6 天停用呼吸机，改气管切开处给氧，第 20 天拔除气管插管并封闭切口。1 月后，患者基本能够对答如流，生活能够自理，出院。

请分析：

1. 该患者为什么可以选用肾上腺素治疗？
2. 肾上腺素有哪些药理作用和临床用途？

（李　琳）

第九章 肾上腺素受体阻滞药

学习目标

1. 掌握β受体阻滞药的药理作用、临床应用、不良反应和用药护理。
2. 熟悉或了解α受体阻滞药的主要特点。

肾上腺素受体阻滞药（adrenoceptor blocking drugs）又称抗肾上腺素药，是指阻断去甲肾上腺素能神经递质或肾上腺素受体激动药与肾上腺素受体结合的一类药物，主要包括α受体阻滞药和β受体阻滞药。

第一节　α受体阻滞药

一、短效类α受体阻滞药

本类药物与α受体结合力较松，易于解离，属于竞争性α受体阻滞药。本类药物能选择性阻断α受体，减弱或取消去甲肾上腺素的升压作用，将肾上腺素的升压作用翻转为降压（图9-1）。

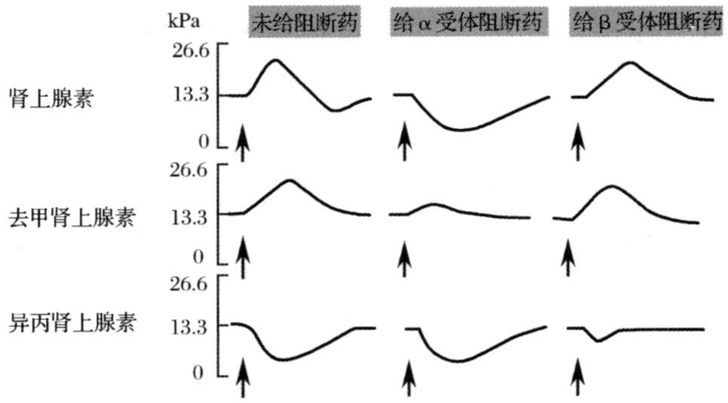

图9-1　给不同肾上腺素受体阻断剂前后，儿茶酚胺对血压的影响

酚妥拉明（phentolamine，苄胺唑啉）

本药口服吸收少，采用注射给药，体内代谢快，作用时间较短。

【药理作用】阻断 α_1 受体和 α_2 受体。

1. 扩张血管　可阻断血管平滑肌的 α_1 受体，并直接松弛血管平滑肌作用，血管扩张，外周阻力减小，血压下降。

2. 兴奋心脏 使心肌收缩力增加，心率加快，心排血量增加。其机制：①主要由于血管扩张，血压下降，反射性地兴奋交感神经；②阻断去甲肾上腺素能神经末梢突触前膜 α_2 受体，使负反馈减弱而促进神经末梢释放 NA；③激动心脏的 β_1 受体，兴奋心脏。

3. 其他作用 拟胆碱作用，使胃肠道平滑肌兴奋；组胺样作用，使胃酸分泌增加、皮肤潮红等。

【临床应用】

1. 外周血管痉挛性疾病 如肢端动脉痉挛疾病、血栓闭塞性脉管炎及静脉滴注 NA 外漏引起的局部血管痉挛等。

2. 休克 在补足血容量基础上，因能增加心排血量，扩张血管，从而改善微循环，增加组织灌流量，纠正缺氧状态，故可治疗感染性休克。

3. 急性心肌梗死和难治充血性心力衰竭 应用酚妥拉明，可解除心功能不全时小动脉和小静脉的反射性收缩，使外周阻力降低，降低心脏前后负荷，增加心排血量，使心力衰竭及肺水肿得以改善。因此，对充血性心力衰竭有一定疗效。

4. 肾上腺嗜铬细胞瘤的鉴别诊断及防治手术过程中发生高血压危象。

【不良反应】可引起恶心、呕吐、腹痛、腹泻、皮肤潮红、胃酸分泌增加及鼻塞等反应，较大剂量可引起直立性低血压、心动过速及心绞痛等。

知识链接

嗜铬细胞瘤与酚妥拉明

嗜铬细胞瘤多发生于肾上腺髓质，由于瘤细胞分泌大量肾上腺素和去甲肾上腺素，导致患者出现高血压、头痛、出汗、心悸及代谢紊乱的症状。手术切除肿瘤为治疗本病的根治措施。但术前患者可能会骤发高血压危象，应用酚妥拉明不仅本身能降低血压，还能使体内肾上腺素升压效应翻转为降压，从而使血压明显下降，可用于嗜铬细胞瘤的诊断和此种患者骤发高血压危象的治疗。

二、长效类 α 受体阻滞药

以酚苄明和二苄明为代表的长效 α 受体阻滞药与 α 受体形成牢固的共价键。在离体实验时，即使加入高浓度的儿茶酚胺类药物，如去甲肾上腺素，也难与之竞争，达不到最大激动效应。

酚苄明（phenoxybenzamine，苯苄胺）

本药为非竞争性 α 受体阻滞药。起效慢，作用强而持久（一次给药，作用可维持 3 ~ 4 天）。舒张血管，降低外周阻力，引起血压下降。由于血压下降的反射性作用，加上阻断 α_2 受体的作用，可使心率加速。此外，还有中枢抑制症状，如嗜睡、疲乏等。主要用于外周血管痉挛性疾病、抗休克和嗜铬细胞瘤的治疗。可引起直立性低血压、心悸、鼻塞、消化道症状和中枢抑制。

第二节 β 受体阻滞药

β 受体阻滞药能对抗肾上腺素能神经递质和拟肾上腺素药激动 β 受体的 β 型效应。本类药物较多，依据其对 β_1、β_2 受体的选择性，可分为非选择性 β 受体阻滞药和选择性 β_1 受体阻滞药两类（表 9-1），主要药物有普萘洛尔（propranolol）、噻吗洛尔（timolol）、吲哚洛尔（pindolol）、美托洛尔（metoprolol）、阿替洛尔（atenolol）等，其中以普萘洛尔最常用。

表 9-1　常见 β 受体阻滞药和作用比较

药物	$\beta_1\beta_2$ 受体选择性	内在交感作用	膜稳定作用
普萘洛尔	-	-	++
噻吗洛尔	-	-	-
吲哚洛尔	-	++	+
氧烯洛尔	-	+	+
阿替洛尔	+	-	-
美托洛尔	+	-	+
比索洛尔	+	-	-
醋丁洛尔	+	+	+

【药理作用】

1. β 受体阻断作用

（1）心血管系统：阻断心脏 β_1 受体，使心收缩力减弱、心率减慢、心排血量减少、传导减慢、心肌耗氧量降低，尤其是在交感神经兴奋性增高、NA 释放增多时，上述作用更为显著。具有较弱的阻断血管 β_2 受体的作用，加上心脏受到抑制，反射地兴奋交感神经引起血管收缩，使外周阻力略有增加，肝、肾、骨骼肌和冠脉血流量减少。

（2）肾素 – 血管紧张素 – 醛固酮系统：阻断肾小球旁细胞的 β_1 受体，减少肾素释放，是其降低血压的作用机制之一。

（3）支气管平滑肌：阻断支气管平滑肌 β_2 受体，使支气管平滑肌收缩。支气管哮喘的患者，可诱发或加重哮喘的急性发作。

（4）代谢：抑制脂肪分解和糖原分解，对甲状腺功能亢进患者，不仅能对抗儿茶酚胺的敏感性增高，而且可阻止 T4（甲状腺素）转变为 T3（三碘甲状腺原氨酸），故能有效控制其症状。

2. 内在拟交感活性　有些 β 受体阻滞药在阻断 β 受体同时，尚对 β 受体具有较弱的激动作用，称为内在拟交感活性。如吲哚洛尔、阿普洛尔，由于激动作用较弱，往往被其 β 受体阻断作用掩盖，故不易表现出来。

3. 膜稳定作用　某些 β 受体阻滞药在高浓度时能降低细胞膜对离子的通透性，称为膜稳定作用。其临床意义可能不大。

【临床应用】

1. 抗心律失常　对多种原因引起的快速型心律失常有效，详见第二十章。

2. 抗心绞痛及心肌梗死　对典型心绞痛有良好疗效；对心肌梗死，长期应用可降低复发和猝死率，详见第二十二章。

3. 抗高血压　能使高血压患者的血压下降，详见第十九章。

4. 其他　辅助治疗甲状腺功能亢进和甲状腺危象，降低基础代谢率，缓解心血管方面症状。普萘洛尔试用于治疗偏头痛、肌震颤、肝硬化所致上消化道出血等。噻吗洛尔用于青光眼的治疗。

【不良反应】常见的不良反应有恶心、呕吐等消化系统症状，偶见过敏反应，如皮疹等。严重不良反应为心脏抑制、支气管痉挛、低血糖，长期用药如突然停用可产生反跳现象，使原有疾病加重，故应逐渐减量、缓慢停药。

微课：
反跳现象

第三节 抗肾上腺素药的用药护理

一、用药护理程序

（一）α 受体阻滞药的用药护理程序

用药护理步骤	用药护理要点
用药前	1. 本药应避光保存，禁用铁剂等混合使用 2. 认真核对医嘱或处方，确保剂量和用法正确 3. 应提示胃炎、胃及十二指肠溃疡病、冠心病患者慎用
用药中	1. 严格掌握剂量，密切观察心率及血压变化 2. 给药时如出现低血压，应静卧，调整体位加以克服，必要时使用间羟胺等，严禁应用肾上腺素
用药后	1. 应重点对患者和家属说明心血管特殊不良反应及应对措施，避免心脑血管意外发生 2. 对部分疾病远期效果不理想，做好有关护理计划

（二）β 受体阻滞药的用药护理程序

用药护理步骤	用药护理要点
用药前	1. 本药应避光保存，禁与铁剂等混合使用 2. 认真核对医嘱或处方，确保剂量和用法正确 3. 对支气管哮喘、房室传导阻滞、低血压及严重心功能不全患者禁用。剂量应个体化，以达到最佳疗效，治疗心律失常的剂量较小
用药中	1. 注意心率的监控，低于 50 次 / 分，应及时报告，采取措施 2. 注意药物对血糖影响，虽对抗肾上腺素升糖作用，但会掩盖低血糖反应时的交感兴奋症状，故不宜与降糖药一起使用 3. 睡前服用会增加多梦、失眠等精神症状
用药后	1. 应重点对患者和家属说明心血管特殊不良反应及应对措施，避免心脑血管意外发生 2. 长期使用因阻断作用会使 β 受体向上调节，若突然停药可引起反跳现象而使原有症状加剧

二、用药护理案例分析

患者，女，43 岁。患高血压 3 年余，采取每日口服 60 mg 普萘洛尔，血压控制基本正常，一周前感冒出现咳嗽、气短等症状，未及时治疗，3 日前出现胸闷、憋气、气短等症状，1 日前加重为呼吸困难入院治疗。初步诊断支气管哮喘。

请分析：

1. 该患者的支气管哮喘发病原因可能有哪些？
2. 该患者今后应如何选用治疗高血压的药物？

音频：
用药护理案例解析

思维导图：

学习小结

自测题

一、单项选择题

A_1 型题

1. 下列哪种病不是β受体阻滞药的适应证
   A. 支气管哮喘　B. 甲亢　C. 窦性心动过速
   D. 高血压　E. 心肌缺血
2. 外周血管痉挛性疾病可选用（　　）
   A. 普萘洛尔　B. 酚妥拉明　C. 肾上腺素
   D. 阿替洛尔　E. 吲哚洛尔
3. 用酚妥拉明治疗休克，给药前必须注意（　　）
   A. 吸氧　B. 心电监护　C. 血压
   D. 体温　E. 补足血容量
4. 下列药物中最易诱发支气管哮喘的药物是（　　）
   A. 普萘洛尔　B. 酚妥拉明　C. 酚苄明
   D. 哌唑嗪　E. 吲哚洛尔
5. 普萘洛尔不具有下述哪项药理作用（　　）
   A. 无选择性阻断β受体　B. 生物利用度低　C. 抑制肾素释放
   D. 膜稳定作用　E. 内在拟交感作用
6. 有内在拟交感活性的选择性β受体阻滞药是（　　）
   A. 美托洛尔　B. 阿替洛尔　C. 普萘洛尔
   D. 拉贝洛尔　E. 醋丁洛尔
7. 普萘洛尔治疗心律失常的药理作用基础是（　　）
   A. β受体阻断作用　B. 膜稳定作用　C. 内在拟交感活性
   D. 钠通道阻滞　E. 钾通道阻滞
8. 给β受体阻滞药后，异丙肾上腺素的降压作用将会（　　）
   A. 出现升压反应　B. 进一步减压　C. 减弱
   D. 先升压再降压　E. 导致休克产生

A_2 型题

9. 女性，67岁。因右下肺炎，感染中毒性休克急诊入院。当即给青霉素和去甲肾上腺素静脉点滴。治疗中发现点滴局部皮肤苍白、发凉，患者述说疼痛。此时应给何种药物治疗
   A. 酚妥拉明　B. 普鲁卡因胺　C. 普萘洛尔
   D. 阿托品　E. 以上都不行

A_3/A_4 型题

（10～12题共用题干）

患者，男性，气喘发作2小时，检查发现呼吸急促，三凹征，缺氧，心率130次/分。

10. 除给予吸氧外，还应立即给予
   A. 沙丁胺醇 + 氨茶碱
   B. 肾上腺素 + 青霉素
   C. 倍氯米松 + 沙丁胺醇
   D. 氨茶碱 + 肾上腺素
   E. 异丙肾上腺素 + 色甘酸钠
11. 如果患者血压高，则不能选择哪种降压药物
   A. 普萘洛尔
   B. 硝苯地平
   C. 利血平
   D. 哌唑嗪
   E. 维拉帕米
12. 应该选择下列哪种降压药
   A. 普萘洛尔
   B. 拉贝洛尔
   C. 美托洛尔
   D. 呋塞米
   E. 硝苯地平

二、问答题

1. 试述酚妥拉明治疗心功能不全的药理学基础。
2. 从受体角度说明普萘洛尔长期应用后不可突然停药的原因。
3. 试述普萘洛尔的药理作用。

三、案例分析

患者，女性，35 岁。手指麻木疼痛 1 年就诊。查体：患者双手指尖端发白，厥冷，伴麻木感。诊断：雷诺病。

请分析：可选用何种药物治疗？为什么？应如何做好用药护理？

（李　琳）

第十章 麻醉药

学习目标

1. 掌握常用局麻药的种类、主要特点及用药护理。
2. 熟悉局麻药的应用方法及全麻药的种类和主要特点。
3. 了解局麻药的作用机制。

第一节 全身麻醉药

全身麻醉药简称全麻药，是一类作用于中枢神经系统，能可逆地引起意识丧失、感觉和反射消失以及骨骼肌松弛的药物。根据给药途径不同分为吸入麻醉药和静脉麻醉药。

一、吸入麻醉药

【体内过程】吸入麻醉药都是挥发性液体或气体，脂溶性高，很易通过生物膜。麻醉药经肺泡进入血液，通过血脑屏障进入中枢神经系统。膜两侧药物的分压差越大，扩散速度越快，当中枢达到一定的分压（浓度）时，临床的全麻状态即会产生。其浓度越高，全麻状态越深。麻醉药多以原形从肺呼出，部分经肝代谢。

血 / 气分配系数是指药物在血液和肺泡气中达到平衡（分压相等）时的浓度比。血 / 气分配系数小的药物（如氧化亚氮）在血中的分压升降较快，麻醉深度容易调节，诱导及苏醒迅速。

在一个大气压下，能使 50% 患者或动物对疼痛不产生体动反应（逃避反射）时的呼气末潮气内麻醉药浓度称为最小肺泡浓度（minimal alveolar concentration，MAC）。代表吸入麻醉药的效价强度，MAC 数值越低，反映药物的麻醉作用越强。肺通气量和肺部的血流量也成比例地影响吸入麻醉药的吸收速率。

【药理作用】麻醉药阻断脑神经细胞的突触传递，使意识和感觉消失。作用机制至今仍未阐明。

知识链接

麻醉分期和诱导麻醉

中枢神经系统的不同部位对全麻药的敏感性不同，为了便于掌握临床麻醉的深度并避免危险，常以乙醚麻醉过程中的意识、呼吸、血压、脉搏、眼球活动、各种反射以及

微课：
麻醉分期

肌张力的变化为指征，人为地将乙醚麻醉分为四期，即镇痛期、兴奋期、外科麻醉期和中毒期。其中将镇痛期和兴奋期合称为诱导期，此期患者出现强烈挣扎、反射亢进、血压升高等兴奋表现对患者十分不利，还可能引发危险。因此，常采用诱导期短的麻醉药，如硫喷妥钠或氧化亚氮，使患者迅速进入外科麻醉期，避免诱导期的危险，然后改用其他药物维持麻醉。

氟烷（halothane）

本药为无色透明、易挥发性液体，无异味，性质稳定，不燃不爆。血 / 气分配系数为 2.3，MAC 为 0.77%，麻醉效能高，作用迅速，诱导期短，苏醒快，但镇痛和肌松作用不佳，须配合其他的辅助麻醉药，反复应用可致肝损害。子宫肌松弛常致产后出血，禁用于难产或剖宫产患者。增加心肌对儿茶酚胺的敏感性，诱发心律失常等。目前应用较多，但有逐渐减少的趋势。

恩氟烷（enflurane）和异氟烷（isoflurane，异氟醚）

二者是同分异构体，和氟烷比较，MAC 稍大，麻醉诱导平稳、迅速和舒适，苏醒也快，肌肉松弛良好，不增加心肌对儿茶酚胺的敏感性。反复使用对肝无明显副作用，偶有恶心呕吐。是目前较为常用的吸入性麻醉药。

氧化亚氮（nitrous oxide，笑气）

本药为无色、无刺激性、味甜的液态气体，性质稳定，不燃、不爆。是目前临床主要使用的气体吸入麻醉药。诱导、苏醒迅速，镇痛作用强，无肌松作用，对呼吸、循环抑制轻。机体如不缺氧，几无毒性。单用于麻醉诱导或小手术，亦常与其他药物配伍用于复合麻醉。

二、静脉麻醉药

硫喷妥钠（thiopental sodium）

本药为超短效巴比妥类药物，脂溶性高，静脉注射后几秒钟就可进入脑组织，故麻醉作用快而强，无兴奋期，麻醉作用确实、可靠。由于再分布迅速，因而麻醉作用仅维持 10 分钟左右，便于控制麻醉深度，但重复用药有蓄积作用。镇痛作用差，骨骼肌松弛不完全。

主要用于诱导麻醉、小儿基础麻醉，以往曾用于小手术，现在基本不用。硫喷妥钠对呼吸中枢有明显抑制作用，还易诱发喉头和支气管痉挛，故呼吸中枢发育不全的新生儿、婴幼儿及支气管哮喘患者禁用。pH 值在 10 以上，刺激性很强，血管外漏可出现组织坏死。肌内注射部位要深。

氯胺酮（ketamine）

本药是唯一具有显著镇痛作用的静脉麻醉药，感觉和痛觉消失，对环境刺激无反应，骨骼肌张力增加，心率加快，血压升高；这种抑制与兴奋并存，即感觉和意识的分离状态，临床称之为“分离麻醉”。对体表镇痛作用明显，内脏镇痛作用差，但诱导迅速；对呼吸影响轻微，对心血管具有明显兴奋作用；这是氯胺酮不同于其他全麻药的特点。

用于短时的体表小手术，如烧伤清创、切痂、植皮等。尤适用于小儿麻醉；此外，还试用于戒毒、镇痛、治疗支气管哮喘等。严重高血压、颅内出血、颅内压升高及青光眼患者禁用。

丙泊酚（propofol，异丙酚）

本药呈油状，诱导麻醉快速，作用时间短，可快速苏醒，醒后精神错乱发生率低，恶心和呕吐发生率低于硫喷妥钠。本药亦可作维持麻醉用或强化监护期患者的镇静。对呼吸、循环的抑制作用与硫喷妥钠相似或稍重。也能使心肌对肾上腺素的敏感性增加。3 岁以下儿童禁用。

三、复合麻醉

手术对全身麻醉的基本要求是：意识消失、镇痛、肌肉松弛和合理控制应激反应。现有的麻醉药都有一定的缺点，临床常与其他辅助用药联合使用，以便达到更满意的麻醉效果，此即为复合麻醉。常用的复合麻醉有以下几种：

1. 麻醉前给药 手术前夜常用苯巴比妥或地西泮使患者消除紧张情绪，次晨再服地西泮使其短暂缺失记忆。注射阿片类镇痛药，以增强麻醉效果，注射阿托品以防止唾液及支气管分泌所致的吸入性肺炎，并可防止反射性心律失常。

2. 基础麻醉 指在患者进入手术室前给予大剂量的催眠药，如巴比妥类等，使患者进入深睡状态，在此基础上进行麻醉，可减少麻醉药的用量。主要用于难以合作的小儿、精神过度紧张和精神失常的患者。

3. 诱导麻醉 为了缩短或消除麻醉的诱导期，先应用诱导期短的硫喷妥钠或氧化亚氮，使患者迅速进入外科麻醉期，以避免诱导期的不良反应，然后再改用其他药物维持麻醉。

4. 合用肌松药 在麻醉的同时注射琥珀胆碱或筒箭毒碱类，以满足手术时肌肉松弛的要求。

5. 神经安定镇痛术 常用氟哌利多及芬太尼按 50∶1 制成的合剂作静脉注射，使患者意识不完全消失，自主动作停止，痛觉消失，适用于外科小手术。如同时加用氧化亚氮及肌松药则可达满意的外科麻醉。

第二节 局部麻醉药

局部麻醉药简称局麻药，是一类局部应用于神经末梢或神经干周围，能暂时、完全和可逆性地阻断神经冲动的产生和传导，在意识清醒的状态下，使局部的痛觉暂时消失而对各类组织无损伤性影响的药物。

大多数局麻药的化学结构中都含有一个亲脂性的芳香基团和一个亲水性的氨基，两者通过酯键或酰胺键连接，其中经酯键连接的局麻药为酯类局麻药，如普鲁卡因、丁卡因等；以酰胺键连接的局麻药为酰胺类局麻药，如利多卡因、丁哌卡因等药物。根据作用持续时间则可分为 3 类：短效局麻药，如普鲁卡因；中效局麻药，如利多卡因；长效局麻药，如丁卡因。

【体内过程】局麻药可从用药部位吸收，当用药部位血管丰富、药物扩血管作用强、剂量大或未加血管收缩药时，药物容易被吸收；酯类局麻药一般由假性胆碱酯酶水解，酰胺类局麻药则为肝微粒体酶、酰胺酶降解。

【药理作用】

1. 局麻作用 局麻药对各种神经都有阻断作用，可使神经细胞兴奋阈提高，动作电位 0 相去极化的速度和振幅降低，传导速度减慢，不应期延长，直至完全丧失兴奋性和传导性。局部麻醉药的作用机制是穿透神经细胞膜，与 Na^+ 通道内侧受体结合，引起 Na^+ 通道蛋白质构象改变，阻滞 Na^+ 内流，阻止动作电位的产生和传导。

2. 吸收作用 局麻药吸收达足够浓度时，可产生吸收作用。这种作用是局麻药的毒副作用，其中最重要的是中枢神经系统和心血管系统的反应。

（1）中枢神经系统：局麻药对中枢神经系统的作用是先兴奋后抑制，初期表现为眩晕、烦躁不安、肌肉震颤、焦虑等，进而发展为神志错乱及全身性强直－阵挛性惊厥，最后转入昏迷，呼吸麻痹，可因呼吸衰竭而死亡。

（2）心血管系统：局麻药对心血管系统具有直接抑制作用，降低心肌兴奋性，使心肌收缩力减弱、传导减慢和不应期延长。大多数局麻药使小动脉扩张。表现为首先血压升高、心率加快，然后心率减慢、血压降低，传导阻滞甚至呼吸、心搏停止。

【临床应用】

1. 表面麻醉 将穿透性较强的麻醉药直接滴于或喷于黏膜表面，麻醉黏膜下的感觉神经末梢。适于口腔、眼、鼻、咽喉、气管、尿道黏膜部位的浅表手术。常选用丁卡因。

2. 浸润麻醉 沿手术切口，将局麻药注射到皮肤、皮下、肌肉等部位，使进入手术视野的神经末梢麻醉。适用于静脉切开、皮下肿瘤切除等小手术。可选用利多卡因、普鲁卡因。

3. 传导麻醉 将局麻药注入神经干旁，阻滞其传导。适用于四肢的外伤处理及小手术。可选用利多卡因、普鲁卡因和丁哌卡因。为延长麻醉时间，也可将丁哌卡因和利多卡因合用。

4. 椎管内麻醉 将局麻药注入椎管内的某一腔隙从而阻滞部分脊神经的传导。注入腰椎蛛网膜下腔者称为椎管内麻醉，简称脊麻或腰麻，麻醉该部位的神经根，常用药物为利多卡因、丁卡因和普鲁卡因；注入硬膜外腔者称为硬膜外麻醉，亦称硬膜外阻滞，起效较慢，用药量比腰麻用量大 5 ~ 10 倍，故切勿将硬膜外麻醉的用药量误注入蛛网膜下腔。适用于腹部及下肢的手术。

【不良反应】

1. 毒性反应 主要是局麻药吸收后，产生的中枢和心血管系统反应。

2. 过敏反应 酰胺类极少发生，酯类稍多见。轻者有荨麻疹、皮肤红斑、结膜水肿等，重者可发生过敏性休克。两类局麻药之间无交叉过敏。

3. 其他 腰麻阻滞交感神经常伴有血压下降，可用麻黄碱预防；硬膜外麻醉易致术后头痛；椎管内麻醉的水平过高，可导致呼吸肌麻痹，直至引起死亡。

普鲁卡因（procaine，奴佛卡因，novocaine）

本药为临床最常用的局麻药。注射后 1 ~ 3 分钟起效，维持 30 ~ 60 分钟，局麻作用弱而短，对皮肤、黏膜的穿透力弱。广泛用于浸润麻醉、传导麻醉和椎管内麻醉，亦可用于病灶或损伤部位的局部封闭，一般不用于表面麻醉，吸收后有一定镇痛、镇静和抗心律失常作用，可用于复合麻醉。毒性低，偶见过敏反应，用前应做过敏试验。

丁卡因（tetracaine，地卡因，dicaine）

本药为长效局麻药，对皮肤、黏膜穿透力强，起效缓慢，作用可持续 2 ~ 3 小时。其局麻强度和毒性均比普鲁卡因大 10 倍左右。主要用于表面麻醉；可用于传导麻醉和椎管内麻醉，但须严格控制剂量；不用于浸润麻醉，以免吸收中毒。

利多卡因（lidocaine，赛罗卡因，xylocaine）

本药为中效局麻药，起效快，穿透力强，水溶液稳定，局麻强度、持续时间及毒性均介于普鲁卡因和丁卡因之间，可广泛用于各种局麻方法，有全能局麻药之称，临床主要用于传导麻醉和硬膜外麻醉。变态反应罕见，与酯类局麻药无交叉过敏，故对酯类局麻药过敏者可用此药。利多卡因静脉注射还可用于抗心律失常（见第二十章）。

布比卡因（bupivacaine，marcaine，丁哌卡因，麻卡因）

本药属长效、强效局麻药，水溶液稳定，常用于浸润麻醉、传导麻醉和椎管内麻醉。心脏毒性较强，且复苏困难，应予警惕。局麻作用比利多卡因强 4 ~ 5 倍，作用维持时间是目前常用局麻药中最长的。与等效剂量利多卡因相比，可产生严重的心脏毒性，且难以治疗，特别在酸中毒、低氧血症时尤为严重。

第三节　麻醉药的用药护理

一、用药护理程序

用药护理步骤	用药护理要点
用药前	1. 明确麻醉药主要用于手术麻醉的用药目的 2. 掌握患者机体状况、既往史和生活习惯，实施心理护理和用药教育，消除患者对手术和麻醉的恐惧 3. 按要求做好麻醉前用药、术前、皮试等各种准备
用药中	1. 由护士操作的局麻方法应严格遵循操作规程，由麻醉师操作的应做好配合 2. 注意观察患者反应，如瞳孔、呼吸、血压等变化，注意各种麻醉意外的处理
用药后	1. 苏醒期注意做好呼吸道、精神神经症状等的护理 2. 注意麻醉疗效的评价，如痛觉是否消失、麻醉深度是否适当、有无麻醉引起的不良反应 3. 麻醉后 24 h 内患者活动时应有人搀扶

音频：
用药护理案例解析

二、用药护理案例分析

1. 患者，女，30 岁。妊娠 40 周，因胎位异常须行剖宫术手术。
在实施麻醉时应禁用哪种全麻药？为什么？
2. 一位需做下肢手术患者在实施蛛网膜下腔麻醉时出现血压下降。
试分析其原因。应如何防治低血压？

音频：
用药护理案例解析

思维导图：
学习小结

自测题

一、单项选择题

A_1/A_2 型题

1. 为了减少全麻时刺激呼吸道腺体分泌，常选用
   A. 肾上腺素　B. 去甲肾上腺素　C. 阿托品
   D. 多巴胺　E. 异丙肾上腺素
2. 能引起肝损害的全麻药物是
   A. 氯胺酮　B. 氟烷　C. 硫喷妥钠
   D. 麻醉乙醚　E. 氧化亚氮
3. 常用于静脉麻醉的巴比妥类药物是
   A. 苯巴比妥　B. 戊巴比妥　C. 司可巴比妥
   D. 硫喷妥钠　E. 异戊巴比妥
4. 应用硫喷妥钠静脉麻醉的最大缺点是
   A. 兴奋期长　B. 麻醉深度不够　C. 易引起缺氧
   D. 易引起心律失常　E. 易引起呼吸抑制

5. 具有分离麻醉作用的全麻药是
A. 麻醉乙醚 B. 硫喷妥钠 C. 氧化亚氮
D. 氯胺酮 E. 氟烷
6. 肌肉松弛较完全的全麻药是
A. 麻醉乙醚 B. 氧化亚氮 C. 氯胺酮
D. 硫喷妥钠 E. 氟烷
7. 普鲁卡因不宜用于
A. 表面麻醉 B. 浸润麻醉 C. 传导麻醉
D. 腰麻 E. 硬膜外麻醉
8. 丁卡因不宜用于
A. 表面麻醉 B. 浸润麻醉 C. 传导麻醉
D. 腰麻 E. 硬膜外麻醉
9. 腰麻时肌内注射麻黄碱的目的是
A. 增强麻醉效果 B. 延长麻醉时间
C. 减少麻醉药物吸收 D. 预防血压升高
E. 预防血压下降
10. 既有局麻作用又有抗心律失常作用的药物是
A. 普鲁卡因 B. 利多卡因 C. 丁卡因
D. 丁哌卡因 E. 硫喷妥钠
11. 常用于神经安定镇痛术配伍的药物是
A. 苯巴比妥 + 芬太尼 B. 普鲁卡因 + 芬太尼
C. 琥珀胆碱 + 芬太尼 D. 氟哌利多 + 芬太尼
E. 氯丙嗪 + 芬太尼
12. 下列全麻药叙述错误的是
A. 氧化亚氮的麻醉作用快而较弱，骨骼肌松弛不完全
B. 硫喷妥钠麻醉作用快而短，骨骼肌松弛不完全
C. 麻醉乙醚的麻醉作用较强，诱导期长，骨骼肌松弛较完全
D. 氯胺酮麻醉作用起效慢，镇痛作用弱，维持时间长
E. 氟烷麻醉作用快而强，肌松差
13. 可用于各种局麻方法的局麻药是
A. 普鲁卡因 B. 丁卡因 C. 利多卡因
D. 丁哌卡因 E. 普鲁卡因胺
14. 浸润麻醉时在局麻药中加入少量肾上腺素的目的是
A. 减少吸收中毒，延长局麻时间
B. 抗过敏
C. 预防心搏骤停
D. 预防术中低血压
E. 用于止血
15. 在炎症或坏死组织中局麻药
A. 作用完全消失 B. 作用增强 C. 作用减弱
D. 作用时间延长 E. 作用不受影响

二、问答题

1. 常用复合麻醉方法有哪些？
2. 常用的局部麻醉方法有哪些？举出其适于选用的局麻药。

三、案例分析

患者，男，25 岁，下腹部持续疼痛 6 小时，诊断为急性阑尾炎。手术使用局麻药普鲁卡因。请问：普鲁卡因的主要特点是什么？用药时应采取哪些监护措施？

（田　健）

第十一章

镇静催眠药和抗惊厥药

学习目标

1. 掌握苯二氮䓬类药物的药理作用、临床应用、不良反应和用药护理。
2. 熟悉巴比妥类药物的主要特点和用药护理。
3. 了解其他常用镇静催眠药的主要特点。

第一节　镇静催眠药

镇静催眠药（sedative hypnotics）对中枢神经系统具有广泛的抑制作用，小剂量表现为镇静、抗焦虑作用，抑制患者烦躁不安、兴奋、激动等症状，并能改善焦虑、紧张的精神状态；中等剂量可引起催眠作用；大剂量则可以抗惊厥甚至产生麻醉作用。主要包括苯二氮䓬类（benzodiazepines，BDZ）、巴比妥类和其他类。本类药物大部分可导致依赖性，属于特殊管理的精神药品。

视频：
睡眠时相

一、苯二氮䓬类

本类药物均为苯二氮䓬衍生物，抗焦虑和镇静催眠作用好，选择性高，产生近似生理性睡眠，安全范围较大，是目前应用最广的药物之一。虽种类较多，但作用相同，可按半衰期分为长效、中效、短效三类，用途略不同，详见表 11-1。

地西泮（diazepam，安定）

【药理作用与临床应用】

1. 抗焦虑　小剂量即可显著改善焦虑患者的紧张、忧虑、恐惧和失眠等症状，对多种原因引起的焦虑均有显著疗效，因作用时间长，是治疗焦虑症和各种神经官能症的首选药物之一。地西泮可使与情绪反应有关的边缘系统、海马和杏仁核的放电活动明显降低，可能是其抗焦虑作用的重要机制。

2. 镇静、催眠　常用量有助于迅速入睡，睡眠时间延长，觉醒次数减少。作用特点主要有：对快动眼睡眠（rapid eye movement sleep，REMS）几乎无影响，产生近似生理性睡眠，醒后无明显嗜睡、宿醉等后遗效应，停药后发生 REMS 和梦境反跳现象较少；安全范围大，加大剂量不产生麻醉作用，对呼吸、循环系统抑制作用轻；对肝药酶诱导作用弱，连续应用出现耐受性较轻，药物依赖性较弱。

临床广泛用于各型失眠症、麻醉前给药，以及常在心脏电击复律或内镜检查前静脉注射，尤其对焦虑性失眠疗效更好。

知识链接

生理性睡眠

依据对脑电图、肌电和眼球运动等的观察，将睡眠分为非快动眼睡眠（non-rapid eye movement sleep，NREMS）与快动眼睡眠（REMS）。NREMS 呼吸、循环稳定，无眼球的运动，有助于体力恢复和生长发育，可分为四期，其中第 2 期占 50% 的时间，进入第 3、4 期脑电图呈现大而慢的 δ 波，而称为慢波睡眠（slow wave sleep，SWS）。梦游症及夜惊症多发生在第 3、4 期。REMS 脑电图呈去同步化低幅快波，眼球快速运动，骨骼肌进一步松弛，呼吸、循环功能加强，翻身、手足徐动、多梦，有利于智力恢复和发育，也称快波睡眠（fast wave sleep，FWS），梦境多发生在此阶段。

如果药物影响 REMS 时相，久用停药则可出现 REMS 时相延长，即出现反跳现象，致使噩梦不断发生。

3. 抗惊厥、抗癫痫　静脉注射可迅速抑制或终止惊厥的发作，应用于小儿高热、破伤风、子痫和药物中毒引起的惊厥。因能抑制癫痫病灶异常放电的扩散，对癫痫大发作常与苯妥英钠、苯巴比妥合用，对小发作单用也有效，采用静脉注射为癫痫持续状态的首选药物。

4. 中枢性肌肉松弛　在不影响其他行为的小剂量即可缓解猫去大脑僵直及大脑损伤所致的肌肉僵直。这可能是抑制脊髓及以上水平对肌张力兴奋或易化作用，使肌张力降低，不影响机体正常活动。主要用于中枢性神经病变，如脑血管意外或脊髓损伤引起的肌强直，也可用于局部病变引起的肌肉痉挛和僵直状态，如腰肌劳损等，还可作为内镜检查的辅助用药。

苯二氮䓬类药物是苯二氮䓬受体（BDZ 受体）的激动药，该受体分布在大脑、脑干、下丘脑、边缘系统、小脑皮质和大脑皮质，BDZ 受体兴奋后，可提高 GABA 神经等中枢抑制性神经元的功能，呈现不同的中枢抑制效应。

【体内过程】本药口服吸收完全，肌内注射吸收慢而不规则，故少用，静脉注射显效快，但再分布现象明显，作用时间短。主要由肝代谢，代谢产物仍具有药理活性，作用时间延长，血浆 $t_{1/2}$ 为 20 ~ 50 h，易发生蓄积，代谢产物主要由尿排出，少量可由乳汁分泌。

【不良反应】常见副作用表现为嗜睡、头晕、乏力等。长期用药后逐步出现耐受性和依赖性，主要表现为催眠效果降低，需要增加剂量维持效果，突然停药可出现戒断症状，表现为焦虑、烦躁、食欲缺乏、失眠、周身不适等症状，患者出现强迫性觅药行为。大剂量可产生毒性反应，表现为共济失调、言语不清，重者昏迷和呼吸抑制。一次大剂量或静脉注射速度过快时能引起呼吸抑制、血压下降、心动过缓或心搏骤停，可因呼吸中枢麻痹而死亡。抢救地西泮急性中毒，除采用常规抢救措施之外，应迅速给予苯二氮䓬受体阻滞药氟马西尼（flumazenil），能够大大提高抢救成功率。

其他常用的苯二氮䓬类药物见表 11-1。

表 11-1　常用苯二氮䓬类药物的比较

分类	药物名称	半衰期（h）	主要用途
长效类	地西泮（安定）	30 ~ 60	焦虑症、各型失眠症、惊厥等
	氟西泮（氟安定）	50 ~ 100	各型失眠症
	硝西泮（硝基安定）	21 ~ 30	各型失眠症、惊厥、癫痫等
	氯硝西泮（氯硝安定）	22 ~ 38	癫痫小发作、持续状态
	氟硝西泮（氟硝安定）	16 ~ 35	各型失眠症、静脉麻醉
	氯氮䓬	5 ~ 15	焦虑症、失眠症、癫痫

续表

分类	药物名称	半衰期（h）	主要用途
中效类	奥沙西泮（舒宁）	5 ~ 10	焦虑症、失眠症、癫痫
	劳拉西泮（氯羟安定）	10 ~ 18	焦虑症、失眠症
	艾司唑仑（舒乐安定）	10 ~ 30	焦虑症、失眠症、癫痫
	阿普唑仑（佳静安定）	10 ~ 12	失眠症、癫痫
短效类	三唑仑（三唑安定）	2 ~ 4	各型失眠症
	咪达唑仑（速眠安）	1.5 ~ 2.5	各型失眠症、麻醉辅助用药

二、巴比妥类

巴比妥类（barbiturates）为巴比妥酸的衍生物，根据其起效快慢和持续时间可分为长效、中效、短效和超短效四类（表 11-2）。

表 11-2　巴比妥类药物的分类、作用和应用

分类	药物名称	油 / 水分配系数	半衰期（h）	显效时间（min）	持续时间（h）	主要用途
长效类	苯巴比妥	3	24 ~ 96	30 ~ 60	6 ~ 8	镇静、催眠、抗惊厥、抗癫痫
中效类	戊巴比妥	39	21 ~ 42	15 ~ 30	3 ~ 6	镇静、催眠、抗惊厥
	异戊巴比妥	42	14 ~ 42	15 ~ 30	3 ~ 6	镇静、催眠、抗惊厥
短效类	司可巴比妥	52	20 ~ 28	15	2 ~ 3	催眠、抗惊厥
超短效	硫喷妥钠	580	3 ~ 8	静脉注射，立即	0.25	静脉麻醉

【药理作用与临床应用】

本类药物随着剂量增加对中枢的抑制作用逐渐增强，相继出现镇静、催眠、抗惊厥和麻醉作用，过量引起呼吸中枢抑制、麻痹甚至导致死亡。由于其催眠作用缩短 REMS 时相，故目前已很少用于镇静催眠。本类药物抗惊厥作用强大，临床主要用于小儿高热、破伤风、子痫、脑膜炎、脑炎等引起的惊厥。一般肌内注射苯巴比妥钠，对于危重病例，宜选用静脉注射戊巴比妥或异戊巴比妥，以迅速奏效，但后者的维持时间较短。另外，苯巴比妥可用于治疗癫痫大发作和癫痫持续状态；硫喷妥钠可用作静脉麻醉、诱导麻醉或基础麻醉，其他药物仅用作麻醉前给药。

巴比妥类镇静催眠作用主要是直接抑制最敏感的脑干网状结构上行激活系统，使大脑皮质兴奋性降低。研究表明，巴比妥类可以提高 GABA 神经对中枢神经元的抑制功能，呈现中枢抑制效应。

【不良反应】

1. 后遗效应　服用催眠剂量的药物后，次晨可出现头晕、困倦、思睡、精神不振及定向障碍等症状。

2. 耐受性和依赖性　长期反复使用巴比妥类可产生耐受性，亦可使患者产生精神依赖性和生理依赖性，此时突然停药易发生“反跳”现象，出现严重失眠等现象。迫使患者继续用药，终至成瘾，此时停药，可诱发戒断症状，故应避免滥用。

3. 急性中毒　一次大剂量（5 ~ 10 倍催眠量）或静脉注射过快，可引起急性中毒，表现为昏迷、呼吸抑制、血压下降、体温降低、多种反射减弱或消失，最后呼吸衰竭而死亡。中毒抢救应强调支持疗法以维持呼吸、循环功能，同时积极排出药物（洗胃、导泻、碱化尿液、利尿、血液透析等）。提高尿液的 pH 值可加速排泄，因此，苯巴比妥中毒时可用碳酸氢钠碱化

尿液以加速排泄。

4. 过敏反应 少数人用药后可发生皮疹、血管神经性水肿、药物热、粒细胞减少等症状，严重者偶见剥脱性皮炎。有过敏史者禁用。

三、其他类

水合氯醛（chloral hydrate）、副醛（paraldehyde，聚乙醛）

两药作用相同，水合氯醛采取口服或灌肠给药，副醛还可注射给药。起效快，催眠作用可维持 6～8 小时，对睡眠时相影响较巴比妥类催眠药小，醒后无后遗效应。临床主要用于失眠，特别是顽固性失眠，大剂量有抗惊厥作用，也可用于破伤风、子痫、小儿高热及中枢兴奋药中毒所致的惊厥。

本类药物有特殊臭味，口服对胃有刺激性，可引起恶心、呕吐及上腹部不适等，应稀释后给药。有耐受性和依赖性，发生较慢。大剂量可抑制心脏。禁用于消化性溃疡及心、肝、肾功能严重障碍的患者。

佐匹克隆（zopiclone）

本药是新型环吡咯酮类镇静催眠药，口服吸收迅速，是 GABA 受体激动药，可直接产生选择性中枢抑制作用，作用类似于苯二氮䓬类，作用快，明显缩短睡眠潜伏期。用于各种失眠症，特别是不能耐受次晨后遗效应的患者。不良反应以中枢抑制症状为主，有过敏现象，也有耐受性和依赖性，与乙醇合用会引起呼吸抑制，用药期间禁酒。

第二节 抗惊厥药

惊厥（convulsion）是各种原因引起的中枢神经过度兴奋的一种症状，表现为全身骨骼肌不自主的强烈收缩。常见于小儿高热、破伤风、癫痫大发作、子痫和中枢兴奋药中毒等。常用抗惊厥药主要有中枢抑制药，如巴比妥类、水合氯醛和地西泮等，硫酸镁采取静脉注射也有很好的抗惊厥作用。

硫酸镁（magnesium sulfate，泻盐）

静脉注射可迅速升高血中 Mg^{2+} 浓度，发挥强大的中枢抑制作用，同时对抗 Ca^{2+} 产生肌肉松弛作用；主要用于各种惊厥，特别是子痫、破伤风惊厥等疗效较好，安全范围小，用量和给药速度需特别注意。过量中毒会出现呼吸抑制、血压骤降等现象，严重者可致死亡。抢救时可静脉缓慢注射氯化钙拮抗，消除 Mg^{2+} 的抑制作用，同时配合其他抢救措施。

本药静脉注射还可产生扩张血管作用，迅速降低血压，并伴有心脏抑制等表现，可用于高血压危象、妊娠性高血压等。口服具有导泻利胆等作用，局部湿敷可以消除水肿。

知识链接

镇静催眠药物的临床用药评价

1903 年，巴比妥的镇静催眠作用开始被认识。1912 年后，巴比妥类药物被作为镇静催眠药占绝对优势。1961 年 BZ 类药氯氮䓬问世，随后地西泮及奥沙西泮等相继合成。BZ 类药物在很大程度上取代了巴比妥类，为目前最常用的镇静催眠药，还可用于控制乙醇成瘾后的戒断症状。总之，催眠药的选择应该是作用迅速，有足够的持续时间，最小的后遗效应及其他不良反应。还应记住，长期使用药物催眠是不合理的疗法。

第三节　镇静催眠药的用药护理

一、用药护理程序

用药护理步骤	用药护理要点
用药前	1. 护理评估要区别初用者和反复用药者，前者合理安排给药时间和剂量，睡前口服较好，为减轻后遗效应可建议选用半衰期短的药物，后者建议有计划地更换药物以预防耐受性和依赖性 2. 对有阻塞性呼吸系统疾病患者、新生儿、重症肌无力患者应提示医生慎用 3. 注射剂脂溶性高，稀释时有一过性浑浊现象，配伍时注意理化性质的禁忌。应备有急性中毒的特效解毒药氟马西尼和常规抢救药物、器械等
用药中	1. 提示会影响反应力、记忆力和注意力，应避免从事精细或危险性工作 2. 静脉注射速度要慢，并密切观察呼吸和循环情况，如有呼吸困难等症状及时停药并报告
用药后	一般以患者自觉症状减轻为评价指标，推荐失眠的综合治疗措施，特别是心理治疗和物理疗法可明显提高药物疗效，重点对耐受性和依赖性进行宣教，发现有强制性觅药行为应及时报告，并采取有效措施

二、用药护理案例分析

患者，男，35 岁。2 年前由某事业单位转行应聘到某大型企业担任项目经理，工作压力大，经常加班到深夜，上床休息时无法入睡，服用地西泮才能入睡，其后又先后更换过艾司唑仑和阿普唑仑等药物。近半年需同时服用 2 种催眠药物并增加 2 倍剂量方能入睡，偶尔漏服则出现焦虑、紧张甚至肌肉颤抖等症状。

试分析：

1. 患者出现这种表现的原因是什么？
2. 应如何指导患者接受治疗？

音频：
用药护理案例解析

自测题

思维导图：
学习小结

一、单项选择题

A_1 型题

1. 苯二氮䓬类不具有的不良反应是
　A. 中枢抑制　B. 中枢麻醉　C. 急性中毒
　D. 依赖性、成瘾性　E. 共济失调
2. 地西泮急性中毒可用下列哪种药物解毒
　A. 三唑仑　B. 甲喹酮　C. 氟马西尼
　D. 甲丙氨酯　E. 扑米酮
3. 地西泮不能用于下列哪种情况
　A. 药物中毒惊厥　B. 诱导麻醉　C. 小儿高热惊厥
　D. 麻醉前用药　E. 焦虑症

4. 地西泮不具有下列哪项作用
   A. 镇静催眠　　B. 抗焦虑　　C. 抗惊厥
   D. 缩短 REMS　　E. 抗晕动
5. 焦虑紧张引起的失眠宜用
   A. 巴比妥　　B. 苯妥英钠　　C. 水合氯醛
   D. 地西泮　　E. 氯丙嗪
6. 静脉注射硫喷妥钠作用维持时间短暂的主要原因是
   A. 迅速从肾排出
   B. 迅速在肝破坏
   C. 难穿透血脑屏障
   D. 从脑组织再分布到脂肪等组织中
   E. 迅速与血浆蛋白结合
7. 苯巴比妥钠连续应用产生耐受性的主要原因是
   A. 再分布于脂肪组织　　B. 排泄加快
   C. 被假性胆碱酯酶破坏　　D. 被单胺氧化酶
   E. 诱导肝药酶使自身代谢加快
8. 苯巴比妥过量中毒，为了促进其快速排泄应
   A. 碱化尿液，使解离度增大，增加肾小管再吸收
   B. 碱化尿液，使解离度减少，增加肾小管再吸收
   C. 碱化尿液，使解离度增大，减少肾小管再吸收
   D. 酸化尿液，使解离度增大，减少肾小管再吸收
   E. 酸化尿液，使解离度减少，减少肾小管再吸收
9. 巴比妥类药物随剂量由小到大依次表现为
   A. 镇静、催眠、抗惊厥、麻醉
   B. 催眠、镇静、麻醉、抗惊厥
   C. 镇静、催眠、麻醉、抗惊厥
   D. 镇静、抗惊厥、麻醉、催眠
   E. 镇静、麻醉、抗惊厥、催眠
10. 治疗癫痫持续状态首选
   A. 水合氯醛静脉注射
   B. 苯巴比妥静脉注射
   C. 硫喷妥钠静脉注射
   D. 戊巴比妥静脉注射
   E. 地西泮静脉注射
11. 引起患者对巴比妥类药物产生依赖性的主要原因是
   A. 使患者产生欣快感
   B. 抑制肝药酶
   C. 能诱导肝药酶
   D. 停药后 REMS 反跳性延长，引起睡眠障碍
   E. 延长 REMS，引起睡眠障碍
12. 下列哪种情况不宜用巴比妥类药物治疗
   A. 麻醉前给药　　B. 焦虑性失眠　　C. 高热惊厥
   D. 肺心病引起的失眠　　E. 癫痫

13. 巴比妥类急性中毒时，引起死亡的主要原因是
A. 心搏骤停 B. 肾衰竭 C. 抑制呼吸中枢
D. 惊厥 E. 吸入性肺炎
14. 苯二氮䓬类与巴比妥类比较前者不具有的作用是
A. 镇静、催眠 B. 抗焦虑 C. 麻醉作用
D. 抗惊厥 E. 抗癫痫
15. 下列关于水合氯醛的描述，错误的是
A. 口服易吸收，约 15 分钟起效 B. 不缩短 REMS，无停药反应
C. 对胃刺激性大，需稀释口服 D. 有肝肾功能损伤
E. 醒后有后遗效应
16. 水合氯醛不用于
A. 顽固性失眠 B. 小儿高热惊厥
C. 溃疡病伴焦虑不安 D. 破伤风患者惊厥
E. 子痫患者的烦躁、惊厥
17. 下列对水合氯醛的描述正确的是
A. 对胃肠道无刺激 B. 无成瘾性 C. 无肝肾功能损害
D. 无耐受性 E. 不缩短 REMS 时间
18. 硫酸镁的抗惊厥作用机制是
A. 抑制大脑皮质 B. 抑制网状结构上行激活系统
C. 抑制脊髓 D. Mg^{2+} 拮抗 Ca^{2+} 作用
E. 阻断 M 受体
19. 下列对惊厥治疗无效的是
A. 口服硫酸镁 B. 注射硫酸镁 C. 苯巴比妥
D. 地西泮 E. 水合氯醛
20. 硫酸镁中毒可选用对抗的药物是
A. 肾上腺素 B. 去甲肾上腺素 C. 异丙肾上腺素
D. 葡萄糖 E. 氯化钙
21. 常规治疗焦虑症的药物不包括
A. 地西泮 B. 咪达唑仑 C. 阿普唑仑
D. 劳拉西泮 E. 奋乃静

A_3/A_4 型题

（22～23 题共用题干）
女性，48 岁，诊断为焦虑症，整日处于惶恐不安中，感觉“太难受了”，有自杀企图。
22. 应选用何种药物治疗该患者
A. 地西泮 B. 左旋多巴 C. 氯丙嗪
D. 苯妥英钠 E. 硫酸镁
23. 护士在给患者做药物指导时应提示患者
A. 长期服用 B. 小剂量服用 C. 易出现依赖
D. 症状控制后停药 E. 症状控制后服 6～8 周

二、问答题

1. 说出苯二氮䓬类药物镇静催眠的特点及适应证。

2. 硫酸镁的药理作用及抗惊厥作用机制。

三、案例分析

患者，女，与家人争吵后口服大量苯巴比妥，出现昏迷、发绀、呼吸抑制、血压下降、多种反射减弱等症状。

请分析：其症状产生的原因是什么？应如何处理？

（田　健）

第十二章

抗癫痫药

学习目标

1. 掌握各型癫痫的首选药物及其药理作用、临床应用、不良反应和用药护理。
2. 熟悉抗癫痫药物的作用机制和应用原则。
3. 了解其他抗癫痫药物的作用特点和临床应用。

癫痫（epilepsy）是由多种原因引起的脑组织局部神经元异常高频率放电并向周围组织扩散，导致脑功能失调，表现为意识、运动、感觉、自主神经等多方面功能障碍和精神异常，具有突然性、短暂性和反复性等特点。根据发作的症状和脑电图的特征将癫痫分为不同类型。按一般习惯也可以粗略分为大发作、小发作、局限性发作、精神运动性发作和癫痫持续状态等类型。

抗癫痫药（antiepileptic drugs）主要抑制或阻止大脑皮质病灶神经元异常放电的产生或扩散。作用机制多为增强 GABA 神经元功能，或与调节神经细胞膜上离子通道等有关。

第一节　常用抗癫痫药

苯妥英钠（phenytoin sodium，大仑丁）

【体内过程】呈强碱性，不宜肌内注射，可静脉给药，口服吸收慢且不规则。血浆蛋白结合率 80%～90%，口服 $t_{1/2}$ 平均 22 h，静脉注射 $t_{1/2}$ 为 10～15 h。连续用药需 6～10 d 才可达到稳态血药浓度。经肝药酶代谢，个体差异明显，影响消除方式和速率。代谢产物及少量药物原形由尿排出。具有“饱和代谢动力学”特点，即如果用量过大或短时内反复用药，可使代谢酶饱和，按零级动力学消除，消除显著减慢，$t_{1/2}$ 可达 60 h 而明显延长，易产生中毒反应。

【药理作用与临床应用】

1. 抗癫痫　对癫痫大发作和部分性发作疗效好，列为首选药；对精神运动性发作亦有效，但对小发作无效，甚至增加发作次数，故应禁用。其抗癫痫作用特点是选择性好，抗癫痫的同时不引起中枢的广泛抑制，不出现催眠作用，不影响患者的正常工作和活动。

本药对细胞膜有稳定作用，可阻止癫痫病灶的异常放电向周围正常脑组织扩散。此外，高浓度的苯妥英钠能提高脑内 GABA 的含量，增强 GABA 神经元的抑制性作用。

2. 抗外周神经痛　对三叉神经痛疗效较好，对坐骨神经痛、舌咽神经痛也有一定疗效。

3. 抗心律失常　主要用于强心苷中毒引起的快速型室性心律失常。

【不良反应】

1. 局部刺激 碱性较强，口服出现消化道症状，静脉注射引发静脉炎等。

2. 牙龈增生 发生率约为20%，多见于儿童及青少年。此反应与部分药物经唾液排出刺激胶原组织增生有关，引起牙龈红肿、出血、增生等，注意口腔卫生，经常按摩牙龈可减轻。一般停药3～6个月后可自行消退。

3. 神经系统 用量过大或长期用药时，可导致小脑综合征，表现为眩晕、共济失调、眼球震颤、复视等，严重者可致精神错乱或昏睡、昏迷。

4. 造血系统 因抑制二氢叶酸还原酶，长期应用可导致巨幼红细胞性贫血，个别患者可引起粒细胞减少、血小板减少、再生障碍性贫血等，可用叶酸加维生素B_{12}防治。

5. 其他 静脉注射过快可致房室传导阻滞、呼吸抑制，诱导肝药酶活性，加速维生素D代谢，可引起软骨病、佝偻病等。有过敏反应，可见药物热、皮疹等，偶见剥脱性皮炎。有致畸作用。

卡马西平（carbamazepine，酰胺咪嗪）

本药口服2～4 h达血药浓度高峰，血浆蛋白结合率70%～90%。$t_{1/2}$初用平均为36 h，连续用药可减少到20 h左右。

本药抗癫痫作用和机制与苯妥英钠相似，对各型癫痫均有效，以精神运动性发作疗效为最好，也可用于大发作和局限性发作，小发作疗效较差。是精神运动性发作首选药物之一。对三叉神经痛疗效优于苯妥英钠，对其他外周神经痛也有效。也可用于锂盐无效的躁狂抑郁症患者，以及强心苷中毒所致的快速型室性心律失常等。

不良反应较少，常见的有眩晕、视物模糊、恶心、呕吐、嗜睡等，少数人出现共济失调、手指震颤等反应，偶见皮疹、白细胞减少、血小板减少等。本药用途较广，常作为预防给药，且有较强肝药酶诱导作用，应注意与其他药物的相互作用。

奥卡西平（oxcarbazepine，氧代卡马西平）

与卡马西平相比优点是毒性小，不良反应少。其余与卡马西平相似。

丙戊酸钠（sodium valproate）

本药口服吸收快而完全，生物利用度80%以上，2 h达血药浓度高峰，3～4 d达稳态血药浓度。血浆蛋白结合率90%。大部分以原形，小部分经肝代谢从尿中排出。$t_{1/2}$约为15 h。

本药是广谱抗癫痫药，可用于治疗各型癫痫。大发作疗效不如苯妥英钠和苯巴比妥，但对两药治疗无效病例仍有效；对小发作疗效优于乙琥胺，因有一定的肝毒性，一般不作首选药，但对于大发作继发小发作的患者仍是首选药物；对精神运动性发作和局限性发作的疗效与卡马西平近似。

不良反应常见胃肠道反应，还可出现乏力、嗜睡、共济失调、血小板减少等。少数患者可发生肝损害，偶见重症肝炎导致死亡。避免与有较强肝毒性的药物合用。

苯巴比妥（phenobarbital，luminal，鲁米那）

本药抗癫痫作用起效快、毒性低、疗效好，因中枢抑制作用明显，对生活工作有影响，一般不首选使用。对大发作可首选，对精神运动性发作和局限性发作也有效，对小发作无效，也可用于癫痫持续状态。

扑米酮（primidone，去氧苯比妥）

本药口服吸收好，3～4 h达血药浓度高峰，$t_{1/2}$为5～15 h。经肝代谢转化为苯巴比妥和苯乙基丙二酰胺两种产物，均有抗癫痫作用，从尿中排出慢，长期用药应注意蓄积问题。药理作用与苯巴比妥相似，主要用于癫痫大发作和局限性发作。与卡马西平和苯妥英钠合用有协同作用，与苯巴比妥合用无意义。对大发作优于苯巴比妥，但对局限性发作不及苯妥英钠和卡马西平，对失神性发作无效。不良反应与苯巴比妥相似。

乙琥胺（ethosuximide）

本药口服吸收良好，一般连续服药 7 ~ 10 d 可达到稳态血药浓度。对癫痫小发作疗效最好，是治疗小发作的首选药物。主要不良反应有消化道反应、眩晕、嗜睡等，偶见粒细胞减少、骨髓抑制等，长期用药应注意检查血象。

苯二氮䓬类

地西泮是治疗癫痫持续状态的首选药，作用迅速，疗效好且安全，成人静脉注射每次 5 ~ 10 mg，重者 30 mg，口服对失神性发作及精神运动性癫痫也有一定疗效。单用对大发作无效。

氯硝西泮对各型癫痫均有效。对失神性发作有良好的效果，可减少发作或完全终止发作；也可用于肌阵挛性发作；静脉注射也可用于癫痫持续状态，一次 1 ~ 4 mg 即可使发作停止，疗效可维持 4 ~ 6 h；对精神运动型及大发作也有一定疗效但远不及其他抗癫痫药。

拉莫三嗪（lamotrigine）

本药作用特点似苯妥英钠和卡马西平。单独用于全身性发作，疗效似卡马西平。可作为成人局限性发作的辅助治疗药物，与其他药物合用对难治性癫痫可奏效。

较新的抗癫痫药物，如加巴喷丁（gabapentin）和氨己烯酸（vigabatrin）对局限性发作和大发作有效。托吡酯（topiramate）可作为辅助性药物治疗难治性癫痫。

第二节　抗癫痫药的用药护理

一、用药护理程序

用药护理步骤	用药护理要点
用药前	合理选用给药方法，口服给药宜饭后服，一般不作肌内注射，静脉注射时宜选用较粗大的血管，以防引起静脉炎
用药中	1. 指导患者有规律用药，不可随意停药，会诱发癫痫发作，甚至出现持续状态 2. 静脉给药速度宜慢，注意心血管反应等
用药后	以发作次数少和不良反应发生率低为主要评价指标，指导采取有效措施减轻不良反应，如注意口腔卫生，经常按摩牙龈，可用亚叶酸钙治疗贫血等，推荐定期检查血象等，有感染症状应提示考虑药物的不良反应

二、用药护理案例分析

患者，男性，28 岁。幼年曾患流行性脑脊髓膜炎，10 年前开始出现惊厥发作，伴有意识丧失，随年纪增大，发作越来越频繁，于 3 年前开始服用苯妥英钠，已有一年未发作，5 日前因缺药改用丙戊酸钠不足 3 日，今日晨突然痉挛抽搐，昏迷跌倒，口吐白沫，呼吸暂停，面色发绀，如此发作约每小时一次，每次持续 10 分钟，至就诊时已昏迷约 5 小时，两侧瞳孔散大，出汗较多，呼吸不规则，诊断：癫痫持续状态。

试分析：

患者本次癫痫发作是否与突然中断有效药物治疗有关？为什么？

音频：
用药护理案例解析

思维导图：
学习小结

自测题

一、单项选择题

A_1 型题

1. 苯妥英钠不良反应不包括
   A. 胃肠反应　B. 齿龈增生　C. 过敏反应
   D. 共济失调　E. 肾严重损害
2. 对癫痫失神小发作疗效最好的药物是
   A. 乙琥胺　B. 卡马西平　C. 扑米酮
   D. 丙戊酸钠　E. 苯妥英钠
3. 下列叙述错误的是
   A. 苯妥英钠能诱导它本身的代谢
   B. 扑米酮可代谢为苯巴比妥
   C. 丙戊酸钠对所有类型的癫痫都有效
   D. 乙琥胺对失神小发作的疗效优于丙戊酸钠
   E. 硝西泮对肌阵挛性癫痫和小发作疗效较好
4. 治疗癫痫大发作和小发作混合发作应选用
   A. 丙戊酸钠　B. 乙琥胺　C. 苯妥英钠
   D. 苯巴比妥　E. 地西泮
5. 关于苯巴比妥治疗癫痫的叙述错误的是
   A. 起效快、毒性低　B. 可用于癫痫持续状态
   C. 对局限性发作有效　D. 与扑米酮合用可产生协同作用
   E. 属于镇静催眠药
6. 能诱导肝药酶，易与其他药物产生相互作用的药物是
   A. 乙琥胺　B. 硫酸镁　C. 苯妥英钠
   D. 氯硝西泮　E. 丙戊酸钠
7. 治疗肌阵挛性发作选用哪种药物最好
   A. 硝西泮　B. 苯妥英钠　C. 苯巴比妥
   D. 乙琥胺　E. 地西泮
8. 丙戊酸钠的特点不包括
   A. 广谱抗癫痫药　B. 作用机制与 GABA 有关
   C. 癫痫小发作有效　D. 对癫痫大发作无效
   E. 可阻止病灶异常放电的扩散
9. 关于苯妥英钠的使用错误的是
   A. 剂量个体化　B. 不宜肌内注射
   C. 口服使用吸收好　D. 使用时经常按摩牙龈
   E. 孕妇慎用
10. 使用抗癫痫药应注意的事项不包括
   A. 根据发作类型选药　B. 治疗中不能突然停药
   C. 小剂量开始逐渐增量　D. 最好选一种有效药物
   E. 药物无效应立即更换其他药物

二、问答题

1. 简述抗癫痫药物的作用机制。
2. 苯妥英钠的药理作用及主要不良反应有哪些?
3. 试列举常见的 6 种抗癫痫药物及其主要临床用途。

（田 健）

第十三章 抗帕金森病药和治疗阿尔茨海默病的药物

学习目标

1. 熟悉左旋多巴的药理作用、临床应用及不良反应。
2. 了解常用抗帕金森病药物的分类及治疗阿尔茨海默病的主要药物。

第一节 抗帕金森病药

帕金森病（Parkinson's disease，PD）又称震颤麻痹，是锥体外系功能失调引起的一种慢性中枢神经系统退行性疾病。主要表现为静止震颤、肌肉僵直和运动迟缓。

知识链接

帕金森病（Parkinson's disease，PD）

帕金森病是由英国人J.Parkinson于1817年首先报道而得名。该病主要病变在锥体外系黑质－纹状体神经通路，正常情况下该通路释放抑制性递质DA和兴奋性递质ACh，两种递质处于平衡状态。帕金森病是由于该通路多巴胺能神经元变性功能减弱，胆碱能神经功能占优势，从而出现一系列肌张力增高的临床症状。此即为被广泛公认的"多巴胺学说"。

经典的抗帕金森病药是通过纠正两条神经功能的不平衡状态而达到治疗目的，包括中枢拟多巴胺类药和中枢抗胆碱药两类。

一、中枢拟多巴胺类药

本类药物大多通过促进多巴胺的合成、释放，减少多巴胺破坏以及直接激动多巴胺受体等机制来发挥抗帕金森病的作用。

微课：抗帕金森病药

左旋多巴（levodopa，L－多巴）

本药为酪氨酸合成儿茶酚胺的中间产物，即多巴胺的前体物质。口服易吸收，但消化功能和抗胆碱药均可影响其生物利用度；吸收后的左旋多巴绝大部分（99%）在外周被肝、血浆、组织中的脱羧酶代谢，仅有少量（仅1%）通过血脑屏障进入中枢神经系统。

【药理作用与临床应用】

1. 抗帕金森病 进入脑组织的左旋多巴在脱羧酶的作用下转变为DA，补充黑质－纹状体通路中多巴胺的不足，使多巴胺和乙酰胆碱两种递质重新建立平衡，降低过高的肌张力而发挥抗帕金森病作用。

主要特点包括：①奏效慢，用药2～3周开始起效，1～6个月以上才获得最大疗效；②对轻症、年轻和治疗初期的患者疗效明显，对重症及老年患者疗效差，对氯丙嗪等抗精神病药引起的锥体外系反应无效；③对肌肉僵直及运动困难疗效较好，对肌肉震颤疗效差；④与外周多巴胺脱羧酶抑制药卡比多巴等合用，可增加脑组织中的多巴胺而提高疗效，并减轻外周不良反应。

一般在治疗后的3～4年内效果显著，通常可维持7～8年，此后疗效逐渐减弱甚至消失。原因可能是疾病的自然发展不能阻止，神经纤维损伤逐渐加重，丧失了对DA摄取和贮存的功能所致。

2. 肝性脑病 又称肝昏迷，左旋多巴在脑内转变为DA再转变为NA，对抗因肝衰竭而产生的假性递质（由血中因肝功能障碍升高的苯乙胺、酪胺在神经细胞内经β-羟化酶分别生成的苯乙醇胺、羟苯乙胺）取代正常的递质NA，缓解因假性递质引起的中枢神经冲动传导障碍，恢复正常神经功能活动，使肝性脑病患者意识清醒。

【不良反应】

1. 外周反应 由左旋多巴在外周被脱羧酶转化为DA所致。主要在用药初期出现，表现为：①胃肠道反应，约80%的患者出现，甚至引起消化道溃疡出血或穿孔，故消化性溃疡患者慎用，与DA刺激延脑催吐化学感受器触发区（chemoreceptor trigger zone，CTZ）有关；②心血管反应，约30%的患者出现轻度直立性低血压，原因不明；激动β受体，可导致心律失常。

2. 中枢反应 ①不自主异常运动，用药半年以上的患者约50%、2年以上的80%可出现不随意运动，表现为不自主的张口、咬牙、伸舌、皱眉，头颈部、四肢或躯干的摇摆运动等，还可出现过度的呼吸运动引起的不规则换气或换气过度，减少用药剂量可使症状减轻，出现此反应意味着已达最大耐受量。②开－关现象，用药1～2年约40%的患者出现，表现为突然的多动不安（开），而后出现肌肉僵直运动不能（关），可交替出现，原因不明，可适当减少用量。③精神障碍，常见失眠、焦虑、噩梦、躁狂、妄想或抑郁等，约15%的患者出现幻觉、妄想、谵妄等严重的精神错乱，与DA作用于大脑边缘系统有关。

卡比多巴（carbidopa）

本药为α-甲基多巴肼的左旋体，是脱羧酶抑制药，不易透过血脑屏障，小剂量选择性地抑制外周多巴脱羧酶，与左旋多巴合用可显著减少后者在外周脱羧，使其更多地进入脑组织以增强疗效，还可降低其外周不良反应的发生率。单独应用无治疗作用。其与左旋多巴组成的复方制剂多巴丝肼（剂量比为1∶10），可以减少左旋多巴剂量的75%，仍可获得左旋多巴原剂量的疗效，是治疗震颤麻痹的首选药。

金刚烷胺（amantadine）

本药为抗病毒药，兼有抗帕金森病作用，疗效不及左旋多巴，但优于中枢抗胆碱药。起效快，维持时间短，缓解肌僵直、震颤和运动障碍作用强，与左旋多巴合用可减少其不良反应。长期应用可引起下肢皮肤出现网状青斑、踝部水肿，可能是由于儿茶酚胺释放引起的外周血管收缩所致。

溴隐亭（bromocriptine）

本药为麦角生物碱衍生物。可选择性激动中枢DA受体，对帕金森病和肝的疗效与左旋多巴近似，作用持久，不良反应少。尤其适用于其他药物治疗效果减退的帕金森病患者。此外，尚有抑制催乳素释放的作用，常用于退乳和治疗催乳素分泌过多症。不良反应与左旋多巴相似，易引起幻听、幻视和精神障碍等。

二、中枢抗胆碱药

本类药物可阻断中枢胆碱受体，拮抗纹状体内乙酰胆碱的作用，恢复胆碱能神经与多巴胺能神经的功能平衡，改善帕金森病的症状。

苯海索（benzhexol，安坦）

本药为人工合成的中枢性胆碱受体阻滞药，疗效不如左旋多巴，抗震颤和改善流涎症状效果好，对肌强直和运动迟缓效果差。临床主要用于轻症患者，不能耐受左旋多巴或禁用左旋多巴的患者，以及抗精神分裂症药引起锥体外系反应的患者。与左旋多巴合用有协同作用，老年患者因脑内乙酰胆碱减少，不宜使用本类药物。

外周抗胆碱作用仅为阿托品的1/10～1/3，故阿托品样症状较轻。同类药物还有丙环定（procyclidine，开马君）、布地品（budipine）以及东莨菪碱等。

三、抗帕金森病药的用药护理

（一）用药护理程序

用药护理步骤	用药护理要点
用药前	1. 进行健康评估，识别适应证和高危患者 2. 本类药物不良反应较重，制订用药护理措施
用药中	避免与维生素 B_6、抗精神病药合用，以免引起严重不良反应
用药后	1. 严密观察用药后反应，及时发现不良反应，严重不良反应需报告医师 2. 多数患者需终身用药，切勿随意加减药物和药量 3. 做好健康教育有助于提高疗效和患者依从性，降低或减轻不良反应

（二）用药护理案例分析

音频：
用药护理案例解析

患者，男性，65岁。患帕金森病2年，近期因出现恶心、食欲缺乏、睡眠不好而就医，未向医生告知帕金森病史，医生给予下列处方：

1. 左旋多巴片 0.25 g×100 用法：一次 0.5 g，一日 3 次；
2. 维生素 B_6 片 10 mg×30 用法：一次 20 mg，一日 3 次

请分析：上述处方是否合理？为什么？

第二节　治疗阿尔茨海默病的药物

阿尔茨海默病（Alzheimer's disease，AD）又称原发性老年痴呆，是发生于老年和老年前期，以进行性认知功能障碍和行为损害为主要临床表现的中枢神经系统退行性病变。该病患者的日常生活能力、行为和认知功能的损害是脑中乙酰胆碱缺乏造成的，补充乙酰胆碱的药物可以改善患者症状，目前主要治疗药物为胆碱酯酶抑制药，M受体激动药和促进脑代谢的药物，但治疗的主要目的是改善症状和延缓病情的进展。

一、常用治疗阿尔茨海默病药

（一）胆碱酯酶抑制药

多奈哌齐（donepezil）

本药为第二代可逆性中枢胆碱酯酶抑制药，可提高神经组织中乙酰胆碱的含量，对改善患

者的认知功能，如记忆力减退等有一定的治疗效果。

石杉碱甲（huperzine A，哈伯因）

本药是我国学者 1982 年从中药千层塔中分离的一种新生物碱，是一种高选择性可逆性胆碱酯酶抑制药。口服吸收良好，易于通过血脑屏障，拟胆碱作用强，主要用于各型阿尔茨海默病的治疗，可改善患者的记忆障碍以及衰老性记忆减退，并可改善认知情况。过量可出现激动、恶心、呕吐、腹泻、晕厥等。

（二）M 受体激动药

呫诺美林（xanomeline）

本药能选择性激动 M_1 受体，易透过血脑屏障，可改善患者认知功能和行为控制能力，大剂量口服会出现胃肠道和心血管系统反应。

（三）促进脑代谢的药物

阿尔茨海默病患者大脑局部存在葡萄糖利用下降和异常氧代谢，引起海马、皮质部分神经元变性坏死。目前临床采用甲磺酸双氢麦角毒碱（ergoloid mesylates，喜得镇）、尼麦角林（nicergoline）、茴拉西坦（aniracetam）、银杏叶制剂等来改善大脑血液循环，扩张脑血管，增加脑血流量和对葡萄糖的利用，促进脑代谢，改善大脑功能。

二、治疗阿尔茨海默病药的用药护理

（一）用药护理程序

用药护理步骤	用药护理要点
用药前	1. 应对护理本类患者工作的困难程度有足够的心理和生理准备，保持良好心态应对各种护理任务 2. 对伴有抑郁症、幻觉和自杀倾向的痴呆患者，要指导家属妥善保管药品，避免误服或过量服用 3. 评估患者生活中可能的危险环境，并加以预防
用药中	1. 提示医生定期监测患者的肝、肾功能，注意大小便的观察 2. 患者缺乏自主用药能力，容易发生忘记吃药、吃错药，或忘了已服药又过量服用的情况，必须亲自帮助患者将药全部服下，必要时做好记录，以免遗忘或错服
用药后	1. 患者服药后常不能诉说其不适，要细心观察患者有何不良反应，及时提示医生调整给药方案 2. 本类疾病病程长，预后差，要对患者家属或生活陪护人员做好全面详细的健康教育，提高生活护理和心理护理能力

（二）用药护理案例分析

患者，女性，77 岁。近期多次无故走失而入院，家属诉称患者在 3 年前出现经常迷路、记忆力明显下降、前言不搭后语等现象，近期更加明显，不能说出亲属姓名，不记得是否吃过饭等，情绪低落，经常呆坐不动。结合临床检查，初步诊断为“阿尔茨海默病”。

试分析：该患者可选用哪些药物？请说明用药护理要点。

音频：
用药护理案例解析

思维导图：
学习小结

自测题

一、单项选择题

A_1 型题

1. 左旋多巴治疗帕金森病的机制是
   A. 激动中枢胆碱受体
   B. 补充纹状体中 DA 的不足
   C. 减少 NE 的再摄取
   D. 抑制脑内 DA 的降解
   E. 阻断 DA 受体
2. 下列哪项不是左旋多巴治疗帕金森病的特点
   A. 长期用药疗效下降
   B. 可用于各种类型 PD 患者
   C. 卡比多巴可增强其疗效
   D. 对肌肉僵直疗效差
   E. 对震颤疗效差
3. 用左旋多巴治疗帕金森病时应与下列何药合用
   A. 维生素 B_6
   B. 多巴
   C. 氯丙嗪
   D. 卡比多巴
   E. 多巴胺
4. 左旋多巴易产生不良反应的主要原因是
   A. 大部分进入中枢神经系统
   B. 对 M 受体有激动作用
   C. 促进 NE 释放
   D. 大量多巴胺通过血脑屏障
   E. 在外周转变为多巴胺
5. 卡比多巴与左旋多巴合用的理由是
   A. 使进入中枢神经系统的左旋多巴增加
   B. 减慢左旋多巴由肾排泄
   C. 直接激动多巴胺受体
   D. 抑制多巴胺的再摄取
   E. 加速左旋多巴吸收
6. 下列药物单用治疗帕金森病无效的是
   A. 左旋多巴
   B. 金刚烷胺
   C. 卡比多巴
   D. 苯海索
   E. 澳隐亭
7. 金刚烷胺属于
   A. 促 DA 释放药
   B. 胆碱酯酶抑制药
   C. COMT 抑制药
   D. DA 前体药
   E. 抗胆碱药
8. 苯海索治疗帕金森病的特点是
   A. 尤适用于重症患者
   B. 不与左旋多巴合用
   C. 抗震颤疗效好
   D. 伴青光眼患者可使用
   E. 无阿托品样不良反应
9. 下列哪种药能缓解氯丙嗪引起的急性肌张力障碍
   A. 苯海索
   B. 金刚烷胺
   C. 左旋多巴
   D. 澳隐亭
   E. 卡比多巴
10. 患者，男性，65 岁，1 年前诊断为“阿尔茨海默病”，目前临床最常用的治疗药物是
    A. 抗焦虑药物
    B. 抗抑郁药物
    C. 抗精神病药物
    D. 胆碱酯酶抑制药物
    E. 促进脑代谢药物

二、问答题

1. 不可用左旋多巴治疗由氯丙嗪引起的帕金森综合征的原因是什么？
2. 简述左旋多巴治疗帕金森病的原理、外周主要不良反应及其减少方法。
3. 简述左旋多巴和卡比多巴合用的机制。

（田　健）

第十四章

抗精神失常药

学习目标

1. 掌握氯丙嗪的作用、用途、主要不良反应及注意事项。
2. 熟悉氟奋乃静、三氟拉嗪、氟哌啶醇的作用特点及用途。
3. 了解碳酸锂的抗躁狂作用和丙咪嗪的抗抑郁作用。

精神失常是由多种原因引起的情感、思维和行为异常的精神活动障碍性疾病，常见的有精神分裂症、躁狂症、抑郁症和焦虑症等。抗精神失常药主要包括抗精神病药（antipsychotic drugs）、抗抑郁药（antidepressants）、抗躁狂药（antimanic drugs）和抗焦虑药（anxiolytics）

第一节　抗精神病药

抗精神病药主要用于治疗精神分裂症，能有效控制患者的幻觉、妄想等阳性症状，对感情淡漠、主动性缺乏等阴性症状则较差甚至无效，对其他精神障碍导致的躁狂症状亦有效。本类药物按化学结构可分为吩噻嗪类、硫杂蒽类、丁酰苯类和其他类，其中大部分药物是多巴胺（DA）受体阻滞药。

一、吩噻嗪类

本类药物均含有吩噻嗪的基本母核，临床常用的有氯丙嗪、奋乃静、氟奋乃静、三氟拉嗪和硫利达嗪等。

氯丙嗪（chlorpromazine，冬眠灵）

本药是吩噻嗪类代表药物，口服吸收慢而不规则，血浆蛋白结合率大于90%，易透过各种生物膜屏障，脑组织内浓度可达血浆浓度的10倍，主要在肝代谢，经肾排泄，因有脂肪组织蓄积，排泄较缓慢。

【药理作用】本药阻断中枢及外周的DA受体，也可阻断α受体和M受体。

1. 对中枢神经系统的作用

（1）抗精神病作用：正常人用药出现选择性中枢抑制，表现为镇静、安定、感情淡漠和注意力下降，反应迟钝等，连续用药出现耐受性，无催眠和麻醉作用。精神分裂患者用药后能迅速控制兴奋、躁狂行为，连续用药能消除幻觉、妄想等症状，减轻思维、情感障碍，使患者理智恢复、情绪安定、生活自理。该作用一般无耐受性。

（2）镇吐作用：小剂量阻断延髓催吐化学感受器触发区（CTZ）的多巴胺受体，大剂量可直接抑制呕吐中枢，作用强大。对呃逆调节中枢也有抑制作用。

（3）对体温调节的影响：抑制下丘脑体温调节中枢，减弱其温度调节能力，使体温难以维持恒定，如配合物理降温，可使发热者和正常人的体温降至正常以下，若再配合其他中枢抑制药可使机体处于一种类似变温动物特有的冬眠状态。

2. 对自主神经系统的影响 可阻断外周α受体，扩张血管，降低血压，大剂量可发生直立性低血压。阻断M受体作用较弱，大剂量时出现明显抗胆碱作用，引起口干、便秘、尿潴留、心率加快等副作用。

3. 对内分泌系统的影响 长期大剂量应用能阻断下丘脑结节－漏斗通路的DA受体，减少催乳素抑制因子的释放，使催乳素分泌增加，出现乳房肿大、溢乳等现象；抑制促性腺激素分泌，出现排卵延迟，性功能障碍等；抑制促肾上腺皮质激素分泌，导致肾上腺皮质功能减退症等；抑制生长激素分泌，可影响儿童生长发育，也可试用于巨人症的治疗。

【临床应用】

1. 治疗精神病 氯丙嗪主要用于迅速控制精神分裂症及其他精神病所致的兴奋、躁狂、幻觉、妄想等症状。

2. 治疗呕吐和顽固性呃逆 氯丙嗪可用于某些药物（如吗啡、雄激素、四环素、抗恶性肿瘤药等）和胃肠炎、尿毒症、癌症、放射病等疾病引起的呕吐。对顽固性呃逆也有显著疗效。但对晕动病所致的呕吐无效。

3. 用于低温麻醉和人工冬眠 氯丙嗪配合物理降温（冰浴、乙醇擦浴等）可使患者体温降至正常以下，使器官活动减少，基础代谢率降低，因而可用于低温麻醉。

【不良反应及注意事项】

1. 副作用 安全范围较大，但副作用较多。常见的有：倦怠、嗜睡、口干、便秘、视物模糊、心悸、鼻塞、性功能障碍及直立性低血压等，少数患者出现肝功能异常、黄疸等，长期用药可致乳房增大、闭经和生长发育减慢等。

2. 锥体外系反应 是本类药物最主要的不良反应，根据用药剂量和个体差异，先后出现一系列锥体外系症状：①急性肌张力障碍，用药初出现强迫性张口、伸舌、斜颈、呼吸障碍及吞咽困难。②帕金森综合征，表现为肌张力增加、面容呆板（面具脸）、肌肉震颤、运动困难、流涎等。③静坐不能，表现为坐立不安，反复徘徊。以上三种症状出现系由氯丙嗪阻断黑质－纹状体通路的多巴胺受体后，胆碱能神经功能占优势所致，可用中枢抗胆碱药苯海索等缓解。④迟发性运动障碍，出现较晚，且持久存在。表现为不自主、有节律刻板运动，出现口－舌－颊三联征，如吸吮、舔舌、咀嚼等，与DA受体上调机制有关，中枢抗胆碱药不能缓解，反可使之加重。

3. 过敏反应 常见皮疹、药物热等，也可出现粒细胞缺乏等贫血症状。

奋乃静（perphenazine）

其他吩噻嗪类药物与氯丙嗪相同，选择性和作用强度有所不同，其中奋乃静和氟奋乃静因作用强、选择性高，比氯丙嗪应用广。

二、硫杂蒽类

氯普噻吨（chlorprothixene，泰尔登）

氯普噻吨抗精神病作用，抗幻觉、妄想作用比氯丙嗪弱，但镇静作用较强，还有较弱的抗抑郁和抗焦虑作用，抗胆碱作用和抗肾上腺素作用较弱。适用于伴有抑郁或焦虑症状的精神分裂症、焦虑性神经官能症、更年期抑郁症等。不良反应与氯丙嗪相似但较轻，锥体外系反应也较少。

三、丁酰苯类

氟哌啶醇（haloperidol）

本药作用类似于吩噻嗪类，对以兴奋、幻觉和妄想为主要表现的各种急、慢性精神病均有较好疗效。但锥体外系不良反应发生率高达80%，程度严重，因对心血管系统和肝的副作用少，仍有一定临床使用价值。

氟哌利多（droperidol，氟哌啶）

作用短暂，临床常用于增强镇痛药作用，如与芬太尼合用，使患者处于痛觉消失、精神恍惚、反应淡漠的特殊麻醉状态，称为神经安定镇痛术（neuroleptanalgesia，NLA），该方法集镇痛、安定、镇吐、抗休克于一体，应用于小型外科手术和某些特殊检查等。

四、其他类

五氟利多（penfluridol）

五氟利多为长效抗精神病药，口服后8～16小时血药浓度达高峰，给药一次后作用可维持一周。

氯氮平（clozapine）

氯氮平为苯二氮䓬类广谱新型抗精神病药，疗效优于氯丙嗪和氟哌啶醇。

知识链接

精神病患者用药护理

药物在精神病的治疗中起着至关重要的作用，而一些精神病患者尤其是发作期的患者很难自己正确服药，所以做好精神病患者的用药护理，是康复治疗中的一个关键问题。

1. 急性期协助服药　耐心劝说患者服药；可把无味的药搅拌在饭菜里；必要时请医生把给药方法改为肌内注射。

2. 防止患者假服药　警惕患者将药藏在舌下、牙缝、手指缝等地方，储积后一次服用而发生意外。

3. 注意药物的不良反应　服药后仅有嗜睡、动作呆板、便秘、肥胖等较轻微的不良反应，不需治疗处理。如出现头颈歪斜、坐立不安、四肢颤抖等较重的不良反应，就必须在医生的指导下调整或进行治疗。

第二节　抗抑郁药与抗躁狂药

抑郁症和躁狂症统称为情感障碍性精神病，表现为情绪不能自控的过度低落或高涨，抑郁症常表现为情绪低落、缺乏乐趣、孤僻内向、缺乏精力、行动和思维迟钝，甚至悲观厌世，躁狂症则表现为情绪高涨、躁动不安、活动过度和语言、思维不能自制，部分患者具有躁狂–抑郁交替出现的症状。上述疾病特别是抑郁症具有隐匿发病、反复发作的特点，合理选用药物可以有效控制症状。

一、抗抑郁药

抗抑郁症的药物主要通过增加脑内 5- 羟色胺（5-hydroxytryptamine，5-HT）和去甲肾上腺素的含量而发挥抗抑郁症作用。目前临床常用的抗抑郁症药物为三环类、去甲肾上腺素摄取抑制药、5-HT 摄取抑制药和其他抗抑郁药。

（一）三环类药

丙米嗪（imipramine）

【药理作用】抑郁症患者连续服药可出现情绪高涨，精神振奋，思维敏捷、言语增多、睡眠和食欲改善等显著的抗抑郁作用。但丙咪嗪起效缓慢，常需连续用药 2 ~ 3 周后才见效，故不作应急药物应用。

【临床应用】临床用于治疗各型抑郁症，是目前治疗抑郁症的首选药。对内源性和更年期抑郁症效果较好，对反应性抑郁症次之，对精神分裂症伴抑郁状态者效果较差。

【不良反应】

1. 阿托品样作用 是其最常见的副作用，因治疗量的丙咪嗪能明显阻断 M 受体。常见有口干、便秘、瞳孔扩大、眼压升高、视力模糊、尿潴留、心动过速等。前列腺肥大和青光眼患者禁用。

2. 中枢神经系统反应 表现为乏力、头痛、失眠、肌肉震颤，大剂量可引起精神兴奋、躁狂、癫痫样发作。有癫痫病史者慎用。

3. 心血管系统反应 治疗量丙咪嗪即可出现血压下降，药物过量可致直立性低血压（以老年人多见）、心动过速、心肌梗死等，可突然死亡。高血压、动脉硬化患者慎用。

4. 过敏反应 偶见皮疹、粒细胞减少及阻塞性黄疸等，长期大剂量用药时，应定期检查血常规和肝功能。过敏者禁用。

5. 其他 可引起新生儿畸形，故妊娠期妇女禁用，肝肾功能不全者禁用。

阿米替林（amitriptyline）

阿米替林是临床上常用的三环类抗抑郁药，常口服给药。

多塞平（doxepin）

多塞平作用与丙咪嗪相似，常口服给药。

（二）去甲肾上腺素摄取抑制药

该类药物能选择性抑制去甲肾上腺素的再摄取而增加脑内去甲肾上腺素含量，用于抑郁症治疗。特点是起效快，而镇静、抗胆碱作用和降压作用均比三环类抗抑郁药弱。常用药物有：地昔帕明（desipramine）、马普替林（maprotiline）。

（三）5-HT 摄取抑制药

该类药物对 5-HT 再摄取的抑制具有高度选择性，而对其他递质和受体几无作用，常用药物包括氟西汀、帕罗西汀、舍曲林、西酞普兰等，同时具有抗抑郁和抗焦虑双重作用，且不损害精神运动功能，也很少引起镇静作用，对心血管和自主神经系统功能影响很小。

（四）其他抗抑郁药

曲唑酮（trazodone）、米安色林（mianserin）。

二、抗躁狂药

抗精神病药中的氯丙嗪、氟奋乃静、氟哌啶醇和某些抗癫痫药，如卡马西平等均可用于躁狂症的治疗，但碳酸锂是目前典型的抗躁狂药。

碳酸锂（lithium carbonate）

【药理作用】碳酸锂可抑制脑内去甲肾上腺素及多巴胺的释放，并促进其再摄取，还可促进 5-HT 的合成与释放，产生抗躁狂作用。

【临床应用】临床主要用于治疗躁狂症，尤其对急性躁狂和轻度躁狂有效率达 80%。对精神分裂症的兴奋躁动症状也有效，与抗精神病药合用可产生协同作用。

【不良反应及注意事项】锂盐安全范围窄，随着剂量的增加，不良反应增多。

1. 一般反应 用药初期有恶心、呕吐、腹泻、疲乏、肌肉无力、肢体震颤、口干、多尿等，常在继续治疗 1～2 周内多数症状逐渐减轻或消失。

2. 毒性反应 血锂浓度与疗效及不良反应密切相关。

3. 其他 有抗甲状腺作用，可引起碘代谢异常、甲状腺功能低下或甲状腺肿，一般无明显自觉症状，应用锂盐的缓释片可减轻，停药后可恢复。

第三节　抗焦虑药

焦虑症是一组以提心吊胆、恐惧和忧虑为主要临床表现的精神障碍，并常伴有紧张不安。临床常见的有急性焦虑、慢性焦虑与社交焦虑等。常用的治疗手段有：药物治疗、心理治疗和电痉挛治疗。

一、药物治疗

（一）苯二氮䓬类

苯二氮䓬类是良好的镇静催眠药，兼有抗焦虑的作用，但是不可用于治疗共病的情况（比如焦虑的同时，患有抑郁或者强迫症）。

（二）三环类抗抑郁药（tricyclic antidepressant，TCAs）

丙米嗪、阿米替林、氯米帕明、多塞平等都是临床常用的三环类抗抑郁药，主要通过抑制突触前膜对去甲肾上腺素和 5-HT 的摄取来增加突出间隙内这两种神经递质的浓度，最终发挥抗焦虑和抗抑郁的作用。

（三）5-HT1A 受体部分激动剂

丁螺环酮和坦度环酮能够与 5-HT1A 受体结合，降低突触后膜上 5-HT 受体的敏感性和神经的传递功能，发挥抗焦虑作用。

（四）选择性 5-HT 再摄取抑制剂

本类药物能够抑制突触前膜 5-HT 的再摄取来发挥抗抑郁和抗焦虑的作用，临床上经常使用的主要有氟西汀、帕罗西汀、舍曲林、氟伏沙明、西酞普兰等，其中帕罗西汀是临床上治疗焦虑症使用最广泛的一种药物。

（五）5-HT 和去甲肾上腺素再摄取抑制剂

作用机制为抑制 5-HT 及去甲肾上腺素的再摄取，增强中枢 5-HT 及去甲肾上腺素能神经功能而发挥抗抑郁和抗焦虑作用。代表药物为文拉法辛和度洛西汀。

（六）其他药物

除了上述五种抗焦虑药之外，临床可用于治疗焦虑症的药物还有米氮平、曲唑酮、圣约翰草提取物、β- 受体阻滞药和抗精神病药等。

二、心理治疗

常用方法有认知治疗、行为治疗及认知 – 行为治疗。通过让患者学会“换个角度看问题”，从而走出思想误区或者避免继续“钻牛角尖儿”，与药物治疗联合使用是目前治疗焦虑症的最佳选择。

三、电痉挛治疗

电痉挛治疗主要用于反复发作或者急性焦虑，有极度烦躁不安的自伤或伤人行为，通过短程电休克疗法，改良精神状态。该疗法目前已广泛用于临床。

第四节　抗精神失常药的用药护理

精神失常的症状明显，临床诊断一般不难，但要注意精神失常的病因一般比较复杂，单纯的药物治疗并不能从根本上治愈精神失常，必须与心理疏导等其他手段结合起来才能达到理想的治愈效果。另外，治疗精神失常的药物大都不良反应比较大，应该密切关注患者的身体状态。

一、用药护理程序

用药护理步骤	用药护理要点
用药前	1. 用药禁忌评估　正在使用或近期使用中枢抑制药物的患者禁用，特殊人群，如肝肾功能不全和妊娠期、哺乳期妇女禁用或者慎用 2. 调配药品　①正确实施给药：应尽可能单一用药，足量、足疗程治疗，一般不主张联用超过两种抗精神失常药；如果需要可联用两种作用机制不同的抗精神失常药物，并密切关注。②注意药物相互作用：本类药物易引起嗜睡、认知障碍和跌倒等不良反应，注意避免与同样具有此类不良反应的药物合用；尽量避免与有严重肝肾功能损伤的药物合用
用药中	注意用药方法要点：告知患者药物作用、疗程、可能发生的不良反应及对策；长期用药告知患者定期来院检查，监测血常规、肝肾功能，以评估是否继续用药；足量、足疗程使用，严禁私自停药或更改剂量，最好监督患者服药；苯二氮䓬类药物使用时必须密切关注药物的依赖性和戒断症状
用药后	实施护理措施：密切观察，一旦出现肝肾功能损伤，应该立即停药；对于老年患者还应该关注认知功能、躯体功能等，一旦出现记忆受损或者容易跌倒等现象也应立即停药

二、用药护理案例分析

患者，女性，45 岁，经常心神不定、注意力无法集中，已有 10 年，昨天突然出现躁动，抽搐，流口水，发声困难等现象，同时表现情绪激动，易激惹，于是来我院检查，自述无抑郁等相关精神疾病，其他表现均无大碍，初步诊断为焦虑症，于是医生开具帕罗西汀的处方药。

请分析：

1. 患者选用药物是否合理？
2. 作为护士如何进行用药指导？

音频：
用药护理案例解析

思维导图：
学习小结

自测题

一、单项选择题

A_1 型题

1. 氯丙嗪抗精神病的作用机制是
   A. 阻断中脑－边缘和中脑－皮质通路 DA 受体
   B. 阻断结节－漏斗部通路 DA 受体
   C. 阻断黑质－纹状体通路 DA 受体
   D. 阻断中枢 M 受体
   E. 直接抑制中枢神经系统
2. 氯丙嗪不能用于
   A. 低温麻醉　B. 呃逆　C. 躁狂症
   D. 镇痛　E. 人工冬眠
3. 氯丙嗪降温作用主要是由于
   A. 抑制前列腺素合成　B. 抑制大脑边缘系统
   C. 抑制体温调节中枢　D. 阻断纹状体多巴胺受体
   E. 阻断外周 α 受体
4. 氯丙嗪引起的直立性低血压宜用下列何药来纠正
   A. 肾上腺素　B. 去甲肾上腺素　C. 尼可刹米
   D. 东莨菪碱　E. 苯海索
5. 长期大剂量应用氯丙嗪引起的主要不良反应是
   A. 心悸、口干　B. 锥体外系反应　C. 直立性低血压
   D. 肝功能损害　E. 粒细胞减少
6. 氯丙嗪引起心悸、口干、便秘、视物模糊及尿潴留的作用是因为
   A. 阻断 α 受体　B. 阻断 DA 受体　C. 阻断 M 受体
   D. 阻断 H1 受体　E. 阻断 N_2 受体

A_2 型题

7. 患者，女性，39 岁，性格内向腼腆，失恋后出现幻觉、思维破裂、妄想等症状，应选用下列何药治疗
   A. 氯丙嗪　B. 碳酸锂　C. 丙米嗪
   D. 多塞平　E. 阿米替林
8. 患者，男性，66 岁，退休工人，近来出现情感低落、思维迟缓、意志活动减退、睡眠障碍，常闭门独居、疏远亲友、回避社交，偶有自杀念头，应选用下列何药治疗
   A. 氯丙嗪　B. 氟哌啶醇　C. 五氟利多
   D. 碳酸锂　E. 丙米嗪
9. 某精神分裂症患者，误服大剂量氯丙嗪，出现严重的低血压症状，应选用下列何药升压
   A. 肾上腺素　B. 去甲肾上腺素　C. 麻黄碱
   D. 异丙肾上腺素　E. 阿托品

二、简答题

氯丙嗪降温作用有何特点？

三、案例分析

患者，女，32岁，平日上进心强，性格直率。由于工作失误，被领导在会上点名批评，当晚患者心烦少食，次日说话语无伦次，东奔西跑，时而跪地磕头，时而哭闹不止，劝止无效。到医院被诊断为“躁狂型精神分裂症”。针对此患者，临床可采取哪些治疗方法？可选用什么药物？

（蒋云凯）

第十五章 镇痛药

学习目标

1. 掌握镇痛药共性和用药护理药理，吗啡、哌替啶的异同点、药理作用、临床应用、不良反应及注意事项。

2. 熟悉可待因、芬太尼、美沙酮、罗通定的作用特点及主要不良反应。

3. 了解其他镇痛药的作用特点、常用镇痛药复方制剂的组成成分及作用。

疼痛是一种复杂的生理心理活动，是机体受到损伤时，出现的不愉快的感觉和情绪性体验，它既有伤害性刺激作用于机体所引起的痛感觉，又有机体对伤害性刺激的痛反应。疼痛是最常见的疾病症状之一。疼痛的位置常指示病灶所在，而疼痛的性质间接说明病理过程的类型。

微课：
镇痛药与毒品

镇痛药既能够消除痛觉，又能缓解疼痛引起的不愉快情绪。因其反复使用易产生药物依赖性，易导致药物滥用及戒断综合征，故称为麻醉性镇痛药。本类药中绝大多数被归入管制药品之列，其生产、运输、销售和使用必须严格遵守"国际禁毒公约"和我国的有关法规，如《中华人民共和国药品管理法》《麻醉药品和精神药品管理条例》等。

目前，临床上应用的镇痛药可分为阿片受体激动药、阿片受体部分激动药及其他镇痛药三类。

第一节 阿片受体激动药

阿片（opium）

为罂粟科植物罂粟未成熟蒴果浆汁的干燥物，含有20余种生物碱，从化学结构上可分为菲类和异喹啉类两大类型。前者如吗啡、可待因，具有镇痛、镇咳作用；后者如罂粟碱，具有平滑肌松弛作用，几无镇痛作用。

案例分析

患者，男性，56岁。3年前诊断为冠心病，近一周来心前区疼痛发作频繁，今晨骑车上班途中，突然胸骨后压榨性剧痛，触电样向左臂内侧放射，含下含服硝酸甘油不能缓解，出大汗，面色苍白。手足发凉。入院后测血压80/50 mmHg，心电图显示室性早搏。用药情况如下：

1. 吗啡每 6 小时皮下注射 5 毫克，共 4 次，疼痛缓解；
2. 静脉滴注 2% 利多卡因注射剂，维持 24 小时；
3. 多巴胺静脉注射，血压回升有尿后维持一天。

请分析：

1. 吗啡用于此患者的目的是什么？
2. 在使用吗啡的时候应该注意哪些问题？

吗啡（morphine）

吗啡是阿片中的主要生物碱，含量约 10%，是典型的阿片受体激动药。

【体内过程】 吗啡口服吸收良好，但首过消除明显，生物利用度仅 25%，故多采用皮下或肌内注射给药，作用维持 4 ~ 5 小时，血浆 $t_{1/2}$ 为 2 ~ 3 小时。大约 1/3 与血浆蛋白结合，游离型吗啡迅速分布于全身，以肺、肝、肾等组织浓度最高。本品脂溶性低，仅有少量通过血脑屏障，但足以发挥中枢性药理作用。也可通过胎盘进入胎儿体内。主要在肝内和葡糖醛酸结合或脱甲基成为去甲吗啡，绝大多数经肾排泄，少量经胆汁及乳汁排泄。

【药理作用】

1. 中枢神经系统作用

（1）镇痛：吗啡具有强大的镇痛作用，对持续性慢性钝痛作用大于间断性锐痛，对神经性疼痛效果较差，镇痛时不影响意识和其他感觉。

（2）镇静、致欣快感：吗啡可明显改善由疼痛引起的焦虑、恐惧等不良情绪反应，产生镇静作用，提高对疼痛的耐受力。

（3）抑制呼吸：治疗量即可抑制呼吸，使呼吸频率减慢，潮气量降低，通气量减少，作用持久，并随剂量增加而增强。

（4）镇咳：吗啡具有强大的镇咳作用，可使咳嗽反射减轻或消失，与激动延脑孤束核阿片受体从而直接抑制延髓咳嗽中枢有关。

（5）缩瞳：吗啡兴奋支配瞳孔的副交感神经，引起瞳孔括约肌收缩，使瞳孔缩小。吗啡中毒时，瞳孔极度缩小产生针尖样瞳孔是其中毒标志。

（6）催吐：吗啡兴奋延髓催吐化学感受区，引起恶心呕吐。

2. 心血管系统作用 治疗量吗啡能抑制血管运动中枢，降低中枢交感张力和促进组胺释放，使外周血管扩张，降低外周阻力，当患者由仰卧位转为直立时可发生直立性低血压，低血容量者更易发生。另外，吗啡抑制呼吸使 CO_2 潴留，引起脑血管扩张而升高颅内压。

3. 内脏平滑肌作用

（1）胃肠平滑肌：吗啡能提高胃肠平滑肌及其括约肌张力，使胃排空延缓，肠推进性蠕动减弱；抑制胃、肠、胰液及胆汁等消化液的分泌而延迟食物消化；加之中枢抑制作用使便意迟钝，因而有止泻作用并可引起便秘。该作用并无耐受性。

（2）胆道平滑肌：治疗量吗啡引起胆道平滑肌和 Oddi 括约肌痉挛性收缩，使胆汁排空受阻，胆道和胆囊内压力明显提高，可导致上腹不适甚至诱发胆绞痛。

（3）其他：①吗啡可提高输尿管平滑肌和膀胱括约肌张力，引起排尿困难，导致尿潴留；②可对抗缩宫素对子宫兴奋的作用，使产程延长，临产妇应用会影响分娩；③大剂量可引起支气管平滑肌收缩，诱发或加重哮喘。

【临床应用】

1. 治疗急性锐痛 因吗啡连续应用易成瘾，故一般仅短期用于其他镇痛药无效的急性锐痛，如严重创伤、战伤、烧伤和癌症晚期剧痛等。

知识链接

疼痛的治疗

疼痛按照持续时间可分为急性疼痛和慢性疼痛。急性疼痛的治疗主要是指术后镇痛、创伤后疼痛的治疗、无痛分娩和人工流产的处理等。术后镇痛的主要药物为阿片类镇痛药和非甾体抗炎药（nonsteroidal anti-inflammatory drug，NSAID）。世界疼痛组织提出术后早期要应用强效阿片类镇痛药，给药方式以注射为主，而随后可给予口服的镇痛药。慢性疼痛包括癌性疼痛和非癌性疼痛。癌痛的经典治疗方案是三级止痛阶梯治疗原则。慢性非癌性疼痛大多属于神经病理性疼痛，其治疗药物包括抗抑郁药、抗癫痫药、局部治疗药物、阿片类药物和NSAID。

2. 心源性哮喘 是指急性左心衰竭患者突然发生急性肺水肿，导致肺泡换气功能障碍，而引起的呼吸困难。

3. 止泻 适用于急、慢性消耗性腹泻以减轻症状。可选用阿片酊或复方樟脑酊。

【不良反应及注意事项】

1. 治疗量吗啡可引起眩晕、嗜睡、恶心、呕吐、便秘、呼吸抑制、排尿困难、胆道压力升高甚至胆绞痛、直立性低血压等。

2. 耐受性及依赖性 吗啡按常规剂量连用2～3周即可产生耐受性，且与其他阿片类药物有交叉耐受性，表现为使用剂量逐渐增大，用药时间缩短。

3. 急性中毒 吗啡过量可引起急性中毒，表现为昏迷、深度呼吸抑制、针尖样瞳孔三大特征，并伴有血压下降、严重缺氧、体温下降及尿潴留，甚至休克。死亡原因主要为呼吸麻痹。抢救措施为人工呼吸、适量吸氧，静脉注射阿片受体阻滞药纳洛酮。

可待因（codeine）

可待因又称甲基吗啡（methylmorphine）。口服后易吸收，可待因的镇痛作用仅为吗啡的1/12～1/10，镇咳作用为其1/4，持续时间则与吗啡相似；镇静作用不明显；成瘾性及抑制呼吸、致便秘等作用均较吗啡弱。临床上主要用于剧烈的干咳。

哌替啶（pethidine）

哌替啶又名度冷丁（dolantin），为苯基哌啶衍生物，是目前临床常用的人工合成阿片受体激动药。口服易吸收，皮下或肌内注射吸收及起效更迅速，因此常注射给药。可通过胎盘屏障进入胎儿体内。在肝内代谢为哌替啶酸和去甲哌替啶，两者再以结合形式经肾排出。

【药理作用与临床应用】哌替啶通过与脑内阿片受体结合产生效应，药理作用及作用机制与吗啡相似，但较弱。

1. 镇痛 哌替啶依赖性的产生较吗啡轻且慢，因此现已取代吗啡用于创伤、手术、癌症晚期等各种剧烈疼痛；缓解胆绞痛、肾绞痛等内脏剧烈绞痛仍需配合阿托品；由于新生儿对哌替啶抑制呼吸作用较为敏感，因此产妇临产前2～4 h内不宜使用。

2. 心源性哮喘 可替代吗啡用于心源性哮喘辅助治疗，效果良好。其作用机制同吗啡。

3. 麻醉前给药 麻醉前给予哌替啶，可使患者镇静，消除术前紧张、恐惧情绪，减少麻醉药用量，并缩短诱导期。

4. 人工冬眠 与氯丙嗪、异丙嗪组成冬眠合剂，可辅助减低人工冬眠患者的基础代谢。

【不良反应及注意事项】

1. 副作用 治疗量可引起眩晕、恶心、呕吐、口干、心悸及直立性低血压等，甚至发生晕厥。用药后应嘱患者卧床休息，直立时应缓慢。

2. 耐受性和依赖性 哌替啶耐受性和依赖性较吗啡小，连续应用 1 周可产生耐受性，连续应用 2 周可产生成瘾性，仍需控制性使用，已列入麻醉药品管理。

3. 急性中毒 哌替啶剂量过大可明显抑制呼吸。

芬太尼（fentanyl）

芬太尼属短效、强效镇痛药，镇痛强度为吗啡的 100 倍。起效迅速，维持时间短。主要用于各种剧烈疼痛，亦常用于麻醉辅助用药和静脉复合麻醉，并可与氟哌利多合用，用于神经安定镇痛术。

美沙酮（methadone）

美沙酮为强效镇痛药。本药镇痛作用强度与吗啡相当，但持续时间长，其他作用较吗啡弱，适用于创伤、手术、癌症晚期等剧烈疼痛。由于耐受性与依赖性发生较慢，戒断症状略轻，并可使吗啡等药物的依赖性减弱，因此，美沙酮替代疗法广泛用于吗啡和海洛因等药物成瘾者的脱瘾治疗。

第二节 阿片受体部分激动药

阿片受体部分激动药在小剂量或单独使用时，可激动阿片受体的不同亚型，呈现镇痛作用，剂量加大或与激动药合用时，又可阻断阿片受体。本类药物以镇痛作用为主，呼吸抑制作用及依赖性较弱。

喷他佐辛（pentazocine）

喷他佐辛又名镇痛新，为阿片受体部分激动药。可口服、皮下或肌内注射。

【药理作用】

1. 本药的镇痛效力为吗啡的 1/3，呼吸抑制作用约为吗啡的 1/2。增加剂量其呼吸抑制强度并不按比例增强，故相对较为安全。

2. 对胃肠道平滑肌和胆道平滑肌的兴奋作用较吗啡弱，不引起便秘，胆道内压力升高不明显。

3. 对心血管系统的作用不同于吗啡，大剂量反而增快心率，升高血压，这与其能提高血浆中的儿茶酚胺含量有关。

4. 突出优点是不易产生药物依赖性，已列入非麻醉药品管理范畴。

【临床应用】适用于各种慢性疼痛，也用于产科止痛。

【不良反应】常见眩晕、嗜睡、出汗、轻微头痛等。偶引起焦虑、噩梦、幻觉，甚至惊厥等。大剂量可引起血压升高、心率加快及心律失常等。大剂量可引起呼吸抑制，可用纳洛酮对抗。

丁丙诺啡（buprenorphine）

丁丙诺啡为阿片受体部分激动药，可舌下含服、肌内注射或静脉注射。

第三节 其他镇痛药

曲马多（tramadol）

曲马多为中枢性镇痛药。其特点为：①口服易吸收；②镇痛作用强度约为吗啡的 1/3；③治疗剂量时无明显的呼吸抑制作用，也不影响心血管功能，不致平滑肌痉挛，无导致便秘等副作用；④广泛用于中、重度急慢性疼痛，如创伤、手术、分娩和癌症晚期等，也用于剧烈的关节痛、神经痛；⑤无欣快感。

第四节　阿片受体拮抗药

本类药物的化学结构与吗啡相似，与阿片受体有很强的亲和力，却几乎无内在活性，故称为阿片受体拮抗药。常用的药物有纳洛酮和纳曲酮。

纳洛酮（naloxone）

纳洛酮化学结构与吗啡相似，与阿片受体有较强亲和力，但没有内在活性，对阿片受体及各亚型均有竞争性拮抗作用。口服易吸收，首过消除明显，常静脉给药，2 min 起效，维持 30～60 min。临床用于阿片类镇痛药急性中毒的抢救，可解除阿片类药物呼吸抑制及其他中枢抑制症状，可通过诱发阿片类药物依赖者严重戒断症状而用于阿片类药物依赖者的鉴别诊断，也可试用于急性酒精中毒、休克、脑外伤救治。

纳曲酮（naltrexone）

纳曲酮的化学结构与纳洛酮相似，其作用、用途与纳洛酮也相似，但生物利用度较高，作用强度是纳洛酮的 2 倍，作用持续时间可长达 24 小时。

知识链接

癌症患者的三阶梯止痛治疗

世界卫生组织（WHO）提出 21 世纪实现全世界癌症患者不痛的目标。我国卫生部也在 1991 年 4 月开展了“癌症患者三阶梯止痛治疗”工作。

癌症患者三阶梯止痛治疗是在对癌痛的性质和原因作出正确评估后，根据癌痛程度来选择相应的镇痛药治疗。主要原则是：①应避免创伤性给药途径，尽量选择口服给药以便于患者长期用药；②应有规律地“按时”给药（3～6 小时给药一次）而不是“按需”给药；③要按阶梯给药，对轻度疼痛者主要选用解热镇痛抗炎类药（如阿司匹林、对乙酰氨基酚等），对中度疼痛者应选用弱阿片类药物（如可待因、布桂嗪等），对重度疼痛者应选用强阿片类药（如吗啡、哌替啶等）；④用药剂量和方案应个体化，注意患者的实际疗效；⑤需要时可加用辅助药物，如解痉药、抗抑郁药、抗焦虑药等。

第五节　镇痛药的用药护理

一、用药护理程序

用药护理步骤	用药护理要点
用药前	1. 了解疼痛类型、病因、用药史等 2. 做好心理护理，减轻或转移患者疼痛焦虑情绪和心理压力，帮助患者分散注意力 3. 合理制订护理程序，药物多采用口服、肌内和皮下注射，一般不用静脉注射，减少不良反应发生 4. 严格掌握适应证及禁忌证，掌握急性中毒、依赖性特殊体征，有效鉴别，及时报告医生

续表

用药护理步骤	用药护理要点
用药中	1. 注意观察呼吸、血压、脉搏、瞳孔等表现，出现中毒前兆立即停药，并报告医生 2. 配备纳洛酮等特效解救药，抢救呼吸药品和器械
用药后	1. 做好相关护理措施，加强不良反应介绍，有助于提高疗效 2. 针对腹胀、排尿困难、便秘、直立性低血压等不良反应，采取相应措施，如多食粗粮、饮水、定时排便、缓慢改变体位等 3. 做好药品清点和登记工作

二、用药护理案例分析

患者，女性，49 岁，近期右上腹常感疼痛，且反复发作，在村医处点滴“消炎止痛药”（具体成分不详），疼痛没有缓解，反而出现发热、寒战等表现，昨天开始脸色泛黄，遂来我院就诊，自诉多年来一直喜食肥肉，结合 B 超等检测结果，确诊为胆结石所致的胆绞痛，医生开具处方为曲马多。

请分析：

1. 医生选用药物是否合理？
2. 作为护士如何进行用药指导？

音频：
用药护理案例解析

自测题

思维导图：
学习小结

一、单项选择题

A_1 型题

1. 治疗胆、肾绞痛最好选用
   A. 哌替啶 + 阿托品　B. 罗通定 + 阿托品　C. 氯丙嗪 + 阿托品
   D. 吗啡 + 阿托品　E. 阿司匹林 + 阿托品
2. 吗啡不宜用于何种止痛
   A. 分娩止痛　B. 外伤剧痛
   C. 恶性肿瘤晚期疼痛　D. 心肌梗死疼痛
   E. 内脏绞痛
3. 哌替啶比吗啡常用的原因是
   A. 镇痛作用比吗啡强　B. 成瘾性比吗啡弱
   C. 无呼吸抑制作用　D. 有平滑肌解痉作用
   E. 镇咳作用比吗啡强
4. 心源性哮喘可选用
   A. 肾上腺素　B. 去甲肾上腺素　C. 异丙肾上腺素
   D. 吗啡　E. 多巴胺
5. 吗啡诱发胆绞痛是由于
   A. 胃窦部、十二指肠张力提高　B. 胃排空延迟
   C. 胆道 Oddi 括约肌收缩　D. 食物消化延缓
   E. 胃排空

A_2 型题

6. 患者，男，28 岁，因大面积烧伤入院，经清创后，患者自述疼痛难忍，医嘱给予吗啡治疗，使用该药患者的表现哪项除外

A. 呼吸抑制　B. 止咳作用　C. 直立性低血压
D. 腹泻稀便症状　E. 镇咳

A_3/A_4 型题

（7～9 题共用题干）

患者，男，53 岁，3 个月前曾发生急性心肌梗死，经治疗后基本好转，已两周未用药。今晚突发剧咳而憋醒，不能平卧。且咳出粉红色泡沫样痰，患者烦躁、大汗淋漓。查体：心率 120 次 / 分、呼吸 38 次 / 分、血压 160/94 mmHg，两肺野可闻及密集小水泡音。此患者被诊断为心源性哮喘。

7. 该患者可选用什么药物治疗

A. 吗啡　B. 阿司匹林　C. 芬太尼
D. 阿托品　E. 地高辛

8. 下列哪种药物也能用于心源性哮喘

A. 吗啡　B. 阿司匹林　C. 哌替啶
D. 阿托品　E. 芬太尼

9. 该药可引起下列不良反应除外

A. 成瘾性　B. 耐受性　C. 低血压
D. 便秘　E. 凝血障碍

（10～12 题共用选项）

A. 罗通定　B. 可待因　C. 哌替啶
D. 吗啡　E. 二氢埃托啡

10. 用作中枢性镇咳药的是
11. 中毒时引起针尖样瞳孔的药物是
12. 无成瘾性的药物是

（13～15 题共用选项）

A. 纳洛酮　B. 罗通定　C. 吗啡
D. 喷他佐辛　E. 可待因

13. 镇痛作用与阿片受体无关的是
14. 可迅速对抗急性吗啡中毒症状的药物是
15. 属于阿片受体部分激动药的是

二、简答题

简述哌替啶用于心源性哮喘的机制。

三、案例分析

患者，男，28 岁，因大面积烧伤入院，经清创后，患者自述疼痛难忍，医嘱给予吗啡治疗，使用该药时，要注意观察什么？该药可能会出现什么不良反应？有哪些表现？

（蒋云凯）

第十六章 解热镇痛抗炎药

学习目标

1. 掌握解热镇痛抗炎药的共性和用药护理，阿司匹林的药理作用、临床应用、不良反应和禁忌证。

2. 熟悉对乙酰氨基酚、吲哚美辛、布洛芬、尼美舒利的作用特点及主要不良反应。

3. 了解其他解热镇痛药的作用特点，常用解热镇痛药复方制剂的组成成分及作用；了解常用抗痛风药物的主要作用特点。

第一节 概述

解热镇痛抗炎药是一类具有解热、镇痛作用，大多数还兼有抗炎、抗风湿作用的药物。本类药物的共同作用机制是抑制前列腺素（prostaglandin，PG）的生物合成。为了与具有甾体结构的肾上腺皮质激素类抗炎药区别，本类药物又称为非甾体类抗炎药（nonsteroidal anti-inflammatory drug，NSAID）。

知识链接

前列腺素的作用

致热：中枢PG合成和释放增多，可致体温调定点提高，体温升高，导致机体发热。

致痛：PG本身具有一定的致痛作用，同时还显著提高痛觉神经末梢对其他致痛物质的敏感性（称痛觉增敏）。

致炎：PG参与炎症反应，使血管扩张，通透性增加，引起局部充血、水肿和疼痛，还能协同和增强缓激肽等致痛致炎物质的作用。

一、解热作用

人体体温调节中枢位于下丘脑，通过调节产热和散热过程，使体温维持相对恒定水平。当人体受到外源性致热原，如病毒、内毒素，或者内源性致热原如白三烯（LT）、肿瘤坏死因子（TNF）等细胞因子分泌增加，激活环氧酶（COX，前列腺素合成酶）活性，使PG合成释放增加，促使体温调定点升高，机体产热增加，散热减少，引起发热。

解热镇痛抗炎药能抑制COX，减少PG的合成，使体温降低。其特点是可使发热者体温降至正常体温，对正常体温无影响，是临床发热常用的解热药物。

二、镇痛作用

组织发生炎症或损伤时，局部会产生和释放的致痛性化学物质，如缓激肽、组胺、PG 等，刺激痛觉感受器，产生痛觉。

解热镇痛药可抑制炎症时 PG 的合成，呈现镇痛作用。其特点是镇痛作用弱，对炎症引起的慢性钝痛尤为有效，对头痛、牙痛、月经痛、神经痛、肌肉痛、关节痛等效果良好，对创伤性剧痛及内脏绞痛无效。不抑制呼吸，久用不产生成瘾性，故临床应用广泛。

三、抗炎抗风湿作用

解热镇痛药能抑制炎症反应时 PG 的合成和释放而发挥抗炎抗风湿作用，主要用于风湿性关节炎和类风湿性关节炎，能有效地缓解炎症引起的红、肿、热、痛等症状，但不能根治，也不能完全阻止病程的发展或并发症的出现。

第二节　常用解热镇痛抗炎药

常用的解热镇痛抗炎药按化学结构可分为水杨酸类、苯胺类、吡唑酮类及其他有机酸类四类。

案例分析

患者，女性，62 岁。关节疼痛、肿胀 10 年余。双侧腕关节活动障碍，伴晨僵感。门诊查体：右手指关节畸形，双侧腕关节强直，活动受限。辅助检查：类风湿因子（+）；双侧腕关节 X 线正侧位示：关节间隙钙化。诊断为：类风湿关节炎。门诊予阿司匹林肠溶片，每次 1～1.5 g，每日 4 次治疗。服药 3 天后出现呕血、黑便、乏力，急诊胃镜检查结果提示：浅表糜烂性胃炎、十二指肠球部溃疡。

请分析：

1. 阿司匹林治疗类风湿关节炎的机制是什么？还有哪些替代药物可以应用？
2. 案例中消化道出血、溃疡症状可能是由什么原因造成的？如何处理？
3. 阿司匹林在用药监护中需要注意哪些问题？

一、水杨酸类

阿司匹林（aspirin）

【体内过程】

1. 吸收　口服吸收迅速，主要吸收部位在小肠上部。是否肠溶片剂、pH 值、食物等多种因素可影响药物的吸收。

2. 分布　吸收后迅速水解为水杨酸发挥作用，广泛分布到机体的组织和细胞间液，包括关节腔、脑脊液、乳汁和胎儿的血循环。血浆蛋白结合率为 80%～90%。

3. 代谢　阿司匹林在吸收过程中和吸收后很快被水解，血浆半衰期短，大约 15 min。生成的水杨酸主要在肝进行生物转化，因为肝对水杨酸的代谢能力有限，所以不同剂量的水杨酸盐的血浆半衰期不同，小剂量时为 2～3 h，大剂量时可达 15～30 h。

4. 排泄　主要经肾排泄，碱化尿液可促进排泄。

【药理作用与临床应用】

1. 解热镇痛 作用较强，常与其他解热镇痛药组成复方制剂，适用于感冒等引起的发热症状以及头痛、牙痛、神经痛、肌肉痛、关节痛等慢性钝痛。

2. 抗炎抗风湿 大剂量（每日 3～4 g）具有较强的抗炎抗风湿作用，疗效迅速，适用于急性风湿热和类风湿性关节炎。急性风湿热患者在用药后 24～48 小时内退热，血沉下降；对类风湿性关节炎患者，可使关节红肿疼痛症状缓解，目前仍为首选药。

3. 抑制血栓形成 小剂量（一般每日 40 mg）即能抑制 PG 合成酶（COX），显著减少血小板 TXA_2 的生成而防止血小板聚集及血栓形成，发挥抗凝作用，而对前列环素（PGI_2）水平无影响；而治疗量阿司匹林却可抑制 PGI_2 的合成（PGI_2 与 TXA_2 是生理拮抗剂），反而促进血栓的形成。不同剂量阿司匹林对血栓的作用见图 16-1。故临床常用小剂量的阿司匹林用于预防血栓形成。

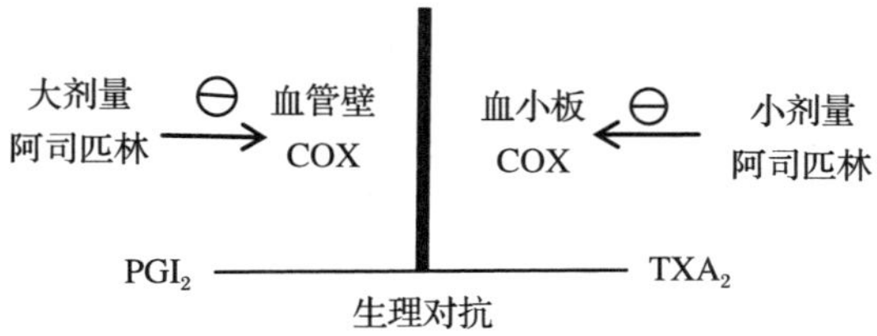

图 16-1 不同剂量阿司匹林对血栓的作用

> **知识链接**
>
> **阿司匹林的其他用途**
>
> 1. 防治糖尿病及其并发症。
> 2. 预防妊娠期高血压病。
> 3. 防治阿尔茨海默病（老年痴呆）。
> 4. 参与抗癌治疗，对实质性肿瘤如肺癌、直肠癌、肾癌、皮肤黑色素瘤有效。
> 5. 防治艾滋病等。

【不良反应】

1. 胃肠道反应 最常见，口服可直接刺激胃黏膜引起上腹部不适、恶心、呕吐；较大剂量或长期服用可诱发和加重消化道溃疡和无痛性胃出血，可能与本药抑制前列腺素合成有关，而前列腺素可保护胃黏膜。

2. 凝血障碍 小剂量抑制血小板聚集，延长出血时间；大剂量或长期使用，可抑制凝血酶原的形成引起出血。

3. 过敏反应 少数患者用药后可出现荨麻疹、血管神经性水肿甚至过敏性休克；某些哮喘史患者用药后可诱发哮喘，称为“阿司匹林哮喘”。

4. 水杨酸反应 大剂量特别是长期使用易中毒，可出现头痛、眩晕、恶心、呕吐、耳鸣、视力及听力减退，甚至精神失常、酸碱平衡失调等，称为水杨酸反应。

5. Reye 综合征 病毒性感染（如患流感、水痘、流行性腮腺炎等）伴有发热的儿童，使用阿司匹林退热时，有发生 Reye 综合征（急性肝脂肪变性——脑病综合征）的危险，以肝衰竭合并脑病为突出表现，虽少见，但可致死。

【禁忌证】溃疡病活动期、哮喘、鼻息肉综合征、对本类药物过敏者、儿童和青春期水痘及流感病毒感染、血友病、血小板减少症等凝血功能障碍的患者。术前一周内患者、肝功能减退、肾衰竭患者禁用。妊娠期和哺乳期妇女慎用。

微课：阿司匹林不良反应与禁忌证

二、苯胺类

对乙酰氨基酚（acetaminophen）

对乙酰氨基酚又名扑热息痛。口服吸收快而完全。解热镇痛作用温和持久，作用强度与阿司匹林相当，几无抗炎抗风湿作用。适用于感冒发热、头痛、牙痛、肌肉痛、月经痛等。服用治疗量时，不良反应少，对胃肠道刺激小，偶见皮疹等过敏反应，服用过量可致肝、肾毒性。

其他常用解热镇痛抗炎药见表16-1。

表16-1　其他解热镇痛抗炎药

药物	主要作用特点及临床应用	主要不良反应
双氯芬酸（diclofenac）	具有解热、镇痛、抗炎作用，较吲哚美辛强。适用于中等程度疼痛、风湿性及类风湿关节炎	不良反应除与阿司匹林相同外，偶见肝功能异常，白细胞减少
布洛芬（ibuprofen）	解热、镇痛、抗炎抗风湿作用与阿司匹林相当。主要用于治疗风湿性及类风湿性关节炎	胃肠道反应较轻
萘普生（naproxen）	属长效解热镇痛抗炎药，作用较阿司匹林强。适用于治疗风湿性及类风湿性关节炎	长期服用耐受性好，与阿司匹林有交叉过敏现象
酮洛芬（ketoprofen）	与布洛芬相似	与阿司匹林有交叉过敏现象。胃肠道反应较常见
舒林酸（sulindac）	与吲哚美辛相似	胃肠反应发生率低于吲哚美辛
吡罗昔康（piroxicam）美罗昔康（meloxicam）	具有明显的解热、镇痛和抗炎抗风湿作用。适用于风湿性和类风湿性关节炎，疗效同阿司匹林	不良反应较小，患者易耐受，但长期用药可引起消化道溃疡及出血
尼美舒利（nimesulide）	抗炎作用强，常用于骨关节炎、类风湿性关节炎、牙痛和腰腿痛的治疗	副作用小，偶有胃肠道反应，轻微而短暂
塞来昔布（celecoxib）	具有抗炎、镇痛和解热作用。适用于风湿性、类风湿性关节炎和骨关节炎的治疗，也可用于手术后镇痛、牙痛、痛经	胃肠道反应、出血和溃疡发生率较低
罗非昔布（rofecoxib）	具有解热、镇痛和抗炎作用。适用于增生性骨关节病和类风湿性关节炎治疗	较少引起胃肠道反应，可能引起贫血、眩晕、水肿和高血压

第三节　解热镇痛药复方制剂

感冒是临床上的常见病，对感冒的治疗多为对症治疗。为增强疗效，减少不良反应，解热镇痛抗炎药常与收缩鼻黏膜血管药、镇咳药、抗组胺药等制成复方制剂，用于缓解感冒引起的发热、头痛、鼻塞、流涕、全身肌肉酸痛及咳嗽等症状。常用的复方制剂有：白加黑、新康泰克、达诺、泰诺、快克、康必得、速效伤风胶囊和力克舒等。常用复方制剂的组成成分及作用见表16-2。

表 16-2　常用复方制剂的主要成分及作用

组成成分	药物类别	主要作用
对乙酰氨基酚	解热镇痛药抗炎药	可发挥解热镇痛作用
布洛芬	解热镇痛药抗炎药	同上
氯苯那敏	抗组胺药	可消除或减轻流泪、打喷嚏等过敏症状并促进睡眠
苯海拉明	抗组胺药	同上
咖啡因	中枢兴奋药	可缓解因脑血管扩张所致的头痛
伪麻黄碱	缩血管药	可消除鼻黏膜充血肿胀，减轻鼻塞症状
右美沙芬	镇咳药	可发挥中枢性镇咳作用
金刚烷胺	抗病毒药	可发挥抗病毒作用

第四节　治疗痛风的药物

痛风是体内嘌呤代谢紊乱引起的一种疾病，主要表现为高尿酸血症，尿酸盐沉积于关节、肾和结缔组织，引起关节局部粒细胞浸润和炎症反应。应用抗痛风药的目的在于纠正高尿酸血症、控制急性发作、缓解急性关节炎以及慢性痛风性关节炎或肾病变。常用的抗痛风药见表 16-3。

表 16-3　常用抗痛风药

分类	常用药物	主要作用特点及应用	主要不良反应
抑制尿酸生成药物	别嘌醇（allopurinol）	减少尿酸生成。适用于痛风和痛风性肾病	不良反应少，偶见皮疹、胃肠反应、转氨酶升高和白细胞减少等
促进尿酸排泄药	丙磺舒（probenecid）羧苯磺胺（benemid）	促进尿酸排泄，缓解或防止尿酸盐结节的生成，减少关节损伤。适用于慢性痛风治疗	胃肠道反应、偶可引起消化性溃疡、白细胞减少、骨髓抑制及肝坏死
抑制粒细胞浸润药	秋水仙碱（colchicine）	对急性痛风性关节炎有选择性消炎作用，用于急性痛风性关节炎	不良反应较多，常见消化道反应，中毒时出现水样腹泻及血便、脱水、休克，对肾及骨髓也有损害作用
解热镇痛抗炎药	吲哚美辛	具有镇痛、抗炎作用。适用于急性痛风性关节炎	不良反应多，有胃肠反应、中枢反应、对造血系统的影响、过敏反应

第五节　解热镇痛抗炎药的用药护理

发热是机体的一种防御反应，同时热型也是诊断疾病的重要依据，故对一般发热患者可不急于使用解热药物。在体温过高时则有必要应用，以防高热引起并发症。

一、用药护理程序

用药护理步骤	用药护理要点
用药前	1. 活动性溃疡病或其他原因引起的消化道出血禁用 2. 肝肾功能不全和妊娠期、哺乳期妇女禁用或者慎用 3. 熟悉药物知识，熟悉处方、医嘱中所用药物的药理作用、临床应用、不良反应、用药监护、用药方法、药品保管知识和外观质量检查方法等
用药中	1. 阿司匹林作用与剂量关系密切，应正确指导患者适用的剂量。预防血栓应小剂量，一般每日 40 ~ 325 mg，1 日 1 次；解热镇痛为中等剂量，每日 325 ~ 650 mg，1 日 3 次或必要时每 4 小时 1 次；抗炎抗风湿需使用大剂量，多每日 4 ~ 6 g，分 4 次给药 2. 阿司匹林与双香豆素类、磺酰脲类等合用，可加重出血、低血糖的不良反应；与甲氨蝶呤、青霉素、呋塞米等药合用时同样增强各自毒性；与肾上腺皮质激素类药物合用，更易诱发消化道溃疡，加重消化道出血。应避免与上述药物联合应用 3. 对于复方感冒药物制剂，应指导患者认真阅读药品说明书，了解所含药物成分，避免重复用药产生不良反应 4. 注意常用给药途径的护理事项：①给药时间恰当，嘱咐患者应饭后服药或与食物同服，切忌空腹服用；②服用方法合理，同服适量抗酸药、胃黏膜保护药以减轻胃肠道反应 5. 采用非药物治疗措施加强药效，如采用物理降温可加速解热镇痛药对发热患者的解热作用
用药后	1. 体温降至正常、疼痛发作次数明显减少或持续时间明显缩短、炎症得到控制说明本药起效。用于解热一般限定服用 3 天，用于镇痛一般限定服用 5 天，治疗风湿痛时至少需 1 ~ 2 周的疗程 2. 监控药物不良反应，一旦出现过敏反应，及时报告医生，遵医嘱及时停药，并用抗组胺药及糖皮质激素类药物治疗。密切观察阿司匹林的水杨酸反应，一旦出现应立即停药，静脉滴注碳酸氢钠溶液以碱化尿液，加速药物排泄，并给予对症治疗 3. 实施健康教育，用药后、尤其是当患者出院和家庭访视时，护理人员有责任向患者交代有关药物治疗的基本知识，主要包括用药方案（药名、剂量、给药途径、给药时间等），药物的外观检查、保存方法和有效期，药物的预期效应和起效时间以及非药物治疗措施，可能出现的药物不良反应以及减少药物与食物间的不良的相互作用等

二、用药护理案例分析

患者，男性，65 岁。有慢性肝炎病史 20 余年。3 天前出现乏力、鼻塞、流涕等感冒症状，自测体温 37.4 ℃，遂自行服用氨酚伪麻美芬片（每片中含对乙酰氨基酚 500 mg），每次 2 片，每日 3 次。服用后感觉症状明显改善，而且晚上睡得比较好，就一直服了 2 个星期都没停。药吃完了就去医院配药，可医生一听他这个情况，赶紧给他抽血化验肝功能，结果肝酶明显升高。

音频：
用药护理案例解析

请分析：

1. 患者用药是否合理？
2. 作为护士如何进行用药指导？

自测题

思维导图：
学习小结

一、单项选择题

A_1 型题

1. 阿司匹林的不良反应不包括
   A. 胃肠道反应　B. 凝血障碍　C. 耐受性依赖性
   D. 过敏反应　E. 水杨酸反应
2. 下列不具有抗风湿作用的药物是
   A. 吲哚美辛　B. 阿司匹林　C. 布洛芬
   D. 对乙酰氨基酚　E. 尼美舒利
3. 布洛芬与阿司匹林比较主要特点是
   A. 解热作用较强　B. 镇痛作用较强　C. 抗炎作用较强
   D. 抗风湿作用较强　E. 胃肠道反应较轻

A_2 型题

4. 患者，女性，5 岁，头痛、乏力，头部、躯干多处见米粒至豌豆大的圆形紧张水疱，测体温 39.2 ℃，诊断为水痘，不宜选用的退热药是
   A. 阿司匹林　B. 吲哚美辛　C. 对乙酰氨基酚
   D. 布洛芬　E. 吡罗昔康

A_3/A_4 型题

（5～6 题共用题干）

患者，男性，65 岁，天气转凉后出现头痛、鼻塞、流涕，测体温 38.2 ℃，既往有支气管哮喘病史

5. 护理措施不应考虑
   A. 解开过厚衣被散热　B. 口服退热药物
   C. 前额放置冰袋　D. 用 0.5%麻黄碱滴鼻
   E. 用 50%乙醇溶液擦浴
6. 支气管哮喘患者以下哪个药物不能选用
   A. 吲哚美辛　B. 布洛芬　C. 对乙酰氨基酚
   D. 阿司匹林　E. 吡罗昔康

（7～10 题共用题干）

患者，男性，65 岁，冠心病心绞痛 1 年，心绞痛发作时经休息或含服硝酸甘油可以缓解

7. 该患者平日不犯病时可服用的药物为
   A. 雷尼替丁　B. 利尿药如氨苯蝶啶　C. 布洛芬
   D. 阿司匹林　E. 硫酸镁
8. 应选择的服药剂量为
   A. 小剂量　B. 常用量　C. 大剂量
   D. 大于治疗量　E. 任何剂量

9. 患者入院查体：右手指关节畸形，辅助检查：类风湿因子（+）。诊断为：类风湿关节炎。以下不用于抗炎的药物是

A. 水杨酸钠　　B. 尼美舒利　　C. 吲哚美辛

D. 布洛芬　　E. 对乙酰氨基酚

10. 住院后患者因“胸骨后压榨性疼痛半日”急诊心电图显示：急性广泛前壁心肌梗死。为减轻患者疼痛，首选的药物是

A. 安定　　B. 阿司匹林　　C. 吗啡

D. 硝酸甘油　　E. 硝苯地平

二、问答题

1. 比较阿司匹林与氯丙嗪对体温影响的特点。
2. 不同剂量的阿司匹林具有哪些不同的药理作用和用途？

三、案例分析

患者，男性，48 岁，工人，已婚。上腹部疼痛 2 年，多在冬春季发生，每因饮酒或情绪紧张而加重或复发，进餐或服用小苏打缓解。3 天前因受凉感冒，出现发热、头痛，服用阿司匹林治疗后，出现上腹部疼痛，痛势较甚，伴有泛酸、嗳气、口苦口干、大便干。胃镜检查：十二指肠溃疡，幽门螺杆菌阳性。

请分析：

1. 患者服用阿司匹林为何出现上腹部疼痛？
2. 该患者应如何用药治疗？
3. 抗幽门螺杆菌可选用哪些药物？

（余瑞铭）

第十七章 中枢兴奋药与促大脑功能恢复药

学习目标

1. 掌握咖啡因的药理作用、临床应用、不良反应和用药护理。
2. 熟悉尼可刹米、洛贝林的作用特点和临床应用。
3. 了解其他中枢兴奋药的作用特点；了解促大脑功能恢复药的作用特点和临床应用。

案例分析

患者，男性，30 岁，急诊处于昏迷状态。查体：瞳孔极度缩小，双侧对称呈针尖样大小，呼吸深度抑制并伴有血压下降。

请根据患者症状和体征分析：

1. 该患者是何种药物中毒？
2. 案例中患者呼吸抑制危及生命，抢救应选择什么药物效果较好？
3. 如何给药？用药护理需要注意哪些问题？

第一节　中枢兴奋药

中枢兴奋药是一类能提高中枢神经系统功能活动的药物。临床常用于治疗呼吸衰竭，使呼吸中枢兴奋，故又称为呼吸兴奋药。根据药物作用部位可将本类药物分为两类，包括：①主要兴奋大脑皮质的药物，如咖啡因等；②主要兴奋延脑呼吸中枢的药物，如尼可刹米、二甲弗林、洛贝林等。

中枢兴奋药主要用于对抗中枢抑制药中毒或某些传染病引起的中枢性呼吸衰竭。他们的选择性一般都不高，安全范围小，兴奋呼吸中枢的剂量与致惊厥剂量之间的距离小。中枢兴奋药应用时应严格掌握剂量，宜限于短时就能纠正的呼吸衰竭患者。临床已逐渐被通气效果较好且安全可靠的人工自动呼吸机所代替，因为它远比呼吸兴奋药有效而且安全可靠。

一、主要兴奋大脑皮质的药物

咖啡因（caffeine）

本药是从咖啡豆、茶叶中提取的生物碱，现已人工合成，口服吸收好，难溶于水，与苯甲酸钠形成可溶性复盐即安钠咖（苯甲酸钠咖啡因），供注射用。

【药理作用与临床应用】

1. 中枢兴奋作用 小剂量能兴奋大脑皮质，振奋精神，改善思维，消除睡意，减轻疲劳，提高工作效率。大剂量可直接兴奋延脑呼吸中枢和血管运动中枢，并提高呼吸中枢对二氧化碳的敏感性，使呼吸加深加快，血压升高。临床主要用于严重感染中毒及中枢抑制药（催眠药、麻醉药、镇痛药）过量或抗组胺药过量所致的呼吸抑制及循环衰竭。

2. 收缩脑血管 对脑血管具有收缩作用，主要与解热镇痛药合用治疗一般性头痛，或与麦角胺配伍组成复方制剂麦角胺咖啡因（ergotamine and caffeine）治疗偏头痛。

3. 其他作用 具有松弛支气管和胆道平滑肌，利尿、强心及刺激胃酸和胃蛋白酶分泌等作用。这些作用均是药物副作用产生的原因，临床上没有具体用途。

【不良反应】少见且较轻，有明显剂量相关性。过量时可引起躁动不安、失眠、心悸甚至惊厥等中枢兴奋症状，高热的婴幼儿尤易发生惊厥。

哌甲酯（methylphenidate，利他林）

本药中枢兴奋作用较温和，能促进单胺类递质释放，改善精神活动、消除疲劳及睡意、解除轻度中枢抑制等作用。中等剂量也可兴奋呼吸中枢，大剂量可引起惊厥。主要用于巴比妥类等中枢抑制药过量中毒的抢救；也可用于轻度抑郁及小儿遗尿症、儿童多动症及发作性睡病等。不良反应较少，偶有失眠、心悸、焦虑等。大剂量可引起血压升高，出现头疼、眩晕、惊厥等症状。

二、主要兴奋延脑呼吸中枢的药物

尼可刹米（nikethamide，可拉明）

本药为人工合成药。能直接兴奋延髓呼吸中枢，也可通过刺激颈动脉体和主动脉体化学感受器，反射性的兴奋呼吸中枢，并提高呼吸中枢对 CO_2 敏感性，使呼吸加深加快，对抑制状态的呼吸中枢更明显，作用温和、短暂，需反复间歇给药。主要用于各种原因引起的中枢性呼吸抑制。对吗啡中毒所致呼吸抑制的解救及肺心病引起的呼吸衰竭疗效较好，对巴比妥类药物中毒引起的呼吸抑制效果较差。

不良反应较少，大剂量时可使血压升高、心动过速、出汗、震颤等，严重时可致惊厥。

洛贝林（lobeline，山梗菜碱）

本药是由山梗菜中提取的生物碱，现已人工合成。对呼吸中枢无直接作用，通过刺激颈动脉体和主动脉体化学感受器，反射性兴奋呼吸中枢，使呼吸加深、加快。作用快、弱、时间短暂；主要用于新生儿窒息、CO 中毒及其他中枢抑制药（如阿片、巴比妥类）中毒、肺炎或白喉等传染病引起的呼吸衰竭。

本药安全范围较大，不易引起惊厥。较大剂量因兴奋迷走神经中枢可致心动过缓、房室传导阻滞等。

二甲弗林（dimefline，回苏灵）

本药为人工合成药。对呼吸中枢有强大的直接兴奋作用，较尼可刹米强 100 倍，作用快而短，可明显提高血氧饱和度和降低 CO_2 分压。临床用于各种原因引起的中枢性呼吸衰竭，对肺性脑病有较好的苏醒作用。

本药安全范围较小，过量易致抽搐和惊厥，尤以小儿多见。

第二节　促大脑功能恢复药

促大脑功能恢复药，又称为改善脑组织代谢的药物，临床主要用于儿童大脑发育不全、老年患者脑功能退化及颅脑损伤后遗症等。

甲氯芬酯（meclofenoxate，氯酯醒）

本药能促进脑细胞对糖的利用，调节神经细胞代谢，对处于抑制状态的中枢神经系统有较强的兴奋作用，但起效缓慢。主要用于颅脑外伤、脑动脉硬化或中毒所致的昏迷、意识障碍等，也可用于新生儿缺氧症、小儿遗尿、小儿精神迟钝等的治疗。不良反应较少。

胞磷胆碱（citicoline）

本药是核苷衍生物，口服无效。能促进脑细胞内卵磷脂的合成，增强脑干网状结构，提高具有"唤醒"作用的上行激动系统功能，对锥体外系也有类似作用，可改善运动麻痹，能够扩展脑血管，增加脑血流量，可以促进脑功能的恢复和苏醒。用于脑外伤和脑手术后的意识障碍，对脑血栓及后遗症、脑动脉硬化性供血不足、震颤麻痹、药物慢性中毒等导致的脑功能障碍有一定的治疗效果。不良反应轻微，主要有一过性低血压、头痛、头晕等症状。

第三节　中枢兴奋药和促大脑功能恢复药的用药护理

中枢兴奋药的选择性作用与剂量有关，如使用剂量过大可引起惊厥、中枢神经抑制及昏迷，严重者可致死，其昏迷不能用中枢兴奋药解救。

一、用药护理程序

用药护理步骤	用药护理要点
用药前	1. 胃溃疡患者慎用或禁用 2. 孕妇、小儿选用退热药不应采用含有咖啡因的复方制剂
用药中	1. 严格执行"三查""七对"的原则，避免发生医疗差错和事故 2. 咖啡因与某些中成药，如麻黄碱同服，产生协同作用，引起血压升高、心悸等症状；氨基糖苷类抗生素对呼吸肌有抑制作用，与尼可刹米合用会产生拮抗作用；氨茶碱具有扩张支气管平滑肌并刺激通气作用，与尼可刹米合用有协同作用，为避免引起惊厥反应，应减少尼可刹米的用量 3. 注意给药途径的护理事项，静脉注射时须稀释后缓慢注射，应遵循小剂量、间歇、多次给药的原则
用药后	1. 应用尼可刹米后如神志转清、呼吸幅度加深、动脉血气好转是有效的表现，可继续用药。反之，用药 4 ~ 12 h 神志无改善、呼吸浅促、血气指标恶化、出现胸腹矛盾运动等均为无效的表现应停药 2. 注用药过程中应密切观察病情，一旦出现烦躁不安、反射亢进、面部、肢体肌肉抽搐等惊厥先兆应立即减量或停药，必要时可用地西泮等药物对抗惊厥 3. 咖啡因用药后药物有依赖性，被列为第二类精神药品，应做好药品的管理和健康宣教

二、用药护理案例分析

音频：用药护理案例解析

患者，女性，31 岁。3 天前因喘息性支气管炎并急性上呼吸道感染入院诊治，今晨出现呼吸衰竭，意识昏迷现象，医生马上给予尼可刹米 0.75，生理盐水 200 ml 稀释后静脉点滴，用药 20 min 后患者出现肌肉抽搐、惊厥等症状。

试分析：

1. 患者产生惊厥的原因？
2. 如何进行用药护理？

思维导图：学习小结

自测题

一、单项选择题

A_1 型题

1. 下列治疗小儿遗尿的有效药物是
   A. 尼可刹米　B. 山梗菜碱　C. 哌醋甲酯
   D. 吲哚美辛　E. 胞磷胆碱
2. 临床上咖啡因**不能**用于
   A. 头痛　B. 昏睡　C. 呼吸抑制
   D. 高血压　E. 神经症
3. 下列药物中对呼吸中枢既有直接作用又有间接兴奋作用的是
   A. 洛贝林　B. 二甲弗林　C. 甲氯芬酯
   D. 哌甲酯　E. 尼可刹米
4. 下列药物中对呼吸中枢主要起间接兴奋作用的是
   A. 洛贝林　B. 二甲弗林　C. 甲氯芬酯
   D. 哌甲酯　E. 尼可刹米

A_2 型题

5. 患者，女性，35 岁，呼吸困难，嗜睡，血液 COHb 浓度达 40%，诊断为 CO 中毒，宜选用的药是
   A. 尼可刹米　B. 山梗菜碱　C. 哌醋甲酯
   D. 吲哚美辛　E. 胞磷胆碱

A_3/A_4 型题

（6～8 题共用题干）

患者，女性，20 岁。3 天前因大叶性肺炎入院诊治，今晨出现呼吸衰竭，意识昏迷现象。

6. 该患者考虑呼吸衰竭，应选用的药物是
   A. 尼可刹米　B. 山梗菜碱　C. 哌醋甲酯
   D. 吲哚美辛　E. 胞磷胆碱
7. 该药临床常用的给药方法是
   A. 口服　B. 皮下注射　C. 单次静脉给药
   D. 间歇静脉注射　E. 舌下含服

8. 用药 20 min 后患者出现肌肉抽搐、惊厥等症状，以下哪项护理措施是错误的

A. 吸氧　　B. 立即停药　　C. 静滴氨茶碱

D. 辅助呼吸　　E. 静注地西泮

二、问答题

试述咖啡因的作用、临床应用和不良反应。

（余瑞铭）

第十八章 利尿药与脱水药

第一节 利 尿 药

学习目标

1. 掌握呋塞米、氢氯噻嗪、螺内酯的药理作用、临床应用、不良反应与护理注意事项。
2. 熟悉甘露醇、山梨醇、葡萄糖的作用、临床应用、护理注意事项。
3. 了解布美他尼、托拉塞米的作用特点。

利尿药（diuretics）是一类作用于肾，增加电解质和水的排出，产生利尿作用的药物。临床用于治疗心、肾、肝疾病所引起的水肿，也用于高血压等非水肿性疾病的治疗。按利尿作用强度可分为三类：①高效能利尿药，又称为袢利尿药；②中效能利尿药，又称为噻嗪类利尿药；③低效能利尿药，又称为保钾利尿药。

一、利尿药作用基础

尿液生成过程包括肾小球滤过、肾小管和集合管的重吸收和分泌3个环节。正常成人每天由肾小球滤过产生的原尿达180 L，含 Na^+ 约600 g，但排出的终尿只有1～2 L，含 Na^+3～5 g，说明肾小管和集合管有强大的重吸收能力。利尿药主要作用在重吸收环节，通过影响肾小管不同部位的离子转运机制，增加电解质的排出，减少水的重吸收，发挥利尿作用。

1. 近曲小管重吸收 65%～70%的 Na^+，除了以扩散方式通过 Na^+ 通道外，还受碳酸酐酶（carbonic anhydrase，CA）的影响。CA可以催化 CO_2 溶于水后生成 H^+ 和 HCO_3^-，通过 Na^+-H^+ 交换方式重吸收 Na^+。

抑制碳酸酐酶可抑制 Na^+ 重吸收，产生利尿作用，由于此处未被吸收的 Na^+ 会被其后的肾小管重吸收，故利尿作用弱。

2. 髓袢升支粗段重吸收 25%的 Na^+ 主要通过 Na^+-K^+-$2Cl^-$ 同向转运体重吸收。由于此段小管缺乏水通道，对水不通透，管腔尿液中的 Na^+、Cl^- 被重吸收到间质，而水未被重吸收，造成管腔内尿液稀释成低渗状态，而肾髓质尿液则因 Na^+、Cl^- 等物质的重吸收而呈高渗状态。抑制 Na^+-K^+-$2Cl^-$ 同向转运体，肾的稀释功能与浓缩功能都降低，呈现强大的利尿作用，如呋塞米和氢氯噻嗪等。

3. 始段远曲小管重吸收 10%的 Na^+ 主要通过 Na^+-Cl^- 同向转运体重吸收，由于远曲小管对水也不通透，进一步稀释了尿液。抑制 Na^+-Cl^- 同向转运体同样影响肾的稀释与浓缩功能，利尿作用较弱。

4. **集合管重吸收**　2%～5%的 Na^+ 主要通过 Na^+、K^+ 通道，重吸收 Na^+ 和排出 K^+。醛固酮可促进这一过程。集合管有水通道分布，当集合管腔内的低渗尿流经高渗性的髓质区时，在渗透压差和抗利尿激素（antidiuretic hormone，ADH）作用下，完成水的重吸收，尿液被浓缩。药物抑制此段的钠泵或离子交换可产生利尿作用并能够发挥留钾排钠的调节作用，如螺内酯、氨苯蝶啶等。如图 18-1 所示。

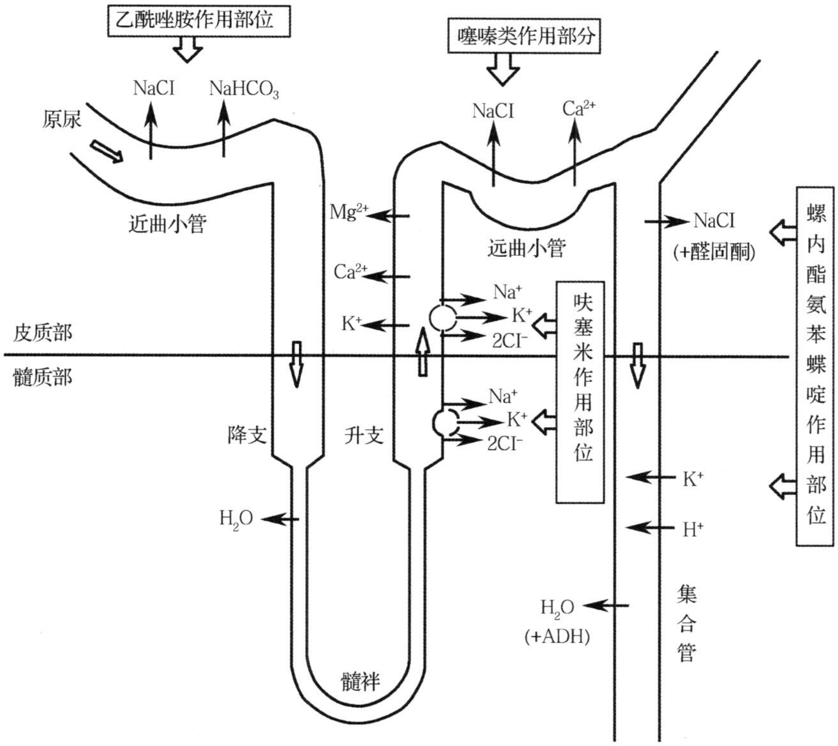

图 18-1 肾单位尿液生成与药物的作用

二、常用利尿药

（一）高效能利尿药

作用快速而强大，在肾小球滤过率低，其他药物难以奏效的情况下，仍能产生利尿作用。本类药物主要有呋塞米、布美他尼（bumetanide，丁苯氧酸）、托拉塞米、依他尼酸（etacrynic acid，利尿酸）、阿佐塞米、吡咯他尼等，因作用部位均是髓袢升支粗段，又称为袢利尿药（loop diuretics）。

呋塞米（furosemide，呋喃苯胺酸，速尿）

本药口服吸收良好，30 min 显效，静脉注射 5 min 显效，维持 2～3 h，主要分布在肾等组织，大多以原形由肾小管分泌，经尿液排出，$t_{1/2}$ 约为 1.5 h。

【药理作用】抑制髓袢升支粗段的 Na^+-K^+-$2C1^-$ 同向转运体，抑制 NaC1 的重吸收，明显降低肾对尿液的浓缩和稀释功能，利尿作用强大而迅速。排出大量的等渗尿（成人 24 h 排尿可达 50～60 L），同时排出 Na^+、$C1^-$、K^+、Ca^{2+}、Mg^{2+} 等电解质，属于排钾利尿药。呋塞米还可扩张肾血管，增加肾血流量，扩张小静脉，减轻肺水肿。

【临床应用】

1. **严重水肿**　可用于心、肝、肾等病变引起的各类水肿。因利尿作用强大，一般不作为首选，多用于其他利尿药无效的严重水肿患者。

知识链接

水　　肿

组织间隙过量的体液潴留称为水肿，分为全身性和局部性，全身性水肿时往往同时有浆膜腔积液，如腹水、胸腔积液和心包腔积液。全身性水肿主要有心源性水肿、肾源性水肿、肝源性水肿、营养不良性水肿。指压后可见组织凹陷。

2. 急性肺水肿　静脉注射呋塞米 20 ~ 40 mg 可扩张外周血管，降低外周阻力，减少回心血量，迅速减轻左心负荷，为急性肺水肿的首选药物。

3. 急性肾衰竭　早期使用呋塞米，对急性肾衰竭有预防作用。呋塞米可利尿、扩张肾血管，增加肾血流量和肾小球滤过率，促进排钠利尿，维持一定尿量；也可减轻细胞水肿和肾小管阻塞，对肾有一定保护作用。

4. 高钙血症　通过抑制 Ca^{2+} 的重吸收，降低血钙。高钙血症危象时静脉注射呋塞米 40 ~ 80 mg。

5. 加速毒物排泄　对于以原形经肾排出的药物或毒物中毒，应用呋塞米，并配合输液，使 24 h 尿量达 5 L 以上，可加速毒物排出。

【不良反应】

1. 水、电解质平衡失调　常在过度利尿时发生，表现为低血容量、低血钾、低血钠、低血镁、低氯性碱中毒等，以低钾血症最为常见，也最为严重。一般在用药 1 ~ 4 周出现，其症状为恶心、呕吐、腹胀、无力及心律失常等。

2. 耳毒性　静脉注射大剂量呋塞米可引起眩晕、耳鸣、听力下降或耳聋，与内耳淋巴液电解质成分改变和耳蜗毛细胞损伤有关。

3. 其他　常见有恶心、呕吐、上腹不适等症状，大剂量可引起胃肠道出血等；由于抑制尿酸排泄可导致高尿酸血症而诱发痛风；可引起一过性高血糖和高脂血症等；偶有粒细胞减少，血小板减少等过敏症状。

布美他尼（bumetanide）

本药作用和用途与呋塞米相同。特点是利尿作用强而持久，为呋塞米的 40 ~ 60 倍。不良反应与呋塞米相似但较轻，耳毒性低，大剂量时可出现肌疼痛和痉挛。托拉塞米（torasemide）利尿作用较强而持久，尿钾、钙的排出作用较呋塞米弱。

（二）中效能利尿药

本类药物主要包括噻嗪类的氢氯噻嗪、卞噻嗪、氢氟噻嗪、环噻嗪、三氯噻嗪、苄氟噻嗪、甲氯噻嗪、环戊噻嗪、泊利噻嗪等。另外，非噻嗪类，如氯噻酮、吲达帕胺、美托拉宗、喹乙宗、希帕胺等与噻嗪类的作用和用途相似。

氢氯噻嗪（hydrochlorothiazide，双氢克尿噻，HCT）

本药口服吸收快速而完全。一般 1 ~ 2 h 起效，维持时间 6 h 左右。

【药理作用】

1. 利尿作用　抑制肾小管始段远曲小管的 Na^+-$C1^-$ 同向转运体，抑制 NaCl 的重吸收，并可轻度抑制碳酸酐酶而减少 Na^+-H^+ 交换，主要排出 Na^+、K^+、$C1^-$、Mg^{2+} 和 HCO_3^- 等离子，属排钾利尿药，作用弱于呋塞米。但可促进 Ca^{2+} 在远曲小管的重吸收，减少尿液中的 Ca^{2+} 浓度，抑制高尿钙所致的肾结石形成。

2. 抗利尿作用　机制尚不明确，可使尿崩症患者口渴感减轻，饮水量减少，尿量减少。

3. 降压作用　氢氯噻嗪在高血压的治疗中有着重要的地位。用药早期通过利尿作用降低血容量而降压，长期用药则通过扩张外周血管而降压。

【临床应用】

1. 各型水肿 对轻、中度心源性水肿疗效良好，是慢性心功能不全的主要治疗药物之一；对肾受损较轻的肾性水肿疗效较好；肝性水肿慎用，避免低血钾诱发肝性脑病。

2. 尿崩症 主要用于肾性尿崩症及加压素无效的垂体性尿崩症。

3. 高血压 一线抗高血压药。（参见第十九章）

【不良反应】

1. 电解质紊乱 如低血钾、低血钠、低血镁、低氯性碱血症等，其中以低钾血症多见。

2. 代谢性障碍 长期应用导致代谢障碍，可引起高血糖、高脂血症、高尿酸血症、高钙血症。

3. 变态反应 可见皮疹、血小板减少、光敏性皮炎等。

（三）低效能利尿药

螺内酯（spironolactone，安体舒通）

【药理作用与临床应用】螺内酯竞争性与醛固酮受体结合，可对抗醛固酮表现为排钠保钾的作用。利尿作用弱、缓慢而持久，属保钾利尿药。由于作用弱，临床很少单独应用，常与其他利尿药联合应用，治疗伴有醛固酮升高的顽固性水肿，如肾病综合征、肝硬化等引起的水肿或腹水，对慢性充血性心力衰竭，在减轻水肿的同时还可逆转心室重构，远期效果更明显。

【不良反应】本药不良反应轻微，主要是高血钾症，肾功能不良的患者尤易发生。

氨苯蝶啶（triamterene）和阿米洛利（amiloride）

本类药物均作用于末段远曲小管和集合管，阻滞 Na^+ 通道，减少 Na^+ 重吸收，继而影响 K^+ 向管腔内分泌，因而产生排钠、保钾、利尿作用，属于保钾利尿药。

临床上常与排钾利尿药合用治疗顽固性水肿，如心力衰竭、肝硬化和肾炎等引起的水肿。不良反应较少，长期应用可引起高钾血症，肾功能不全、糖尿病患者及老年人较易发生。常见恶心、呕吐、腹泻等消化系统症状。

乙酰唑胺（acetazolamide，醋唑磺胺）

本药抑制碳酸酐酶，减少近曲小管 Na^+ 的重吸收，利尿作用弱。抑制眼睫状体碳酸酐酶，减少房水生成，降低眼压。临床主要用于治疗青光眼。也用于急性高山病的预防。

各种利尿药作用及比较见表 18-1。

表 18-1 各类利尿药的特点比较

类别	代表药物	作用机制	利尿应用	其他应用	主要不良反应
高效能利尿药（袢利尿药）	呋塞米	抑制髓袢升支粗段 Na^+-K^+-$2Cl^-$ 同向转运体	各种严重水肿、急性肺水肿、急性肾衰竭、加速毒物排出	高钙血症	水电解质紊乱低钾血症多见，耳毒性
中效能利尿药（噻嗪类利尿药）	氢氯噻嗪	抑制远曲小管 Na^+-Cl^- 同向转运体	各种水肿心性水肿	高血压、高尿钙症、尿崩症	水电解质紊乱，低钾血症多见
低效能利尿药（保钾利尿药）	螺内酯 氨苯蝶啶	拮抗醛固酮抑制 Na^+ 通道	水肿，尤其伴醛固酮增高者失钾失镁肝性水肿		高钾血症

第二节 脱 水 药

脱水药在静脉注射后能提高血浆渗透压，产生组织脱水作用。通过肾排出体外时，可增加尿液渗透压，促进水和部分离子排出，又称渗透性利尿药（osmotic diuretics）。脱水药的共同特点是：①静脉注射后不易从毛细血管扩散进入组织，能提高血浆渗透压；②在体内不易被代谢；③能通过肾小球滤过，但不被肾小管重吸收。常用药物有甘露醇、山梨醇和葡萄糖等。

甘露醇（mannitol）

【药理作用与临床应用】

1. 脱水作用 20% 的甘露醇静脉给药后，能迅速提高血浆渗透压，使组织脱水，从而迅速降低颅内压、眼压。是治疗脑水肿的首选药，降低颅内压应在 1 h 内滴完。也可用于青光眼急性发作和术前准备。

2. 利尿作用 脱水作用可同时增加血容量，使肾小球滤过量增加，药物被肾小球滤过后，几乎不被肾小管重吸收，可增加肾小管管腔液渗透压，产生渗透性利尿作用。可用于预防急性肾衰竭，避免或减轻少尿、无尿对肾小管的损伤。

【不良反应】不良反应少见，但注射过快可引起一过性头痛、眩晕、视物模糊等。心功能不全、重度高血压和颅内活动性出血患者禁用。

山梨醇（sorbitol）

本药常用其 25% 水溶液，作用与甘露醇相似，但进入体内后，部分转化为果糖而影响其脱水作用，疗效不如甘露醇。

葡萄糖（glucose）

本药常用其 50% 高渗溶液，静脉注射时可产生高渗性利尿和脱水作用，但因易被代谢，故作用不持久。单独用于脑水肿时可有反跳现象，临床可与甘露醇或山梨醇合用治疗脑水肿。

第三节 利尿药与脱水药的用药护理

一、用药护理程序

用药护理步骤	用药护理要点
用药前	1. 用药前必须了解患者水肿的原因、程度，血压，血尿酸，肝肾功能及用药情况 2. 对磺胺药过敏者禁用呋塞米，痛风患者慎用；糖尿病患者、严重肝肾不能不全、高脂血症、高钙血症、胰腺炎、痛风等患者，孕妇、哺乳期妇女慎用噻嗪类利尿药。慢性心功能不全、活动性颅内出血禁用甘露醇 3. 利尿药合并使用降压药时，降压药的剂量应适当减少 4. 呋塞米注射液碱性较强，应用生理盐水稀释后静脉注射。避免与氨基糖苷类、万古霉素类抗生素等具有耳毒性的药物合用 5. 在气温较低时应用甘露醇，可用热水浴（80 ℃）加温，振摇溶解后使用，但不能与其他药物混合静脉滴注

续表

用药护理步骤	用药护理要点
用药中	1. 用药过程中应密切观察病情，监测电解质，预防电解质紊乱 2. 利尿药做到剂量个体化，根据利尿效果调整剂量，从小剂量开始（每日 12.5～25 mg），以后根据利尿情况逐步加量。采用间歇给药（隔日用药或每周用药 1～2 次，或连续服药 3～4 天，停药 3～4 天），可减少不良反应。每日用药 1 次，应早晨服药，以免夜间排尿次数增多 3. 为避免低钾血症，长期服用排钾利尿药时应补充钾盐或与保钾利尿药合用，与强心苷合用时更应注意补钾，以免增加强心苷的心脏毒性 4. 静脉注射甘露醇速度宜快，同时注意患者血压、呼吸、脉搏情况，预防循环血量增加而引起的急性肺水肿
用药后	1. 用药后应注意患者水肿消退程度，记录出入量、血压、肝肾功能、血糖、血尿酸、听力等。一旦出现异常情况，应及时报告医生 2. 当低血钾、低血镁同时存在时，应纠正低血镁，否则低钾不易纠正 3. 告知患者，氨苯蝶啶和阿米洛利用药期间，尿液可为淡蓝色荧光尿

二、用药护理案例分析

1. 患者，男性，45 岁。因上消化道大出血来诊，入院诊断为肝硬化门脉高压，食管胃底静脉破裂出血，立即给予手术治疗，术后持续导尿监测 2 小时，尿量不足 20 ml，医嘱呋塞米和螺内酯联合应用。

请分析：

（1）两药联合应用的依据是什么？

（2）用药护理措施有哪些？

音频：用药护理案例解析

2. 患者，男性，67 岁。突然发生口眼歪斜、一侧肢体功能丧失等症急诊入院，经诊断为脑血栓，医嘱：20% 甘露醇注射液 250 ml 静脉滴注，每 4～6 h 一次。

请分析：

（1）选药依据是什么？

（2）静脉滴注甘露醇时，在速度上有何要求？

（3）下一步应采取哪些护理措施？

音频：用药护理案例解析

自测题

思维导图：学习小结

一、单项选择题

A_1 型题

1. 呋塞米的不良反应不包括

A. 胃肠道反应　　B. 水、电解质平衡失调　　C. 耳毒性

D. 高血钾　　E. 低血钾

2. 氢氯噻嗪的用途不包括

A. 伴有醛固酮升高的顽固性水肿　　B. 中度心源性水肿

C. 轻度心源性水肿　　D. 尿崩症

E. 高血压

3. 呋塞米的主要用途不包括
   A. 严重水肿
   B. 多用于其他利尿药无效的严重水肿患者
   C. 急性肺水肿
   D. 急性肾衰竭
   E. 高钙血症
4. 氢氯噻嗪的不良反应电解质紊乱中多见
   A. 低血钠
   B. 低血镁
   C. 高血钠
   D. 高血钾
   E. 低血钾
5. 具有保钾作用的利尿药有哪些
   A. 螺内酯、氨苯蝶啶、阿米洛利、呋塞米
   B. 螺内酯、氨苯蝶啶、阿米洛利、氢氯噻嗪
   C. 螺内酯、氨苯蝶啶、阿米洛利、苄噻嗪
   D. 螺内酯、氨苯蝶啶、阿米洛利、乙酰唑胺
   E. 螺内酯、氨苯蝶啶、阿米洛利、布美他尼
6. 脱水药的特点不包括
   A. 静脉注射后不易从毛细血管扩散进入组织
   B. 能提高血浆渗透压
   C. 在体内不易被代谢
   D. 抑制肾小管对 Na^+ 的吸收
   E. 能通过肾小球滤过，但不被肾小管重吸收

A_2 型题

7. 患者，女性，65 岁，面色苍白，觉呼吸困难，出冷汗，口唇、甲床发绀，涌出大量粉红色泡沫痰，双肺听诊：满肺湿啰音，诊断为急性肺水肿，宜选用利尿药为：
   A. 螺内酯
   B. 氨苯蝶啶
   C. 呋塞米
   D. 阿米洛利
   E. 氢氯噻嗪

A_3/A_4 型题

（8～11 题共用题干）

患者，女性，62 岁，间断活动后喘息、水肿 3 个月，咳嗽、咳痰 1 周。活动耐力下降，上楼 2 层以上需休息，胸片检查发现心脏扩大，下肢有指凹性水肿。

8. 治疗时除使用强心苷外，应使用的利尿药为
   A. 呋塞米
   B. 氢氯噻嗪
   C. 螺内酯
   D. 氢氯噻嗪 + 螺内酯
   E. 呋塞米 + 螺内酯
9. 治疗过程中特别要监测
   A. 血钠
   B. 血钾
   C. 血镁
   D. 血氯
   E. 血钙
10. 治疗过程中必要时要补充
   A. 钠盐
   B. 钾盐
   C. 镁盐
   D. 氯盐
   E. 锌盐

（田朝晖）

第十九章

抗高血压药

学习目标

1. 掌握常用抗高血压药氢氯噻嗪、普萘洛尔、硝苯地平、卡托普利、氯沙坦、硝普钠的作用特点、临床应用、不良反应及用药护理。

2. 熟悉抗高血压药的分类，并举出各类的代表药物及抗高血压药临床用药原则。

3. 了解高血压患者的治疗医嘱与处方，指导高血压患者的非药物治疗措施。

高血压是心血管系统常见病，根据世界卫生组织（WHO）规定，18 岁以上成年人未服药的情况下在安静休息时血压≥ 18.7/12.0 kPa（140/90 mmhg）为高血压，其中仅 10% 是继发于其他疾病，称继发性高血压，有 90% 的高血压是发病原因不十分清楚，称为原发性高血压（高血压病）。高血压病早期病理改变主要是全身小动脉痉挛，病变发展出现动脉硬化，并累及心、脑、肾等重要脏器及眼底病变。临床上依据重要脏器受累程度及病理变化，将高血压病分为轻、中、重度或Ⅰ、Ⅱ、Ⅲ期高血压病。同时依据高血压病的缓急和病程进展情况又分为急进型高血压（恶性高血压）和缓进型高血压两类。

抗高血压药，又称降压药，是指能够降低动脉血压，主要用于治疗高血压病的药物。合理应用抗高血压药物，不仅降低高血压，而且能减少或延缓心、脑、肾等重要脏器的并发症，降低病死率，延长寿命，提高生活质量。多数患者需长期服药以控制症状，若能够合理膳食、禁烟酒、控制体重等，可取得更好的治疗效果。

知识链接

影响血压的因素

维持动脉血压的基本因素是心排血量、外周阻力和血容量，血压的调节主要通过交感神经系统、肾素 – 血管紧张素 – 醛固酮系统完成。因此，影响其中任何一个环节的药物都可以降低血压。

第一节　抗高血压药的分类

抗高血压药主要通过影响交感神经系统、肾素 – 血管紧张素 – 醛固酮系统（renin-angiotensin-aldosterone system，RAAS）、血管舒缩功能和血容量等发挥降压作用。根据抗高血压药物的作用环节和作用机制，将抗高血压药分为以下几类。

一、影响交感神经系统药物

1. 中枢性交感神经抑制药，如可乐定、甲基多巴等。
2. 神经节阻滞药，如美卡拉明等。
3. 肾上腺素能神经末梢阻滞药，如利血平、胍乙定。
4. 肾上腺素受体阻滞药。
（1）α受体阻滞药：哌唑嗪等。
（2）β受体阻滞药：普萘洛尔、阿替洛尔等。
（3）α、β受体阻滞药：拉贝洛尔等。

二、扩张血管降低心脏负荷药物

1. 钙通道阻滞药，如硝苯地平、尼群地平等。
2. 松弛血管平滑肌药，如硝普钠、肼屈嗪、二氮嗪等。

三、肾素－血管紧张素系统抑制药

1. 血管紧张素Ⅰ转化酶抑制药，如卡托普利、依那普利等。
2. 血管紧张素Ⅱ受体阻滞药，如氯沙坦、缬沙坦等。
3. 肾素抑制药，如雷米克林等。

四、减少血容量药物

利尿药，如氢氯噻嗪、吲达帕胺等。

治疗高血压病的药物中，WHO和国际高血压学会综合临床治疗效果等因素一致推荐利尿药、β受体阻滞药、钙通道阻滞药、血管紧张素Ⅰ转化酶抑制药和血管紧张素Ⅱ受体阻滞药为一线抗高血压药；其他抗高血压药物因不良反应较多，为二线抗高血压药，很少单独应用，多为联合用药或复方制剂。

第二节　常用抗高血压药

一、利尿药

利尿药是治疗高血压病的基础药物，包括高效、中效及低效类，其中高效利尿药作用强，不良反应较大，仅短期用于中毒高血压，如高血压危象等。临床上常用的是中效类即噻嗪类利尿药。

氢氯噻嗪（Hydrochlorothiazide）

【药理作用与临床应用】 氢氯噻嗪是常用的中效利尿药，其降压作用缓慢、温和、持久；无水钠潴留现象；不易产生耐受性；不引起直立性低血压；钠盐摄入的多少可影响降压效果。

氢氯噻嗪降压机制：用药初期降压与排钠利尿、减少血容量有关；长期用药血容量恢复正常，其降压作用与Na^{+}-Ca^{2+}交换，使细胞内Ca^{2+}减少，从而使血管扩张，血压下降。常与其他降压药合用，既可增强降压效果又可减轻不良反应。

单独使用可治疗轻度高血压，与其他抗高血压药合用可治疗中、重度高血压，是抗高血压联合用药方案中重要的药物之一，对钠敏感型高血压、老年收缩期高血压疗效显著。

【不良反应】长期应用可引起低血钠、低血钾、低血镁；降低糖耐量，使等，故糖尿病、高尿酸患者慎用。

吲达帕胺（indapamide）

吲达帕胺为非噻嗪类吲哚啉衍生物，其特点是：具有中等程度的排钠利尿作用，但利尿作用较氢氯噻嗪强，作用时间较长；可直接扩张小动脉、降低血管壁张力和血管对缩血管物质的反应性，从而使外周阻力下降，其扩血管作用与其阻滞 Ca^{2+} 内流有关；促进血管内皮产生一氧化氮（NO），有抗心肌肥厚作用；不影响脂质代谢。以上特点均有利于长期治疗高血压。故近年来较多用于轻、中度高血压，尤其对伴有水肿、糖尿病及高脂血症者更适宜。

不良反应较轻，有上腹不适、恶心、食欲减退、腹泻及头痛、嗜睡、皮疹等，可致血糖及血尿酸轻度升高，长期使用可使血 K^+ 降低，但较氢氯噻嗪轻。

二、钙通道阻滞药

钙通道阻滞药是一类选择性阻滞钙通道，抑制细胞外 Ca^{2+} 内流，降低细胞内 Ca^{2+} 浓度的药物。细胞内 Ca^{2+} 浓度降低，可使血管平滑肌松弛，还可影响其他 Ca^{2+} 参与的病理过程等。本类药广泛用于防治心血管系统疾病，近年来也试用于其他系统疾病。常用于抗高血压的药物有硝苯地平、氨氯地平、尼群地平等。钙通道阻滞药分类见表 19-1。

表 19-1 钙通道阻滞药物的分类

	类别		药物
Ⅰ类	选择性作用于 L 型钙通道的药物		
	I_a 类	二氢吡啶类	硝苯地平、尼卡地平、氨氯地平、尼群地平、尼莫地平等
	I_b 类	地尔硫卓类	地尔硫䓬、克仑硫䓬、二氯呋利等
	I_c 类	苯烷胺类	维拉帕米、戈洛帕米、噻帕米等
	I_d 类	粉防己碱	
Ⅱ类	选择性作用于其他电压依赖性钙通道的药物		
	（1）作用于 T 型钙通道		米贝第尔、苯妥英
	（2）作用于 N 型钙通道		conotoxin
	（3）作用于 P 型钙通道		某些蜘蛛毒素
Ⅲ类	非选择性钙通道调节药		普尼拉明、苄普地尔、卡罗维林、氟桂利嗪

硝苯地平（nifedipine）

【体内过程】硝苯地平又名心痛定，口服易吸收，1～2 小时作用达高峰，持续 6～8 小时。舌下含化 5 分钟后显效。静脉注射 10 分钟可使血压下降 21%～26%。主要在肝内代谢，其代谢物可随尿液排出体外，仅少量原形药物由肾排泄。

【药理作用】本品属短效钙通道阻滞药，降压作用显著，对正常血压无影响。口服起效快，降压作用持续时间较短，血压下降急剧，波动较大，对心、脑、肾等靶器官的血流量影响较大。本品对血管的选择性高，降压时伴有反射性心率加快、心排血量增多、肾素活性增高，与 β 受体阻滞药合用可减弱此反应，并可加强降压作用。

【临床应用】适用于轻、中、重度高血压。可单用；血压不能控制者可加用利尿药或 β 受体阻滞药。因其普通制剂疗效持续时间短，所致血压波动较大，不利于靶器官保护，故主张用硝苯地平缓释或控释制剂。这两种制剂起效缓慢，降压平稳，效果优于普通制剂。

【不良反应】不良反应多见踝、足与小腿的水肿。一般卧床休息或停药 12 天后可消退。还可引起眩晕、头痛、颜面潮红、心悸及乏力等反应。短效制剂可能加重心肌缺血。

氨氯地平（amlodipine，洛活喜）

本药为长效钙通道阻滞药，口服吸收良好，不受食物影响，平稳降压可持续 24 h。对血管平滑肌有较高的选择性，对心率、房室传导、心肌收缩力均无明显影响，并有逆转心血管重构的作用。长期与 β 受体阻滞药、血管紧张素Ⅰ转化酶抑制药合用增加肾血流量效果更佳。

常见不良反应有头痛、眩晕、心悸、恶心、腹痛及水肿等，偶见皮疹呼吸困难、肌肉痉挛和消化不良。

知识链接

晨峰现象、清晨风疾及降压药的科学应用

研究表明：人体的生理活动（血压、心率、体温等）存在着典型的昼夜节律性。人体血压表现为昼高夜低，清晨觉醒后，于 6～10 时达到峰值（晨峰现象），15 时出现一个次高峰，于凌晨 3～5 时降至低谷（两高一低）。进一步研究还表明，心血管事件（如心绞痛、心肌梗死、心脏性猝死等）的发生也有典型的昼夜节律性，上午 6～10 时严重心脏事件发生占全天的 35%～40%（清晨风险）。如果一个药物只能控制 1/2 天到 3/4 天的血压而不是全天血压，或者根本不能控制晨峰血压，其预防脑血管并发症的作用无疑会显著下降。因此，为了提高降压质量，我们应该使用真正长效的降压药物，最大限度地减小因血药浓度不稳定对血压节律所产生的影响，同时结合动态血压监测，根据患者血压的昼夜节律特征以及所用降压药的药动学特点适当调整服药时间。

三、血管紧张素Ⅰ转化酶抑制药及血管紧张素Ⅱ受体阻滞药

血管紧张素Ⅰ转化酶抑制药（angiotensin Ⅰ-converting enzyme，ACEI）及血管紧张素Ⅱ受体（AT_1 受体）阻滞药是两类发展很快的降压药，近几年来合成了一系列药物，常用的 ACEI 药物有卡托普利（captopril）、依那普利（enalapril）、雷米普利（ramipril）、赖诺普利（lisinopril）及培哚普利（perindopril）；常用的 AT_1 受体阻滞药有氯沙坦（losartan）、缬沙坦（valsartan）、厄贝沙坦（irbesartan）、替米沙坦（telmisartan）等，这两类药物能防止和逆转心肌肥大和血管增生，具有重要意义，已成为糖尿病、左心室肥厚、左心功能障碍及急性心肌梗死高血压患者的首选降压药物。用于高血压等心血管疾病，最大的特点是可逆转心肌、血管壁重构。

知识链接

血管紧张素Ⅱ的生成与其作用

肾素－血管紧张素－醛固酮系统（RAAS）在心血管功能调节及高血压发病中有重要作用。根据所在的部位不同分为两类，一类存在于血液中，称为循环 RAAS，另一类存在于心血管、脑、肾组织中称为组织 RAAS。组织 RAAS 以旁分泌和自分泌的方式影响心血管及神经系统功能，甚至影响其组织结构的改变。血液或组织中的血管紧张素Ⅰ（AngⅠ）经血管紧张素Ⅰ转化酶（ACE）作用下，转化为血管紧张素Ⅱ（AngⅡ），AngⅡ通过激动 AngⅡ受体，可产生多种作用：（1）使血管收缩；促进醛固酮分泌；促进 NA 释放。（2）促生长作用：AngⅡ是一种细胞生长因子，可诱导并促进心肌肥大、心肌及血管胶原含量增加、心肌间质成纤维细胞及血管壁细胞增生而致心肌及血管重构，参与高血压、缺血性心脏病、心衰等心血管疾病的病理生理过程，加重加快疾病进程。

ACEI 的作用是通过不同途径减弱或拮抗病理情况下血管紧张素Ⅱ（Ang Ⅱ）所产生的一系列作用：①通过抑制血管紧张素Ⅰ转化酶，减少 Ang Ⅱ的生成，从而降低血管张力并逆转心血管重构，发挥降低血压作用；②通过抑制血管紧张素Ⅰ转化酶减少缓激肽的水解，使缓激肽增多，而缓激肽具有扩张血管作用；③减少醛固酮的分泌，促进 Na^+ 的排泄。

AT_1 受体阻滞药可直接阻断 Ang Ⅱ的缩血管作用而降压，与 ACEI 相比，选择性更强，不影响缓激肽的降解，对 Ang Ⅱ的拮抗作用更完全，不良反应较 ACEI 少，是继 ACEI 的新一代 RAAS 抑制药。

卡托普利（captopril，巯甲丙脯酸）

【体内过程】卡托普利口服易吸收，食物可减少其 30% ~ 40% 的吸收。部分在肝代谢，40% ~ 50% 以原形经肾排泄，肾功能不全时可致蓄积。

【药理作用】具有轻至中等强度的降压作用，起效快，持续时间较短；同时增加肾血流量，不伴有反射性心率加快。降压机制为：抑制 ACE，使 Ang Ⅱ生成减少，从而使血管舒张；醛固酮分泌减少，有利于排钠；肾血管扩张也可加强排钠作用；本品抑制 ACE，也可减少缓激肽的降解，使缓激肽增多，加强血管舒张；还可抑制交感神经系统的活性。因抑制 ACE，使 Ang Ⅱ减少，可防止和逆转心血管疾病时出现的心肌、血管壁的肥厚，具有器官保护作用。

【临床应用】适用于各型高血压。对肾素活性高的患者降压作用较强，对伴有慢性心功能不全、慢性肾功能不全、冠心病者有较好疗效。尤其适用于合并有糖尿病及胰岛素抵抗、左心室肥厚、急性心肌梗死的高血压。与其他一线降压药合用可提高疗效。本类药也是目前治疗慢性心功能不全的主要药物之一。

【不良反应】短期应用不良反应较少，长期应用可致刺激性干咳，严重者需停药。也可有低血压、皮疹、血管神经性水肿、药物热、味觉减退、脱发、眩晕、头痛及晕厥等。少见白细胞与粒细胞减少，与剂量有关。对合并有肾功能不全，合用保钾利尿药、β 受体阻滞药或补钾的患者，肾动脉狭窄者及孕妇禁用。

依那普利（enalapril）

依那普利为第二代血管紧张素Ⅰ转化酶抑制药，作用及用途与卡托普利相似，其特点为：吸收受食物影响小，持续时间较长，可达 24 小时，主要经肾脏排泄，肾功能不全可致蓄积。降压作用较强，不良反应较少。

氯沙坦（losartan）

氯沙坦为 Ang Ⅱ受体阻滞药。Ang Ⅱ受体有两种亚型，即 AT_1 和 AT_2 受体。氯沙坦可非竞争性拮抗 Ang Ⅱ对 AT 受体的激动作用，从而扩张血管，降低血压，防治和逆转心肌、血管重构。降压平稳，起效慢，作用强度与依那普利相似。可用于各种高血压的治疗，也可用于慢性心功能不全的治疗。

目前，用于临床的同类药物还有缬沙坦（valsartan）、厄贝沙坦（irbesartan）等。

四、肾上腺素受体阻滞药

哌唑嗪（prazosin）

【药理作用与临床应用】哌唑嗪选择性的阻断血管平滑肌上的 α_1 受体，使血管扩张、血压下降。对阻力血管的扩张作用强于容量血管，所以舒张压下降明显。降压作用特点为：作用中等偏强，不伴有反射性心率加快；不增加肾素分泌；不减少肾血流量；对正常血压无影响；最大特点是对代谢无不良影响，可改善脂质代谢。适用于轻中度及伴有心肾功能不全的高血压患者，也可用于难治性心力衰竭。

【不良反应】常见头痛、乏力和鼻塞等。部分患者出现“首剂现象”，表现为恶心、眩晕、心悸、直立性低血压，严重者可致晕厥。将首次剂量改为0.5 mg并睡前服用可避免“首剂现象”。偶有视物模糊、便秘、口干、抑郁等。

普萘洛尔（propranolol）

【药理作用与临床应用】普萘洛尔为β受体阻滞药的代表，降压作用中等、缓慢而持久；伴有心率减慢和心排血量减少；降压过程平缓，不引起直立性低血压；长期应用不产生耐受性。

普萘洛尔的降压机制较为复杂，主要是阻断不同部位β受体产生的综合效应：①阻断心脏β_1受体，使心脏抑制，心排血量减少；②阻断肾近球小体β_1受体，使肾素分泌减少；③阻断中枢β受体，使外周交感神经功能下降；④阻断去甲肾上腺素能神经突触前膜β_2受体，使去甲肾上腺素释放减少。

普萘洛尔可单独用于治疗轻、中度高血压，也可与其他降血压药合用治疗中、重度高血压。

【不良反应】 抑制心肌收缩力，可致窦性心动过缓、房室传导阻滞、诱发或加重心力衰竭。阻断β_2受体可诱发支气管哮喘。此外，尚有厌食、恶心、呕吐和稀便等。长期用药可影响脂质代谢。突然停药，可发生停药综合征。

拉贝洛尔（labetalol，柳胺苄心定）

拉贝洛尔的降压作用强，起效快；伴有心率减慢，心排血量减少。拉贝洛尔同时阻断α_1受体和β受体，具有双重降压作用。适用于各型高血压，对常规治疗无效的高血压有效；静脉注射可用于高血压危象。因立位降压作用强于卧位，因而较易发生直立性低血压。

第三节　其他抗高血压药

一、中枢性降压药

可乐定（clonidine）

可乐定具有较强的中枢性降压作用，还具有镇痛和镇静作用，并可抑制胃肠分泌及运动。用于其他降压药物无效的中度高血压，尤其是伴有消化性溃疡的高血压患者。近年来，也用于阿片类镇痛药物依赖患者的戒毒治疗。

常见口干、嗜睡、乏力及心动过缓等不良反应。久用有水钠潴留现象，与利尿药合用可避免。本品具有停药反应，不可突然停药。

二、影响交感神经递质药

利血平（reserpine）

【药理作用与临床应用】利血平作用缓慢、温和、持久，伴有心率减慢，其作用机制是抑制去甲肾上腺素能神经末梢去甲肾上腺素的再摄取、减少其合成及贮存，最终导致NA耗竭，使交感神经张力降低，血管扩张，血压降低。本品还有镇静、安定作用。适用于轻度高血压，对伴有心悸、精神紧张者较为适宜。但因降压作用弱，不良反应较多，目前仅用于复方制剂。

【不良反应】有鼻塞、胃酸分泌增多、腹痛、腹泻和心率减慢等，中枢症状有嗜睡、疲惫，严重时精神抑郁。伴有消化性溃疡、精神抑郁患者禁用。

三、直接扩张血管药

肼屈嗪（hydralazine，肼苯哒嗪）

【药理作用与临床应用】肼屈嗪直接扩张小动脉，降低外周阻力，使血压下降。对静脉无明显扩张作用。降压同时可引起明显的反射性心率加快、心排血量增多、肾素活性增高、水钠潴留，从而影响降压效果。常与利尿药及β受体阻滞药合用于中度高血压，不宜单用。

【不良反应】常见头痛、心悸、颜面潮红、恶心和呕吐等。长期大剂量（一日 400 mg 以上）可致红斑狼疮样综合征。心绞痛及心功能不全患者禁用。

硝普钠（sodium nitroprusside）

【药理作用与临床应用】硝普钠口服不易吸收，主要以静脉滴注给药。在体内经转化可生成 SCN^-。其作用可直接扩张小动脉和小静脉，降低血压，减轻心脏前后负荷。降血压作用强大、迅速、短暂。静脉滴注 30 秒显效，2 分钟血压降至最低水平，停药 5 分钟内血压回升。主要用于高血压危象，高血压脑病及恶性高血压的紧急救治。也可用于难治性心力衰竭。

【不良反应】滴速过快可引起头胀痛、恶心呕吐、出汗、心悸、烦躁不安等症状，减慢滴速或停药症状可减轻或消失。应严密监测血压，及时调整滴速，按 1 $\mu g \cdot kg^{-1} \cdot min^{-1}$ 速度输入，最快不超过 3 $\mu g \cdot kg^{-1} \cdot min^{-1}$。大剂量或连续使用时（尤其是肾功能不良者），可引起血氰化物或硫氰化物浓度升高而中毒。故大剂量或连续使用时应严密监测血氰化物浓度。该药见光分解，保存和使用时须避光。

第四节 抗高血压药的用药护理

护理高血压是康复过程中重要的一环，一定要全面，包括生活起居、饮食方式、服药情况等。

一、用药护理程序

用药护理步骤	用药护理要点
用药前	1. 了解高血压病史、用药史 2. 胃肠内食物可使卡托普利的吸收减少 30% ~ 40%，宜在餐前 1 h 服药 3. 硝普钠见光易变质，滴注瓶应用黑纸遮住，避光使用。溶液需临用前配制，并于 12 h 内用完；单独使用静脉通道，此通道不能静脉注射其他药物
用药中	1. 氢氯噻嗪用药期间应监测血电解质，出现紊乱时，可口服或静脉滴注氯化钾、硫酸镁等纠正；用药期间，增加高钾食物摄入 2. 哌唑嗪首次用量减为 0.5 mg，并于睡前服用，可避免发生“首剂现象” 3. 应用 ACEI 可导致刺激性干咳，发生率 5% ~ 20%，常在用药 1 周至 6 个月内出现，停药后可自行消失。也可换用血管紧张素Ⅱ受体阻滞药 4. 严格遵照医嘱，准确控制硝普钠静脉滴注速度，并向患者及家属说明严禁擅自调节滴速。用药后应用氢氯噻嗪能使血尿酸含量升高，诱发痛风，可口服别嘌呤醇防治
用药后	应用氢氯噻嗪后可使血中尿酸含量升高，诱发痛风，可口服别嘌呤醇防治

二、用药护理案例分析

患者，男性，40 岁。2 年前在单位组织体检时发现血压升高，后经多次检查血压约为 150/95 mmHg（20/12.1 kPa），诊断为高血压病。在家服用贝那普利 5 mg/ 次，每日 1 次。服药后 1 月开始出现刺激性干咳。肺部听诊未闻及干湿性啰音。

音频：
用药护理案例解析

思维导图：
学习小结

请分析：

1. 患者刺激性干咳是否与服用药物有关？为什么？
2. 可换用什么药物？

自测题

一、单项选择题

A_1 型题

1. 高血压并发劳累型心绞痛可选用
   A. 硝酸异山梨酯　B. 普萘洛尔　C. 普鲁卡因胺
   D. 奎尼丁　E. 利多卡因
2. 肾性高血压可选用
   A. 硝苯地平　B. 卡托普利　C. 哌唑嗪
   D. 可乐定　E. 普萘洛尔
3. 高血压伴有下列哪种疾病可选用普萘洛尔治疗
   A. 支气管哮喘　B. 房室传导阻滞　C. 心绞痛
   D. 心动过缓　E. 糖尿病
4. 一线抗高血压药物**不包括**
   A. 钙拮抗药
   B. 血管紧张素 I 转化酶抑制药及血管紧张素 II 受体阻滞药
   C. 利尿药
   D. 肾上腺素受体阻滞药
   E. 血管扩张药
5. 高血压合并消化性溃疡患者宜选用
   A. 甲基多巴　B. 可乐定　C. 肼屈嗪
   D. 利血平　E. 氨氯地平
6. 静脉注射可用于高血压危象的肾上腺素受体阻滞药是（　　）
   A. 拉贝洛尔　B. 肼屈嗪　C. 普萘洛尔
   D. 卡托普利　E. 硝普钠
7. 易引起刺激性干咳的药是（　　）
   A. 硝苯地平　B. 普萘洛尔　C. 可乐定
   D. 卡托普利　E. 哌唑嗪
8. 治疗伴有糖尿病的高血压患者最好选用
   A. 普萘洛尔　B. 可乐定　C. 哌唑嗪
   D. 卡托普利　E. 硝普钠
9. 首剂现象是何药的主要不良反应
   A. 普萘洛尔　B. 可乐定　C. 哌唑嗪
   D. 卡托普利　E. 硝普钠

A_2 型题

10. 张先生，58 岁，头痛 1 个月，查体发现血压 170/95 mmHg，下肢水肿并伴有窦性心动过速，可选用下列（　　）

A. 氢氯噻嗪 + 普萘洛尔　　B. 氢氯噻嗪 + 可乐定

C. 硝苯地平 + 哌唑嗪　　D. 硝苯地平 + 卡托普利

E. 氢氯噻嗪 + 硝普钠

二、简答题

1. 列出临床一线抗高血压药及其代表药。
2. 简述硝苯地平、普萘洛尔、卡托普利的降压机制特点和临床应用？

三、案例分析：

某女，48 岁，公务员，近期时常出现头晕、视物模糊等症状，遂来院就诊。查体：神清、精神状况欠佳。心率 88 次 / 分、血压 160/110 mmhg，胸腹四肢及神经系统均无异常。请为此患者选择适当的治疗药物，并说明其依据。

（王嗣雷）

第二十章 抗充血性心力衰竭药

学习目标

1. 掌握强心苷类药物的体内过程、药理作用、临床应用、不良反应。
2. 熟悉强心苷类药物中毒防治、药物相互作用及给药方法。
3. 了解利尿药、RAAS 抑制药、β 受体阻滞药、扩血管药在治疗慢性心功不全中的作用、应用、用药护理要点。

充血性心力衰竭（也称慢性心功能不全，congestive heart failure，CHF）是指心脏病发展到一定程度，心脏的收缩和（或）舒张功能障碍，使心脏泵血功能下降，无法满足机体需要的一种临床综合征，主要表现为：静脉系统淤血和动脉系统供血不足的症状和体征，如食欲下降、恶心、呕吐、腹胀、水肿及不同程度的呼吸困难、咳嗽、咳痰等，并伴有疲乏无力、头晕、心悸、少尿等。所以治疗 CHF 的目标是：增强心脏泵血功能，降低心脏负荷、增加心排血量、降低耗氧量，实现缓解症状、逆转病理学变化，提高患者生活及生存质量，降低死亡率，改善预后。

知识链接

CHF 主要的病理改变

CHF 是在各种病理因素的影响下，引起心肌受损，心肌收缩力减弱，心排出量减少，引发一系列代偿反应。主要有交感神经系统兴奋、肾素－血管紧张素－醛固酮系统激活等引起的血管收缩、心率加快、血容量增加，在 CHF 早期可短暂维持血液循环与重要脏器血流灌注，但长期活性增高增加心脏前、后负荷，导致心室重构，促进了心脏泵功能的衰竭。

第一节　正性肌力药

一、强心苷类

强心苷是一类选择性作用于心脏，增强心肌收缩力的药物。制剂来源于洋地黄类植物，其基本作用、用途、不良反应相似，因结构不同，体内过程有差异，几种常用强心苷体内过程的比较见表 20-1，其中地高辛最常用。

表 20-1 几种常用强心苷体内过程的比较

药物	蛋白结合率（%）	肝肠循环（%）	生物转化（%）	肾排出（%）	血浆 $t_{1/2}$
洋地黄毒苷	97	27	30～70	10	5～7d
地高辛	＜30	6.8	5～10	60～90	33～36 h
毛花苷 C	5	少	极少	90～100	23 h
毒毛花苷 K	5	少	0	90～100	12～19 h

地高辛（digoxin）

【体内过程】口服生物利用度为 60%～80%。全身分布，约 20% 经肝代谢，肠内细菌提高肝对其代谢能力，与抗生素合用肠内细菌减少，使其代谢减慢，血药浓度增加。

【药理作用】本类药物可抑制心肌细胞膜上的 Na^+-K^+-ATP 酶的活性，减少 Na^+-K^+ 交换，增加 Na^+- Ca^{2+} 交换，致使心肌细胞内 Ca^{2+} 增多，通过调节蛋白和收缩蛋白的作用，从而使心肌收缩力加强。

1. 正性肌力作用 治疗量时可选择性作用于心脏使其收缩力加强，心排血量增多。其特点是加快心肌收缩速度，相对延长心室舒张期，从而增加心肌供血及静脉回心血量，利于缓解外周组织的淤血和供血不足。对于衰竭心脏，由于心排血量增加，心室容积减少，室壁肌张力下降，以及反射性兴奋迷走神经减慢心率，从而降低心肌耗氧量。故正性肌力作用是治疗心功能不全的重要药理学基础。

2. 负性频率作用（减慢心率） 心功能不全时心率代偿性加快，本类药物可通过加强心肌收缩力，增加心排血量，利用减压反射而使心率减慢，进一步降低心肌耗氧量，利于改善心衰患者的心功能。

3. 对心肌电生理的影响 本类药物因直接或间接对心肌细胞的作用而产生不同的影响（表 20-2）。在心房颤动和心房扑动的治疗中具有重要意义。

表 20-2 强心苷类药物对心肌电生理的作用

电生理特性	窦房结	心房	房室结	浦肯野纤维	心室
自律性	↓	↓		↑	
传导速度		稍↑或（↓）	↓	↓	稍↑或（↓）
有效不应期		↓	稍↑	↓	↓

↑：增加 ↓：下降 （↓）：中毒时下降

4. 对心电图的影响 治疗量最早可见 T 波低平，甚至倒置，S-T 段呈鱼钩状；P-R 间期延长，表明房室传导减慢；P-P 间期延长，反映窦性频率减慢；也可见 Q-T 间期缩短，提示有效不应期（effective refractory period，ERP）及动作电位时程（action potential duration，APD）缩短。中毒量可引起各种心律失常，表现出异常心电图。

5. 其他作用 本类药物能降低 CHF 患者血浆的肾素活性，减少血管紧张素Ⅱ及醛固酮含量，对心衰时过度激活的 RAAS 产生抑制作用。此外，因心功能改善而增加了肾血流量和肾小球滤过率，同时抑制肾小管 Na^+-K^+-ATP 酶，减少 Na^+ 的重吸收，因而对心衰患者有一定的利尿作用。另外强心苷类对中枢神经系统也有影响，中毒量可引起中枢兴奋症状和明显增强交感神经活性。

知识链接

强心苷的作用机制

强心苷的作用机制是由于该类药物与心肌细胞膜上的 Na^+-k^+-ATP 酶（强心苷受体）特异性结合，抑制此酶的活性，致使钠泵功能部分受阻，使心肌细胞内 Na^+ 量增多，K^+ 量减少。通过 Na^+-Ca^{2+} 双向交换机制，最终使心肌细胞内 Ca^{2+} 浓度升高，在心肌细胞兴奋–收缩偶联过程中，可利用的 Ca^{2+} 量增加，使心肌收缩力加强，呈现正性肌力作用。

【临床应用】

1. 治疗充血性心力衰竭 对伴有心房颤动和心室率加快的心衰疗效最好；对风湿性或高血压性心脏病及慢性冠心病引起的心衰疗效良好；对甲亢、严重贫血和维生素 B_1 缺乏症等心肌能量产生障碍的心衰疗效差；对心肌炎等心肌严重损伤及肺心病所致的心衰疗效差且易中毒；对伴有机械性阻塞性病变，如缩窄性心包炎、重度二尖瓣狭窄等所致心衰无效。

2. 某些心律失常

（1）心房颤动：简称房颤，房颤的主要危害在于心房过多冲动可能下传到心室引起心率加快，致使心室不能有效地泵出血液，本类药物治疗房颤的目的不在于停止房颤而是通过抑制房室结传导作用减慢心率，避免循环障碍，常用于非紧急状态患者。

（2）心房扑动：心房扑动的冲动虽然较少，但较强，易传入心室，而心室率较快且难以控制。故本类药物可通过缩短心房肌的不应期，使心房扑动转为心房纤颤，继而发挥其治疗心房纤颤的作用。

（3）阵发性室上性心动过速：本类药物通过增强迷走神经的功能，减慢传导而终止阵发性室上性心动过速。

【不良反应及注意事项】本类药物安全范围小，治疗量时 60% 患者可出现中毒症状，但在小剂量维持时，不良反应较少。

1. 消化系统毒性反应 表现为恶心、呕吐、食欲缺乏等，出现较早，有提示性。

2. 神经系统毒性反应 眩晕、头痛、乏力、失眠等。黄、绿视障碍为中毒的特征性表现，为停药指征，但出现率低。

3. 心脏毒性反应 是最严重、最危险的毒性反应，可出现各种心律失常。

（1）快速型心律失常：室性早搏，二联律、三联律，房性、房室结性、室性心动过速，甚至室颤。可能是因为中毒量强心苷高度抑制 Na^+-K^+-ATP 酶，细胞内严重失钾而使最大舒张电位负值变小，自律性增高。频发室性早搏，是诊断强心苷中毒的可靠依据，二联律、三联律为停药指征。应酌情补钾预防，必要时可口服或注射苯妥英钠，也可静脉注射利多卡因治疗。严重中毒时，需应用地高辛抗体 Fab 片段，其具有良好的解毒作用，起效快、疗效肯定。

（2）房室传导阻滞：强心苷可引起不同程度的传导阻滞，也是因为强心苷高度抑制 Na^+-K^+-ATP 酶，细胞内失钾，静息膜电位负值变小，从而使动作电位 0 相幅度降低，传导阻滞。可选用阿托品等药物治疗，但禁忌补钾。

（3）窦性心动过缓：因强心苷降低窦房结自律性引起，心率低于 60 次 / 分为停药指征。

【给药方法】

1. 先全效量后维持量 根据病情需要，为了尽快发挥疗效又不致产生中毒，可分两步用药：先给以全效量，然后给予维持量。全效量是指在短期内（24 小时）给予能充分发挥疗效又不致中毒的最大耐受量（饱和量）。维持量是指每日消除量，以维持疗效。此法显效快，但中毒发生率高，临床已少用。

2. 每日维持量法 对病情不急、两周内未用过强心苷者，可用地高辛以每日维持量给药，疗效显著，而且中毒发生率显著降低。

二、非正性肌力药

（一）磷酸二酯酶抑制剂

本类药物是近年来合成的新型正性肌力药，其兼有正性肌力和扩张血管的作用。主要是通过抑制磷酸二酯酶Ⅲ（PDE Ⅲ），减少细胞内 cAMP 降解，增加细胞内 cAMP 含量，使细胞内 Ca^{2+} 浓度增加而呈现正性肌力作用及扩血管作用，主要用于强心苷、利尿药及扩血管药无效的患者。

氨力农（amrinone）

本药可增加 CHF 患者的心排血量，降低左室充盈压及外周阻力，改善心功能，但不引起心率和血压的改变。长期应用，不良反应发生率高，可引起血小板减少，胃肠道反应，偶见发热、肝功能异常等，静注可能产生心律失常。

米力农（milrinone）

本药是氨力农的第二代产品，与氨力农有相似的作用，但其作用较氨力农强 10 ~ 30 倍。口服给药不良反应严重，故仅短期静脉给药。

维司力农（vesnarinone）

本药是一种口服有效的正性肌力药，兼具有中等程度的扩血管作用。既可以选择性抑制 PDE Ⅲ，又可以激活 Na^+ 通道，促进 Na^+ 内流，以及抑制 K^+ 通道，延长动作电位时程；因增加 cAMP 而促进 Ca^{2+} 内流，使细胞内 Ca^{2+} 增多，还可以增加心肌对 Ca^{2+} 的敏感性。一般用于心衰患者的症状缓解及生活质量的提高。

（二）钙通道阻滞药

本类药舒张动脉作用较强，降低心脏后负荷显著，能增加心排血量。但由于本类药对受损心脏可能发生抑制作用，一般不作 CHF 的常用药，其作用及特点详见第十九章抗高血压药。

（三）钙增敏剂

本类药物为正性肌力药物开发的新方向。匹莫苯旦（pimobendan）能提高心肌收缩成分对细胞内 Ca^{2+} 的敏感性，使心肌收缩力加强。此作用可在不增加 Ca^{2+} 的前提下，增加心肌收缩力，避免钙超载所致的心肌损伤和心律失常，对心肌有保护作用。另外，本药还可抑制 PDE Ⅲ。临床试验表明本药可增加患者的运动耐力，减轻心衰症状，减少发作次数，对中、重度心衰患者有效。不良反应较轻。

第二节 减轻心脏负荷药

一、利尿药

利尿药促进 Na^+、H_2O 的排出，减少血容量，减少回心血量，降低心脏前负荷；长期应用可减少血管壁的 Na^+，减少钠 / 钙交换，血管收缩，降低心脏后负荷，改善心脏泵血功能。对伴有水肿、明显充血和淤血的心衰患者尤为适用。常用药物有呋塞米、氢氯噻嗪等。

二、血管扩张药

扩血管是 CHF 综合治疗措施之一，扩张容量血管、阻力血管可降低心脏前、后负荷，减轻静脉淤血和增加组织供血，改善心脏泵血功能，配合强心药、利尿药可用于中、重度及难治性 CHF 的治疗。

1. 扩张小动脉 使外周血管阻力即心脏后负荷降低而增加心排血量，如硝苯地平、氨氯地平、肼屈嗪、卡托普利等，主要用于外周阻力高、心排血量明显减少的 CHF 患者。

2. 扩张小静脉 使回心血量减少，降低左心室舒张末压而减轻心脏前负荷，如硝酸酯类，主要用于肺静脉淤血明显者。

3. 扩张动、静脉 降低左心室舒张末压，心肌的收缩与舒张更趋于一致，从而改善左心室顺应性，如硝普钠、哌唑嗪等，主要用于心排血量低、肺静脉淤血和肺动脉高压者。

血管扩张剂主要用于对正性肌力药和利尿药无效的心衰患者。治疗时应密切观察血压、心率变化，随时调整剂量，避免过度扩张血管引起血压过低，导致冠脉供血不足，影响心肌供血而进一步加重 CHF 时的心肌缺血、缺氧及能量代谢障碍。

第三节　肾素—血管紧张素—醛固酮系统抑制药

发生 CHF 时，心肌及心肌间质细胞在结构、功能、数量等方面表现出的适应性、增生性的病理变化，致使心室壁、血管壁肥厚，即心室重构。近年来临床试验证明，血管紧张素转化酶抑制剂（ACEI）具有可逆转左心室肥厚、防止心室重构的作用。对 CHF 的远期疗效更有利于实现治疗目标。

一、血管紧张素Ⅰ转化酶抑制剂

卡托普利（captopril）

【药理作用与临床应用】

1. 减少血管紧张素Ⅱ（Ang Ⅱ）生成，改善血流动力学 ACEI 能抑制循环及组织中的血管紧张素Ⅰ（Ang Ⅰ）向血管紧张素Ⅱ（Ang Ⅱ）的转化，降低血及组织中的 Ang Ⅱ 的浓度，并减少缓激肽的降解，从而舒张动、静脉，降低心脏负荷，进而降低室壁肌张力，改善心功能。

2. 抑制心肌及血管的肥厚和增生 CHF 的病理变化可见心肌肥大，心肌纤维化，同时伴有左心室结构和功能的衰退，加剧心脏收缩和舒张功能障碍。小剂量 ACEI 可有效阻止或逆转心室重构、肥厚，提高心血管顺应性。

本药在临床上常用于消除、缓解 CHF 患者症状，有效防止和逆转心肌肥厚，降低病死率。可与利尿剂、强心苷类合用治疗心衰。

【不良反应】低血压、咳嗽、高血钾等，以及影响胎儿发育。

二、血管紧张素Ⅱ受体阻断剂

氯沙坦（losartan）

本药在受体水平可直接阻断 Ang Ⅱ 与其受体 AT_1 的结合而发挥阻断作用，其作用比 ACEI 更完全，抗 CHF 的作用与 ACEI 相似，但不良反应少。

三、醛固酮受体阻滞药

螺内酯（spironolactone，安体舒通）

大量醛固酮不仅具有保钾排钠作用，还具有促进生长的作用，加重心室重构。故螺内酯通过阻断醛固酮受体，拮抗其作用发挥逆转心室重构及利尿消肿作用。临床上螺内酯与氢氯噻嗪、ACEI 或（和）Ang Ⅱ受体阻滞药合用治疗 CHF，效果较好。

第四节　β 受体阻滞药

常用于治疗 CHF 的 β 受体阻滞药有美托洛尔、卡维地洛等。现代医学证明 β 受体阻滞药对 CHF 具有远期治疗意义。理由是：本品可以上调细胞的 β 受体，恢复机体对 β 受体的敏感性；通过抑制交感活性，降低儿茶酚胺类对心脏的毒性作用；抑制 RAAS 的活性；减慢心率，降低心肌耗氧量，改善缺血心肌的供血及能量代谢，改善心室的舒张功能及心衰时的血流动力学。

本品适用于心功能为Ⅱ ~ Ⅲ级的 CHF 患者，对高血压心脏病、缺血性心脏病、扩张性心脏病及舒张功能障碍所致的 CHF 有较好的疗效。在有效的强心、利尿、扩血管等措施配合下，改善 CHF 患者的症状同时应用 β 受体阻滞药，可以改善患者的生活质量，降低死亡率和减少不良反应。

第五节　抗充血性心力衰竭药的用药护理

一、用药护理程序

用药护理步骤	用药护理要点
用药前	开始治疗前，应仔细了解患者的症状、体征、血电解质、肝肾功能、心电图表现、体重、心率和心律。采取低钠饮食，控制体重
用药中	密切观察中毒的早期症状，如出现恶心、呕吐、视觉障碍、心悸等，若出现心律失常应立即告知医生
用药后	1. 警惕低血钾的各种症状，如嗜睡、肌无力、反射减弱等，合用排钾利尿药时尤需注意。可口服氯化钾溶液或给患者高钾食物，如橙汁、香蕉等 2. 告知患者严格按处方、按规定时间给药，不可因忘记服药而自行加倍补服 3. 不可随意加用其他药物

二、用药护理案例分析

患者，女性，60 岁，因“高血压性心脏病、房颤、心功能三级”住院治疗。医生给予①地高辛 0.25 mg q.d. 口服；②呋塞米 20 mg i.v.q.d.。治疗半月后，查血钾 2.9 mmol/L。心电图显示心室率 55 次 / 分

请分析：

1. 患者出现低血钾的原因是什么？
2. 低血钾对强心苷类药物有什么影响？应如何处理？

音频：
用药护理案例解析

思维导图：
学习小结

自测题

一、单项选择题

A_1 型题

1. 下列哪项不是强心苷的适应证
   A. 心房扑动　B. 心房颤动
   C. 室性心动过速　D. 阵发性室上性心动过速
   E. 充血性心力衰竭
2. 强心苷最严重的不良反应是
   A. 胃肠道反应　B. 视色障碍
   C. 中枢神经系统反应　D. 心脏反应
   E. 室性早搏
3. 强心苷早期的中毒症状是
   A. 胃肠道反应　B. 视色障碍
   C. 中枢神经系统反应　D. 心脏反应
   E. 室性早搏
4. 关于强心苷中毒的治疗措施，下列哪项是错误的
   A. 立即停药　B. 口服 10% 氯化钾溶液
   C. 应用苯妥英钠　D. 应用利多卡因
   E. 静脉注射 10% 葡萄糖酸钙溶液
5. 治疗地高辛中毒引起的窦性心动过缓和传导阻滞的药物是（　　）
   A. 地高辛抗体　B. 考来烯胺　C. 氢氯噻嗪
   D. 阿托品　E. 苯妥英钠
6. 治疗地高辛中毒引起的窦性心动过缓和传导阻滞的药物是（　　）
   A. 地高辛抗体　B. 考来烯胺　C. 氢氯噻嗪
   D. 阿托品　E. 苯妥英钠
7. 静脉给药后，起效最快维持时间最短的强心苷是（　　）
   A. 地高辛　B. 毛花苷 C　C. 洋地黄毒苷
   D. 毒 K　E. 去乙酰毛花苷
8. 下列哪种强心苷口服吸收最完全（　　）
   A. 地高辛　B. 毒 K　C. 洋地黄毒苷
   D. 毛花苷 C　E. 黄花夹竹桃苷

A_2 型题

9. 刘先生，66 岁，患充血性心力衰竭，医生给予地高辛治疗后，出现房室传导阻滞，此时应选用何药（　　）
   A. 氯化钾　B. 阿托品　C. 苯妥英钠
   D. 肾上腺素　E. 利多卡因
10. 某心力衰竭患者，服用地高辛，每次 0.25 mg，每日 2 次，服用期间药师应特别提醒患者注意的地高辛特有的不良反应是（　　）
   A. 恶心　B. 腹痛　C. 头痛　D. 心跳加快　E. 黄视症

二、简答题

简述地高辛对心脏的作用、临床应用、不良反应及中毒的防治措施。

三、案例分析

黄某，男，58 岁，因为反复呼吸困难 2 年，加重 3 个月入院。入院前 2 年，患者上一层楼后出现呼吸困难，有端坐呼吸，踝部水肿。

查体：血压 160/110 mmHg，心率 110 次 / 分。颈静脉怒张，肝大，可触及，四肢凹陷性水肿。

诊断：慢性心功衰竭、高血压。

治疗：使用药物洋地黄、卡托普利、螺内酯。

请分析：

1. 该患者用药依据？
2. 对该患者采取的护理措施有哪些？

（王嗣雷）

第二十一章 抗心律失常药

学习目标

1. 掌握抗心律失常药的分类及各类代表药。
2. 掌握常见心律失常的常用药物，如维拉帕米、利多卡因、普萘洛尔等的特点、用药护理知识。
3. 熟悉奎尼丁的适应证、不良反应及其防治。
4. 了解抗心律失常药的作用机制。

心律失常是指心脏冲动起源异常或传导功能障碍导致心跳的节律或频率紊乱而引起的一系列临床综合征，与心肌细胞的离子跨膜转运紊乱有关。按心动频率可分为缓慢型和快速型心律失常两类，缓慢型心律失常主要有窦性心动过缓、房室传导阻滞等，临床常用阿托品或异丙肾上腺素类药物治疗。快速型心律失常根据冲动起源可分为窦性、室上性和室性三大类，表现有窦性心动过速、心房颤动和扑动、室上性心动过速、室性心动过速等，治疗比较复杂，本章主要介绍治疗快速型心律失常的药物。

知识链接

心肌电生理简介

心肌电生理特性表现为：①自律性，与舒张期自动除极速度、最大舒张电位和阈电位有关；②传导性，传导速度是由0相除极速度决定的，后者与膜电位大小有关；③兴奋性和有效不应期，心肌细胞自除极到引起传播性兴奋这段时间间隔称为有效不应期（ERP），ERP的长短一般与动作电位时程（APD）的长短变化相适应，但程度可有不同。

第一节 抗心律失常药对心肌电生理的影响与药物分类

一、抗心律失常药对心肌电生理的影响

心律失常的原因可归为心肌兴奋冲动形成障碍、冲动传导障碍或两者兼有。抗心律失常药通过不同程度地影响心肌细胞某些离子的跨膜转运过程，纠正心肌细胞的异常电生理过程而改

善心脏节律和频率。其基本作用有以下几方面。

（一）影响冲动形成障碍　降低自律性、减少后除极及触发活动

窦房结或异位起搏点等自律性增高均可致心律失常。所以抑制快反应细胞 4 相 Na^+ 内流、慢反应细胞 4 相 Ca^{2+} 内流或促进 4 相 K^+ 外流，增加最大舒张电位，使其远离阈电位，均可降低自律性，改善心律。

Ca^{2+} 内流增多可致早期后除极，是异位起搏细胞继 0 相除极之后所发生的除极。后除极电位一旦达阈电位即可引发一连串异常冲动的发放，即触发活动。后除极所致的触发活动与 Ca^{2+} 内流增多有关，或与细胞肌质网释放 Ca^{2+} 过多、诱发 Na^+ 短暂内流有关。因此，钙通道阻滞药和钠通道阻滞药均可抑制后除极而减少触发活动。

（二）影响冲动传导　改变传导速度，改善单向阻滞和消除折返

折返是指一个冲动沿环形通路折回原处，反复运行、反复激动组织的现象，是快速性心律失常发生的重要机制之一。折返形成有 3 个条件：①解剖或功能性环路存在；②环路中各部位不应期不一致；③环路中有传导性降低的部位。正常时，浦肯野纤维末梢细微分支的任意二者（AB 和 AC 支）与心肌纤维（BC 支）可组成环路，其中若 AB 或 AC 不应期延长、缩短（或不一致）或传导减慢时，可出现单向传导阻滞，冲动不能下传而引起折返。单次折返可引起一次早搏，连续多次折返则引起阵发性心动过速、纤维扑动或纤维颤动。（图 21-1）

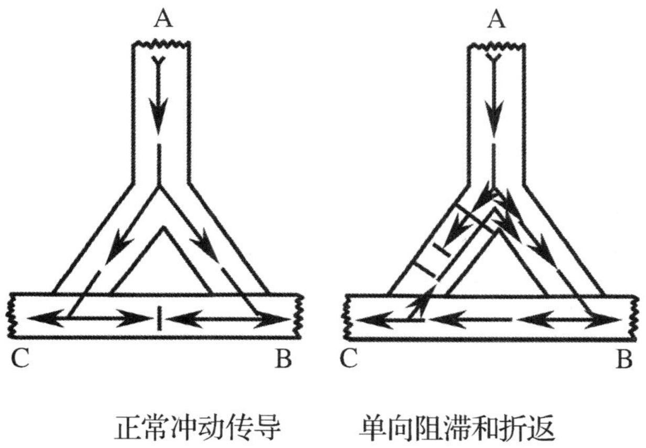

图 21-1　浦肯野纤维末梢正常冲动传导（左图）、单向阻滞和折返（右图）

通过促进 3 相 K^+ 外流可使膜电位下移而降低膜电位水平，增加 0 相除极幅度，加快传导，使由传导减慢出现的单向阻滞消除，最终消除折返。也可以通过阻滞 0 相 Na^+ 内流而减慢传导，使由传导减慢出现的单向阻滞进一步加重变为双向阻滞，也利于消除折返。

（三）延长有效不应期（ERP）

无论是绝对延长 ERP 还是相对延长 ERP，均可使因折返或自律性增加而产生的过多冲动或异位起搏的冲动更多地落在心肌细胞动作电位的 ERP 上，从而无法引起一次可传播的动作电位。通过抑制 0 相 Na^+ 内流或抑制 3 相 K^+ 外流而延长动作电位时程（APD），从而绝对延长有效不应期（ERP）；药物可以促进 3 相 K^+ 外流使复极速度加快，这样使心肌细胞的 APD 和 ERP 均缩短，但 APD 比 ERP 缩短得更多，所以 ERP 占 APD 的比例增加，相对延长 ERP；药物延长 ERP 时表现为对 ERP 较长的心肌延长较少，对 ERP 较短的心肌延长较多，这样使相邻心肌的 ERP 趋于一致，最终消除折返。

二、抗心律失常药的分类

抗心律失常药根据它们的作用机制分为如下 4 类，见表 21-1。

表 21-1　抗心律失常药的分类表

	分类	药物
Ⅰ类	钠通道阻滞药	
ⅠA	适度阻滞钠通道，抑制钾外流	奎尼丁、普鲁卡因、丙吡胺等
ⅠB	轻度阻滞钠通道，促进钾外流	利多卡因、苯妥英钠、美西律等
ⅠC	重度阻滞钠通道	普罗帕酮等
Ⅱ类	β 受体阻滞药	普萘洛尔、阿替洛尔等
Ⅲ类	延长动作电位时程（APD）药	胺碘酮、索他洛尔等
Ⅳ类	钙通道阻滞药	维拉帕米、地尔硫卓等

第二节　常用抗心律失常药

一、Ⅰ类——钠通道阻滞药

（一）Ⅰ A 类药物

本类药物适度阻滞钠通道，抑制 Na^+ 内流，并有一定程度的抑制 K^+ 外流作用。

奎尼丁（quinidine）

本药为金鸡纳树皮的生物碱，是奎宁的右旋体。

【药理作用与临床应用】治疗量时可阻滞 4 相 Na^+ 内流和后除极 Ca^{2+} 内流，降低自律性；阻滞心房、心室、浦肯野纤维等 0 相 Na^+ 内流，减慢其传导；抑制 K^+ 外流能延长心房、心室、浦肯野纤维的 ERP 和 APD。还有抗胆碱及阻断 α 受体作用。广谱抗心律失常药（适用于房性、室性及房室结性心律失常），临床上应用于心房颤动和心房扑动电复律术前及术后，可提高成功率、巩固疗效及防止复发；治疗房颤时与地高辛合用，防止心室率加快。

【不良反应】本药安全范围小。常见的不良反应如下：

（1）金鸡纳反应：胃肠道反应（恶心、呕吐、腹痛、腹泻等）、中枢神经系统反应（耳鸣、听力减退、视物模糊、晕厥等）。

（2）心血管反应：低血压、心律失常（窦性心动过缓、房室及室内传导阻滞、室性心动过速等）。

（3）毒性反应：偶见，表现为患者意识丧失、四肢抽搐、呼吸停止，即奎尼丁晕厥或猝死，是由于阵发性室性心动过速、室颤所致。处理：人工呼吸、胸外心脏按压、电击除颤，药物治疗可以用异丙肾上腺素、乳酸钠等。

【用药注意事项】用奎尼丁治疗心房颤动、心房扑动前应先应用强心苷，苯巴比妥可降低奎尼丁的作用，奎尼丁与其他血管舒张药合用易致严重的低血压，慎用于心功能不全、低血压、肝功能不全和肾衰竭患者；禁用于重度房室阻滞、严重心肌损害、强心苷中毒和高血钾患者。

普鲁卡因胺（procainamide）

本药与奎尼丁相似，具有广谱抗心律失常作用。不同点：对心房颤动、心房扑动的疗效较奎尼丁弱，但对室性心动过速的疗效优于奎尼丁；抗胆碱作用弱；无阻断 α 受体作用；主要用于室性心律失常；静脉注射可抢救危重患者，但易引起低血压；该药久用可出现红斑狼疮样反应。

丙吡胺（disopyramide）

对心脏的直接作用与奎尼丁相似，主要用于室性早搏、室性心动过速、心房颤动、心房扑动。不良反应有抗胆碱作用引起的口干、视物模糊、尿潴留等，久用可引起心功能不全。青光眼、前列腺肥大患者禁用，肝、肾功能不全及老年人慎用。

（二）Ⅰ B 类药物

利多卡因（lidocaine）

【体内过程】口服首过消除明显，口服无效，必须注射给药。静脉注射维持 10～20 min，需静脉滴注给药，静脉滴注给药后 5～7 h 达到 Css，具有高效、速效、安全的特点。

【药理作用与临床应用】轻度阻滞钠通道，促进 K^+ 外流，降低浦肯野纤维的自律性，相对延长有效不应期，提高心室致颤阈。治疗剂量对传导无影响；当血 K^+ 较高时，阻滞 Na^+ 内流使传导减慢，变单向阻滞为双向阻滞，消除折返。当血 K^+ 浓度较低或心肌部分去极化时，促进 K^+ 外流，使膜电位下移，传导加快，消除单向阻滞而消除折返。用于各种室性心律失常，如室性早搏、室性心动过速和心室纤颤。对于急性心肌梗死、心导管术等引起的心律失常可作为首选药，也可以防治器质性心脏病及药物中毒（如强心苷类）引起的室性心律失常。

【不良反应】少见，常见中枢神经系统反应，如嗜睡、眩晕、头痛、视物模糊等；大剂量可致呼吸抑制、惊厥、昏迷等，也可出现窦性心动过缓、传导阻滞、血压下降等，故二、三度房室传导阻滞禁用。偶见过敏反应。

苯妥英钠（phenytoin sodium，大仑丁）

本药对心脏的作用与利多卡因相似。对于强心苷中毒引起的各种快速型心律失常疗效好。对于其他原因所致的室性心律失常也有效，但临床较少用，多选用利多卡因。

本药可口服或静脉给药。静脉注射过快可引起心律失常、血压下降及呼吸抑制等。妊娠、中度房室传导阻滞者慎用；严重心功能不全、心动过缓、贫血、血细胞减少者禁用。本品刺激性强，宜用注射用水稀释后缓慢静注。

美西律（mexiletine，慢西律）

本药作用与利多卡因相似。特点是：口服生物利用度高，血浆半衰期长；可用于治疗各种室性心律失常，包括急性心肌梗死、心脏术后及强心苷中毒所致的室性心律失常。常口服用以维持利多卡因的疗效。不良反应较多，常见有胃肠道反应、低血压、心动过缓、传导阻滞、中枢神经系统症状。

（三）Ⅰ C 类药物

普罗帕酮（propafenone，心律平）

本类药物重度阻滞钠通道，可降低自律性、减慢传导、延长 APD 和 ERP。此外，阻断 β 受体、轻度阻滞钙通道，并有轻度负性肌力作用。为广谱抗心律失常药，用于室性或室上性快速型心律失常。不良反应有胃肠道反应，偶见粒细胞减少、红斑狼疮样反应等。严重者可致心律失常，如心动过缓、传导阻滞、窦房结功能低下等。病窦综合征、低血压患者，孕妇，儿童及肝肾功能不全者、老年人等慎用；严重传导阻滞、心动过缓者禁用。

二、Ⅱ类——β 受体阻滞药

本类常用药物有普萘洛尔（propranolol）、艾司洛尔（esmolol）、美托洛尔（metoprolol）等，疗效较好，不良反应少。

普萘洛尔（propranolol，心得安）

本品通过阻断心脏传导系统的 β 受体，降低自律性，减慢传导。适用于交感神经功能亢进的各种快速型心律失常，是窦性心动过速的首选药，也适用于其他室上性心动过速或同时有高血压、心绞痛的患者。

索他洛尔（sotalol）

本药为β受体阻滞药，兼有钙通道阻滞作用。可降低窦房结和浦肯野纤维的自律性，减慢房室结传导并延长心肌的ERP。用于各种快速型心律失常。不良反应发生率较普萘洛尔低。

三、Ⅲ类——延长动作电位时程药

胺碘酮（amiodarone，乙胺碘呋酮）

【体内过程】口服吸收慢而不完全，起效慢，静脉注射10 min见效；经肝代谢，主要经胆汁排泄，血浆半衰期与用药时间有关，成正相关。

【药理作用与临床用途】可抑制Na^+、K^+、Ca^{2+}内流而降低窦房结和浦肯野纤维的自律性，减慢房室结及浦肯野纤维的传导速度，明显延长心肌细胞的APD、绝对延长心肌细胞的ERP。用于各种快速型室上性及室性心律失常的防治，也可用于冠心病引起的心律失常，是治疗预激综合征的首选药，也可用于严重的室性心动过速及心室纤颤，但须静脉注射。

本品还可以阻断α、β受体及T_3、T_4受体，减弱甲状腺激素对心脏的兴奋作用，并降低外周阻力，减少心肌耗氧量，对缺血性心肌有一定保护作用。

【不良反应】大剂量长期应用不良反应较多，常见有胃肠道反应；少数患者可出现甲状腺功能紊乱，因含碘之故；偶见肺纤维化较严重，表现为间质性肺炎；角膜微晶沉积；静脉注射时可出现心动过缓、房室传导阻滞、室性心动过速、心功能不全、低血压等；长期使用引起尖端扭转性心动过速；与其他三类抗心律失常药合用可引起窦性心动过缓，甚至停搏。本品禁用于碘制剂过敏者、甲状腺功能紊乱患者、心动过缓及房室传导阻滞患者。

四、Ⅳ类——钙通道阻滞药

维拉帕米（verapamil，异搏定）

本品通过阻滞钙通道，抑制心肌细胞Ca^{2+}内流，降低自律性、减慢传导和延长有效不应期（ERP）。主要影响窦房结和房室结，也抑制后除极。主要用于室上性心律失常、阵发性室上性心动过速的首选药；也可用于缺血再灌注引起的心律失常；对心房颤动、扑动患者可减慢心室率。静脉注射速度过快或剂量过大可引起血压下降、心动过缓、房室传导阻滞及诱发心衰；老年人及心、肾功能不良者慎用；禁用于病窦综合征、二度及以上传导阻滞以及心衰所致的心源性休克等。

知识拓展

心律失常的治疗

心律失常的治疗方式有药物和非药物治疗两种。药物治疗在抗心率失常方面发挥了重要作用，目前应用的抗心律失常药物中，有些能迅速终止心律失常的发作；有些能显著减少心动过速的复发，从而减轻患者的症状，改善患者的预后。但抗心率失常药物治疗可导致新的心律失常或使原有心律失常加重，发生率为5%～10%。要做到正确合理应用抗心律失常药，必须掌握心脏电生理特征、心律失常发生机制和药物作用机制。非药物治疗包括人工心脏起搏、心脏电复律、心导管消融治疗和手术治疗等，其优点是可减少心律失常甚至获得治愈。

第三节　抗心律失常药的用药护理

一、用药护理程序

用药护理步骤	用药护理要点
用药前	1. 与患者充分沟通　了解病史及用药史，询问心律失常的类型及发作情况，有无药物过敏史，尤其在使用奎尼丁、普鲁卡因胺、普罗帕酮等药物之前，如有过敏者应禁用 2. 进行相关用药知识教育　①如果患者是初次用药，特别注意防止引起直立性低血压；②奎尼丁、胺碘酮等药物胃肠道反应明显，最好采用餐中或餐后服药，或与牛奶同服以减少对胃肠道的刺激；③患者服用胺碘酮前应该向患者说明可能发生的不良反应，用药期间应加以注意；④患者服用苯妥英钠，应该告知服药后出现粉红、红或红棕色尿是正常现象，不必惊慌。长期用药，要注意口腔卫生，经常按摩牙龈，可以减轻牙龈增生
用药中	1. 给药方法　根据机体反应及时调整用量或给药速度：① 利多卡因、普萘洛尔静脉注射时最好用 5% 的葡萄糖液稀释，注射时必须使用标明供静脉用的制剂，盐酸利多卡因静脉注射 1 ~ 2 mg/kg，在 2 ~ 5 min 内注射完毕。无效时，5 ~ 10 min 再注射 50 mg，直到心律失常纠正。累计量每小时不超过 300 mg，心律失常纠正后，再以 1 ~ 4 mg/min 的速度静脉滴注，滴速一般不超过 4 mg/min，一般不超过 24 h；②苯妥英钠用注射用水稀释，缓慢静脉注射；不可与其他药混合，也不可静脉滴注；③维拉帕米静脉注射宜缓慢；④腺苷使用时需要静脉快速注射给药，否则在药物到达心脏前即被灭活 2. 药效观察　用药期间应严密观察患者的血压、心率以及心律的变化及心、肺、肝、肾功能状况。注射时应进行心电图监护。 3. 主要护理措施　①奎尼丁大剂量应用可致金鸡纳反应和奎尼丁晕厥，应立即进行人工呼吸、胸外按压、电除颤等，药物抢救可用异丙肾上腺素及乳酸钠以减轻心脏的毒性；②普鲁卡因胺长期应用，可导致红斑狼疮样综合征和白细胞减少，用药超过两周应进行抗核抗体滴度、血象等检测，注意观察粒细胞增高及血小板减少症状，一旦发生，应立即停药，及时处理
用药后	1. 心律失常是否得到缓解和控制，睡眠等精神状况是否改善，心率、脉律、心电图、肝肾功能、血象等是否恢复正常 2. 患者对抗心律失常药物相关知识的知晓率是否提高，是否能正确服药，坚持治疗

二、用药护理案例分析

钱某，女，67 岁，因胸闷、心悸就诊，心电图显示频发室早，且呈多源性。处方如下

Rp.

10% 葡萄糖注射液　　20 ml/ 静脉推注

利多卡因　　50 ~ 100 mg/ 静脉推注

继之以 10% 葡萄糖注射液 500 ml/ 静脉滴注

利多卡因　　800 ~ 1000 mg/ 静脉滴注（每分钟滴入利多卡因 1 ~ 4 mg）

1 ~ 2d 后改为：美西律片　0.1 ~ 0.2 g　3 次 /d　口服

试分析： 1. 处方是否合理，为什么？

2. 护士执行该处方时应有哪些用药护理知识？

音频：
用药护理案例解析

思维导图：
学习小结

自测题

一、单项选择题

A_1 题型

1. 关于普萘洛尔抗心律失常作用的描述，错误的是
   A. 是用于治疗与交感神经兴奋有关的心律失常
   B. 对一般室性心律失常无效
   C. 对室性和室上性心律失常都有效
   D. 主要通过阻断 β 受体对心脏产生作用
   E. 高浓度时有膜稳定作用
2. 轻度阻滞 Na^+ 通道的药物是
   A. 利多卡因　B. 普鲁卡因胺　C. 普萘洛尔
   D. 胺碘酮　E. 丙吡胺
3. 急性心肌梗死所致的室性心律失常宜用
   A. 丙吡胺　B. 胺碘酮　C. 维拉帕米
   D. 利多卡因　E. 普萘洛尔
4. 胺碘酮抗心律失常的作用机制是
   A. 提高窦房结和浦肯野纤维的自律性
   B. 加快浦肯野纤维和窦房结的传导速度
   C. 缩短心房和浦肯野纤维的动作电位时程、有效不应期
   D. 阻滞心肌细胞 Na^+、K^+、Ca^{2+} 通道
   E. 激动 α 及 β 受体
5. 不能阻滞钠通道的抗心律失常药物是
   A. 普鲁卡因胺　B. 利多卡因　C. 普罗帕酮
   D. 普萘洛尔　E. 苯妥英钠
6. 重度阻滞 Na^+ 通道的药物是
   A. 利多卡因　B. 普鲁卡因胺　C. 普萘洛尔
   D. 普罗帕酮　E. 丙吡胺
7. 奎尼丁对心肌细胞膜的作用主要是
   A. 促进 K^+ 外流　B. 促进 Ca^{2+} 内流　C. 抑制 Na^+ 内流
   D. 抑制 Ca^{2+} 外流　E. 促进 Na^+ 内流
8. 以下抗心律失常药中，对光过敏的是
   A. 胺碘酮　B. 奎尼丁　C. 利多卡因
   D. 普萘洛尔　E. 维拉帕米
9. 利多卡因的电生理作用错误的是
   A. 缩短 APD　B. 显著减慢传导　C. ERP 相对延长
   D. 降低自律性　E. 促进 K^+ 外流
10. 下列关于胺碘酮的叙述错误的是
   A. 降低窦房结和浦肯野纤维的自律性
   B. 对室上性和室性心律失常均有效
   C. 阻滞心肌细胞钠、钙及钾通道

D. 对 α、β 受体有激动作用
E. 延长心房肌、心室肌、浦肯野纤维的 APD、ERP

11. Ia 类抗心律失常药物的药理作用叙述不正确的是
A. 降低膜反应性
B. 适度阻滞钠通道
C. 减慢 0 相去极化速度
D. 抑制 Na^+ 内流，抑制 K^+ 外流
E. APD 缩短明显，相对延长 ERP

A_2 题型

12. 女，54 岁，有甲亢的病史，近日因过劳和精神受刺激，而出现失眠、心慌、胸闷。体检见心率 160 次 / 分，心电有明显的心肌缺血改变，窦性心律不齐。此时最好选用
A. 胺碘酮　B. 奎尼丁　C. 普鲁卡因胺
D. 普萘洛尔　E. 利多卡因

13. 男，42 岁，因心慌，胸闷 5 天入院，心电图显示频发性室性早搏，宜选用哪种抗心律失常药
A. 胺碘酮　B. 索他洛尔　C. 美西律
D. 奎尼丁　E. 普罗帕酮

14. 女，45 岁，有心肌缺血病史，经治疗后几年来一直健康。近日突然出现心慌、气短，数分钟后能自然缓解，如此，每日可发作数次，发作时常伴有心绞痛的症状。经心电图检查诊断为阵发性室上性心动过速，此时最好选用
A. 普鲁卡因胺　B. 硝苯地平　C. 维拉帕米
D. 索他洛尔　E. 普罗帕酮

二、问答题

1. 抗心律失常药的基本电生理作用有哪些？
2. 抗心律失常药的用药时的监护内容有哪些？

三、案例分析

1. 患者，男，20 岁。大学二年级学生，校足球队的队员。近半年在训练中经常出现心率加快，长时间不能恢复正常等情况，未采取措施，一天前上课中，突然觉得心跳加速，自测心率 120 次 /min，同时感觉胸闷、气短，遂紧急入院。经诊断为阵发性室上性心动过速。

请分析：

（1）阵发性室上性心动过速首选何药？
（2）该药在应用时应注意什么？

2. 患者，女，51 岁。有冠心病史 7 年，一天前出现胸骨后疼痛、心悸、出汗，入院后，经查体血压 90/65 mmHg，采取吸氧、舌下含化硝酸甘油等处理之后，症状减轻，但心电图又出现室性心律失常。

请分析：

（1）针对患者出现的室性心律失常选择何药？
（2）该药在临床用途中有哪些注意事项？

（李秀琴）

第二十二章 抗心肌缺血药

学习目标

1. 掌握硝酸甘油、普萘洛尔、硝苯地平的抗心绞痛作用、临床应用、不良反应及用药护理。
2. 熟悉硝酸酯类与 β 受体阻滞药联合用药的意义及注意事项。
3. 了解抗心绞痛药的作用机制及常用药物的给药方法。

冠状动脉发生粥样硬化引起血管管腔狭窄或一过性阻塞或冠状动脉痉挛导致心肌缺血缺氧甚至坏死引起的心脏病称为冠状动脉粥样硬化性心脏病，简称冠心病，也称缺血性心脏病。冠心病临床上可分为五型：无症状性心肌缺血、心绞痛型、心肌梗死型、缺血性心肌病和猝死型。本章主要介绍抗心绞痛药。

知识链接

心绞痛及其分型

心绞痛是由于冠状动脉粥样硬化、狭窄和（或）痉挛，导致冠状动脉供血不足，心肌发生急剧短暂的缺血、缺氧，代谢产物堆积而引起的一种临床综合征。临床上依据病情不同将心绞痛分为 3 型：①稳定型心绞痛，与冠状动脉内粥样硬化斑块形成有关；②不稳定型心绞痛，由冠状动脉内斑块破溃、血小板聚集、血栓形成引起；③变异型心绞痛，由冠状动脉痉挛引起。心绞痛发作时主要表现为阵发性的胸骨后压榨性疼痛，有濒死感，并放射至心前区和左上肢，三种类型心绞痛的发作机制都是心肌供氧和耗氧之间平衡失调，冠脉血流量不能满足心肌代谢的需要，缺氧代谢导致酸性代谢产物增多，刺激神经导致疼痛发作。

第一节　常用抗心肌缺血药

抗心绞痛药是通过增加心肌供氧和（或）降低心肌耗氧，使心肌供氧和耗氧恢复平衡，改善心肌缺血及改善能量代谢、抑制血栓形成等机制来治疗心绞痛的药物。临床常用的抗心绞痛药有硝酸酯类、β 受体阻滞药、钙通道阻滞药、抗血小板药及改善心肌能量代谢的药物等，本节主要介绍前三者。

一、硝酸酯类

此类药物常用的有硝酸甘油（nitroglycerin）、硝酸异山梨酯（isosorbide dinitrate）、单硝酸异山梨酯（isosorbide mononitrate）。其中硝酸甘油最为常用。

知识链接

一氧化氮与1998年诺贝尔生理学或医学奖

1864年，诺贝尔以硝酸甘油为原料，制造出了炸药。这种炸药的工业化生产给诺贝尔带来了荣誉和金钱，使他创立了科学界的最高奖项——诺贝尔奖。但诺贝尔拒绝医生给他服用硝酸甘油以缓解心绞痛的发作，因为在研制炸药时，他发现吸入硝酸甘油会引起剧烈的头痛。1896年，诺贝尔因心脏病发作逝世。

硝酸甘油可以有效缓解心绞痛，但它的作用机制一直困扰着医学家、药理学家，直到20世纪80年代，美国药理学家弗奇戈特、伊格纳罗及穆拉德研究发现，硝酸酯类进入血管平滑肌细胞分解为一氧化氮（NO），后者激活鸟苷酸环化酶，提高细胞内cGMP水平，从而松弛血管平滑肌，扩张血管。这一成果使他们三人获得了1998年诺贝尔生理学或医学奖。

硝酸甘油（nitroglycerin）

【体内过程】口服首过消除明显，舌下含服易经黏膜吸收，生物利用度约80%，含服后2～5分钟起效，作用持续20～30分钟。经肝迅速转化；由肾排出。主要以舌下途径给药，静脉给药起效更快，也可经皮肤给药。

【药理作用】硝酸甘油的基本药理作用是松弛平滑肌，尤以松弛血管平滑肌最显著。

1. 扩张动静脉，降低心肌耗氧量 治疗量时可扩张全身血管，尤以小静脉及容量血管更为明显。容量血管扩张，回心血量减少，心脏前负荷降低，心室壁张力降低；扩张动脉，降低心脏后负荷；前后负荷均降低，故心肌耗氧量降低。

2. 扩张冠状动脉，增加缺血心肌的供血 发生心绞痛时，缺血区心肌的微循环处于扩张状态，血流阻力相对低于非缺血区。硝酸甘油可扩张较大冠脉及其侧支血管，增加冠脉血流量，使血液较多地流向缺血区，从而改善缺血心肌的供血。

3. 降低心室内压，使冠脉血流重新分配 舒张期冠脉灌注压主要取决于主动脉压和左心室压力差。硝酸甘油扩张容量血管，减少回心血量，降低舒张末期左室内压，使心内膜下血管的压力减轻，冠脉灌注压增加，有利于血液从心外膜血管流向缺血的心内膜，增加心内膜下层供血。

4. 保护缺血心肌，减轻缺血损害 硝酸甘油能直接保护心肌，缩小心肌梗死范围，改善左心室重构，还能增强心肌的电稳定性，减少心肌缺血并发症。

【临床应用】

1. 防治各型心绞痛 本品舌下含服可迅速缓解心绞痛症状，能有效终止发作，也可预防发作。与β受体阻滞药合用可减少用量、提高疗效、减轻不良反应。

2. 急性心肌梗死 用于急性心肌梗死早期，可通过降低心脏负荷，增加缺血心肌供血而防止梗死面积的扩大。但剂量不宜过大，否则降低冠脉灌注压会加重心肌缺血。

3. 心功能不全 作为扩血管药用于心功能不全，可降低心脏负荷，有利于改善心脏功能。

4. 高血压危象 静脉给药可用于因血管阻力突然上升所致血压急剧升高而出现的高血压危象。

【不良反应】常见搏动性头痛、面红、心悸、直立性低血压、晕厥等。过量可因血压骤降加重心绞痛。大剂量可出现高铁血红蛋白症。连续服用 2～3 周可出现耐受性，停药 1～2 周后可恢复敏感性。间歇给药可减少耐受性。补充叶酸和富含巯基的食物或药物可延缓其耐受性的产生。

微课：
硝酸甘油的药理作用与用途

硝酸异山梨酯（isosorbide dinitrate，消心痛）为长效硝酸酯类，作用较硝酸甘油弱，但持续时间长。不良反应与硝酸甘油相似。

单硝酸异山梨酯（isosorbide mononitrate）口服吸收完全、生物利用度高，个体差异小、毒性低、疗效高、作用持续时间长，适用于心绞痛的长期治疗和预防。

二、β 受体阻滞药

常用的 β 受体阻滞药有普萘洛尔、吲哚洛尔、噻吗洛尔、美托洛尔等，均可发挥抗心绞痛作用，其中以普萘洛尔为代表。

普萘洛尔（propranolol）

【药理作用】

1. 降低心肌耗氧量 心绞痛发作时，交感神经兴奋性增高，心率加快，心肌收缩力加强，使心肌耗氧量进一步加强。本类药可阻断 β 受体，抑制交感神经，使心率减慢，心肌收缩力减弱，心肌耗氧量降低。

2. 改善缺血心肌的供血 心率减慢，延长舒张期，冠脉供血时间延长，使血液易从心外膜向缺血的心内膜下输送；同时，耗氧量降低使非缺血区血管阻力增加，缺血区血管阻力减小，使血液向缺血区分布，因而增加缺血区供血。

3. 改善能量代谢 改善缺血心肌对葡萄糖的摄取和利用，改善糖代谢，减少耗氧；促进组织中氧合血红蛋白的分离，增加组织供氧。

此外，还具有抑制血小板聚集的作用，有利于缓解心绞痛。

【临床应用】适用于稳定型心绞痛，尤其适用于伴有高血压、心律失常的患者。用于心肌梗死可缩小梗死面积。本类药不宜用于变异型心绞痛。

本品宜与硝酸酯类合用，因为 β 受体阻滞药可以纠正硝酸酯类因降压引起的反射性心率加快而不利于降低心肌耗氧量的缺点；同时硝酸酯类可改善 β 受体阻滞药抑制心肌收缩力而引起的心室容积扩大，以及冠脉收缩倾向不利于心肌供血、供氧的缺点，二者相互取长补短。适用于各型心绞痛。

【不良反应】本品突然停药可诱发心绞痛，甚至心肌梗死或猝死。其他不良反应有头晕、乏力、低血压、心动过缓等，用药不当易诱发心衰及支气管哮喘。

三、钙通道阻滞药

常用于抗心绞痛的钙通道阻滞药有：硝苯地平、维拉帕米、地尔硫卓等。

【药理作用】

1. 降低心肌耗氧量 本类药通过阻滞 Ca^{2+} 内流而扩张外周血管，抑制心肌收缩力，减轻心脏负荷，降低心肌耗氧量。

2. 增加缺血心肌的供血 减少 Ca^{2+} 内流，扩张冠脉，解除冠脉痉挛，从而增加冠脉供血，改善心肌的缺血。

3. 保护缺血心肌 心肌缺血、缺氧时，能量代谢障碍可致细胞内 Ca^{2+} 超负荷，细胞内 Ca^{2+} 过多会诱导细胞损伤、坏死。本类药可通过阻滞钙通道，减轻因细胞内 Ca^{2+} 超负荷所致的细胞损伤。

4. 抑制血栓形成 本类药可抑制血小板聚集，抑制心肌缺血时血栓的形成。

【临床用途】适用于各型心绞痛。

【不良反应】硝苯地平可引起心率加快，又增加心肌缺血的危险，应慎用。遇不稳定型心绞痛，选用维拉帕米与地尔硫卓安全性较高。同时钙拮抗剂可引起患者踝关节水肿，以及直立性低血压所以用药护理时应注意体位变化。

第二节 抗心肌缺血药的用药护理

一、用药护理程序

用药护理步骤	用药护理要点
用药前	1. 根据患者的病史、症状及相关检查，了解并确定心绞痛发作类型 2. 询问患者是否用过抗心绞痛药物，以及所用药物的名称、剂量、用药时间及疗效情况 3. β受体阻滞药使用前首先要明确诊断，变异型心绞痛患者不得应用；禁用于有支气管哮喘病史的患者和窦性心动过缓的患者 4. 使用钙通道阻滞药应严格掌握和控制药物剂量和给药速度，提倡使用缓释剂型
用药中	1. 应用硝酸甘油时，要求患者采取坐位下含服 2. 告知患者用药后出现头痛、头晕，面颈部皮肤潮红是该药的副作用，不必紧张。必要时可采用头部冷敷，保持环境安静，给予适量的止痛药缓解其头痛 3. β受体阻滞药在用药期间注意检测心率、血压，尤其是与硝酸甘油合用时，更要注意血压的变化 4. β受体阻滞药停药时宜逐渐减量，缓慢停药，否则会出现反跳现象，使病症加重 5. 钙通道阻滞药在用药期间，要检测心率和血压，避免血压降低过快 6. 钙通道阻滞药患者采取坐位舌下含化或口服，变换体位时要缓慢，注意防止因直立性低血压而出现的晕厥
用药后	1. 硝酸甘油性质不稳定，有挥发性，需要密封、阴凉处避光保存 2. 用药后应立即拧紧瓶盖，以防失效 3. 注意将药物放置好，以便在紧急时刻能迅速取出药物及时应用

二、用药护理案例分析

李某，男，50岁，职员，因劳累与情绪过于激动而突发心前区剧烈闷痛，

查体：血压130/90 mmHg，心率110次/分。诊断：稳定性心绞痛伴窦性心动过速。

治疗：硝酸甘油片含化，普萘洛尔片口服。

请分析：

1. 对该患者用药是否合理？
2. 如何做好用药护理？

音频：
用药护理案例解析

思维导图：
学习小结

自测题

一、单项选择题

A_1 题型

1. 患者，女性，49 岁。胸闷、气短反复发作 3 个月余，休息时突发胸骨后压榨性疼痛。心电图检查示 ST 段抬高，诊断为变异型心绞痛。应首选的药物是
   A. 普萘洛尔　B. 硝苯地平　C. 硝酸甘油
   D. 吗啡　E. 阿司匹林
2. 抗心绞痛的首选联合治疗方案是
   A. 维拉帕米 + 普萘洛尔　B. 维拉帕米 + 氢氯噻嗪
   C. 短效硝酸酯类 + 螺内酯　D. 长效硝酸酯类 + 普萘洛尔
   E. 短效硝酸酯类 + 硝苯地平
3. 普萘洛尔与硝酸甘油合用的优点不包括
   A. 普萘洛尔可取消硝酸甘油引起的反射性心率加快
   B. 协同降低心肌耗氧量
   C. 侧支血流量增加
   D. 心内外膜血流比例降低
   E. 硝酸甘油可缩小普萘洛尔所扩大的心室容积
4. 硝酸甘油抗心绞痛的机制主要是
   A. 选择性扩张冠脉，增加心肌供血
   B. 阻断 β 受体，降低心肌耗氧量
   C. 减慢心率，降低心肌耗氧量
   D. 扩张动脉和静脉，降低耗氧量；扩张冠状动脉和侧支血管，改善局部缺血
   E. 抑制心肌收缩力，降低心肌耗氧量
5. 下列硝酸酯类药物起效最快的是
   A. 单硝酸异山梨酯　B. 硝酸异山梨酯
   C. 硝酸甘油　D. 戊四醇酯
   E. 5- 单硝酸异山梨酯
6. 硝酸酯类、β 受体阻断剂、Ca^{2+} 通道阻滞药治疗心绞痛的共同作用是
   A. 减慢心率　B. 扩张冠状动脉　C. 缩小心室容积
   D. 降低心肌耗氧量　E. 增强心肌收缩力
7. 变异型心绞痛最好选用哪一种药物
   A. 普萘洛尔　B. 吲哚洛尔　C. 硝苯地平
   D. 硝酸异山梨酯　E. 洛伐他汀
8. 硝酸酯类药物舒张血管的作用机制是
   A. 阻断 β 受体　B. 直接作用于血管平滑肌
   C. 促进前列环素的生成　D. 释放一氧化氮
   E. 阻滞 Ca^{2+} 通道

A_3/A_4 题型

（9～10 题共用题干）

患者，男性，48 岁。晨起时自觉心前区不适，胸骨后阵发性闷痛来院就诊，心电图无异常。

9. 入院后，休息时再次出现胸骨后闷痛，心电图显示 ST 段抬高，应首选的抗心绞痛药是

A. 硝酸异山梨酯　　B. 硝酸甘油　　C. 普萘洛尔

D. 硝苯地平　　E. 维拉帕米

10. 若考虑抗心绞痛药治疗，请问下述药物**不宜**选用的是

A. 硝酸异山梨酯　　B. 硝酸甘油　　C. 普萘洛尔

D. 硝苯地平　　E. 维拉帕米

二、问答题

1. 临床上硝酸酯类与普萘洛尔联合应用治疗心绞痛的意义是什么？

2. 硝酸酯类的用药护理要点有哪些？

三、案例分析

1. 患者，男性，56 岁。患“冠心病、心绞痛”5 年，心绞痛常由于劳累诱发，每周发作 3～5 次，每次持续数分钟。一直服用消心痛（硝酸异山梨酯）和丹参片等治疗。近一个月来发作频繁，每周 10～20 次，持续时间延长。以“冠心病、不稳定型心绞痛”收住院。医生给予硝酸甘油 10 mg 加入液体静脉滴注，每分钟 10 滴，24 小时维持。静脉输液过程中，患者渐感头痛。遂告知护士。

试分析：

（1）硝酸甘油对不稳定型心绞痛是否有效？

（2）出现头痛是什么原因？如何处理？

2. 患者，男性，64 岁，劳累后反复发作胸骨后压榨性疼痛 6 个月就诊，医生诊断为冠心病心绞痛，开处方如下，请分析用药是否合理，为什么？

Rp.

硝酸甘油片　0.5 mg × 30

用法：0.5 mg/ 次　舌下含化

普萘洛尔片　10 mg × 30

用法：10 mg/ 次　3 次 /d

（李秀琴）

第二十三章
调血脂药

学习目标

1. 掌握他汀类药物的调血脂作用特点、临床应用、主要不良反应及用药护理知识。
2. 熟悉贝特类药的调血脂作用特点及临床应用。
3. 了解其他调血脂药的调血脂作用和临床应用。

动脉粥样硬化（atherosclerosis）是心脑血管病的主要病理学基础，动脉粥样硬化发生的主要影响因素是血脂异常、氧自由基和其他因素（包括高血压、吸烟、糖尿病、老年男性）等。防治动脉粥样硬化是防治心脑血管病的重要措施。动脉粥样硬化病理过程非常复杂，机制未明，目前认为与脂代谢异常、血栓形成、内皮损伤、平滑肌细胞增生等多方面因素均有关。因此，抗动脉粥样硬化药包括调血脂药、扩血管药、抗血小板药及抗氧化损伤等多类药物。本章主要介绍调血脂药。

知识链接

积极降脂的益处

血脂是指血浆中所含酯类的统称，主要包括胆固醇（cholesterol，Ch）、三酰甘油（triacylglycerol，TG）、磷脂（phospholipid，PL）、游离脂肪酸（free fatty acid，FFA）等。血脂在血液中与载脂蛋白（apolipoprotein，Apo）结合成脂蛋白在血液中存在和运转。根据脂蛋白密度范围和电泳特性的不同，将其分为乳糜微粒（chylomicron，CM）、极低密度脂蛋白（very low density lipoprotein，VLDL）、中密度脂蛋白（intermediate density lipoprotein，IDL）、低密度脂蛋白（low density lipoprotein，LDL）和高密度脂蛋白（high density lipoprotein，HDL），脂蛋白以相对恒定的浓度维持着机体平衡。

血脂异常是血浆中 VLDL、IDL、LDL、ApoB 高于正常值，可伴有 HDL、ApoA 低于正常值。这些脂质异常容易在动脉中形成粥样斑块，引起心脑血管事件的发生。对于血脂异常，甚至是血脂正常的人，不管通过何种途径（药物治疗或非药物治疗）降低血脂，都能有效地降低冠心病及其他心脑血管事件的发生，并能降低死亡率，提高生存率。

高脂血症是由于脂肪代谢或运转异常使血浆一种或多种脂质增高所致，血浆中的脂质与蛋白质合成水溶性蛋白，才能在血液中运转，故高脂血症常为高脂蛋白血症的反映。临床上又分为原发性和继发性，原发性高脂血症多与遗传性脂蛋白代谢缺陷有关，依据血浆脂蛋白的电泳表现，高脂蛋白血症可分为 5 型：高胆固醇血症（Ⅱ a 型）、高甘油三脂血症（Ⅳ型）、混合型高脂血症（Ⅱb、Ⅲ、Ⅰ）（表 23-1）；继发性高脂血症多因代谢紊乱性疾病或其他因素所致，常见于糖尿病、甲状腺功能亢进症、肾病综合征及酒精中毒等。

表 23-1 高脂蛋白血症的类型

分型	发病率	血浆中升高成分	
		脂蛋白	脂质
Ⅰ	最少见	CM ↑	TC ↑、TG ↑↑↑
Ⅱa	常见	LDL ↑	TC ↑↑
Ⅱb	常见	LDL ↑、VLDL ↑	TC ↑↑、TG ↑↑
Ⅲ	较少见	IDL ↑	TC ↑↑、TG ↑↑
Ⅳ	最常见	VLDL ↑	TG ↑↑

↑：增加 ↓：下降

调节血脂药主要目的是提高高密度脂蛋白（HDL），降低总胆固醇（TC）和三酰甘油（TG），以减轻或防止动脉硬化的形成。目前常用的调血脂药有：羟甲基戊二酰辅酶 A（hydroxy-methylglutaryl coenzyme A，HMG-CoA）还原酶抑制剂（他汀类）、胆汁酸螯合剂、苯氧酸类、烟酸及烟酸衍生物、深海鱼油等。

第一节 羟甲基戊二酰辅酶 A 还原酶抑制药

羟甲基戊二酰辅酶 A（HMG-CoA）还原酶是内源性（在肝细胞中）胆固醇合成的限速酶，抑制 HMG-CoA 还原酶可以减少内源性胆固醇的合成。他汀类是 HMG-CoA 还原酶的抑制剂，主要降低 TC 和 LDL，轻度增加 HDL 水平。是目前治疗高胆固醇血症主要药物，临床应用广泛。常用的洛伐他汀、辛伐他汀、普伐他汀佛伐他汀和阿托伐他汀。

洛伐他汀（lovastatin）

洛伐他汀（美降脂）是第一个用于临床的他汀类药物，它由土霉菌培养液中分离得到，现已人工合成。

【体内过程】口服吸收约 30%，与食物同服可增加吸收，给药后 2～4 h 血药浓度达峰值，血浆蛋白结合率约 95%，本药为无活性的内酯环结构，在肝内被水解成羟基酸而呈现药理作用。调血脂作用稳定、可靠，有剂量依赖性，一般用两周出现效应，4～6 周可达最佳效果。

【药理作用】

1. 调血脂作用 洛伐他汀能竞争性抑制 HMG-CoA 还原酶，使内源性胆固醇的合成减少。以促使肝代偿性增加 LDL 受体合成，增加肝对 LDL 的摄取，从而使血浆 TC、LDL、VLDL、TG 水平降低，增加 HDL。

2. 其他作用 洛伐他汀能抑制动脉平滑肌细胞增殖，延缓内膜增厚，提高血管内皮细胞对扩血管物质的反应性，逆转重构；抑制血小板聚集；稳定和减少粥样斑块；并能抑制单核巨噬细胞的黏附功能等。

【临床应用】

1. 高脂血症 洛伐他汀作为一线治疗药用于治疗各种原发性高胆固醇血症，杂合子家庭性高胆固醇血症、Ⅲ型高脂蛋白血症和继发性高胆固醇血症（如糖尿病性和肾性高脂血症）。晚餐时顿服。

2. 适用于胆固醇升高等高风险患者，特别是有其他的动脉粥样硬化危险因素患者的一级预防。

3. 适用于有症状的动脉粥样硬化性疾病患者，如心肌梗死和中风的二级预防。

4. 预防心脑血管急性事件 洛代他汀可抑制和稳定斑块，降低脑卒中及心肌梗死的发生率。

【不良反应】不良反应少而轻，常见头痛、倦息，皮疹、腹胀、腹泻、腹痛、便秘、恶心、消化不良等。偶有白细胞减少、肝功能异常、磷酸肌酸激酶增加；较罕见引起横纹肌溶解症，出现肌痛，无力、发热、肌红蛋白尿、肌酸磷酸酶升高等症状，严重者可导致急性肾衰竭。与烟酸类、苯氧乙酸类、红霉素、环孢素合用可加重横纹肌溶解症状，故禁止合用。对本品过敏及持续肝功能异常者、孕妇、哺乳期妇女禁用。

知识链接

横纹肌溶解症

横纹肌溶解症是指一系列影响横纹肌细胞膜、膜通道及其能量供应的多种遗传性或获得性疾病导致的横纹肌损伤，细胞膜完整性改变，细胞内物质（如肌红蛋白、肌酸磷酸、小分子物质等）漏出，多伴有急性肾衰竭及代谢紊乱。常见肌肉酸痛、肿胀、痉挛、水肿、乏力甚至急性肾衰竭等症状。服用他汀类药物并发的横纹肌溶解症多发生在用药后 36 小时～24 月，脱水、发热、酸中毒等症易诱发。老年人、糖尿病患者、长期饮酒者以及慢性肾功能不全者等均为易感人群。

同类药物还有辛伐他汀（simvastatin）、普伐他打（pravastatin）、氟伐他汀（fluvastatin）和阿托伐他汀（atorvastatin）等。长期应用辛伐他汀能有效降低胆固醇。普伐他汀口服吸收快、亲水性较强，不易通过血脑屏障，降低胆固醇作用明显，而对三酰甘油几乎无降低作用。氟伐他汀除调血脂作用外，同时具有抑制动脉平滑肌细胞增殖、延缓内膜增厚的功能。主要用于控制饮食无效的高胆固醇血症。

第二节　胆汁酸结合树脂类药

临床常用药物有考来烯胺（cholestyramine，胆消胺）、考来替泊（colestipol，降胆宁）。

【药理作用与机制】本类药又称胆汁酸螯合剂，均为碱性阴离子交换树脂，不溶于水，口服不被吸收，在肠道与胆汁酸形成络合物从而阻止胆汁酸的肝肠循环，减少了食物中脂类的吸收，肝中胆汁酸减少，加速了肝中胆固醇向胆汁酸转化，并促进肝细胞表面 LDL 受体增加或活性增强，促进血浆中 LDL 向肝中转移，从而使血浆 LDL 和 TC 浓度明显降低，其强度与剂量有关，HDL 几乎无改变，对 TG 和 VLDL 的影响轻微而不恒定。同时该类药可反馈性增强 HMG-CoA 还原酶活性，使肝胆固醇合成增多，故本类药物与他汀类联合应用，降脂作用增强。

【临床应用】临床主要用于治疗以 TC 和 LDL-C 升高为主，而 TG 水平正常的Ⅱa、Ⅱb 型高脂血症。与烟酸合用治疗混合型高脂血症；与他汀类合用治疗严重高胆固醇血症；与普罗布考合用不仅能增强疗效，还可减少便秘等不良反应。

【不良反应】本类药有特殊臭味和一定刺激性，不良反应较多，因用药剂量大，常见恶心、腹胀、便秘等胃道反应；可干扰镁、铁、锌、脂肪的吸收，高剂量会发生脂肪性腹泻；长期应用还可致脂溶性维生缺乏，应当补充维生素 A、D、K 及钙。

第三节 其他调血脂药

其他调血脂药还有苯氧酸类、烟酸及烟酸衍生物、深海鱼油等。临床常用药物的特点如表23-2所示。

表 23-2 临床常用的其他调血脂药的作用、用途及不良反应

药物	作用及用途	不良反应
苯氧酸类		
苯扎贝特（bezafibrate）	TG↓、VLDL↓、LDL↓、HDL↑；	胃肠道反应；
非诺贝特（fenofibrate）	抗血小板聚集；降低血液	偶见皮疹、脱
吉非贝奇（gemfibrozil）	黏稠度；增加纤溶酶活性	发、视物模糊、
环丙贝特（ciprofibrate）	用于Ⅱb、Ⅲ、Ⅳ型高血脂症	血象异常等
烟酸及烟酸衍生物类		
烟酸（nicotinic acid）	TG↓、VLDL↓、LDL↓、HDL↑；	血管扩张、皮
肌醇烟酸酯（inositol nicotinate）	扩张血管和抑制血小板聚集	肤潮红、瘙痒

知识拓展

动脉粥样硬化的治疗

1. 综合治疗：①合理饮食，饮食总热量不应过高防止超重；②坚持适量的体力活动；③合理安排工作及生活；④提倡不吸烟，可饮少量酒；⑤控制易患因素。

2. 药物治疗：①降血脂药物；②抗血小板药物。

第四节 调血脂药的用药护理

一、用药护理程序

用药护理步骤	用药护理要点
用药前	1. 肝病患者慎用，孕妇和哺乳期妇女禁用他汀类药物 2. Ⅱ型糖尿病、痛风、溃疡病、活动型肝病、孕妇禁用烟酸类药物
用药中	1. 药物治疗同时要控制饮食和定时检查血脂变化 2. 他汀类药物禁与贝特类、烟酸、红霉素、环孢素合用，可增加横纹肌溶解症的发生率或使其加重。体重较轻的患者和甲状腺功能低下患者也容易发生，应慎用 3. 贝特类药物若需与口服抗凝药合用，应适当减少抗凝血药的剂量
用药后	1. 应定期检查肝功能 2. 监控药物不良反应，如出现全身性肌肉疼痛、僵硬、乏力时应警惕横纹肌溶解的发生

二、用药护理案例分析

患者，男性，52 岁，有 6 年高血压病史，遵医嘱，采用利尿药、β 受体阻滞药、钙通道阻滞药联合应用的治疗方案，血压基本稳定在 130/90 mmHg 左右，近一周因工作压力大，出现心悸、头晕、胸闷、失眠、乏力等症状，遂入院检查。体检：BP 150/90 mmHg，HR 90 次 / 分 LDL-C 4.6 mmol/L，TG 2.1 mmol/L，TC 6.57 mmol/L，HDL-C 1.16 mmol/L，临床诊断为混合型高脂血症，医生除要求患者继续服用降压药外，开出以下处方，请分析是否合理？

音频：
用药护理案例解析

Rp.

洛伐他汀片　20 mg × 40
用法：40 mg　每日一次
阿昔莫司片　250 mg × 60
用法：250 mg　每日三次

思维导图：
学习小结

自测题

一、单项选择题

A_1 题型

1. 以下关于烟酸的适应证叙述最准确的是
   A. Ⅰ型高脂蛋白血症　B. Ⅱ a 型高脂蛋白血症
   C. Ⅲ型高脂蛋白血症　D. Ⅴ型高脂蛋白血症
   E. 广谱调血脂药
2. 可明显降低血浆三酰甘油的药物是
   A. 贝特类　B. 胆汁酸螯合剂　C. 抗氧化剂
   D. 苯氧酸类　E. HMG-CoA 还原酶抑制剂
3. 对贝特类（苯氧芳酸类）的叙述正确的是
   A. 能明显降低血浆 TG、VLDL-C　B. 可升高 TC、LDL-C
   C. 主要用于原发性高胆固醇血症　D. 可降低 HDL-C
   E. 可降低纤溶酶活性
4. HMG-CoA 还原酶抑制剂的严重不良反应是
   A. 肌肉触痛　B. 肝脏损害　C. 溶血性贫血
   D. 过敏反应　E. 横纹肌溶解症
5. 洛伐他汀的作用是
   A. 主要影响胆固醇合成
   B. 主要影响胆固醇吸收
   C. 影响脂蛋白合成、转运及分解的药物
   D. 主要影响三酰甘油合成
   E. 主要影响胆固醇排泄
6. 对混合型血脂异常，必须联合应用他汀类和贝丁酸类，最佳的给药方法是
   A. 早晨服用贝丁酸类，晚上服用他汀类
   B. 早晨服用他汀类，晚上服用贝丁酸类
   C. 早晚联合服用他汀和贝丁酸类

D. 晚上联合服用他汀类和贝丁酸类
E. 每隔 2 周交替服用贝丁酸类和他汀类

A_2 题型

7. 患者，男性，71 岁，既往有血脂异常，胆固醇 7.7 mmol/L，三酰甘油 2.3 mmol/L，肝功能正常，患者连续服用氟伐他汀和非诺贝特 5 个月，检测肝功能 AST：142 U/L（正常值 40 U/L），ALT：126（正常值 40 U/L），磷酸激酶 CPK：2000 U/L（正常值 25 ~ 200 U/L），依据上述复查结果判断患者
A. 肌肉毒性　B. 肝毒性　C. 心脏毒性
D. 肾毒性　E. 神经毒性

二、问答题

1. 高脂血症患者应注意哪些饮食因素？对血脂异常的患者教育内容有哪些？
2. 调血脂药种类有哪些？临床应用有什么区别？

三、案例分析

患者，男性，59 岁，体胖。10 天前进行健康体检时被诊断为：高血脂蛋白血症（Ⅳ型），医嘱给予洛伐他汀治疗，每日 1 次，每次 20 mg，晚餐时服用。现已服药 4 周，患者去医院复查血脂，结果显示血脂仍高，医生嘱其调整饮食，增加了洛伐他汀的剂量至每次 40 mg，每日 1 次。

请分析：

1. 为什么要增加剂量？
2. 如何调整饮食？

（李秀琴）

第二十四章 作用于血液与造血系统药物

学习目标

1. 掌握抗凝药肝素、香豆素类、枸橼酸钠的药理作用、临床应用、不良反应及用药护理；抗贫血药铁剂、叶酸、维生素 B_{12} 的药理作用、临床应用、不良反应及用药护理。

2. 熟悉止血药维生素 K、氨甲苯酸的药理作用、临床应用、不良反应及用药护理；血容量扩充药的药理作用、临床应用、不良反应及用药护理。

3. 了解抗血小板聚集药、促进白细胞增生药的药理作用及临床应用。

第一节 抗血栓药

一、抗凝血药

血液凝固是由一系列凝血因子参与的蛋白质水解活化过程，血液凝固主要有三条通路：内源性凝血过程、外源性凝血过程、共同通路。

抗凝血药是一类干扰凝血因子、阻止血液凝固的药物，其作用机制是通过影响凝血过程的不同环节而阻止血栓形成，主要用于血栓栓塞性疾病的预防与治疗。

肝素（heparin）

肝素来源于动物肺、肠等器官的提取物，主要成分为黏多糖硫酸酯，带有大量的负电荷，呈强酸性，为常用的抗凝血药。口服无效，临床常用静脉给药，注射剂为无色或淡黄色澄明液体。

【药理作用】

1. 抗凝作用 肝素在体内、体外均有强大、快速的抗凝作用。抗凝作用机制可通过抑制凝血过程多个环节而实现。肝素的抗凝作用主要是依赖于抗凝血酶Ⅲ（antithrombin Ⅲ，AT-Ⅲ），AT-Ⅲ是血浆中的一种生理性抗凝物质，是$Ⅱ_a$、$Ⅸ_a$、$Ⅹ_a$、$Ⅺ_a$的抑制剂，能与凝血酶、凝血因子结合并使其活性丧失。肝素与 AT-Ⅲ结合后可使其构型改变，提高抗凝血酶Ⅲ（AT-Ⅲ）的活性，发挥抗凝血作用。

2. 抑制血小板聚集 肝素可能抑制纤维蛋白原变成纤维蛋白，抑制血小板聚集。

3. 抗动脉粥样硬化作用 与其调血脂、保护血管内皮细胞、抑制血管平滑肌细胞增殖等作用有关。

4. 抗炎作用 肝素可抑制炎性物质活性和炎症细胞活动从而发挥抗炎作用。

【临床应用】

1. 血栓栓塞性疾病 主要用于防治血栓形成和栓塞，如脑栓塞、肺栓塞以及急性心肌梗死性栓塞，深静脉血栓等。

2. 弥散性血管内凝血（disseminated intravascular coagulation，DIC） 用于各种原因引起的弥散性血管内凝血的早期，如胎盘早期剥离、脓毒血症等引起的弥散性血管内凝血。早期应用可防止纤维蛋白原及其他凝血因子耗竭引发继发性出血。

3. 缺血性心脏病 某些不稳定型心绞痛在使用抗心绞痛药的基础上可加用肝素等抗凝血药，可防止大块前壁心肌梗死患者发生动脉栓塞，预防急性冠脉栓塞的发生。

4. 体外抗凝 用于血液透析、体外循环、心血管手术、血液制品保存等。

【不良反应】

1. 自发性出血 为肝素主要的不良反应，常致老年妇女和肾衰竭者出血。过量可引起关节腔积血、黏膜、伤口等自发性出血。多为轻度不良反应，停药即可，如出血严重，可缓慢注射带有正电荷、呈强碱性的鱼精蛋白（protamine）急救，每次剂量不可超过 50 mg。

2. 血小板减少症 使用肝素进行治疗的患者约有 5% 可出现血小板减少症。常发生在用药后 7～10 天（与机体的免疫反应有关），停药后 4 天左右可恢复。

3. 其他 久用可以引起骨质疏松、自发性骨折；偶见过敏反应，如哮喘、结膜炎、发热、荨麻疹等；孕妇使用可诱发早产或死胎。

【禁忌证】对肝素过敏、有出血倾向、血小板减少症、血友病、紫癜、细菌性心内膜炎、严重高血压、肝肾功能不全、颅内出血、活动性肺结核、消化性溃疡、肿瘤、外伤、手术后、妊娠期、先兆流产等禁用。

低分子量肝素（low molecular weight heparin，LMWH）

本药是指相对分子量小于 7000 的肝素，从普通肝素分离或降解而获得。其特点是：①个体差异小，抗凝剂量易于掌握；②抗凝活性较肝素弱，但抗血栓作用增强，出血危险性相对较小，安全性能高；③半衰期较长，作用时间长，皮下注射每日只需 1～2 次；④可用于门诊患者的治疗。临床常用制剂有依诺肝素、达肝素钠和洛莫肝素，临床用途、禁忌证与肝素相似。剂量过大或误入静脉，仍可引起出血，处理同肝素。

华法林（warfarin，苄丙酮香豆素）

华法林为香豆素类药物，口服吸收后参与体内代谢呈现抗凝血作用，故称口服抗凝药。华法林是临床最为常用的口服抗凝药，该类药物还有双香豆素、醋硝香豆素（新抗凝）、苯丙香豆素等。

【药理作用】华法林化学结构与维生素 K 相似，能竞争性对抗维生素 K 的作用，抑制依赖维生素 K 的凝血因子Ⅱ、Ⅶ、Ⅸ、Ⅹ在肝细胞中的合成，使凝血酶原含量降低，从而产生抗凝作用，防止血栓形成。对血液中已合成的凝血因子无效，故只有在体内已合成的上述凝血因子耗竭后才能发挥作用，起效慢，维持时间长，只有体内抗凝作用而无体外抗凝作用。

【临床应用】临床用于预防和治疗血栓栓塞性疾病，如血栓性静脉炎、肺栓塞、心肌梗死等。尤其适用于需要长期维持抗凝状态的患者，如心脏瓣膜修复术者。

【不良反应】过量可见自发性出血，如消化道、尿道、口鼻腔、宫腔、皮下出血及出血性贫血，如有严重出血者，应立即输血并肌内注射维生素 K。少数患者可见头痛、厌食、消化道症状、皮肤过敏反应等。

枸橼酸钠（sodium citrate，柠檬酸钠）

本药化学结构中的酸根与血中钙离子形成难解离的可溶性络合物，使血中钙离子减少而发挥抗凝作用。仅用于体外抗凝，常作为采集血液标本和输血的抗凝药，一般每 100 ml 全血中加入 2.5% 的枸橼酸钠 10 ml。如大量输血或输血速度过快可致低钙血症反应，可引起抽搐、心功能不全、血压骤降及出血，一旦发生应立即静脉注射适量的钙盐进行解救。少数患者可出现过敏反应，如皮疹、过敏性休克，甚至多器官衰竭，用药期间应密切关注患者反应，如若出现过敏症状立即停药并给予抗过敏药治疗。

二、纤维蛋白溶解药

纤维蛋白溶解药又称血栓溶解药（thrombolytics），可促进纤维蛋白原转化为纤溶酶，使纤维蛋白溶解，对新形成的血栓有溶解作用。一般认为血栓形成 6 小时内进行溶栓治疗，可明显降低致残率和病死率。

尿激酶（urokinase，UK），链激酶（streptokinase，SK）

两药均为第一代溶栓药，药理作用和临床用途相同，其中尿激酶是由人肾细胞合成，从健康人新鲜尿液中提取，无抗原性，不引起过敏反应，较为常用，亦可用于对链激酶过敏者。链激酶是从 β- 溶血性链球菌培养液中提取的一种不具有酶活性的蛋白质，具有抗原性，可导致过敏，应用较少。

【药理作用和临床应用】能激活体内纤维蛋白溶解系统，使血栓表面纤溶酶原转化成纤溶酶，直接溶解血栓，对急性期（6 h 内）血栓效果好。用于治疗血栓栓塞性疾病，如急性心肌梗死、脑梗死、肺梗死等的早期。

【不良反应】大量快速注射可引起自发性出血，少数人对链激酶产生过敏反应。

【禁忌证】消化性溃疡、出血性疾病、新近创伤、伤口愈合中、重度高血压等患者禁用。

重组组织型纤溶酶原激活物（tissue plasminogen activator，t-PA）

本药又名阿替普酶，采用基因技术获得，对形成血栓的纤维蛋白选择性高，对循环中的纤维蛋白几无影响，溶栓速度较快，主要用于治疗肺栓塞、脑栓塞、急性心肌梗死，动脉再通率较链激酶高，出血等不良反应更少，是较理想的第二代溶栓药。第二代溶栓药还包括阿尼普酶。

瑞替普酶（reteplase，雷特普酶）属于第三代溶栓药，具有选择性高、起效快、疗效强、耐受性好、剂量易于控制、给药方便、不良反应少等优点。临床主要用于急性心肌梗死患者。常见出血、血小板减少等不良反应，有出血倾向者慎用。

三、抗血小板药

血小板在血栓栓塞性疾病，特别是动脉血栓疾病的形成中起着非常重要的作用。抗血小板药主要是通过抑制血小板花生四烯酸代谢、增加血小板内 cAMP 浓度、抑制 ADP 活化血小板，从而抑制血小板黏附、聚集和释放，达到阻止血栓的作用。

阿司匹林是抗血小板药中应用最广泛的药物，小剂量可用于预防慢性稳定型心绞痛、心肌梗死的一级及二级预防、脑梗死、短暂性脑缺血发作后脑梗死的二级预防，冠脉搭桥术后血栓形成的预防。治疗缺血性心脏病，能降低死亡率和再梗死率（见第十六章）。

双嘧达莫（dipyridamole，潘生丁，persantin）

口服吸收缓慢，个体差异大。本药是通过抑制血小板内的磷酸二酯酶，减少 cAMP 水解，从而产生抗血小板聚集等作用，防止血栓形成。用于心脏手术或心脏瓣膜置换术，可减少血栓栓塞的形成。治疗血栓栓塞性疾病，单独应用作用较弱，与阿司匹林联合应用效果好。也可与华法林合用防止心脏瓣膜置换术后血栓形成。与肝素等抗凝药合用可引起出血倾向。不良反应轻微，主要表现为胃肠道反应和过敏反应，如上腹部不适、恶心，也可引起血管扩张血压下降、头痛、眩晕、皮疹等。

噻氯匹定（ticlopidine，抵克立得）

通过抑制 ADP 介导的血小板活化，不可逆的抑制血小板的黏附和聚集，抗血小板作用强，但起效缓慢，口服 3～5 天见效，停药后可维持 10 天。主要用于预防脑卒中、心肌梗死以及外周动脉血栓性疾病的复发，疗效优于阿司匹林。不良反应主要有消化道反应、中性粒细胞减少、血小板减少性紫癜、骨髓抑制等。

氯吡格雷抗血小板的作用机制与噻氯匹定相似，但作用较强，不良反应较少。

四、抗血栓药的用药护理程序

用药护理步骤	用药护理要点
用药前	1. 严格掌握适应证，确定合理的用药方案 2. 详细询问患者用药史、过敏史及家族史，注意配伍禁忌 3. 用药前应掌握患者的主要症状和体征，如血压、心率、全血细胞计数、血小板计数、血细胞比容、部分凝血激酶时间 4. 识别高危患者，明确药物的禁忌证 5. 做好护理沟通、心理护理等措施
用药中	1. 遵照医嘱准确执行给药方案，严格执行“三查”“七对”的原则，避免医疗差错和事故的发生 2. 注意药物应用的剂量、滴注速度和更换部位 3. 密切观察患者的症状和体征变化，经常询问患者有无不适，发现异常及时报告医师处理。若患者出现不良症状应立即停药，同时给予抗过敏药治疗，并严密观察药物延迟过敏反应 4. 认真观察和评估疗效及不良反应，如有异常情况及时报告医生
用药后	1. 密切观察患者是否有出血的症状和体征，并让患者了解出血的表现，一旦发现出血，立即报告医护人员，并停药 2. 教会患者观察出血的各种表现，如有出血现象，及时报告医护人员，避免患者恐慌 3. 准备好急救药品，如地塞米松、鱼精蛋白、维生素 K、维生素 C 等

第二节 止 血 药

知识链接

维生素 K 的发现历史

维生素 K 是丹麦生物化学家亨利克·达姆于 1929 年从动物肝脏和麻子油中发现并提取的。1935 年命名为维生素 K，其后美国化学家爱德华·阿德尔伯特·多伊西发现了维生素 K_1、K_2 的差异，并于 1939 年人工合成了维生素 K。1943 年亨利克·达姆和爱德华·阿德尔伯特·多伊西共同获得诺贝尔生理学或医学奖。

一、促进凝血因子生成药

维生素 K（vitamin K）

维生素 K 广泛存在于自然界，其基本结构为甲萘醌，可分脂溶性和水溶性两类：前者包括植物中提取的维生素 K_1 和肠道微生物合成的维生素 K_2，均需胆汁协助吸收；后者系人工合

成的维生素 K_3 和 K_4。

【药理作用】维生素 K 作为 γ-羧化酶的辅酶，参与肝凝血因子Ⅱ、Ⅶ、Ⅸ、Ⅹ的活化过程，促进血液凝固。维生素 K 缺乏时肝只能合成无活性的凝血因子，导致凝血障碍引起机体出血。及时补充维生素 K 即可达到止血目的。

【临床应用】

1. 维生素 K 缺乏引起的出血症：①维生素 K 吸收障碍，如阻塞性黄疸、胆瘘、慢性腹泻等患者；②维生素 K 合成减少，如早产儿、新生儿和长期使用广谱抗生素者；③维生素 K 拮抗药，如香豆素类、水杨酸类等过量引起的出血。

2. 其他原因所致凝血酶原过低等引起的出血。

3. 缓解内脏平滑肌痉挛，如胆绞痛等，一般采取肌内注射的方法。

【不良反应】维生素 K 不良反应较少。维生素 K_1 快速静脉注射可出现面红、出汗、血压下降、胸闷甚至虚脱等，故一般采用肌内注射。维生素 K_3、维生素 K_4 的刺激性强，口服后可有恶心、呕吐等胃肠道症状，大剂量时可引起新生儿及早产儿溶血性贫血、黄疸、血胆红素升高、蛋白尿，葡萄糖脱氢酶缺乏的患者使用该药也可诱发急性溶血性贫血。肝功能不良者慎用。

二、抗纤维蛋白溶解药

氨甲环酸（tranexamic acid，AMCHA，止血环酸）、

氨甲苯酸（aminomethylbenzoic acid，PAMBA，止血芳酸）

二者均能竞争性抑制纤溶酶原激活因子，阻止纤溶酶生成，大剂量可抑制纤溶酶，从而抑制纤维蛋白或纤维蛋白原的溶解，产生止血作用。

临床主要适用于原发或继发性纤维蛋白溶解过程亢进性出血，如肝、胰、肺、前列腺、子宫、肾上腺等部位的手术过程的异常出血、产后出血等。也可用于链激酶、尿激酶过量产生的出血。氨甲环酸比氨甲苯酸止血效果强，临床常用。

使用过程中可出现头晕、恶心、胸闷、消化道症状等不良反应。剂量过大可促进血栓形成，甚至诱导心肌梗死。有血栓形成倾向或有血栓栓塞病史者慎用或禁用、泌尿科手术后或肾功能不全者慎用。

三、作用于血管的止血药

垂体后叶素（pituitrin）

本药是神经垂体分泌的含氮激素，包括缩宫素和加压素。缩宫素（催产素）是子宫兴奋药；加压素（抗利尿素）可产生止血作用。直接作用于血管平滑肌，收缩小动脉、小静脉及毛细血管而止血，对内脏血管作用明显。临床用于咯血、门脉高压引起的上消化道出血及产后大出血。静脉注射过快可导致面色苍白、胸闷、心悸、恶心、过敏反应等，应缓慢注射。

酚磺乙胺（etamsylate，止血敏，dicynone）

本药通过降低毛细血管通透性，血管收缩；还能增加血小板数量，增强其聚集性和黏附性，促使血小板释放凝血活性物质等缩短凝血时间起止血作用。止血作用迅速，持续时间较长。用于防治外科手术出血过多和血管因素引起的出血，如血小板减少性紫癜，以及胃肠道、眼底、牙龈、鼻黏膜等部位或器官的出血等。不良反应少，偶然出现暂时性血压下降。

四、止血药的用药护理程序

用药护理步骤	用药护理要点
用药前	1. 详细询问患者用药史、过敏史及家族史，注意药物的相互作用 2. 明确诊断出血原因，合理选择药物及给药方法 3. 明确药物的适应证和禁忌证，必要时可配合使用凝血因子等 4. 做好护理沟通、心理护理等措施
用药中	1. 遵照医嘱准确执行给药方案，严格执行“三查”“七对”的制度，避免医疗差错和事故的发生。 2. 注意药物的剂量、滴注速度，根据需要及时更换部位 3. 定期测定凝血酶原时间以调整药物用量和给药次数，一旦凝血时间出现异常应及时报告医生并备好抢救用药 4. 用药期间加强监护，预防血栓等并发症的形成 5. 认真观察和评估疗效及不良反应，如有异常情况及时报告医生
用药后	1. 协助医生评价、完善药物的治疗方案 2. 出血症状控制后，应加强监护。避免可能引起出血的各种原因，指导患者在日常生活中加强预防保健措施，减少复发率 3. 注意止血药应用过量可能引起的血栓形成等并发症，应加强护理 4. 开展合理用药的健康教育及用药指导

第三节　抗 贫 血 药

贫血是指循环血液中红细胞数或血红蛋白含量低于正常值时产生的症状，并非一种独立的疾病。根据病因及发病机制不同分为三类：缺铁性贫血、巨幼红细胞性贫血和再生障碍性贫血。贫血的药物治疗一般遵循物质补偿原则，即缺什么补什么。临床常见缺铁性贫血，再生障碍性贫血发生率低但治疗难度较大。

一、常用药物

硫酸亚铁（ferrous sulfate）

本药为临床常用的铁制剂。

【体内过程】铁的吸收部位主要为十二指肠和空肠上段，无机铁以 Fe^{2+} 形式易于吸收，Fe^{3+} 形式难于吸收。凡能使 Fe^{3+} 还原为 Fe^{2+} 的因素均有利于铁的吸收，如胃酸、维生素 C、果酸、谷胱甘肽等。口服铁剂时可同时服用稀盐酸、维生素 C 或摄入蔬菜、水果以提高疗效；胃酸缺乏、碱性药物、高钙、高磷酸盐、茶或含鞣酸的植物可使铁剂沉淀，妨碍铁的吸收；四环素和铁剂可形成络合物，可相互影响吸收。

进入血液的 Fe^{2+} 变成 Fe^{3+} 与血浆球蛋白结合形成转运铁蛋白复合体，将铁运送到骨髓供造血使用或以铁蛋白形式储存。铁主要通过肠黏膜细胞脱落及胆汁、尿液排出体外。

【药理作用】铁是红细胞成熟时期合成血红蛋白不可缺少的原料，同时也是构成肌红蛋白、细胞色素氧化酶的重要组成成分。正常人对铁的需求量因不同的年龄和生理状态而有差异，正常成年男性体内铁的总量为 46 mg/kg，女性体内铁的总量为 30 mg/kg，但妊娠期和哺乳期妇女、长发育期婴儿、儿童、青少年对铁的需求量会增加。当体内铁不足时，血红蛋白减少，DNA 的合成正常，对原红细胞的分裂增殖没有明显影响，所以循环血液内的红细胞数无明显变化，但红细胞内血红蛋白含量少使红细胞体积缩小，故缺铁性贫血又称小细胞低色素性贫血。

【临床应用】铁剂用于预防或治疗各种原因引起的缺铁性贫血，对妊娠期和哺乳期妇女、婴幼儿喂养不当、慢性失血引起的缺铁性贫血患者效果尤其显著。缺铁性贫血患者血红蛋白恢复正常后，应针对病因进行治疗以减低其复发。为保证体内铁储备恢复正常水平，血红蛋白正常后需减半量继续服药 2～3 个月。

【不良反应】口服铁剂可见恶心、呕吐、上腹不适及腹泻等胃肠刺激症状，宜饭后服用；铁与肠道内硫化氢结合减少对肠壁的刺激而引起黑便、便秘等。小儿误服 1 g 以上诱发急性中毒，表现为恶心、呕吐、血性腹泻、休克、昏迷等，2 g 以上引起死亡。

【禁忌证】消化性溃疡、血友病、含铁血黄素沉着症、肝肾功能严重损伤等患者禁用，酒精中毒、肝炎、肠炎、急性感染、溃疡性结肠炎、胰腺炎等患者慎用。

知识链接

诱发缺铁性贫血产生的原因

1. 慢性失血　是缺铁性贫血产生的主要原因，如消化道溃疡、食管静脉曲张出血、痔疮出血、钩虫病、月经量过大等。

2. 吸收障碍　萎缩性胃炎、胃癌、胃次全切除手术后等患者对铁的吸收减少，体内储备铁一旦耗竭即可诱发缺铁性贫血。

3. 铁的需求量大而摄入不足　生长发育期的婴儿、青少年、妊娠期和哺乳期的妇女等，对铁的需求量大，若食物中铁的摄入不足，易导致缺铁性贫血的产生。

4. 红细胞大量被破坏　如疟疾、溶血等也可引起铁的缺乏从而产生缺铁性贫血。

叶酸（folic acid）

叶酸属于 B 族维生素，在动物肝、肾、酵母和绿叶蔬菜中含量丰富，人体不能合成叶酸，必须从食物中摄取，经小肠吸收储存于肝。

【药理作用和临床应用】食物中的叶酸或叶酸制剂主要在小肠吸收，吸收后的叶酸在酶的作用下迅速还原为四氢叶酸（tetrahydrofolic acid，THFA），四氢叶酸为一碳基团的供体，参与体内核酸和氨基酸的合成。叶酸缺乏时一碳基团供应减少，增殖旺盛的造血系统或消化道上皮组织最易受到影响，可使红细胞中的 DNA 合成受阻，对胞质内 RNA 影响较少，而形成细胞内血红蛋白量增多，细胞体积大的巨幼红细胞性贫血。

各种原因引起的叶酸缺乏而导致的巨幼红细胞性贫血（如营养性、婴儿期或妊娠期）以叶酸治疗为主，维生素 B_{12} 为辅。对维生素 B_{12} 缺乏所致的恶性贫血，叶酸只能纠正血象，不能改善神经损害症状。长期应用二氢叶酸还原酶抑制剂，如甲氧苄啶、乙胺嘧啶和苯妥英钠等引起的巨幼红细胞性贫血，须用甲酰四氢叶酸治疗。

维生素 B_{12}（vitamin B_{12}）

本药是一组含钴的 B 族维生素的总称，广泛存在于动物内脏、肌肉、牛奶及蛋黄中。氰钴胺、羟钴胺性质稳定，为临床常用的维生素 B_{12}。

【药理作用和临床应用】

维生素 B_{12} 是多种生化反应的辅酶，主要参与机体两种代谢过程。

1. 促进叶酸的循环再利用：维生素 B_{12} 在同型半胱氨酸转变为甲硫氨酸的过程中，使 N5-

甲基四氢叶酸转变为四氢叶酸，当维生素 B_{12} 缺乏时，叶酸代谢发生障碍，导致出现巨幼红细胞性贫血。

2. 维持神经髓鞘的完整性 维生素 B_{12} 使脂肪酸代谢中间产物甲基丙二酸变成琥珀酸，参与三羧酸循环，这与神经髓鞘脂蛋白合成有关；当维生素 B_{12} 缺乏时，影响神经髓鞘的脂质合成，使中枢和外周神经纤维结构不完整而导致脑、脊髓及外周神经发生病变。

维生素 B_{12} 主要用作治疗恶性贫血及巨幼红细胞性贫血的辅助用药；也用于治疗神经炎、神经萎缩等神经系统疾病和肝疾病（肝炎、肝硬化）的辅助治疗。

【不良反应】偶见过敏反应，甚至过敏性休克，不宜滥用；不宜采用静脉给药。

重组人红细胞生成素（erythropoietin，EPO）

重组人红细胞生成素又称促红素，是由肾皮质近曲小管管周细胞分泌的糖蛋白，目前临床使用的是基因工程人工合成重组人红细胞生成素。重组人红细胞生成素能够刺激红系干细胞增殖，使红细胞增生和成熟加速，红细胞数量和血红蛋白含量增加；稳定红细胞膜使其抗氧化功能增强。重组人红细胞生成素可用于多种原因引起的贫血，慢性肾衰竭和晚期肾病所致的贫血为其最佳适应证；也可以用于骨髓造血功能低下、恶性肿瘤、结缔组织病诱发的贫血；此外，用于择期手术储存自体血需要反复采血的患者。主要不良反应包括血压升高、诱发血栓及心动过速、胸痛、水肿等中毒反应，个别人有过敏反应。偶可诱发脑血管意外及癫痫。

【禁忌证】白血病、铅中毒、感染患者禁用，并发感染者宜在控制感染后使用本药。

二、抗贫血药的用药护理程序

用药护理步骤	用药护理要点
用药前	1. 明确贫血类型，制订合理的治疗方案 2. 告知患者及家属抗贫血药的服药方法和注意事项 3. 详细询问患者用药史、过敏史及家族史，过敏体质或对重组人红细胞生成素过敏者慎用或禁用重组人红细胞生成素 4. 注意药物的禁忌证和相互作用 5. 做好护理沟通、心理护理等措施
用药中	1. 遵照医嘱准确执行给药方案，严格执行“三查”“七对”的原则，避免医疗差错和事故的发生 2. 掌握药物的剂量及给药方法 3. 定期测定血液中血红蛋白含量和红细胞数，以观疗效，如使用 1 个月以上无明显改善，应提示调整治疗方案 4. 认真观察和评估疗效及不良反应，如有异常情况及时报告医生
用药后	1. 协助医生评价、完善药物的治疗方案 2. 贫血症状改善后，应继续服用一段时间药物，并加强健康教育，纠正引起贫血的不良习惯 3. 注意药物可能引起的不良反应，尤其是误服过量铁剂中毒等

第四节 促白细胞增生药

由于遗传、病理因素或多种理化因素引起周围血中白细胞总数低于正常值称为白细胞减少症；近几年随着各种细胞因子及相关基因重组药物的出现，对白细胞减少症等疾病的治疗有了很大的进展。目前在临床用途较多、疗效较好的有重组人粒细胞集落刺激因子（非格司亭）和重组人粒细胞 / 巨噬细胞集落刺激因子等。

非格司亭（filgrastim，升白能，重组人粒细胞集落刺激因子）

本药是通过 DNA 重组技术产生的人粒细胞集落刺激因子。其作用是促进中性粒细胞成熟并促进骨髓释放成熟的粒细胞入血，且功能增强。用于各种因素引起的白细胞减少症和粒细胞减少症，如肿瘤放化疗、再生障碍性贫血、骨髓发育不良等。非格司亭不能与恶性肿瘤化疗同时应用，应在化疗药物应用前或后 24 ~ 48 小时使用，避免发生药物的相互作用。常采用皮下注射或静脉滴注，静脉注射时应与 5% 葡萄糖注射液或等渗盐水混合。非格司亭的不良反应多为过敏反应。

重组人粒细胞 / 巨噬细胞集落刺激因子（rh-GMCSF）

本药由淋巴细胞、单核细胞、成纤维细胞和内皮细胞合成而成。此类产品有莫拉司亭（molgramostim）和沙格司亭（sargramostim）。其作用为刺激粒细胞、淋巴细胞和单核细胞增殖、分化和活化，使粒细胞、巨噬细胞、单核细胞的功能增加。用于各种原因引起的白细胞减少症（骨髓抑制、肿瘤化疗等）；预防白细胞减少时可能潜在的感染并发症。不良反应偶有骨痛、发热、肌肉酸痛等反应，多为过敏反应。

第五节　血容量扩充药

机体大量失血或失血浆可以引起血容量降低，甚至导致休克。补充血容量、维持重要器官有效灌注量是治疗低血容量性休克的关键。临床上除输血或血浆外，使用血容量扩充药提高血液胶体渗透压是非常重要的治疗措施。本类药物具有维持血浆胶体渗透压、作用时间持久、无毒、无抗原性的特点。常用的药物有右旋糖酐，706 代血浆等。

右旋糖酐（dextran）

为高分子葡萄糖聚合物，因聚合的分子数目不同，产生不同分子量的制剂，常用的有右旋糖酐 70（中分子右旋糖酐）、右旋糖酐 40（低分子右旋糖酐）、右旋糖酐 20（小分子右旋糖酐）。

【药理作用和临床应用】

1. 扩充血容量　静脉输入后提高血浆胶体渗透压而扩充血容量，中分子右旋糖酐分子量较大，不易透过血管壁，故作用持久。小分子右旋糖酐和低分子右旋糖酐此作用弱。用于严重烧伤、手术出血等引发的低血容量性休克等。

2. 利尿　低分子右旋糖酐和小分子右旋糖酐能快速从肾小球滤过，且不被肾小管吸收而产生渗透性利尿作用。用于防治急性肾衰竭。

3. 抗血栓　低分子右旋糖酐和小分子右旋糖酐能减少血小板的聚集，降低血液黏滞性改善微循环，阻止血栓形成。用于预防手术等引发的血栓栓塞性疾病，也可以用于防治心肌梗死、血栓后静脉炎等。

【不良反应】偶见过敏反应，如荨麻疹、发热等症状，严重者可出现血压下降、呼吸困难。连续用药时可致凝血障碍和出血。

【禁忌证】血小板减少症、出血性疾病、血中纤维蛋白原低下的患者禁用；心功能不全、肺水肿、肾功能不全患者慎用。

第六节　作用于血液与造血系统药物的用药护理

一、用药护理程序

用药护理步骤	用药护理要点
用药前	1. 详细询问患者的用药史、过敏史、家族史 2. 明确诊断，综合多种因素制订护理方案，控制好剂量及时间，掌握适应证，注意禁忌证 3. 掌握各种药物的给药方法和注意事项，做好应急抢救准备 4. 熟悉药物可能出现的不良反应，注意患者个体差异对本类药物反应的特殊表现 5. 做好护理沟通、心理护理等
用药中	1. 遵照医嘱准确执行给药方案，严格执行“三查”“七对”的制度，避免医疗差错和事故的发生 2. 注意药物应用的剂量、给药方法和速度，随时观察患者颜面和生命体征情况，有异常情况及时报告并采取必要处置措施 3. 定期测定血液中血红蛋白含量、红细胞数、凝血酶原时间等 4. 认真观察和评估疗效及不良反应，如有异常情况及时报告医生
用药后	1. 密切观察患者对药物的反应，指导患者采取辅助手段减少不良反应发生，若患者出现不良反应应立即停药并做相应治疗 2. 协助医生评价、完善药物的治疗方案 3. 叮嘱患者合理饮食和休息，加强健康教育、用药指导和整体护理

二、用药护理案例分析

1. 患者，男性，77 岁。因晕厥 1 次于 10 min 后到急诊科就诊。晕厥在静坐时发生，持续约 10 s，无抽搐与大小便失禁。体检：T 36.4 ℃，P 104 次 / 分，R 18 次 / 分，BP 85/60 mmHg。心浊音界不大，心律规整，心音低钝，各瓣膜区未闻及杂音。心电图检查 V_1、V_2 呈 QS 波，V_3 呈 rS 波，$V_{1\sim3}$ 导联 ST 段弓背向上抬高 0.25 ~ 0.45 mV，以 V_2 为著，并与 T 波融合成单向曲线。心肌损伤标志物肌红蛋白、肌钙蛋白 T（cTnT）、肌钙蛋白 I（cTnI）阳性。初步诊断为 ST 段抬高型急性前间壁心肌梗死。

试分析：

（1）该患者应如何应用溶栓药？

（2）应用溶栓药应注意哪些事项？

2. 患者，男性，70 岁。高热、咳嗽、咳黄痰 3 天到急诊科就诊。患者于 2 周前因颈部淋巴瘤在外院进行了化疗。急诊查体：T 38 ℃、BP 100/70 mmHg、神清、双肺均有干湿啰音、P 104 次 / 分、律整、腹（-）。胸片提示双侧肺炎，急收入院治疗。入院次日晨 BP 70/30 mmHg，咳痰，痰中带血，查房时发现其前胸皮下有散在出血点，急查凝血功能，初步判断为弥散性血管内凝血，医嘱给予肝素钠静脉滴注。

请分析：

（1）给予肝素钠治疗的目的是什么？

（2）肝素钠静脉滴注时应监护哪些内容？

音频：
用药护理案例解析

自测题

思维导图：
学习小结

一、单项选择

A_1 型题

1. 应用华法林过量引起的出血宜选用
   A. 肝素　B. 维生素 K　C. 尿激酶
   D. 枸橼酸钠　E. 鱼精蛋白
2. 肝素的抗凝作用特点是
   A. 作用缓慢　B. 体内、体外均有效　C. 仅在体外有效
   D. 仅在体内有效　E. 必须有维生素 K 辅助
3. 苯妥英钠引起的巨幼红细胞性贫血宜选用
   A. 叶酸　B. 硫酸亚铁　C. 右旋糖酐
   D. 甲酰四氢叶酸　E. 维生素 C
4. 纤溶系统亢进所致的出血宜选用
   A. 阿司匹林　B. 维生素 K　C. 鱼精蛋白
   D. 氨甲苯酸　E. 酚磺乙胺
5. 弥散性血管内凝血家宜选用
   A. 肝素　B. 维生素 K　C. 叶酸
   D. 氨甲苯酸　E. 阿司匹林
6. 氨甲苯酸（PAMBA）的作用是
   A. 直接抑制纤溶酶原生成　B. 妨碍纤溶酶原激活成纤溶酶
   C. 增加血小板聚集　D. 促使毛细血管收缩
   E. 正常浓度下直接抑制纤溶酶
7. 维生素 B_{12} 主要用于治疗的疾病是
   A. 缺铁性贫血　B. 慢性失血性贫血　C. 再生障碍性贫血
   D. 恶性贫血　E. 地中海贫血
8. 关于链激酶的叙述**不正确**的是
   A. 是 β 溶血链球菌产生的一种蛋白质
   B. 能与纤溶酶原结合，促使游离的纤溶酶原变成纤溶酶
   C. 对各种早期栓塞症有效
   D. 有出血倾向者禁用
   E. 对栓塞时组织坏死有独特疗效

A_2 型题

9. 患者，男性，早产儿，刚出生时皮肤多处瘀斑、头皮水肿，请问该患者宜选用何药治疗
   A. 肝素　B. 华法林　C. 维生素 K
   D. 氨甲环酸　E. 枸橼酸钠
10. 患者，女性，40 岁，患肺结核并出现大量咯血，宜选用以下哪个药物
   A. 肝素　B. 垂体后叶素　C. 氨甲苯酸
   D. 维生素 K　E. 鱼精蛋白

A_3 型题

患者，女性，20 岁。患者面色苍白，唇、甲色淡，头晕、乏力、气短、体力下降近 3 月，每月经血时有时无可达 20 余天。经检查诊断为缺铁性贫血。

11. 给予铁剂口服治疗护理中错误的是
    A. 可与维生素 C 同服
    B. 服用铁剂时忌饮浓茶
    C. 宜饭后应用
    D. 血红蛋白正常后应继续使用数月
    E. 缺铁性贫血伴有感染者为增强疗效可将铁剂和四环素联合应用
12. 铁剂与以下哪个药物何用可促进其吸收？
    A. 维生素 A　B. 维生素 B　C. 维生素 C
    D. 维生素 E　E. 维生素 K

二、简答题

1. 简述肝素的临床应用及不良反应。
2. 简述维生素 K 的临床应用、不良反应及用药监护。

三、案例分析

患者，女性，30 岁，2 年前做了胃切除手术，近半年来时感头晕、耳鸣、乏力、气短，经检查诊断为缺铁性贫血。

请分析：

1. 该患者应选用何药治疗？
2. 如何指导患者用药？

（罗红波）

第二十五章 抗组胺药

学习目标

1. 掌握 H_1 受体阻滞药的药理作用、临床应用、不良反应和禁忌证。
2. 熟悉 H_1 受体阻滞药的用药护理。
3. 了解组胺受体的分布及效应。

组胺（histamine）是组氨酸的脱羧产物，广泛存在于人体各组织中，正常情况下是以无活性的结合型形式存在于肥大细胞和嗜酸性粒细胞中，皮肤、黏膜和肺中浓度较高。当机体受到理化因素刺激或发生变态反应时，这些细胞脱颗粒，释放出游离型（活性）组胺，与靶细胞上的组胺受体结合并激动组胺受体而产生相应的效应（表 25-1）。

微课：
组胺相关知识

表 25-1　组胺受体分布与效应

受体亚型	分布	兴奋效应（与组胺结合）
H_1	支气管、胃肠道、子宫平滑肌	收缩
	皮肤血管	扩张
	心房、房室结	收缩增强、传导减慢
H_2	胃壁细胞	分泌增加
	血管	扩张
	心室、窦房结	收缩增强、心率加快
H_3	中枢与外周神经末梢	负反馈调节组胺合成与释放

第一节　H_1 受体阻滞药

案例分析

患者，男性，32 岁，长途汽车司机。因驾驶途中全身皮肤剧烈瘙痒出现红色丘疹突出于皮肤，到当地医院就诊，经检查，诊断为荨麻疹。医生给患者开了氯雷他定片，用法：10 mg/ 次，一日一次。

请分析：选用氯雷他定的依据是什么？如何对患者进行用药指导？

第一代：苯海拉明（diphenhydramine）、异丙嗪（promethazine，非那根）、赛庚啶（cyproheptadine）、氯苯那敏（chlorpheniramine，扑尔敏）、美克洛嗪（meclizine）、曲吡那敏（pyribenzamine）等。此类药物有中枢抑制和抗胆碱作用，表现出嗜睡、困倦、作用时间短、口眼鼻干等缺点。

第二代：西替利嗪（cetirizine）、氯雷他定、咪唑斯汀（mizolastine）、阿伐斯汀（acrivastine）、左卡巴斯汀（levocabastine）、非索非那丁（fexofenadine）等。此类药物作用时间长，无中枢抑制作用和抗胆碱作用。

【体内过程】本类药物口服、注射均易吸收，起效时间多在 15 ~ 30 min，分布较广，大部分经肝代谢、肾排泄。

【药理作用及临床应用】

1. 抗组胺作用（抗过敏） 阻断 H_1 受体，使胃肠、支气管平滑肌扩张，皮肤血管收缩，使过敏症状减轻。

主要用于皮肤黏膜变态反应性疾病，如荨麻疹、花粉症、过敏性鼻炎和血管神经性水肿等，效果较好。对药疹、接触性皮炎及昆虫咬伤引起皮肤瘙痒和水肿有一定的疗效。对输血或输液引起的过敏性反应有防治作用。对支气管哮喘疗效差，对过敏性休克无效。

2. 中枢抑制作用 第一代药物表现为镇静、嗜睡等，其中苯海拉明和异丙嗪最强。可用于治疗失眠，尤其适用于变态反应性疾病引起的烦躁、失眠。

3. 抗胆碱作用 第一代药物大多有抗胆碱作用。中枢抗胆碱产生抗晕止吐作用。用于晕动病和放射病等引起的呕吐，常用苯海拉明和异丙嗪。外周抗胆碱作用表现为口干、便秘、视物模糊、尿潴留、眼压升高等。

4. 其他 异丙嗪与氯丙嗪、哌替啶组成冬眠合剂，用于人工冬眠。

常用 H_1 受体阻滞药作用特点见表 25-2。

表 25-2 常用 H_1 受体阻滞药作用特点比较

药物	抗组胺	中枢抑制	抗晕止吐	抗胆碱	持续时间（h）
第一代					
苯海拉明	++	+++	++	+++	4 ~ 6
异丙嗪	++	+++	++	+++	6 ~ 12
曲吡那敏	++	++	–	–	4 ~ 6
氯苯那敏	+++	+	–	++	4 ~ 6
第二代					
西替利嗪	+++	–	–	–	12 ~ 24
左卡巴斯汀	+++	–	–	–	12
氯雷他定	+++	–	–	–	24
特非那定	+++	–	–	–	12 ~ 24

注：+++ 强；++ 中；+ 弱；– 无

【不良反应】

1. 中枢抑制 第一代多见嗜睡、头晕、乏力、反应迟钝、注意力不集中等。

2. 消化系统反应 口干、畏食、恶心、呕吐、便秘或腹泻等。

3. 心脏毒性 第二代剂量过大引起心动过速、心悸、心律失常。

4. 偶见粒细胞减少及溶血性贫血。

第二节 H_2受体阻滞药

H_2受体阻滞药能选择性阻断胃壁细胞上的H_2受体，抑制胃酸分泌，主要用于治疗消化性溃疡，常用药物有西咪替丁、雷尼替丁、法莫替丁、尼扎替丁等。（详见第二十六章）

第三节 抗组胺药的用药护理

一、用药护理程序

用药护理步骤	用药护理要点
用药前	1. 了解患者药物过敏史，对本类药物过敏者禁用 2. 有些抗组胺药有致畸作用，孕妇禁用。本类药物部分从乳汁中排出，哺乳妇不宜使用。青光眼、尿潴留、前列腺增生、幽门梗阻患者禁用。皮试前不用 3. 第一代H_1受体阻滞药不宜与阿托品、三环类抗抑郁药、单胺氧化酶抑制剂合用，以免加强其抗胆碱作用。第二代H_1受体阻滞药不宜与大环内酯类抗生素合用，以免加重心脏毒性
用药中	1. 为减轻胃肠道反应，嘱患者饭后服用 2. 用药期间不宜从事高空作业、驾驶及机械操作等工作。不宜饮酒，不宜与中枢神经抑制药合用
用药后	评估药物疗效，过敏反应是否好转或消除，有无严重药物不良反应发生

二、用药护理案例分析

患者，男性，42岁，公交车司机。一周前因食物过敏在单位医院门诊就诊，诊断为荨麻疹。患者因工作繁忙，要求治疗后回单位继续上班。医生给患者开了下列处方，试分析该处方是否合理？为什么？

Rp.

氯苯那敏 4 mg × 20

用法：4 mg 口服 每日3次

音频：
用药护理案例解析

思维导图：
学习小结

自测题

一、单项选择题

A_1型题

1. 苯海拉明对下列哪一疾病无效

A. 荨麻疹　B. 过敏性鼻炎　C. 血管神经性水肿

D. 血清病所致高热　E. 接触性皮炎

2. 第一代 H_1 受体阻滞药最常见的不良反应是
   A. 烦躁、失眠　B. 镇静、嗜睡　C. 消化道反应
   D. 致畸　E. 耳毒性
3. 苯海拉明不具有的作用是
   A. 镇静　B. 催眠　C. 抗过敏
   D. 抑制胃酸分泌　E. 抗晕止吐
4. 关于苯海拉明、异丙嗪的叙述最正确的是
   A. 镇静催眠、抗惊厥　B. 抗炎、抗惊厥
   C. 镇静催眠、抗晕止吐　D. 镇静、抑制胃酸分泌
   E. 镇静、促进胃酸分泌
5. H_1 受体阻滞药对下列哪一种疾病疗效最好
   A. 支气管哮喘　B. 皮肤黏膜过敏症状　C. 血清病高热
   D. 过敏性休克　E. 过敏性紫癜
6. 下列不属于 H_1 受体阻滞药的是
   A. 苯海拉明　B. 异丙嗪　C. 雷尼替丁
   D. 氯苯那敏　E. 西替利嗪
7. 下列哪种药物无止吐作用
   A. 苯海拉明　B. 异丙嗪　C. 氯丙嗪
   D. 甲氧氯普胺　E. 氯苯那敏
8. 抗胆碱作用最强的药物是
   A. 异丙嗪　B. 曲吡那敏　C. 氯苯那敏
   D. 西替利嗪　E. 依巴斯汀
9. 无中枢抑制作用的药物是
   A. 苯海拉明　B. 异丙嗪　C. 曲吡那敏
   D. 氯苯那敏　E. 西替利嗪
10. H_1- 受体阻滞药对以下哪种病无效
   A. 皮肤黏膜变态反应　B. 晕动病　C. 失眠
   D. 胃、十二指肠溃疡　E. 妊娠呕吐

（杨炳凤）

第二十六章
作用于消化系统的药物

学习目标

1. 掌握抗消化性溃疡药的类别、主要特点和用药护理；奥美拉唑、枸橼酸铋钾的药理作用、临床应用和不良反应。

2. 熟悉硫酸镁、多潘立酮、甲氧氯普胺的药理作用、临床应用、不良反应及用药护理。

3. 了解促消化药、泻药及止泻药等药物的特点及应用。

第一节　抗消化性溃疡药物

消化性溃疡是指发生在胃和十二指肠的慢性溃疡，是一种常见病、多发病，包括胃溃疡和十二指肠溃疡。常用抗消化性溃疡药物有：①抑制胃酸分泌药；②抗酸药；③胃黏膜保护药；④抗幽门螺杆菌药。

知识链接

消化性溃疡的发病机制

发病机制主要是损伤胃肠黏膜的攻击因子（胃酸、胃蛋白酶、幽门螺杆菌，促胃液素、乙醇、非甾体抗炎药等）增强，防御因子（黏液屏障、胃黏膜血流、黏膜修复、前列腺素、碳酸氢盐等）减弱所致。引起消化性溃疡的主要原因是幽门螺杆菌直接损伤黏膜上皮，促进胃泌素的分泌使胃酸分泌增加，此外还损伤血管内皮影响黏膜血流，降低黏膜防御功能；其次是胃酸、胃蛋白酶对胃肠黏膜的自身消化，从而导致胃、十二指肠黏膜损伤，形成溃疡。

微课：
消化性溃疡的病因和发病机制

一、胃酸分泌抑制药

（一）H_2 受体阻滞药

本类药物口服吸收良好，也可静脉给药，可透过血脑屏障和胎盘屏障，肝代谢率低，主要经肾排泄，部分经乳汁排泄。通过竞争性阻断胃壁细胞上的 H_2 受体，抑制胃酸的分泌。常用药物见表 26-1。

表 26-1 常用 H_2 受体阻滞药比较

药物	作用特点	临床应用	不良反应及注意事项
第一代西咪替丁（cimetidine 甲氰咪胍）	阻断 H_2 受体，能明显抑制基础胃酸及食物、药物和其他因素所引起的胃酸分泌	主要用于十二指肠溃疡，但停药后易复发，对胃溃疡疗效较差。也可用于治疗带状疱疹	胃肠道反应，头痛、头晕、乏力，大剂量出现精神错乱、谵妄、幻觉等。少数患者出现粒细胞减少、转氨酶升高。有轻度抗雄性激素作用。是肝药酶抑制剂
第二代雷尼替丁（ranitidine）	抑制胃酸分泌作用为西咪替丁的 4～10 倍。具有速效和长效的特点	适用于胃及十二指肠溃疡、反流性食管炎，对西咪替丁无效的患者仍有效	与西咪替丁相似，但较轻
第三代法莫替丁（famotidine）	抑制胃酸分泌作用为西咪替丁的 40～50 倍	适用于胃、十二指肠溃疡，反流性食管炎、应激性溃疡及急性胃黏膜出血等	对肝药酶无影响，无抗雄激素作用，不良反应发生率低，常见恶心、呕吐、头痛、头晕、皮疹、白细胞减少等

本类药物还有尼扎替丁（nizatidine）、罗沙替丁（roxatidine）等。

（二）M_1 受体阻滞药

哌仑西平（pirenzepine）

本药能选择性阻断胃壁细胞的 M_1 受体，小剂量即可抑制胃酸分泌。主要用于胃、十二指肠溃疡和反流性食管炎，疗效与西咪替丁相似，二者合用可提高疗效。不良反应较轻，可见口干、视物模糊、便秘、头痛、嗜睡等。

（三）胃泌素受体阻滞药

丙谷胺（proglumide）

本药能竞争性阻断胃壁细胞上的胃泌素受体，抑制胃酸分泌；对胃黏膜有保护作用并促进溃疡愈合。用于消化性溃疡、慢性胃炎。疗效较 H_2 受体阻滞药差，已不单独用。

（四）H^+-K^+-ATP 酶抑制药（质子泵抑制药）

本类药物通过抑制 H^+-K^+-ATP 酶使 H^+ 不能从胃壁细胞内泵向胃腔，减少胃酸分泌，由于其疗效显著，已超过 H_2 受体阻滞药。成为目前世界上应用最广的抑制胃酸分泌的药物。常用药物有第一代奥美拉唑（omeprazole）；第二代兰索拉唑（lansoprazole）；第三代泮托拉唑（pantoprazole）、雷贝拉唑（rabeprazole）。

奥美拉唑（omeprazole）

【药理作用与临床应用】本药对各种原因引起的胃酸分泌有强大而持久的抑制作用；能减少胃蛋白酶分泌；可增加胃黏膜血流量，促进溃疡愈合；还有抗幽门螺杆菌的作用。适用于胃及十二指肠溃疡、反流性食管炎、上消化道出血、卓－艾综合征。治愈率高，且复发率低。

【不良反应】主要有头痛、头晕、失眠、外周神经炎、口干、恶心、腹胀等。偶有皮疹、转氨酶升高、男性乳房发育、溶血性贫血等。长期应用由于胃酸分泌减少可使胃内细菌滋生。

二、抗酸药

口服后在胃内直接中和胃酸，减轻胃酸、胃蛋白酶对胃、肠黏膜的损伤。理想的抗酸药应作用迅速、持久、不吸收、不产气、不引起腹泻或便秘，对黏膜及溃疡面有收敛和保护作用。故常将其制成复方制剂以增强疗效，减少不良反应。常用抗酸药特点见表 26-2，常用复方制剂有复方氢氧化铝（胃舒平）、复方铝酸铋、胃得乐等。

表 26-2　常用抗酸药特点比较

药物	抗酸作用	收敛作用	保护作用	胃酸增多	排便	产生 CO_2	碱血症
碳酸钙	中、快、久	–	–	+	便秘	+	–
氧化镁	强、慢、久	–	–	–	轻泻	–	–
氢氧化镁	中、快、久	–	–	–	轻泻	–	–
三硅酸镁	弱、慢、久	–	+	–	轻泻	–	–
氢氧化铝	中、慢、久	+	+	–	便秘	–	–
碳酸氢钠	强、快、短	–	–	–	–	+	+

三、胃黏膜保护药

知识链接

胃黏膜屏障

胃黏膜屏障包括细胞屏障和黏液 – HCO_3^- 盐屏障，细胞屏障由胃黏膜细胞顶部的细胞膜和细胞间紧密连接组成，有抵抗胃酸和胃蛋白酶的作用。黏液 – HCO_3^- 盐屏障是由 HCO_3^- 盐和胃液中的黏液相混合，在胃黏膜表面形成黏液不动层，能防止胃酸、胃蛋白酶损伤胃黏膜细胞。当胃黏膜屏障功能受损时可导致溃疡。

胃黏膜保护药就是通过增强胃黏膜的细胞屏障和黏液 -HCO_3^- 盐屏障，而发挥抗溃疡作用的。

硫糖铝（sucralfate，胃溃宁）

硫糖铝口服后在胃酸中聚合成胶体，形成保护膜；促进黏液、HCO_3^- 盐、前列腺素的分泌；促进溃疡面愈合；还能抑制胃蛋白酶活性和抑制幽门螺杆菌繁殖。临床用于胃、十二指肠溃疡、慢性浅表性胃炎、反流性食管炎等。常见不良反应有便秘、口干、恶心、皮疹、眩晕等。不宜与碱性药物、胃酸分泌抑制药合用。

枸橼酸铋钾（bismuth potassium citrate，胶体次枸橼酸铋）

枸橼酸铋钾口服在胃酸中形成氧化铋胶体，形成保护膜；改善胃黏膜血流，促进溃疡的愈合；抑制胃蛋白酶活性，促进胃黏液、HCO_3^- 盐、前列腺素的分泌；还有抗幽门螺杆菌的作用。适用于胃及十二指肠溃疡、慢性胃炎。偶有恶心、便秘、腹泻等，服药期间可见舌及大便黑染。肾功不良及孕妇禁用。不宜与抗酸药和牛奶同服。

米索前列醇（misoprostol）

本品为前列腺素 E 的衍生物，能抑制胃酸和胃蛋白酶分泌；还能促进黏液和 HCO_3^- 分泌，改善胃肠黏膜血液供给，增强黏膜的屏障作用。临床用于消化性溃疡，应激性溃疡和急性胃黏膜损伤性出血。尤其适用于非甾体类抗炎药所致的消化性溃疡。不良反应有腹痛、腹泻、恶心和胃肠胀气等。孕妇禁用。

恩前列素（enprostil）作用似米索前列醇，持续时间较长，一次用药抑制胃酸作用持续 12 小时。

四、抗幽门螺杆菌药

知识链接

幽门螺杆菌（Hp）

幽门螺杆菌（Hp）是一种微需氧革兰氏阴性菌，寄居于胃及十二指肠的黏液层与黏膜细胞之间。由于幽门螺杆菌分泌蛋白分解酶，可使胃黏液降解而破坏黏液屏障，直接损伤黏膜上皮，促进胃泌素的分泌使胃酸分泌增加，此外还损伤血管内皮影响黏膜血流，降低黏膜防御功能。

幽门螺杆菌的感染与消化性溃疡、慢性胃炎、胃癌的发病有密切关系。根除幽门螺杆菌不但可促进溃疡愈合，而且可预防溃疡复发，从而彻底治愈溃疡。因此，凡有幽门螺杆菌感染的消化性溃疡，无论初发或复发、活动或静止、有无并发症，均应予以根除幽门螺杆菌治疗。目前常用于抗幽门螺杆菌的药物有：①抗菌药物，阿莫西林、克拉霉素、庆大霉素、甲硝唑、替硝唑、四环素、多西环素、呋喃唑酮等；②铋剂，枸橼酸铋钾、硫糖铝等；③质子泵抑制药，奥美拉唑、兰索拉唑、泮托拉唑等。单一用药疗效较差，且易产生耐药性，临床多采取联合用药，以提高疗效，降低复发率。具体药物详见有关章节。

知识链接

根除 Hp 四联疗法

药物：H^+-K^+-ATP 酶抑制药 + 胶体铋 + 两种抗菌药；

疗程：7～14 天，对甲硝唑和克拉霉素耐药者可换用四环素或者呋喃唑酮。

第二节　消化功能调节药

一、促消化药

助消化药多为消化液中的成分或促进消化液分泌的药物，能促进食物的消化。常见助消化药见表 26-3。

表 26-3　临床常用助消化药

药物	药理作用	临床应用	注意事项
稀盐酸（dilute hydrochloric acid）	增强胃蛋白酶活性，促进胰液和胆汁分泌	用于各种原因引起的胃酸缺乏	饭前或餐中用水稀释后服用，以免刺激胃黏膜，常与胃蛋白酶合用
胃蛋白酶（pepsin）	分解蛋白质	胃蛋白酶缺乏或过量饮食引起的消化不良	常与稀盐酸合用，不能与抗酸药配伍
胰酶（pancreatin）	消化蛋白质、淀粉和脂肪	消化不良、食欲缺乏、胰液分泌不足所致的消化不良	常用肠溶片，需整片吞服。禁与酸性药物同服。
乳酶生（lactasin）	分解糖类产生乳酸，抑制肠内腐败菌繁殖，减少发酵和产气	消化不良、腹胀及小儿消化不良性腹泻	饭前服。禁与抗菌药及吸附药同服

二、止吐药和增强胃肠动力药

呕吐是由多种原因引起的一种复杂的反射活动，同时又是一种保护反应，但剧烈呕吐可导致机体水和电解质紊乱，除对因治疗外，应及时止吐。H_1 受体阻滞药、M 受体阻滞药、氯丙嗪等有止吐作用的药物在有关章节介绍。

甲氧氯普胺（metoclopramide，胃复安）

为第一代胃肠动力药，具有中枢和外周双重作用。

【药理作用】

1. 止吐作用 阻断中枢 CTZ 多巴胺（D_2）受体，产生较强的中枢性止吐作用，较大剂量时也阻断 5-HT_3 受体，也产生止吐作用。

2. 胃肠促动作用 阻断胃肠多巴胺受体，促进胃排空和增加胃肠运动，防止食物反流。

3. 催乳作用 阻断下丘脑多巴胺受体，减少催乳素抑制因子的释放，有一定的催乳作用。

【临床应用】用于各种原因（放疗、化疗）引起恶心、呕吐，胃肠功能失调所致的食欲缺乏、消化不良及胃胀气，也可用于反流性食管炎、胆汁反流性胃炎及产后少乳等。

【不良反应】常见头晕、嗜睡、困倦，大剂量或久用可引起锥体外系反应，可用苯海索等中枢抗胆碱药对抗；乳房胀痛、溢乳、男子乳腺发育等。注射给药可引起直立性低血压。不宜与吩噻嗪类、M 受体阻滞药合用，以免降低疗效，加重不良反应。

多潘立酮（domperidone，吗丁啉）

多潘立酮属第二代胃肠动力药，是外周多巴胺受体阻断剂，不易通过血脑屏障，几乎无锥体外系反应。

通过阻断胃肠多巴胺受体，加强胃肠蠕动，促进胃排空，防止食物反流，具有胃肠促动和止吐作用。主要用于胃排空延缓、胃－食管反流病、功能性消化不良及其他消化系统疾病引起的呕吐等。不良反应较轻，偶见轻度腹痛、腹泻、头痛、眩晕、嗜睡等，婴幼儿及孕妇慎用。不宜与抗胆碱药合用，以免降低疗效。

西沙必利（cisapride）

本药为 5-HT_4 受体激动药。对胃和小肠作用类似于甲氧氯普胺，但也能增加结肠运动，引起腹泻。能促进乙酰胆碱释放，促进食管、胃、肠运动。用于胃运动减弱和各种胃轻瘫；胃肠反流性疾病、反流性食管炎、术后胃肠麻痹及慢性便秘和结肠运动减弱等。不良反应有暂时性肠痉挛和腹泻。

昂丹司琼（ondansetron）、阿洛司琼（alosetron）、格拉司琼（granisetron）

此类药物选择性阻断外周神经系统突触前 5-HT_3 受体，阻断呕吐反射，起到止吐作用。主要用于肿瘤放疗和化疗导致的呕吐。

三、泻药和止泻药

（一）泻药

泻药是通过增加肠蠕动、增加肠内水分或使肠内容物软化或润滑肠道利于粪便排出的药物。

病例分析 孕 38 周孕妇，因先兆子痫入院。目前患者轻微头痛，血压为 140/90 mmHg，尿蛋白（++），呼吸、脉搏正常。在应用硫酸镁治疗过程中，护士应注意什么？

容积性泻药口服吸收很少，在肠道内形成高渗，使肠容积增大，刺激肠壁加强蠕动，产生导泻作用。

硫酸镁（magnesium sulfate，泻盐）

【药理作用与临床应用】

1. 导泻　口服硫酸镁后，在肠道中以 Mg^{2+} 和 SO_4^{2-} 的形式存在，难以被肠壁吸收，使肠内渗透压升高而阻止肠内水分的吸收，增加肠腔内容积，刺激肠壁反射性引起肠蠕动而促进排便，其导泻作用强而迅速。主要用于清空肠内容物、排出肠内毒物及驱虫后排出虫体。

2. 利胆　口服硫酸镁可刺激十二指肠黏膜，反射性引起胆总管括约肌松弛、胆囊收缩，促进胆囊排空，呈现利胆作用。主要用于阻塞性黄疸，慢性胆囊炎和胆石症。

3. 抗惊厥　注射硫酸镁可抑制中枢和松弛骨骼肌，呈现抗惊厥作用。用于各种原因所致的惊厥，尤其是子痫。

4. 降压作用　注射给药后 Mg^{2+} 可直接扩张血管平滑肌，并能引起交感神经冲动传导障碍，从而使血管扩张，血压下降。主要用于高血压危象和高血压脑病的治疗。尤其是妊娠高血压

5. 消炎消肿　用 50%硫酸镁溶液局部热敷患处，可消炎消肿。

【不良反应】

1. 硫酸镁用于导泻时，因刺激肠壁可引起盆腔充血，导致月经过多或流产，故孕妇、月经期妇女禁用。服用大量高浓度的硫酸镁溶液，可因排出大量水分而导致脱水。

2. 硫酸镁注射过量或静脉注射速度过快，引起急性 Mg^{2+} 中毒，表现为中枢抑制、腱反射减弱或消失、血压急剧下降、呼吸抑制等。一旦出现中毒，应立即进行人工呼吸并静注葡萄糖酸钙抢救。

其他导泻药见表 26-4

表 26-4　常用导泻药特点及应用

类别	药物	作用特点及应用	注意事项
容积性泻药	硫酸钠（sodium sulfate）	导泻作用同硫酸镁但较弱，无中枢抑制作用，用于中枢抑制药中毒时加速药物排出	
接触性泻药	酚酞（phenolphthalein）	口服后刺激结肠黏膜，促进其蠕动而产生导泻作用。用于慢性便秘和习惯性便秘	酚酞经肾排泄，遇碱性尿液时使尿液显红色，应与血尿相区别
润滑性泻药	液状石蜡（liquid paraffin）	滑润肠壁和软化粪便，适用于慢性便秘、高血压或痔疮患者便秘	长期服用可影响脂溶性维生素及钙、磷的吸收。婴幼儿不宜使用
	开塞露（50%甘油）（enema glycerol）	滑润肠壁和软化粪便，适用于儿童及老年人	

（二）止泻药

腹泻可由多种原因引起，以对因治疗为主，由于剧烈或持久的腹泻可导致营养吸收减少和水、电解质紊乱，故在对因治疗的同时，应适当给予止泻药。临床常用的止泻药见表 26-5。

表 26-5　临床常用止泻药的作用、应用及不良反应

类别	药物	作用特点及应用	不良反应
肠蠕动抑制药	地芬诺酯（diphenoxylate）	止泻作用与吗啡相似，无镇痛作用；用于急、慢性功能性腹泻	有成瘾性，胃肠道反应。肝病患者慎用，不良反应少。婴幼儿禁用
	洛哌丁胺（loperamide）	与地芬诺酯相似，但止泻更强更持久；用于急、慢性腹泻	

续表

类别	药物	作用特点及应用	不良反应
收敛吸附药	蒙脱石散（dioctahedral smectite，思密达）	覆盖于整个肠腔表面，增加黏液屏障作用，并能吸附固定多种病原体后随粪便排出。适用于急慢性腹泻、肠道菌群失调，对小儿急性腹泻效果显著	久用可致便秘。不宜与其他药物合用，应提前1小时服用其他药

第三节　作用于消化系统药物的用药护理

一、用药护理程序

用药护理步骤	用药护理要点
用药前	1. 了解药物过敏史，有过敏史者禁用 2. 孕妇、哺乳妇及8岁以下儿童禁用H_2受体阻滞药；孕妇和肾功能不良者禁用枸橼酸铋钾；孕妇禁用米索前列醇；对青霉素过敏者禁用阿莫西林；月经期、妊娠期、中枢抑制药中毒禁用硫酸镁导泻，肾功能不良、老年患者禁用硫酸镁，防止中毒 3. 助消化药、促胃肠动力药、胃黏膜保护药、丙谷胺等应在餐前服用；奥美拉唑应空腹服；H_2受体阻滞药应在餐后即刻服或睡前一次服用；抗酸药应在饭后1小时和睡前服，片剂应咀嚼后服用，乳剂用药前应充分摇匀。胰酶为肠溶片应整片吞服。西咪替丁为肝药酶抑制剂，使苯妥英钠、苯巴比妥、茶碱、普萘洛尔、华法林、丙米嗪、苯二氮卓类、维拉帕米、地高辛和奎尼丁的代谢减慢，毒性增强；与四环素、酮康唑、阿司匹林同服使上述药物吸收减少
用药中	1. H_2受体阻滞药静脉滴注过快可引起低血压和心律失常，应控制滴速，偶见血细胞减少、转氨酶升高应定期查血常规和肝肾功。西咪替丁、奥美拉唑等可引起头晕、恶心、注意力不集中等，应嘱患者避免从事驾驶、机械操作及高空作业等 2. 枸橼酸铋钾口服可使舌苔和大便染成黑色，应提前告知患者 3. 甲硝唑可引起恶心、呕吐等，应饭后服，可用甲氧氯普胺、维生素B_6等对抗
用药后	观察病情是否好转，有无严重的药物不良反应发生。患者能否叙述药物治疗相关知识，能否正确、合理用药，配合治疗

二、用药护理案例分析

1. 患者，女性，48岁。经常反酸、嗳气，反复出现上腹部疼痛，饥饿时加重，进食后常能自行缓解。近因疼痛加重来院就诊。诊断为十二指肠球部溃疡，Hp试验阳性。经奥美拉唑20 mg q.d × 4 w、克拉霉素500 mg b.i.d × 2 w、替硝唑500 mg b.i.d × 2 w。疗程结束后溃疡愈合，Hp试验阴性。

请分析：

1. 奥美拉唑的主要药理作用是什么？
2. 应用克拉霉素和替硝唑的目的是什么？

音频：
用药护理案例解析

2. 患者，女性，已婚，33 岁。停经 32 周，水肿 2 周，剧烈头痛 1 天，恶心呕吐及少尿一天而入院体检：胎心音正常，心率 144 次 / 分；血压，160/110 mmHg；尿常规，蛋白质（++），尿糖（–）。诊断为妊娠高血压综合征，子痫。给予硫酸镁注射液，静脉滴注，每日 2 次，每次 5 g，治疗 3 天后，病情稳定，血压为 105/90 mmHg。第 4 天患者出现跟腱反射减弱。

请分析：

1. 患者出现跟腱反射减弱的原因是什么？
2. 对此症状应如何处理？

音频：
用药护理案例解析

自测题

思维导图：
学习小结

一、单项选择题

A_1 型题

1. 具有保护溃疡面的抗酸药是
A. 碳酸氢钠　B. 硫酸钠　C. 氧化镁
D. 碳酸钙　E. 氢氧化铝

2. 阻断 H_2 受体，抑制胃酸分泌的药物是
A. 氢氧化铝　B. 西咪替丁　C. 哌仑西平
D. 丙谷胺　E. 奥美拉唑

3. 阿莫西林的作用是
A. 保护胃黏膜　B. 中和胃酸　C. 阻断 H_1 受体
D. 杀灭幽门螺杆菌　E. 抑制胃壁细胞 H^+ 泵

4. 奥美拉唑治疗消化性溃疡的作用机制是
A. 中和胃酸　B. 阻断 H_2 受体　C. 阻断 M 受体
D. 杀灭幽门螺杆菌　E. 抑制胃壁细胞 H^+ 泵

5. 以下哪种药物抑制胃酸分泌作用最强
A. 奥美拉唑　B. 哌仑西平　C. 法莫替丁
D. 西咪替丁　E. 丙谷胺

6. 通过阻断 M 受体，减少胃酸分泌的是
A. 西咪替丁　B. 哌仑西平　C. 奥美拉唑
D. 枸橼酸铋钾　E. 氢氧化铝

7. 下面哪种药物是止泻药
A. 甲氧氯普胺　B. 多潘立酮　C. 硫酸镁
D. 地芬诺酯　E. 西沙必利

8. 注射硫酸镁过量中毒应选用下列何药解救
A. 肾上腺素　B. 尼可刹米　C. 葡萄糖酸钙
D. 碳酸氢钠　E. 阿托品

9. 选择性作用于外周多巴胺受体而止吐的药物是
A. 多潘立酮　B. 甲氧氯普胺　C. 氯丙嗪
D. 东莨菪碱　E. 昂丹司琼

10. 慢性胃炎患者服用胃动力药时，不宜合用的药物是

A. 阿托品　B. 地西泮　C. 新斯的明
D. 西咪替丁　E. 谷氨酸钾

11. 抗酸药复方氢氧化铝片的正确服用方法是
A. 温水吞服　B. 咀嚼后服用　C. 餐后立刻服用
D. 早起后立即服用　E. 与牛奶一起服用

A_2 型题

12. 某患者，因长期服用非甾体类药物，造成消化性溃疡，宜选用下面哪种药物治疗
A. 氢氧化铝　B. 西咪替丁　C. 哌仑西平
D. 奥美拉唑　E. 米索前列醇

13. 某患者，便秘后应用泻药，尿液呈红色，经化验尿呈碱性（排除血尿），请分析患者应用的药物是
A. 液状石蜡　B. 硫酸镁　C. 酚酞
D. 开塞露　E. 硫酸钠

14. 患者，男性，27 岁。因上腹部不适、食欲减退等就诊，诊断为胃炎，护士在对其进行宣教时，应告知其与胃炎发病相关的细菌是
A. 大肠杆（埃希）菌　B. 伤寒沙门菌　C. 幽门螺杆菌
D. 空肠弯曲菌　E. 嗜盐杆菌

15. 某患者，因家庭纠纷，吞服大量安眠药后昏睡不醒，为加速肠内毒物的排泄，你认为应用下列何药
A. 硫酸镁　B. 硫酸钠　C. 液状石蜡
D. 甘油　E. 酚酞

16. 患者，男性，24 岁。消化性溃疡患者，给予枸橼酸铋钾 + 克拉霉素 + 甲硝唑三联治疗期间出现黑便。担心病情加重。行粪便隐血试验，报告呈阴性。此时应向患者解释其黑便的原因是
A. 溃疡出血　B. 溃疡癌变
C. 呋喃西林不良反应　D. 克拉霉素不良反应
E. 枸橼酸铋钾不良反应

A_3 型题

（17～19 题共用题干）

患者，男性，36 岁，5 年来经常于餐后 3 ～ 4 小时出现上腹疼痛，并伴有反酸、嗳气、上腹烧灼感 3 天前因大量饮酒后上腹疼痛持续不缓，继而呕吐暗红色血液，来院就诊

17. 患者所患疾病可能为
A. 肝炎　B. 胃炎　C. 胃溃疡
D. 十二指肠溃疡　E. 胆囊炎

18. 下列哪种药物不能用于溃疡病的治疗
A. 氢氧化铝　B. 硫酸镁　C. 西咪
D. 奥美拉唑　E. 枸橼酸铋钾

19. 既可以治疗厌氧菌感染又可以杀灭幽门螺杆菌的药物
A. 庆大霉素　B. 阿莫西林　C. 甲硝唑
D. 呋喃唑酮　E. 红霉素

（20～21 题共用题干）

患者，男性，40 岁，出现上腹痛、嗳气、反酸，纤维胃镜诊断为胃溃疡。

20. 首选
    A. 抗酸药　　B. 西咪替丁　　C. 奥美拉唑
    D. 硫糖铝　　E. A 或 B 均可

21. 服药治疗后，症状缓解，最近由于工作紧张，上述症状重又出现，继续服用上述药物效果不佳，胃内发现幽门螺杆菌，应加服
    A. 米索前列醇　　B. 硫糖铝　　C. 奥美拉唑
    D. 氢氧化铝　　E. 甲硝唑

二、病例分析

患者，男性，35 岁。近 4 年来常有上腹部疼痛，为烧灼样痛，无放散，多于餐前出现，进食后可缓解，偶有夜间痛醒，有反酸、嗳气，从未就诊。5 天前排黑便，呈间断性，不成形，每次量不多，未在意，2 天前无明显诱因出现恶心、呕吐，呕吐物为咖啡渣样物，混有胃内容物，量共约 200 ml，无头晕、心悸，今日再次出现呕咖啡渣样物，量约 100 ml，无头晕、乏力、心悸，入院诊治。胃镜示十二指肠球部可见一椭圆形溃疡，直径约 1.0 cm × 1.5 cm，边缘光整，底部充满白色渗出物，周围黏膜充血、水肿，Hp 试验阳性。确诊为十二指肠球部溃疡合并上消化道出血、幽门螺杆菌感染。经奥美拉唑 40 mg 每 12 h 1 次静点或静注，3 天后可改为口服 40 mg q.d × 4 w；枸橼酸铋钾 240 mg b.i.d × 4 w；克拉霉素 500 mg b.i.d × 2 w；替硝唑 500 mg b.i.d × 2 w。疗程结束后痊愈。

请分析：

1. 本病例中 4 种药物的用药目的各是什么？
2. 为何要 4 种药物联用？

（杨炳凤）

第二十七章 作用于呼吸系统的药物

学习目标

1. 掌握沙丁胺醇、氨茶碱、可待因的药理作用、临床应用及不良反应。
2. 熟悉喷托维林、苯丙哌林的作用及用途。
3. 了解常用祛痰药的作用特点。

呼吸系统疾病在临床上主要表现为咳、痰、喘，三者常同时存在并相互影响。因此，治疗呼吸系统疾病，除应用抗微生物药对因治疗外，应及时使用平喘药、镇咳药或祛痰药，以控制症状，防止病情的继续发展和恶化。镇咳药、祛痰药和平喘药能缓解相应症状，延缓疾病进程，有效预防并发症的发生，提高患者生活质量。

案例分析

患儿，男性，12 岁，反复感冒、打喷嚏，流水样鼻涕 4 年，冬春加重，近 2 年哮喘发作，扁桃体常发炎，经检查诊断为：反复感冒，慢性咽炎，扁桃体炎，过敏性鼻炎，伴有哮喘。

请分析：如何选择用药？

第一节 平 喘 药

平喘药是用于缓解、消除或预防喘息发作的药物，主要适用于治疗支气管哮喘和喘息性支气管炎。支气管哮喘是一种慢性气道炎性疾病，其发病机制与慢性支气管炎、气道高反应性和可逆性支气管狭窄以及自主神经调节功能异常有关，上述病理过程与组胺、前列腺素、白三烯等炎症介质以及白介素等细胞因子，肥大细胞和淋巴细胞等炎症细胞都密切相关。

哮喘的药物治疗目前以防治哮喘病理基础的慢性支气管炎为主，兼用支气管扩张药物，控制喘息症状。常用药物可分为支气管扩张药、抗炎平喘药和抗过敏平喘药三类。

知识链接

哮喘病的治疗原则和目标

1. 治疗原则

（1）尽量查找病因和（或）触发因素，并避免之；

（2）解痉与抗炎治疗并重（即标本兼治）；

（3）坚持长期正规治疗，治疗药物应个体化；

（4）加强自我管理教育和病情监测。

2. 治疗目标

（1）有效控制急性发作症状，并维持最轻的症状，甚至无症状，防止因哮喘而死亡；

（2）防止症状加重或反复；

（3）尽可能将肺功能维持在正常或接近正常水平；

（4）防止发生不可逆的气流受限

（5）保持正常活动（包括运动）能力；

（6）避免药物不良反应。

一、支气管扩张药

支气管扩张药是常用的平喘药，本类药物主要包括：肾上腺素受体激动药、茶碱类药物、M 受体阻滞药等。主要是通过松弛呼吸道痉挛状态的平滑肌，降低气道阻力而产生平喘作用。

（一）肾上腺素受体激动药

分为非选择性 β 受体激动药和选择性 β 受体激动药两类，二者均是通过激动 β 受体，活化腺苷环化酶，增加平滑肌细胞内 cAMP 浓度而使平滑肌松弛。对各种刺激引起的支气管平滑肌痉挛有明显的舒张作用。还能抑制肥大细胞释放过敏介质，对过敏性哮喘有预防作用。肾上腺素、异丙肾上腺素和麻黄碱虽然平喘作用迅速、强大，但由于其对 β_1、β_2 受体缺乏选择性，易发生兴奋心脏等不良反应，临床上已逐渐由选择性 β_2 受体激动药，如沙丁胺醇、特布他林、克伦特罗、福莫特罗等取代。

沙丁胺醇（salbutamol，舒喘灵）

【体内过程】口服给药因不易被消化道中的酶代谢，作用维持时间较长。口服生物利用度 30%，用药后 30 min 起效，2 ~ 4 h 作用达高峰，作用持续时间 6 h 以上。气雾剂吸入 5 min 起效，1 h 达高峰，可持续 6 h。本药主要通过肠壁和肝代谢，主要经肾排泄。

【药理作用】选择性激动支气管上的 β_2 受体，平喘作用与异丙肾上腺素相当，但作用更持久，也能稳定肥大细胞膜，抑制组胺和白三烯等致炎因子的释放，从而导致支气管平滑肌松弛，使支气管痉挛减轻。

【临床应用】雾化吸入用于控制哮喘急性发作，口服给药治疗支气管哮喘和喘息性支气管炎。

【不良反应】

1. 少数患者可见恶心、头晕、头痛、心悸、骨骼肌震颤等。骨骼肌震颤可能与激动骨骼肌的 β_2 受体有关。

2. 长期或过量使用可致快速型心律失常、血压升高、低血钾及低敏感性等。

3. 高血压病、冠心病、糖尿病、甲状腺功能亢进患者及孕妇慎用。

其他选择性 β_2 受体激动药见表 27-1。

表 27-1 其他选择性 β_2 受体激动药

药名	药理作用	临床应用	不良反应
特布他林（terbutaline）	选择性激动 β_2 受体，松弛支气管平滑肌，平喘作用与沙丁胺醇相当	支气管哮喘、喘息型支气管炎	震颤、心悸、强直性痉挛等
克仑特罗（clenbuterol）	选择性激动 β_2 受体，口服给药平喘作用为沙丁胺醇的 100 倍。除可以增强呼吸道纤毛运动、促进痰液排出外，还能阻断组胺和 5- 羟色胺释放	持续性支气管哮喘、喘息型支气管炎、肺气肿	心悸、口干、震颤
沙美特罗（salmeterol）	是新型选择性长效 β_2 受体激动药，此外有强大抑制过敏介质释放的作用	支气管哮喘、喘息型支气管炎	震颤、心悸、头痛
福莫特罗（formoterol）	长效 β_2 受体激动药，兼具松弛支气管平滑肌和抗炎作用，平喘作用较沙丁胺醇强且较持久	支气管哮喘、喘息型支气管炎、肺气肿特别适用于哮喘夜间发作患者	震颤、心悸、头痛

（二）茶碱类

本类药物均是甲基黄嘌呤类衍生物，有松弛支气管平滑肌的作用，对处于痉挛状态的支气管平滑肌作用更为显著。

氨茶碱（aminophylline）

由于水溶性低，临床上把茶碱与乙二胺配伍制成氨茶碱，以提高水溶性并增强作用。氨茶碱碱性较强，局部刺激性强；口服给药生物利用度差异大，一次给药作用时间可维持 5 ~ 6 小时；静脉给药起效较快，血药浓度相对较稳定；也可直肠给药；主要经肝代谢，由肾排泄。

【药理作用】直接松弛支气管平滑肌，对处于痉挛状态的支气管更为突出，并有强心、利尿和兴奋中枢等作用。作用机制较多，主要有：①抑制磷酸二酯酶，使细胞内 cAMP 分解减慢，增加平滑肌细胞内 cAMP 浓度；②促进内源性儿茶酚胺类物质释放，间接扩张支气管；③阻断腺苷受体，对抗其收缩平滑肌作用；④降低细胞内钙离子浓度，松弛支气管平滑肌；⑤抑制肥大细胞释放炎症介质，发挥抗炎及免疫调节等作用，其中抗炎作用有利于哮喘缓解期的治疗。

【临床应用】主要用于急、慢性哮喘和喘息性慢性支气管炎，尤其适用于住院治疗的严重哮喘患者和慢性阻塞性肺疾病。用于中枢性睡眠呼吸暂停综合征的治疗。对急性心功能不全和心源性哮喘有效。也可用于心源性水肿的辅助治疗。

【不良反应】安全范围小，不良反应多见，主要有：①消化系统症状，口服刺激性大，有恶心、呕吐、食欲缺乏等现象，饭后服用或用缓释剂可减轻。②心血管系统症状，表现为心悸、血压下降等，静脉注射过快可引起快速型心律失常、血压骤降甚至休克等，给药时应密切注意血压、心率的变化。③神经系统症状，表现为失眠、兴奋、躁动不安甚至惊厥等，必要时可配伍镇静安眠药。

多索茶碱（doxofylline）

本药可显著抑制磷酸二酯酶，扩张支气管作用强于氨茶碱 10 ~ 15 倍，兼具镇咳作用。无腺苷受体阻断作用，对中枢、心脏的影响较小，作用维持时间长，大剂量给药可致血压下降。临床用于支气管哮喘和伴有支气管痉挛的其他疾病。

（三）M 胆碱受体阻滞药

本类药物多为阿托品的衍生物，对呼吸道的 M 胆碱受体具有一定的选择性作用，但对 M 胆碱受体亚型无明显选择性。

异丙托溴铵（ipratropium bromide）

本药为阿托品的异丙基衍生物。口服不易吸收，气雾吸入后可选择性阻断支气管平滑肌上的M受体，能明显扩张支气管又不影响痰液分泌，对心血管系统无明显影响。用于伴有迷走神经功能亢进的哮喘、喘息性慢性支气管炎和慢性阻塞性肺疾病等，适用于长期应用β_2受体激动药疗效不佳的患者。不良反应少，少数患者有口干、口苦、喉痒、干咳和不愉快味道。

氧托溴铵（oxitropium bromide）和噻托溴铵（tiotropium bromide）的药理作用和临床应用与异丙托溴铵相似。

二、抗过敏平喘药

本类药物包括肥大细胞膜稳定药、H_1受体阻滞药和抗白三烯药物等，主要通过抗过敏和轻度的抗炎作用，预防哮喘的发生。

色甘酸钠（disodium cromoglicate）

本药极性高，口服吸收极少，主要用其微细的粉末制成喷雾吸入给药。色甘酸钠对支气管平滑肌没有直接松弛作用，也无抗炎作用。平喘作用主要是通过稳定肥大细胞膜，阻止Ca^{2+}内流，阻止肺部肥大细胞脱颗粒，减少组胺、白三烯等过敏介质释放而发挥作用，但对已经释放的过敏介质无效。用于防治变应原性、运动性或其他刺激所致的哮喘，可预防哮喘发作；也可用于过敏性鼻炎、溃疡性结肠炎及其他胃肠道过敏性疾病。不良反应少，少数患者吸入药物后有咽喉和气管刺激症状，引起呛咳、气急，甚至诱发哮喘，必要时合用β_2受体激动药可防止其发生。

奈多罗米（nedocromil）

本药吸入给药能抑制支气管黏膜的炎性细胞释放炎症介质，降低哮喘患者的气管反应，有明显的抗炎作用。其提高肺功能、改善症状作用比色甘酸钠强4～10倍。还能抑制呼吸道感觉神经末梢P物质的释放。主要用于各种原因引起的哮喘。不良反应较少，偶见头痛、恶心等，儿童、孕妇慎用。

酮替芬（ketotifen）

本药是H_1受体阻滞药，还能阻止肥大细胞脱颗粒，发挥强大的抗过敏作用，对抗原、组胺等诱发的支气管痉挛具有保护作用，能抑制哮喘患者的非特异性气道高反应性，并能增强β_2受体激动药的平喘作用，效果优于色甘酸钠。口服主要用于预防性治疗外源性支气管哮喘、过敏性鼻炎，运动性哮喘和阿司匹林诱发的哮喘等，对儿童的疗效优于成人。不良反应偶见嗜睡、疲倦无力、头晕等中枢抑制现象。

扎鲁司特（zafirlukast）

本药选择性与白三烯受体结合，抑制白三烯引起的血管通透性增加、气管炎症和支气管平滑肌痉挛，对冷空气、抗原、阿司匹林和运动等引起的支气管痉挛有明显的抑制作用。主要用于预防和治疗成人及12岁以上儿童慢性轻中度支气管哮喘，不宜用于急性哮喘。不良反应较少，主要是头痛、面部潮红、腹痛等。

齐留通（zileuton）

本药通过抑制5-脂氧合酶，减少白三烯的生成。有明显的抗炎抗过敏作用，可对抗白三烯引起的收缩支气管作用。用途和不良反应类似于扎鲁司特。

三、抗炎平喘药

本类药物主要是糖皮质激素类药物。哮喘的病理特征是支气管的慢性炎症，具有强大的抗炎和抗过敏作用的糖皮质激素类药物，不仅能改善临床症状，还阻止了病程的进展，治疗和长期预防哮喘发作效果显著，是治疗哮喘的常用药物。

氟替卡松（fluticasone）

本药是局部抗炎作用最强，全身副作用最小的吸入性糖皮质激素，主要用于治疗重度慢性哮喘和支气管扩张药无效的哮喘，长期应用可减少哮喘发作程度和次数，甚至终止发作，对哮喘急性发作控制症状效果较差。主要不良反应见于声音嘶哑、口咽部念珠菌感染（鹅口疮）、口腔内小血肿等，每次给药后用生理盐水漱口可降低此不良反应；长期应用也可出现全身副作用，如肾上腺皮质功能减退症等。

倍氯米松（beclomethasone）

本药为地塞米松衍生物，局部抗炎作用比地塞米松强500倍，起效慢，作用时间长，吸入给药可控制哮喘，对全身作用轻。不能用于急性发作和哮喘持续发作患者，用于支气管扩张药不能有效控制的慢性哮喘患者。

临床常用的抗炎平喘药还有氟尼缩松（flunisolide）、布地奈德（budesonide）等，药理作用和临床用途同上。

第二节　镇　咳　药

咳嗽是呼吸系统受到刺激时产生的一种保护性反射活动。轻度咳嗽有利于痰或异物的排出，不需镇咳药。但是剧烈的无痰干咳会增加患者的痛苦，影响休息与睡眠，甚至引起其他的并发症，故应在对因治疗的同时加用镇咳药。镇咳药通过作用于中枢神经系统抑制咳嗽中枢或作用于外周神经系统抑制咳嗽反射弧中的感受器和传入神经纤维的末梢，发挥镇咳作用。按作用机制，镇咳药可分为中枢性镇咳药和外周性镇咳药两类，有些药物兼有外周和中枢两个方面的作用。

一、中枢性镇咳药

可待因（codeine，甲基吗啡）

本药是阿片类生物碱，口服吸收迅速而完全，作用与吗啡相似，有镇痛和镇咳作用，通过选择性抑制延髓咳嗽中枢而发挥镇咳作用，作用快而强，疗效可靠，其镇咳作用为吗啡的1/4，镇痛作用为吗啡的1/12～1/7，抑制呼吸、便秘、成瘾性等较吗啡弱。

临床主要用于各种原因引起的剧烈干咳，尤其适用于干咳伴胸痛的患者。不宜用于多痰、痰黏稠的患者。主要不良反应为恶心、呕吐等，过量可抑制呼吸中枢。久用仍可成瘾，应控制使用。

右美沙芬（dextromethorphan，右甲吗南）

本药口服吸收良好，起效较快，镇咳作用与可待因相当或略强，几无依赖性也没有镇痛作用，治疗剂量对呼吸中枢无抑制作用。主要用于支气管哮喘和急、慢性支气管炎等引起的干咳。不良反应少，偶见头晕、嗳气等反应。中毒时可出现呼吸、循环抑制等表现。

喷托维林（pentoxyverine，咳必清）

本药是人工合成的非成瘾性镇咳药，镇咳强度约为可待因的1/3，大剂量对支气管有局麻作用和阿托品样作用，能抑制呼吸道感受器和传入神经末梢，松弛支气管平滑肌。主要用于上呼吸道炎症引起的急性咳嗽，对小儿疗效优于成人。不良反应少，偶见轻度头痛、头晕、口干、便秘等。多痰、青光眼、前列腺肥大和心功能不全的患者禁用。

二、外周性镇咳药

苯丙哌林（benproperine）

本药是兼有中枢性和外周性双重镇咳作用的强效镇咳药，既能抑制咳嗽中枢，还能抑制肺及胸膜牵张感受器引起的肺－迷走神经反射，且有平滑肌解痉作用，镇咳作用强于可待因，久用无成瘾性。主要用于上呼吸道感染、刺激物、吸烟等引起的咳嗽，对刺激性干咳效果更佳。偶见轻度口干、头晕、胃部烧灼感和皮疹等不良反应。

苯佐那酯（benzonatate，退嗽）

本药属于丁卡因衍生物，具有较强的局部麻醉作用，选择性抑制肺牵张感受器及感觉神经末梢，镇咳强度弱于可待因。用于上呼吸道感染引起的刺激性干咳、阵咳，也可用于支气管镜等检查前预防咳嗽。不良反应可见轻度嗜睡、头晕、鼻塞等；应整片吞服，以防引起口腔麻木。

另有甘草流浸膏等可减轻咽部等炎症反应，减少局部刺激对感觉神经末梢的兴奋作用，发挥镇咳作用等，多用于复方制剂。

第三节　祛　痰　药

祛痰药是指能够增加呼吸道分泌，使痰稀释或黏痰溶解，或增加呼吸道黏膜上皮纤毛运动使痰易于排出的药物。根据作用机制可分为痰液稀释药和黏痰溶解药两类。

一、痰液稀释药

氯化铵（ammonium chloride）

本药口服后能刺激胃黏膜迷走神经末梢而引起轻微的恶心，反射性地引起呼吸道腺体分泌增加。部分氯化铵从呼吸道黏膜排出，提高管腔膜内渗透压，保留了水分，从而稀释痰液，使之易于咳出。常与其他药物配伍制成复方，用于急、慢性呼吸道炎症的多痰患者。对胃肠有较强刺激性，宜饭后服用。溃疡病、肝肾功能不全者禁用。

愈创甘油醚（guaiphenesin）

本药通过刺激胃黏膜迷走神经末梢而引起轻微的恶心，反射性增加呼吸道腺体分泌。愈创甘油醚可单用，也可配成复方制剂用于支气管炎和支气管扩张的治疗。不良反应有恶心、呕吐、胃肠不适等。

二、黏痰溶解药

乙酰半胱氨酸（acetylcysteine）

本药为含巯基的化合物，能裂解痰中的酸性黏蛋白肽链的二硫键，降低痰的黏滞性，使之易咳出，用雾化吸入或气管内滴入给药，用于治疗各种疾病引起的黏稠痰阻塞气道，咳痰困难的患者。

本药有特殊臭味，不良反应主要是对呼吸道有刺激性，可致支气管痉挛，可配伍异丙肾上腺素等药物避免，支气管哮喘和呼吸功能不全的老年患者慎用。

同类药物还有美司坦（mecysteine）、厄多司坦（erdosteine）、羧甲司坦（carbocisteine）等，药理作用和临床应用均类似。

溴己新（bromhexine，必消痰）

本药作用于支气管腺体，能裂解黏痰中的黏多糖纤维，并抑制黏多糖合成，降低黏痰的黏滞性，还能促进呼吸道黏膜的纤毛运动。溴己新有镇咳作用。临床用于慢性支气管炎、支气管扩张或支气管哮喘所致痰液黏稠不易咳出患者。部分患者可见恶心、转氨酶升高。溃疡病及肝、肾功能不全者慎用。

此类药物还有氨溴素（ambruticin）、溴凡克新（brovanexine）等。

第四节　作用于呼吸系统药物的用药护理

一、用药护理程序

用药护理步骤	用药护理要点
用药前	1. 解释哮喘病因，根据哮喘患者基本情况和哮喘类型制订护理程序和实施方案。根据医嘱选择合理给药方法，注意控制剂量和浓度，尤其是静脉给药，必要时准备心血管反应的急救药品和措施等 2. 了解病史和用药史，明确引起患者咳、痰、喘症状的呼吸系统急慢性疾病的性质、严重程度、病程等；了解用药的剂量、种类、时间、效果，有无过敏史等 3. 用药相关知识教育，当哮喘发作时，视病因、病情给予合适的平喘药同时应采取祛痰措施。中度以上的哮喘发作，使用平喘药同时要进行抗感染治疗。只有当哮喘重度发作，用一般平喘药效果不佳或反复发作时，才能使用肾上腺皮质激素类药
用药中	1. 静脉给药应密切观察患者反应，在观察哮喘症状改善的同时，监测心率和血压等，预防不良反应发生 2. 给药方法，指导患者正确用药：①雾化吸入，应给患者示范，因临床上常见患者因不能正确使用雾化吸入而导致治疗失败现象；②在服用缓释片时，应嘱患者整片以水吞服，不可嚼碎或掰开服用，以免影响疗效；③粉雾剂给药，吸入药粉后屏住呼吸 2 ~ 3 s，防止药粉喷出。告诫患者雾化吸入时，不可随意增加药量或喷雾次数，以免引起中毒；④气雾吸入结束后，应立即用温水漱口，预防声嘶、口干、白色念珠菌感染；⑤服用复方甘草口服溶液、止咳糖浆等外周止咳药时，不要用水冲服，以免药物被稀释后保护不了发炎的咽部黏膜，无法阻断刺激，用药后 5 min 内不要喝水
用药后	1. 密切观察患者反应。患者的症状是否得到有效控制，各种临床检查指标是否恢复正常；患者对所用药物的一般知识知晓度是否提高，能否正确使用药物，坚持治疗 2. 做好长期不良反应监测。激素类药物潜在的二重感染和激素水平紊乱，茶碱类引起消化性溃疡，β 受体激动药引起心律失常等是主要监测内容 3. 做好哮喘合理用药宣教工作。向患者介绍激素等药物在哮喘治疗中的重要意义，哮喘缓解后的维持治疗对疾病预后的重要意义等。指导患者建立健康合理的生活方式，降低哮喘的发生频率

二、用药护理案例分析

患者，男性，60 岁。5 年前患者受凉后出现咳嗽、咳痰伴喘息，痰量中等且黏稠，自服抗炎及止咳药（具体不详）后缓解。此后 5 年间断出现上述症状，多于冬季气候交替时出现，每年发作 3～4 个月左右。2 年前患者再次发作时曾于一所三级医院行 X 线片检查，明确诊断为“慢性支气管炎急性发作”，经治疗后缓解。2 周前患者于受凉后流涕、咽痛，而后转为咳嗽、咳痰伴喘息，痰量多，痰黏稠不易咳出，自服急支糖浆、甘草片等未见缓解反而逐渐加重，尤其夜间明显，以至影响睡眠。检查双肺呼吸音粗，双肺可闻及少量散在细小湿啰音及哮鸣音。X 线片：双下肺纹理增粗、紊乱。诊断为慢性支气管炎。

请分析：

1. 溴己新对本例患者可产生什么治疗作用？
2. 为什么要用氨茶碱缓释片？作用机制是什么？

音频：
用药护理案例解析

自测题

思维导图：
学习小结

一、单项选择题

A_1 型题

1. 下列哪一个**不属于**中枢性镇咳药
   A. 可待因　B. 苯佐那酯　C. 右美沙芬
   D. 喷托维林　E. 苯丙哌林
2. 下列药物久用有成瘾性和耐受性的是
   A. 可待因　B. 氨茶碱　C. 色甘酸钠
   D. 氯化胺　E. 苯佐那酯
3. 下列叙述**不正确**的是
   A. 祛痰药可以使痰液变稀或溶解，使痰易于咳出
   B. 祛痰药可以作为镇咳药的辅助药使用
   C. 祛痰药促进痰液的排出，可以减少呼吸道黏膜的刺激性，具有间接的镇咳平喘作用
   D. 祛痰药促进支气管腺体分泌，有控制继发性感染的作用
   E. 祛痰药有弱的防腐消毒作用，可减轻痰液恶臭
4. 刺激胃黏膜，反射性引起呼吸道腺体分泌增加，使痰液变稀易于咳出的是
   A. 可待因　B. 氯化铵　C. 乙酰半胱氨酸
   D. 溴己新　E. 羧甲司坦
5. 对正在发作的哮喘**无效**的药物是
   A. 沙丁胺醇　B. 异丙托溴胺　C. 麻黄碱
   D. 丙酸倍氯米松　E. 色甘酸钠
6. 糖皮质激素治疗哮喘的主要机制是
   A. 提高中枢神经系统兴奋性　B. 激动支气管平滑肌上 β_2 受体
   C. 抗炎、抗过敏作用　D. 激活腺苷酸环化酶
   E. 阻断 M 受体
7. 具有平喘、强心、利尿作用的药物是
   A. 麻黄碱　B. 氨茶碱　C. 色甘酸钠
   D. 沙丁胺醇　E. 溴己新
8. 预防过敏性哮喘最好选用
   A. 麻黄碱　B. 氨茶碱　C. 色甘酸钠
   D. 沙丁胺醇　E. 肾上腺素

A_2 型题

9. 患者，男性，48 岁，感冒咳嗽近一周，剧烈干咳，自行服用右美沙芬效果不佳，咳嗽引起肺部疼痛就诊，建议使用

A. 麻黄碱　B. 喷托维林　C. 可待因口服液

D. 苯丙哌林　E. 嗅己新

10. 患者，女性，36 岁，有消化性溃疡既往史，感冒咳嗽数日，呼吸不通畅痰多不宜咳出，咳嗽引起肺部疼痛就诊，建议使用

A. 溴化铵　B. 喷托维林　C. 可待因口服液

D. 乙酰半胱氨酸　E. 嗅己新

（张　鹏）

第二十八章 作用于子宫的药物

学习目标

1. 掌握缩宫素的药理作用、临床应用、不良反应及用药注意事项。
2. 熟悉麦角新碱的作用特点。
3. 了解子宫平滑肌抑制药的作用特点。

案例分析 周女士，26 岁，足月妊娠，昨晚 8 时发动分娩，开始时子宫收缩力良好，但当宫口开大至 3 cm 时，宫缩减弱，持续时间缩短，间歇时间长，每当阵缩达高峰时按压子宫壁，感觉不够硬且可被压下陷，宫颈不再继续扩张。医生使用催产素进行催产，这样用药是否合理？

第一节　子宫平滑肌兴奋药

子宫平滑肌兴奋药是一类能选择性兴奋子宫平滑肌使子宫平滑肌收缩的药物，临床上常用的有催产素、麦角新碱、前列腺素等。它们的作用可因子宫的生理状态、药物种类和剂量的大小而改变，使子宫产生节律性收缩和强直性收缩。

催产素（oxytocin，缩宫素，OXT）

知识链接

催产素是一种由垂体后叶分泌的肽类激素，由下丘脑室旁核和视上核合成。天然催产素早在 1911 年就开始应用于临床，而 1953 年才实现人工合成。它并非女人的专利，男女均可分泌。

【体内过程】本药属多肽类物质，可从羊、牛、猪的垂体后叶中提取，也可人工合成。一个单位（U）相当于 2 μg 催产素及微量升压素。催产素是垂体后叶素的主要成分。该药在消化道易被胰蛋白酶破坏，口服无效。气雾吸入和舌下含服可经鼻腔及口腔黏膜吸收。肌内注射吸收良好，3 ~ 5 min 起效，一次给药作用维持时间为 20 ~ 30 min；静脉注射起效更快，但维持时间更短，必要时静脉滴注给药以维持疗效。大部分经肝破坏，少部分原形经肾排出。

【药理作用】

1. 兴奋子宫 催产素可直接兴奋子宫平滑肌，增加其收缩幅度、张力和频率，作用快而短暂。作用强度及性质取决于剂量和子宫的收缩状态。小剂量（2～5 U）可引起子宫体产生节律性收缩而子宫颈松弛，能保持节律性、对称性和极性；对妊娠末期的子宫，其收缩性质与正常生理分娩相似，促使胎儿顺利娩出；大剂量（5～10 U）可使子宫平滑肌张力持续升高，最终导致强直性收缩，易导致胎儿窒息和子宫破裂，不利于胎儿娩出。子宫平滑肌对催产素的反应同时受体内激素水平的影响，孕激素降低子宫平滑肌对催产素的敏感性，而雌激素可提高子宫平滑肌对催产素的敏感性。妊娠早期，孕激素水平较高，可降低子宫平滑肌对催产素的敏感性，使子宫对体内自身分泌的催产素不敏感，有利于安胎；而妊娠后期，雌激素水平逐渐升高，子宫平滑肌对催产素的敏感性增强，临产时最为敏感，有利于胎儿顺利娩出，故此时只需要小剂量催产素即可催产和引产。分娩后子宫平滑肌对催产素的敏感性逐渐降低。

2. 促进排乳 本药能与乳腺的催产素受体结合，兴奋乳腺平滑肌，使乳腺导管收缩，促进排乳，但乳汁分泌总量不增加。

3. 其他 大剂量催产素可松弛血管平滑肌，使血压下降。催产素还有轻度抗利尿作用。

【临床应用】

1. 催产和引产 对于产道无障碍、胎位正常、头盆相称而宫缩无力的难产，用小剂量催产素静脉滴注催产以促进分娩；对于死胎、过期妊娠或患有心脏病、肺结核等严重疾病须终止妊娠者，用小剂量催产素引产。

2. 产后止血 如产后 24 h 内阴道出血量超过 400 ml 时，可肌内注射较大剂量催产素，迅速引起子宫强直性收缩，压迫子宫肌层内血管而止血；也可用于妇科手术中的宫壁注射止血。因作用不持久，常加用麦角制剂以维持疗效。

3. 催乳 在哺乳前 2～3 min，选用催产素滴鼻液，每次 3 滴或少量喷于一侧或两侧鼻孔内。

【不良反应】较少，少数患者可见恶心、呕吐、心律失常及过敏反应等。催产和引产时剂量过大或滴速过快均可引起子宫强直性收缩，导致胎儿窒息或子宫破裂。

麦角新碱（ergometrine）

【体内过程】本药是麦角中的一种生物碱，易溶于水，口服、皮下或肌内注射均易吸收，作用迅速而持久，兴奋子宫的作用显著，为妇产科常用药。

【药理作用】对子宫平滑肌有高度选择性，可使子宫收缩。其作用的强弱与子宫的生理状态和用药剂量有关，妊娠子宫比未孕子宫敏感，临产时及新产后最为敏感；与催产素比较，宫缩作用强而持久，小剂量可增加子宫平滑肌收缩频率和强度，剂量稍大收缩加强并延长，可引起子宫平滑肌强直性收缩，子宫体和子宫颈同时产生收缩作用，故对于催产和引产不适用，只能用于产后出血和子宫复原。

【临床应用】

1. 子宫出血 月经过多、产后、刮宫术后等多种原因引起的子宫出血。麦角新碱通过使子宫平滑肌强直性收缩，机械性地压迫肌层间的血管而止血。

2. 产后子宫复原 若产后子宫复原进展缓慢，容易导致子宫出血或感染。麦角新碱可促进子宫收缩而加速子宫复原。

【不良反应】注射麦角新碱可致恶心、呕吐、头晕、面色苍白、血压升高等反应。偶见过敏反应，严重者出现呼吸困难、血压下降等。禁用于催产和引产。

前列腺素（prostaglandins，PGs）

本类药物是一类存在于人体中的具有多种生理功能的活性物质。对心血管、呼吸、消化、血液及生殖系统有重要作用。作为子宫兴奋药使用的前列腺素有：地诺前列酮（dinoprostone，PGE_2，前列腺素 E_2）、地诺前列素（dinoprost，$PGF_{2}\alpha$，前列腺素 $F_{2}\alpha$）、硫前列酮（sulprostone）和卡前列素（carboprost，15-甲基前列腺素 $F_{2}\alpha$）等。该类药物对妊娠各个时期的子宫均有兴奋作用，以临产前的子宫更为敏感。兴奋子宫作用与正常分娩时相似，在使子宫体节律性收缩的同时使子宫颈松弛，促进胎儿娩出。

用于终止早期或中期妊娠和足月引产，也可用于宫缩无力导致的顽固性产后出血。给药方法有静脉滴注，阴道内、宫腔内或羊膜腔内给药。

本类药物可引起恶心、呕吐、腹痛、腹泻、潮红、头痛及体温升高等不良反应，但并不严重，一般不需处理。地诺前列素能收缩支气管平滑肌并诱发哮喘，地诺前列酮能升高眼压，故青光眼、哮喘及过敏体质的患者不宜使用。

第二节　子宫平滑肌抑制药

子宫平滑肌抑制药又称抗早产药，是一类能减弱子宫收缩力、松弛子宫平滑肌的药物，主要用于防治早产和痛经。临床常用的药物有 β_2 受体激动药、硫酸镁及其他。

利托君（ritodrine，安宝）

口服易吸收，但首过消除明显，生物利用度低（30%），能通过胎盘屏障，经肝代谢后其产物及部分原形随尿排出。本药为选择性 β_2 受体激动药。通过激动子宫平滑肌中的 β_2 受体，抑制子宫平滑肌收缩，使子宫活动减少而延长妊娠期。用于防治早产。一般先采用静脉滴注，取得疗效后，口服给药维持疗效。静脉给药不良反应较为严重，可致恶心、呕吐、心率加快、胸闷、头痛、神经过敏、高血糖、低血钾、过敏性休克等。有严重心血管疾患者及妊娠不足20周和分娩进行期的孕妇禁用。糖尿病患者及使用排钾利尿药者慎用。

第三节　作用于子宫药物的用药护理

一、用药护理程序

用药护理步骤	用药护理要点
用药前	1. 严格掌握适应证和禁忌证：产道异常、胎位不正、头盆不称、前置胎盘、3次以上的经产妇或有剖宫产史者禁用催产素；催产和引产禁用麦角新碱；妊娠不足20周及分娩时禁用，严重心血管疾病患者及糖尿病患者禁用利托君 2. 用药前应检查和监护子宫收缩的频率、持续时间和强度，孕妇脉搏和血压，胎儿的心率和成熟度等。做好心理护理，减轻患者疼痛、焦虑情绪和心理压力，帮助患者分散注意力 3. 合理制订护理程序
用药中	1. 严密监测母亲及胎儿的心率、母亲的血压等情况，及时调整滴速或停药 2. 注意药物的不良反应
用药后	1. 做好相关护理有助于提高疗效 2. 针对不良反应，采取相应措施

二、用药护理案例分析

患者，女性，27 岁。因停经 42+4 周，超预产期住院。入院检查：生命体征平稳，宫口未开，胎膜未破，羊水 3.3 cm，过期妊娠。入院后静脉滴注催产素，出现有规律宫缩，进入产程顺利分娩一男婴。

请分析：

1. 应用催产素的依据是什么？
2. 使用催产素应注意什么？

音频：
用药护理案例解析

自测题

思维导图：
学习小结

一、单项选择题

A_1 型题

1. 催产素可用于下列哪种情况
   A. 治疗尿崩症　B. 乳腺分泌
   C. 小剂量用于催产和引产　D. 小剂量用于产后止血
   E. 治疗痛经和月经不调
2. 关于催产素的药代动力学下列叙述错误的是
   A. 口服有效　B. 肌内注射有效　C. 鼻黏膜给药有效
   D. 静脉点滴有效　E. 口腔黏膜吸收有效
3. 麦角新碱不用于催产和引产的原因是
   A. 作用较弱
   B. 作用强而持久，剂量稍大即引起子宫强直性收缩
   C. 妊娠子宫对其敏感性低
   D. 使血压下降
   E. 起效缓慢
4. 大剂量催产素禁用于催产是因为（　　）
   A. 子宫底部肌肉节律性收缩　B. 子宫无收缩
   C. 子宫强直性收缩　D. 口服患者血压升高
   E. 患者冠状血管收缩
5. 妊娠期间常用来防治子痫发作的药物是（　　）
   A. 催产素　B. 前列腺素　C. 硫酸镁
   D. 麦角新碱　E. 沙丁胺醇
6. 下列药物中不属于子宫平滑肌抑制药的是（　　）
   A. 硫酸镁　B. 钙通道阻滞药
   C. 前列腺素合成酶抑制药　D. β_2 肾上腺素受体激动药
   E. 麦角生物碱
7. 关于催产素的药代动力学下列叙述错误的是（　　）
   A. 口服有效　B. 肌内注射有效　C. 鼻黏膜给药有效
   D. 静脉点滴有效　E. 口腔黏膜吸收有效

8. 麦角胺治疗偏头痛的作用机制是（ ）
   A. 阻断血管平滑肌受体
   B. 抑制前列腺素合成
   C. 增加脑血流量
   D. 收缩脑血管
   E. 镇痛作用

A_2 型题

9. 周女士，26 岁，足月妊娠，昨晚 8 时发动分娩，开始时子宫收缩力良好，但当宫口开大至 3 cm 时，宫缩减弱，持续时间缩短，间歇时间长，每当阵缩达高峰时按压子宫壁，感觉不够硬且可被压下陷，宫颈不再继续扩张。宜选用哪药催产
   A. 小剂量缩宫素静脉滴注
   B. 大剂量缩宫素肌内注射
   C. 麦角新碱
   D. 麦角胺
   E. 垂体后叶素

10. 王女士，24 岁，怀孕 2 月，因患先天性心脏病而需中止妊娠，请问给予什么药物流产
    A. 催产素
    B. 麦角新碱
    C. 垂体后叶素
    D. 米索前列醇
    E. 利托君

（张 鹏）

第二十九章
肾上腺皮质激素类药物

学习目标

1. 掌握糖皮质激素类药的药理作用、临床应用、禁忌证、不良反应及用药护理。
2. 熟悉肾上腺皮质激素的分类。
3. 了解盐皮质激素、促皮质激素及皮质激素抑制药的临床应用。

肾上腺皮质激素（adrenocortical hormones）是肾上腺皮质所分泌的激素总称，包括盐皮质激素、糖皮质激素和性激素，因均为甾体类化合物，故又称甾体激素。肾上腺皮质激素通常是指盐皮质激素和糖皮质激素，其中糖皮质激素最常用。

第一节　糖皮质激素类药

糖皮质激素（glucocorticoids，GCs）的基本结构为甾体结构，构效关系密切，改变结构可获得多种人工合成药物，作用时间延长、抗炎作用增强、水盐代谢作用减弱。常用糖皮质激素类药物的分类及特点见表 29-1。

表 29-1　常用糖皮质激素类药物的分类及特点

类别	药物	与受体的亲和力	水、盐代谢（比值）	糖代谢（比值）	抗炎作用（比值）	$t_{1/2}$（h）	持续时间（小时）
短效	氢化可的松	1	1.0	1.0	1.0	1.5	8～12
	可的松	0.01	0.8	0.8	0.8	1.5	8～12
中效	泼尼松	0.05	0.8	3.5	3.5	＞3.3	12～36
	泼尼松龙	2.2	0.8	4.0	4.0	＞3.3	12～36
	甲泼尼龙	11.9	0.5	5.0	5.0	＞3.3	12～36
	曲安西龙	1.9	0.1	5.0	5.0	＞3.3	12～36
长效	地塞米松	7.1	0.1	30	30	＞5.0	36～72
	倍他米松	5.4	0.1	30～35	25～35	＞5.0	36～72
外用	氟氢可的松	3.5	200	12	12		8～12
	氟轻松	1	150	40	40		

【体内过程】糖皮质激素类药口服和注射均易吸收，也可通过关节腔内注射、皮肤、黏膜等局部用药，但应注意因药物吸收而产生全身作用。可分布于全身，肝中含量最高；在血浆中与皮质激素结合蛋白（corticosteroid binding globulin，CBG）结合，肝、肾功能不全时可降低CBG 含量，影响药物血浆蛋白结合率。可的松或氢化可的松口服后血药浓度 1～2 小时可达峰值，作用持续 8～12 小时。主要在肝代谢。可的松和泼尼松（prednisone）在肝内分别转化为氢化可的松和泼尼松龙（prednisolone）后才具有生物活性。肝药酶诱导剂（苯巴比妥、利福平和苯妥英钠）可加快糖皮质激素的代谢，合用时需加大糖皮质激素的用量。代谢产物可与葡萄糖醛酸或硫酸结合后由尿排出。

知识链接

糖皮质激素对物质代谢的影响

糖代谢：能促进糖原异生、减慢葡萄糖有氧氧化、减少组织对葡萄糖的利用，升高血糖，并增加肝糖原、肌糖原含量。

蛋白质代谢：促进蛋白质分解，大剂量可抑制蛋白质的合成。久用可致生长减慢、肌肉消瘦、皮肤变薄、骨质疏松、淋巴组织萎缩和伤口愈合延缓等。

脂肪代谢：促进脂肪分解，抑制其合成。久用可升高血胆固醇含量，并激活四肢皮下的脂酶，引起脂肪重新分布于面部、胸、背及臀部，形成满月脸和向心性肥胖。

水、电解质代谢：有较弱的盐皮质激素的作用，能保钠排钾。长期应用可致骨质脱钙，可能与小肠对钙的吸收减少及肾小管对钙的重吸收减少有关。

【药理作用】本类药物小剂量以生理作用为主，较大剂量时出现以下作用。

1. 抗炎作用 糖皮质激素有强大的非特异性抗炎作用，又称为甾体抗炎药。可抑制多种原因引起的炎症反应。在急性炎症或炎症早期，可抑制毛细血管扩张，减轻渗出、水肿，抑制白细胞浸润及吞噬反应，从而改善炎症的红、肿、热、痛等症状；对慢性炎症或在炎症后期，可抑制毛细血管和纤维母细胞的增生，延缓肉芽组织生成，从而防止粘连和瘢痕形成，减轻炎症后遗症。

2. 抗免疫作用 对免疫过程的多个环节有抑制作用。较小剂量主要抑制细胞免疫，能抑制巨噬细胞对抗原的吞噬和处理、减少淋巴细胞尤其是 T 淋巴细胞数量、阻断多种细胞因子如 IL-2 的产生；大剂量时也能干扰体液免疫，抑制抗体的生成。

3. 抗内毒素作用 能提高机体对细菌内毒素的耐受能力；减少内热原的释放；还可抑制体温调节中枢，降低对热原的敏感性，对严重感染具有良好的解热作用。

4. 抗休克作用 超大剂量时对各种休克具有对抗和缓解作用，特别是感染中毒性休克。其机制除与前述抗炎、抗免疫、抗毒作用有关外，还包括：①直接扩张痉挛状态的血管；②降低血管对缩血管活性物质的敏感性，改善微循环；③稳定溶酶体膜，减少心肌抑制因子的形成等。

5. 其他作用

（1）血液与造血系统：刺激骨髓造血功能，增加红细胞、中性白细胞和血小板数量，使嗜酸性和嗜碱性粒细胞减少；使淋巴组织萎缩，淋巴细胞减少。

（2）中枢神经系统：提高中枢神经系统的兴奋，引起激动、失眠、欣快等反应。

（3）消化系统：促进胃酸和胃蛋白酶的分泌，促进消化和食欲增加。

（4）影响三大物质代谢：促进糖原合成，抑制机体组织对糖的利用，因而增加肝糖原、肌糖原含量，并升高血糖；促进蛋白质分解，抑制合成，造成负氮平衡；可促进脂肪分解，抑制其合成，使血液中甘油、游离脂肪酸、胆固醇含量增高。

（5）影响水盐代谢：糖皮质激素有微弱促进肾远曲小管和集合管对 Na^+的重吸收和 K^+的排出等盐皮质激素样作用，而引起低钾血症。长期应用还可减少 Ca^{2+}在小肠的吸收及肾小管的重吸收，引起低钙血症和骨质脱钙。

【临床应用】

1. 严重感染 治疗严重的细菌性感染，如暴发型流行性脑膜炎、重症伤寒、中毒性肺炎、中毒性菌痢、急性粟粒性肺结核及败血症等，可迅速缓解中毒、衰竭等症状。病毒性感染一般不用，但对严重传染性肝炎、麻疹和乙型脑炎、流行性腮腺炎等合理应用可收到肯定疗效。

2. 防止某些炎症后遗症 如脑膜炎、心包炎、风湿性心瓣膜炎、关节炎、睾丸炎等，可减轻炎症导致的瘢痕与粘连，减轻炎症后遗症。对眼科疾病，如虹膜炎、角膜炎、视网膜炎、视神经炎等，还有防止角膜混浊等。

3. 自身免疫性、器官移植排斥反应和过敏性疾病

（1）治疗自身免疫性疾病：如风湿热、风湿性及类风湿性关节炎、全身性红斑狼疮、肾病综合征等，可缓解症状，延缓病程，但不能根治。

（2）器官移植排异反应：抑制异体器官移植手术的排异反应，与环孢素 A 等免疫抑制药合用可增强疗效，应适当减少两药的用量。

（3）治疗过敏性疾病：如荨麻疹、血管神经性水肿、过敏性鼻炎、支气管哮喘等，是治疗银屑病、湿疹、接触性皮炎、剥脱性皮炎等免疫性或过敏性皮肤疾病的首选药物。也用于治疗各种药物过敏反应。

4. 休克 对感染中毒性休克效果最好，配合使用足量、有效的抗微生物药，及早期、短期、大剂量使用；过敏性休克宜与肾上腺素合用；对心源性休克和低血容量性休克也有效，必须结合病因治疗。

5. 血液系统疾病 对再生障碍性贫血、粒细胞减少症、血小板减少症、过敏性紫癜等能明显缓解症状，但停药后易复发。对淋巴细胞白血病、恶性淋巴瘤均有较好疗效。

6. 替代疗法 与盐皮质激素联合，用于急、慢性肾上腺皮质功能减退症、腺垂体功能减退症和肾上腺次全切除术后的补充替代疗法。

7. 局部应用 皮肤可用于治疗湿疹、接触性皮炎、银屑病、肛门瘙痒等，常选用氟氢可的松或氟轻松软膏外用制剂，对于严重皮肤病，如剥脱性皮炎及天疱疮需全身治疗。

8. 恶性肿瘤 糖皮质激素是控制晚期及转移性乳腺癌的重要药物。泼尼松对前列腺癌术后应用雌激素不能有效控制的患者，症状明显改善。

【不良反应】

1. 医源性肾上腺皮质功能亢进症 长期大剂量使用可以引起水、盐、糖、蛋白质及脂肪代谢紊乱，表现为向心型肥胖、多毛、无力、肌肉萎缩、皮肤变薄、骨质疏松、低血钾、水肿、高血压、高血糖、高脂血症等，又称为库欣综合征（Cushing syndrome），故用药期间宜低盐、低糖、高蛋白饮食，补充钾离子。停药后一般会自行消退。

2. 医源性肾上腺皮质功能不全 长期大剂量使用，由于激素负反馈调节机制，抑制下丘脑及腺垂体分泌促肾上腺皮质激素（adrenocorticotropic hormone，ACTH），使肾上腺皮质萎缩，肾上腺皮质功能不全，糖皮质激素分泌减少。患者在应激情况下如出血、感染、寒冷等，出现医源性肾上腺皮质亢进综合征表现，如头晕、恶心、呕吐、低血压、低血糖等症状，称为肾上腺皮质危象。

3. 长期大剂量使用，可诱发或加重有关病症，具体表现及严重程度与患者个体差异、疾病史和用药方案等有关。

（1）诱发或加重感染：因其抗免疫作用，使机体抵抗力下降，可诱发感染或使体内潜在的感染灶扩散，特别是有结核病潜在病灶或病毒性、真菌性隐性感染者，应高度重视。必须同时应用足量有效的抗微生物药。

（2）诱发或加重消化性溃疡：因其促进胃酸及胃蛋白酶分泌、抑制胃黏膜再生功能，可诱发或加重胃、十二指肠溃疡，甚至引起出血、穿孔等。饭后服用可减轻症状，严重时给予抗消化性溃疡药治疗。

（3）诱发或加重糖尿病：因升高血糖作用，故糖尿病患者应注意降血糖药物的应用，必要时停药。

（4）诱发或加重心血管疾病：可诱发高血压和动脉粥样硬化等，可能与其水钠潴留、升高血容量和升高血清胆固醇含量等因素有关，长期应用较为明显。应加强抗高血压、抗动脉粥样硬化的药物治疗。

（5）诱发或加重骨质疏松、肌肉萎缩、伤口愈合延缓等：严重者可发生自发性骨折，甚至股骨头坏死。与其抑制蛋白质合成，增加钙、磷排泄有关；并因抑制生长素分泌造成负氮平衡，可影响儿童生长发育。调整饮食、加强钙及维生素 D 的补充。

（6）诱发或加重精神病和癫痫等：与其中枢兴奋作用有关，一般患者可出现激动、失眠，有精神病史或癫痫病史患者可诱发或加重，可对症治疗。

（7）诱发或加重白内障和青光眼：与其影响糖代谢，升高血糖和水钠潴留，升高眼压等作用等有关。

【禁忌证】骨折、重度高血压、活动性溃疡病、糖尿病、妊娠、严重精神病和癫痫、创伤修复期、角膜溃疡、青光眼、白内障、孕妇和抗微生物药不能控制的病毒性或真菌性感染如水痘、鹅口疮等。

【用法及疗程】

宜根据患者、病情、药物的作用和不良反应特点确定制剂、剂量、用药方法及疗程。

1. 大剂量突击疗法　适用于重症、急症、危及生命的严重感染及各种休克。常用氢化可的松静脉滴注，首次剂量 200 ~ 300 mg，一日量可达 1 g 以上，疗程不超过 3 ~ 5 天，大剂量应用时，应联用氢氧化铝凝胶等，以防止急性消化道出血。

2. 一般剂量长期疗法　适用于反复发作、病变范围广泛的慢性疾病，如风湿性关节炎、肾病综合征、结缔组织病、顽固性支气管哮喘、淋巴细胞性白血病等。常用泼尼松口服，开始按 10 ~ 20 mg/ 次（或其他糖皮质激素制剂的等效剂量），每日 3 次给药，产生临床疗效后，逐渐减量（每 3 ~ 5 天减量 1 次，每次按 20%递减）至最小维持量，疗程 6 ~ 12 个月，给药方法有如下两种。

（1）每日晨给药法：每天用药一次，在早晨 7:00—8:00，一次给予全天的剂量。常用氢化可的松或可的松短效类制剂。

（2）隔晨给药法（次晨隔日疗法）：每两天用药一次，在早晨 7:00—8:00，一次给予两天的剂量。常用泼尼松及泼尼松龙等中效类制剂采用隔日疗法，可避免发生医源性肾上腺皮质功能不全。因为糖皮质激素的分泌受到 ACTH 的调控，而 ACTH 的分泌具有昼夜节律性，即每日上午 8:00-10:00 为分泌高潮，随后逐渐下降，午夜 1:00—4:00 为低潮。在清晨一次给予大剂量糖皮质激素，正值体内分泌 ACTH 为高峰时，由此对 ACTH 的负反馈作用较弱，故对肾上腺皮质功能的抑制作用也最小。

长期应用糖皮质激素，如遇到下列情况之一，应撤去或停用糖皮质激素：①维持药量已减至正常基础需要量（如泼尼松每日 5.0 ~ 7.5 mg），病情已稳定不再活动者；②因治疗效果差，不宜再用糖皮质激素而应改药者；③因严重不良反应或并发症，难以继续用药者。

3. 小剂量替代疗法　适用于垂体前叶功能减退、Addison 病及肾上腺皮质次全切除术后等肾上腺皮质功能减退症。一般用维持量，常用可的松每日 12.5 ~ 25 mg 或氢化可的松每日 10 ~ 20 mg。

第二节　盐皮质激素类药

盐皮质激素由肾上腺皮质球状带细胞分泌，临床使用的盐皮质激素类药物除了肾上腺皮质分泌的醛固酮外，还有去氧皮质酮等。

去氧皮质酮（desoxycorticosterone）

本药是醛固酮前体，具有类似醛固酮的保钠排钾作用，对糖代谢影响较小。主要用于慢性肾上腺皮质功能不全症的替代治疗。不良反应有高血压、水肿、低血钾、充血性心力衰竭等。对肝肾功能不全、妊娠期、黏液性水肿等患者应适当减量。

第三节　促皮质素与皮质激素抑制药

一、促皮质素

促皮质素（corticotrophin，adrenocorticotropic hormone，ACTH）

本药由腺垂体嗜碱细胞合成和分泌，并受下丘脑促肾上腺皮质素释放激素（corticotropin releasing hormone，CRH）的调节，是维持肾上腺正常形态和功能的重要激素。大剂量糖皮质激素对下丘脑及腺垂体起着负反馈作用，抑制 CRH 及 ACTH 的分泌。

ACTH 口服后在胃内被胃蛋白酶破坏而失效，只能注射给药。ACTH 在正常人的血浆浓度，清晨 8 时为 22 pg/ml，晚 10 时为 9.6 pg/ml。主要促进糖皮质激素分泌，但只有在皮质功能完好时方能发挥治疗作用。一般在给药后 2 h，肾上腺皮质才开始分泌氢化可的松，故不能作为抢救治疗药物使用。

临床用于诊断垂体 – 肾上腺皮质功能水平及长期使用皮质激素停药前后，以防止发生皮质功能不全。易引起过敏反应，现已少用。

二、皮质激素抑制药

皮质激素抑制剂可代替外科的肾上腺皮质切除术或用于术后辅助治疗，临床常用的有米托坦和美替拉酮。

米托坦（mitotane）

本药选择性地使肾上腺皮质束状带及网状带细胞萎缩、坏死，但不影响球状带，故醛固酮分泌不受影响。用药后血、尿中氢化可的松及其代谢物迅速减少。主要用于不可切除的肾上腺皮质肿瘤、切除后复发的皮质肿瘤以及皮质肿瘤术后辅助治疗。可有皮疹、厌食、恶心、腹泻、嗜睡、头痛、眩晕、乏力、中枢抑制及运动失调等反应。

美替拉酮（metyrapone）

本药能抑制 11β- 羟化反应，干扰 11- 去氧皮质酮转化为皮质酮及 11- 去氧氢化可的松转化为氢化的松的过程。临床用于库欣综合征的治疗和鉴别诊断，治疗肾上腺皮质肿瘤和其他能刺激产生 ACTH 的肿瘤。不良反应较少，可有眩晕、消化道反应等。大剂量服用可引起肾上腺皮质功能不全。

第四节　肾上腺皮质激素的用药护理

一、用药护理程序

用药护理步骤	用药护理要点
用药前	1. 了解患者病史、用药史及过敏史 2. 了解患者一般状况及症状体征，如血压、体重、血糖、血钾、心率情况 3. 特别注意妊娠期、哺乳期妇女及老年人用药。禁用于严重精神病和癫痫病史、骨折、重度高血压、活动性溃疡病、活动性肺结核、新近胃肠吻合术、严重糖尿病、创伤修复期、角膜溃疡、妊娠及抗菌药物不能控制的感染 4. 用促肾上腺皮质激素药物前应备好抗过敏药物 5. 合理制订护理程序，减少不良反应发生
用药中	1. 院外治疗患者应做好药品保管和使用的介绍，叮嘱患者严格按医嘱服药，不可随意改变剂量或间隔时间，切不可刚一见效即自行停药。定期复诊，以便根据病情调整剂量 2. 口服时，可于进餐时给药，以减少胃肠道不适；不可作皮下注射给药；肌内注射时，宜深部注射，如长期注射糖皮质激素类药，应经常更换部位，防止局部肌肉萎缩 3. 应避免同时接种各类疫苗，如结核菌素试验、过敏反应试验等，皮肤试验结果易呈假阴性，应予以重视
用药后	1. 库欣综合征出现较明显，一般可以耐受，宜低盐、低糖、高蛋白、富含维生素及钾的饮食，适当补钙以及维生素 D 等 2. 长期用药者，应监测血压、心率、体温、体重及定期眼科检查，出现咽痛、低热、乏力、咳嗽、消瘦、腹痛、柏油便等症状，及时报告或指导患者就诊 3. 本药可干扰多项化验结果，如血常规、血钾、血糖、血脂等，发现异常及时报告医生 4. 观察皮肤有无紫斑、情绪变化、反酸、咽痛、发热、肌肉痉挛（低钙症状），并监测药物的其他副作用，发现异常及时报告医生 5. 诱发和加重各种疾病具有一定的隐匿性，应予高度重视，必要时可配伍降压、降血糖药物等 6. 连续用药不可突然停药，以免诱发或加重病情

二、用药护理案例分析

患儿，男性，10 岁。近半个月来发现全身水肿、无力、尿液呈红色。查体：血压 160/105 mmHg，尿蛋白（+++），尿红细胞（+++）。诊断为肾病综合征。

请分析：

1. 该患者应首选何药治疗？
2. 如使用糖皮质激素应注意什么问题？

音频：
用药护理案例解析

思维导图：
学习小结

自测题

一、单项选择题

A_1 型题

1. 糖皮质激素对血液系统的影响为
   A. 红细胞降低　B. 血小板减少　C. 嗜酸性粒细胞增加
   D. 中性粒细胞减少　E. 淋巴细胞减少
2. 糖皮质激素用于严重感染时，须加用
   A. 抗菌药　B. 中枢抑制药　C. 强心药
   D. 抗心律失常药　E. 维生素类药
3. 肝功能不良者不适宜选用哪种药
   A. 氢化可的松　B. 可的松　C. 波尼松龙
   D. 倍他米松　E. 地塞米松
4. 下列哪项与糖皮质激素的抗炎作用无关
   A. 抑制毛细血管扩张　B. 抑制白细胞浸润
   C. 改善红、肿、热、痛症状　D. 抑制纤维母细胞增生
   E. 解除血管痉挛，改善微循环
5. 下列哪种疾病不属于糖皮质激素的适应证
   A. 严重感染　B. 风湿和类风湿性关节炎
   C. 精神分裂症　D. 自身免疫性疾病
   E. 炎症引起的瘢痕和粘连
6. 下列不属于糖皮质激素药理作用的是
   A. 抗炎　B. 抗免疫　C. 抗休克
   D. 抗菌　E. 抗毒
7. 下列不属于糖皮质激素禁忌证的是
   A. 骨折　B. 肾上腺皮质功能减退症　C. 癫痫
   D. 骨质疏松症　E. 活动性溃疡病
8. 下列药物中的抗炎作用最强的是
   A. 地塞米松　B. 氢化可的松　C. 泼尼松
   D. 泼尼松龙　E. 可的松
9. 糖皮质激素采用隔日疗法的目的是为避免
   A. 诱发溃疡　B. 类肾上腺皮质功能亢进
   C. 减少感染机会　D. 医源性肾上腺皮质功能不全
   E. 反跳现象

A_2 型题

10. 某大叶性肺炎患者，临床表现有咳嗽、发热、气促等症状，最宜选用下列哪种治疗方案
    A. 小剂量氢化可的松长程疗法 + 青霉素
    B. 小剂量氢化可的松 + 青霉素长程疗法
    C. 单用大剂量氢化可的松突击治疗

D. 大剂量氢化可的松 + 青霉素突击疗法
E. 小剂量泼尼松隔日一次服 + 青霉素

二、问答题

1. 糖皮质激素有哪些药理作用，适用于何种疾病？
2. 长期使用糖皮质激素可能出现哪些不良反应，在使用过程中需要注意哪些问题？

（苗久旺）

第三十章 降血糖药

学习目标

1. 掌握胰岛素的体内过程、药理作用、临床应用、不良反应及用药护理。
2. 熟悉磺酰脲类、双胍类降血糖药的药理作用、临床应用及不良反应。
3. 了解胰岛素增敏药、α- 葡萄糖苷酶抑制药等其他口服降血糖药的作用特点和临床应用。

糖尿病是一种由遗传、免疫、环境等多因素引起的胰岛素分泌绝对或相对不足所致的代谢紊乱性疾病，以高血糖为主要特征，分为 1 型糖尿病和 2 型糖尿病两大类型。临床常用的降血糖药有胰岛素和口服降血糖药两类，后者又包括：磺酰脲类、双胍类、胰岛素增敏药、葡萄糖苷酶抑制药等。

第一节 胰岛素类

胰岛素（insulin）

属多肽类激素，药用制剂可由猪、牛胰腺中提取，也可通过基因重组技术制得单组分人胰岛素。

【体内过程】口服易被消化酶破坏，必须注射给药，多采用皮下注射，主要在肝、肾灭活。胰岛素血浆半衰期约为 10 min，在胰岛素中加入碱性蛋白质和锌，可获得中、长效胰岛素制剂（表 30-1），缓慢释放、吸收，作用可维持更久，中、长效制剂均为混悬剂，不能静脉注射。

表 30-1 胰岛素常用制剂和特点

分类	药物	给药途径	作用时间（h）开始	高峰	维持	给药时间（min）
短效	胰岛素	静脉	立即	1/2	2	急救
		皮下	1/2 ~ 1	2 ~ 4	6 ~ 8	餐前 30 min 3 ~ 4 次 / 日
中效	低精蛋白锌胰岛素	皮下	2 ~ 4	8 ~ 12	18 ~ 24	早餐或晚餐前 60 min，1 ~ 2 次 / 日
	珠蛋白锌胰岛素	皮下	2 ~ 4	6 ~ 10	12 ~ 18	
长效	精蛋白锌胰岛素	皮下	3 ~ 6	16 ~ 18	24 ~ 36	早餐或晚餐前 60 min，1 次 / 日

微课：
胰岛素的药理作用

【药理作用】胰岛素主要影响代谢过程：①降低血糖。胰岛素通过促进葡萄糖进入细胞内，加速葡萄糖的氧化和酵解，促进糖原的合成和贮存，抑制糖原的分解及异生，从而减少血糖来源，增加血糖的去路，降低血糖。②对脂肪代谢的影响。促进脂肪合成并抑制其分解，减少游离脂肪酸和酮体的生成。③对蛋白质代谢的影响。促进蛋白质的合成，抑制蛋白质的分解；④促进钾离子转运。激活细胞膜 Na^+-K^+-ATP 酶，促进钾离子进入细胞内，增加细胞内 K^+ 浓度，同时降低血 K^+ 浓度。

【临床应用】

1. 糖尿病 胰岛素对各型糖尿病均有效。主要用于：① 1 型糖尿病，需终身使用胰岛素；②饮食疗法与口服降血糖药治疗无效的 2 型糖尿病；③糖尿病并发症，各种急性或严重并发症，如酮症酸中毒、非酮症性高渗性昏迷等；④糖尿病并发症，如严重感染、妊娠、创伤、手术等各种应激状态时；⑤继发性糖尿病等。胰岛素不能恢复胰岛功能，故对糖尿病无根治作用。

2. 纠正细胞内缺钾 与葡萄糖、氯化钾组成极化液（葡萄糖 - 胰岛素 - 钾合剂），纠正细胞内缺钾，防治急性心肌梗死时的心律失常。也可用于治疗高钾血症。

3. 其他 小剂量（5 ~ 10 U）可用于辅助治疗营养不良、消瘦、顽固性妊娠呕吐，配合高渗葡萄糖溶液也常用于急性酒精中毒等的治疗。

【不良反应】

1. 低血糖反应 最常见，因用量过大或患者未按时进食，过度运动等所致。轻者有饥饿感、乏力、出汗、心悸、焦虑、震颤等症状，重者可引起精神情绪紊乱、抽搐、昏迷、惊厥、休克，甚至死亡，是最严重的不良反应。症状轻者可饮糖水或摄食，重症者应立即静脉注射 50% 葡萄糖。特别注意鉴别糖尿病患者是低血糖昏迷、酮症酸中毒性昏迷，还是非酮症型糖尿病昏迷。

2. 过敏反应 以动物来源胰岛素为常见，可出现荨麻疹、血管神经性水肿、紫癜等过敏症状，偶见过敏性休克。用抗组胺药或肾上腺糖皮质激素类药物治疗。

3. 胰岛素抵抗（胰岛素耐受性） 机体对胰岛素的敏感性降低的现象称胰岛素耐受性。可分为急性型和慢性型两种。急性型可由创伤、感染、手术、情绪激动等原因引起，此时需消除诱因，并加大胰岛素用量。慢性型可能与体内产生了抗胰岛素的抗体或胰岛素受体数量下调有关，应采用更换制剂或加用口服降血糖药、合用免疫抑制药等方法处理。

4. 其他 皮下注射部位可能有红肿、硬节、皮下脂肪萎缩等，个别患者长期应用出现体重增加、胰岛素水肿及屈光不正等。

第二节 口服降血糖药

本类药物通过多种机制发挥降血糖作用，主要适用于 2 型糖尿病。常用药物种类很多，主要包括：磺酰脲类、双胍类、α- 葡萄糖苷酶抑制药、胰岛素增敏药等。

一、磺酰脲类

本类药物种类较多，常用的药物有：第一代，甲苯磺丁脲（tolbutamide，甲糖宁）、氯磺丙脲（chlorpropamide）；第二代，格列本脲（glyburide，优降糖）、格列喹酮（gliquidone，糖适平）、格列吡嗪（glipizide，美必达）、格列美脲（glimepiride）等；第三代，格列齐特（gliclazide，达美康）等，具有降血糖、改善脂质代谢、抗血小板作用强，以及不良反应轻等特点。

【体内过程】本类药物口服好，血浆蛋白结合率较高，经肝代谢后，由肾排泄。第二代药物的血浆半衰期长，排泄慢，每日只需给药一次，其他药物排泄较快，给药间隔相应缩短。肝、肾功能不良者慎用。

【药理作用与临床应用】

1. 降血糖 刺激胰岛 B 细胞释放胰岛素，也能抑制胰高血糖素的分泌，增强靶细胞对胰岛素的敏感性。对正常人和胰岛功能尚存的糖尿病患者有效，对1型糖尿病及已切除胰腺者无作用。用于胰岛功能尚存且单用饮食控制无效的轻、中度2型糖尿病患者，也用于发生胰岛素抵抗的1型糖尿病患者。与胰岛素配伍使用效果较好，但应调整剂量。

2. 抗利尿 氯磺丙脲可促进抗利尿激素的分泌，并增强其作用而减少尿量。可用于尿崩症，与氢氯噻嗪合用可提高疗效。

3. 对凝血功能的影响 第二代磺酰脲类能降低血小板黏附力，刺激纤溶酶原的合成，恢复纤溶活性，改善微循环，有利于防治糖尿病并发微血管病。

【不良反应】主要有恶心、腹痛、腹泻等消化道反应，也可发生皮肤瘙痒、药疹等过敏症状。少数患者出现粒细胞减少和胆汁淤积性黄疸及肝损害，应定期检查肝功能和血常规。大剂量使用也会出现低血糖反应，老年糖尿病患者和肝、肾功能不全者易发生持久性的低血糖，第二代药物的低血糖反应较轻。

二、双胍类

二甲双胍（metformin）、苯乙双胍（phenformin）

本类药物是最早发现的口服降糖药。能抑制葡萄糖肠道吸收和体内糖原异生，促进糖的无氧酵解而降低血糖。二甲双胍单独应用或与磺酰脲类联合应用可增加患者对胰岛素的敏感性且不增加体重。但不能促进胰岛B细胞释放内源性胰岛素，对胰岛功能完全丧失患者仍然有效，对正常人血糖几无影响。

主要用于饮食控制无效的2型糖尿病，特别是肥胖型患者。本类药物主要有胃肠道反应，长期应用易引起乳酸血症和酮血症等，尤以苯乙双胍的发生率为较高，现已少用。肾功能不全者禁用。

三、α- 葡萄糖苷酶抑制药

阿卡波糖（acarbose）、伏格列波糖（voglibose）

本类药物可抑制小肠上皮的α-葡萄糖苷酶，抑制糖类的水解，延缓葡萄糖的吸收而降低血糖，降低餐后高血糖作用尤其明显。

适用于胰岛素依赖型和非胰岛素依赖型糖尿病患者。常作为治疗2型糖尿病的基本用药，与磺酰脲类、双胍类合用增强疗效，服药期间同时增加饮食中碳水合化物比例，并限制单糖的摄入量，以提高药物疗效。

不良反应主要是肠鸣、腹胀、腹泻等消化道症状。

四、胰岛素增敏药

本类药物是目前改善胰岛素抵抗和胰岛B细胞功能的最有效药物之一，与其他口服降糖药和胰岛素配伍可明显提高治疗效果。

罗格列酮（rosiglitazone）

本药为噻唑烷酮衍生物，能增强肝、肌肉和脂肪组织对胰岛素的敏感性，并促进外周组织对糖的摄取，同时降低血中胰岛素水平，兼有调节血脂、抑制血小板聚集和改善胰岛B细胞功能作用。

主要用于发生胰岛素抵抗的1型糖尿病和2型糖尿病的治疗，一般应与磺酰脲类或二甲双胍联合使用。常见的不良反应是体重增加和水肿，与胰岛素联用时更明显，尚有嗜睡、消化道反应、肌肉和骨骼痛等。少数患者出现肝毒性，尤以曲格列酮明显。同类药物还有吡格列酮（pioglitazone）、曲格列酮（troglitazone）、西格列酮（ciglitazone）、恩格列酮（englitazone）等，故又称列酮类药物。

五、其他口服降血糖药

瑞格列奈（repaglinide）、那格列奈（nateglinide）

本类药物是非磺酰脲类促胰岛素分泌药，能根据进餐时血糖变化而促进胰岛素生理性释放，故称餐时血糖调节药。

主要用于治疗 2 型糖尿病，尤其是对磺酰脲类过敏或不耐受的患者更为适用，因本药大部分经胆汁排泄，对糖尿病肾病患者也更为适用。

常见不良反应有较轻微、短暂的低血糖反应、腹泻等。偶有皮肤变态反应、轻度和暂时性肝酶指标升高。

第三节　降血糖药的用药护理

一、用药护理程序

用药护理步骤	用药护理要点
用药前	1. 了解病史、用药史及过敏史 2. 识别高危人群及禁忌证　伴妊娠或哺乳期的妇女应停口服降血糖药；肝、肾功能不良者，糖尿病酮症酸中毒者禁用双胍类 3. 了解患者一般状况及症状体征　血压、心率、饮食量、体重 4. 监测血糖、尿糖、血脂水平等 5. 告知患者及其家属低血糖症状及应急措施　应嘱咐患者随身携带食品，以便出现低血糖反应时立即食用 6. 合理制订护理程序，减少不良反应发生
用药中	1. 嘱患者按医嘱规律用药，不可随意改变剂量或间隔时间，以免出现高血糖或低血糖昏迷 2. 正确选择给药方法　以皮下注射为主，静脉注射用于酮症酸中毒等 3. 合理选择部位，以前臂外侧、大腿和腹部皮下为宜，有计划更换部位，避免脂肪萎缩或局部感染 4. 指导患者自行注射胰岛素的正确方法　抽取药液要准确，避免过度振摇，产生气泡等，使用专用注射器较好，做皮下注射时应抽回血，切不可误入血管内 5. 密切观察患者反应，是否有出汗、心率加快、饥饿等现象，老年人低血糖反应多不典型，可迅速昏迷，应警觉，一旦出现低血糖反应，应立即抢救 6. 对重度糖尿病昏迷的患者应注意鉴别低血糖昏迷、酮症酸中毒性昏迷，还是非酮症型糖尿病昏迷 7. 如出现胰岛素过敏反应，应立即停药，并报告医生给予抗过敏治疗
用药后	1. 指导其科学合理饮食、控制体重、适当锻炼 2. 向患者及家属介绍胰岛素制剂的剂量计算方法，进餐与给药时间确定方法，低血糖反应时自救应急措施等 3. 指导患者保存胰岛素制剂的方法、胰岛素应低温保存，不可冷冻或受热，避免从冰箱内取出胰岛素后立即注射，冷的胰岛素可降低吸收率，而且可引起脂肪萎缩，应于注射前半小时从冰箱内取出待用，注意制剂有效期及性状改变 4. 指导患者自测血糖、尿糖，根据每日尿糖或血糖水平、体重制订剂量个体化方案 5. 长期应用胰岛素的患者，可采用更换胰岛素制剂和选用新型胰岛素制剂等措施，避免发生胰岛素抵抗

二、用药护理案例分析

患者，女性，18 岁。4 年前诊断为 1 型糖尿病，采用常规胰岛素治疗方案，2 天前因外出旅游未能按时注射胰岛素，也未能很好控制饮食，今日感觉疲乏无力、口渴、多饮，尿量明显增加，并伴有食欲减退、恶心呕吐等症状，3 h 前出现头昏、嗜睡、呼气烂苹果味而入院，经查确诊为糖尿病酮症酸中毒。

试分析：

1. 该患者发生酮症酸中毒的诱因有哪些？
2. 如何指导患者正确使用胰岛素？

音频：
用药护理案例解析

自测题

思维导图：
学习小结

一、单项选择题

A_1 型题

1. 磺酰脲类降糖药的作用机制是
   A. 提高胰岛 A 细胞功能
   B. 刺激胰岛 B 细胞释放胰岛素
   C. 加速胰岛素合成
   D. 抑制胰岛素降解
   E. 促进胰岛素吸收
2. 可用于尿崩症的降血糖药是
   A. 格列本脲　　B. 精蛋白锌胰岛素　　C. 氯磺丙脲
   D. 甲苯磺丁脲　　E. 胰岛素
3. 下列对胰岛素的描述中，错误的是
   A. 抑制糖原的分解和糖异生
   B. 促进蛋白质合成，抑制其分解
   C. 促进脂肪合成，抑制其分解
   D. 用于 1 型糖尿病
   E. 不用于 2 型糖尿病
4. 下列用于肥胖 2 型糖尿病的药物是
   A. 格列本脲　　B. 罗格列酮　　C. 二甲双胍
   D. 甲苯磺丁脲　　E. 阿卡波糖
5. 下列胰岛素制剂中可以采用静脉注射方式给药的是
   A. 精蛋白锌胰岛素　　B. 低精蛋白锌胰岛素
   C. 珠蛋白锌胰岛素　　D. 胰岛素
   E. 长效胰岛素制剂
6. 双胍类药物治疗糖尿病的机制是
   A. 增强胰岛素的作用　　B. 减少葡萄糖的吸收，增加糖的利用
   C. 刺激内源性胰岛素的分泌　　D. 阻滞 ATP 敏感的钾通道
   E. 增加靶细胞膜上胰岛素受体的数目

A_2 型题

7. 某 1 型糖尿病患者，在治疗过程中出现心悸、出汗、饥饿感、意识模糊，该患者最可能发生的问题是
   A. 过敏反应　　B. 心律失常　　C. 自主神经功能乱
   D. 低血糖反应　　E. 周围神经炎

二、问答题

1. 简述胰岛素的主要药理作用、临床应用。
2. 简述胰岛素的主要不良反应。

（苗久旺）

第三十一章

甲状腺激素类药与抗甲状腺药

学习目标

1. 掌握硫脲类抗甲状腺药物、碘与碘化物的药理作用、临床应用及不良反应。
2. 熟悉甲状腺激素、放射性碘及β受体阻断剂的特点。
3. 了解甲状腺激素类药的药理作用、临床应用及不良反应。

微课：
甲状腺激素

第一节　甲状腺激素类药

甲状腺素（thyroid，T_4）、三碘甲状腺原氨酸（triiodothyronine，T_3）均是甲状腺激素，其中 T_3 吸收快，作用强，T_4 相对作用时间较长，可进入胎盘和乳汁，制剂应避光保存。

知识链接

甲状腺激素的合成、贮存、分泌与调节

甲状腺腺泡细胞通过碘泵主动摄取碘离子，在过氧化物酶作用下氧化成活性碘；活性碘与甲状腺球蛋白上的酪氨酸残基结合，生成一碘酪氨酸和二碘酪氨酸；在过氧化酶的作用下缩合生成 T_3 和 T_4，存于滤泡腔内；在蛋白酶作用下甲状腺球蛋白分解并释放出 T_4、T_3 进入血液。甲状腺激素合成和分泌，受促甲状腺激素（TSH）及促甲状腺激素释放激素（TRH）的调节。当血液中 T_4 和 T_3 浓度增高时，可负反馈调节 TSH 和 TRH。

【药理作用】

1. 维持生长发育　甲状腺激素是人体正常生长发育所必需的激素，促进蛋白质合成、骨骼生长和神经系统发育等，婴幼儿甲状腺功能低下时，生长和智力发育均受影响，可致呆小病（克汀病），对成人则可引起黏液性水肿。

2. 促进代谢　能促进糖、脂肪、蛋白质分解代谢，增加耗氧，促进产热，提高基础代谢率。

3. 维持神经系统兴奋性　表现为中枢神经兴奋和交感神经兴奋。过量时表现为情绪激动、易怒、失眠等，因提高心血管对儿茶酚胺的敏感性，出现心脏兴奋、血压升高等。

【临床应用】

1. 单纯性甲状腺肿　首先应补碘进行病因治疗。当甲状腺肿大明显时，可给予适量甲状腺激素，作为替代补充以缓解因腺体增生肥大造成的压迫症状。甲亢患者服用抗甲状腺药时，加服 T_4 有利于减轻突眼、甲状腺肿大等症状。本病应以预防为主。

2. 甲状腺功能减退症

（1）呆小病：本病治疗越早效果越好，应从小剂量开始，有效时应终身治疗。

（2）黏液性水肿：小剂量开始，逐渐加量，一般 2～3 周后症状消退。黏液性水肿昏迷者必须立即静脉注射大剂量甲状腺素，待患者苏醒后改为口服。

知识链接

甲状腺功能减退症

1. 呆小症　主要由胎儿或新生儿先天性甲状腺功能不足而致甲状腺激素缺乏所引起。甲状腺激素缺乏可直接影响大脑的发育及机体的生理、代谢功能。临床主要表现为生长发育迟缓、智力低下和生理功能低下等。

2. 黏液性水肿　主要是由于甲状腺功能不全导致甲状腺激素分泌不足，出现全身水肿，但指腹按压不出现凹陷性改变。临床主要表现有表情淡漠、呆板，脸部及眼睑水肿，唇厚，言语缓慢费力等。

【不良反应】过量可引起甲状腺功能亢进样症状，如心悸、多汗、失眠、手震颤等，老年人和心脏病患者，可诱发心绞痛和心肌梗死，一旦发生应停用甲状腺激素，并可用 β 受体阻滞药对抗。

左甲状腺素（levothyroxine）

左甲状腺素为人工合成的左旋 T_4 盐类制剂，作用、临床用途、不良反应与天然甲状腺素相同，但口服起效缓慢、作用温和、维持时间长，半衰期为 6～7 d。由于具有相当稳定的活性且价格便宜、无过敏性及半衰期长的特点，最适用于甲状腺激素的替代治疗。黏液性水肿昏迷患者可静脉注射，症状改善后改用口服制剂。

碘塞罗宁（liothyronine）

本药为人工合成的 T_3 盐类制剂，口服起效快速、作用强大（约为左甲状腺素的 4 倍）、维持时间短，半衰期 33 h。由于其价格高且对心脏毒性较大，不作常规给药，一般用于治疗严重的甲状腺功能减退症。

常用甲状腺激素类药的规格与用法用量见表 30-1。

表 30-1　常用甲状腺激素类药的规格与用法用量

药物	规格与用法用量
左甲状腺素片剂	25 μg、50 μg、75 μg、100 μg。开始一次 25～50 μg，一日 1 次，每 2 日递增 25 μg，最大剂量为 150～300 μg，维持量 100～150 μg
碘塞罗宁片剂	20 μg。开始一次 10～20 μg，一日 1 次，渐增至 80～100 μg，一日 2～3 次

第二节　抗甲状腺药

甲状腺功能亢进症（hyperthyroidism），简称甲亢，是多种原因导致的以甲状腺素分泌过多，引起以神经、循环、消化等系统兴奋性增高和代谢亢进为主要表现的综合征。一般有手术治疗、药物治疗和放射治疗等方法。

目前常用的抗甲状腺药（antithyroid drugs）主要有硫脲类（thioureas）、碘与碘化物、放射性碘、β 受体阻断剂等。

案例分析　患者，女性，32 岁。2 年前开始常感疲乏无力，失眠，怕热多汗、食欲亢进。之后 2 周又出现低热、体重下降，经医院各项检查诊断为"甲状腺功能亢进症"，经用硫脲类药物治疗，症状渐好转。5 个月后因父母双亡而悲痛万分，次日出现恶心呕吐、烦躁不安、心悸、高热、双眼畏光流泪和出冷汗而急诊入院。入院查体：体温 39.6 ℃，脉率 110 次 / 分，呼吸 24 次 / 分。神志清楚、无贫血和黄疸，紧张面容，眼结膜充血水肿，眼球凸出，双睑闭合困难。颈部可触及弥漫性、质地坚韧的甲状腺肿块。两肺未闻及异常，心率 110 次 / 分，律齐，无杂音。手指、眼睑、舌震颤存在。胫前轻度水肿，腱反射亢进。食欲强，日排便 2～3 次。

请分析：

1. 入院时该患者发生了什么情况？亟待解决的问题是什么？
2. 对该患者应该立即用什么药物？如何配合医生进行抢救？
3. 针对患者用药情况，目前应采取哪些主要护理措施？

一、硫脲类

本类药物是最常用抗甲状腺药，可分为两类：①硫氧嘧啶类，如甲硫氧嘧啶（methylthiouracil）、丙硫氧嘧啶（propylthiouracil）；②咪唑类，如甲巯咪唑（thiamazole，他巴唑）、卡比马唑（carbimazole，甲亢平）等。

【体内过程】本类药物口服吸收良好，主要分布于甲状腺，可通过胎盘进入乳汁。硫氧嘧啶类作用时间较短，咪唑类因在甲状腺内富集浓度高，故作用时间长，可采用每日 1 次的给药方法。

【药理作用】

1. 抑制甲状腺激素的合成　抑制过氧化酶，从而抑制酪氨酸的碘化及其缩合，使甲状腺激素的合成受阻。对已合成的甲状腺激素无对抗作用，亦不能干扰其释放。

2. 免疫抑制作用　轻度抑制免疫球蛋白的生成，使血循环中甲状腺刺激性免疫球蛋白（thyroid stimulating immunoglobulin，TSI）下降，对甲亢患者有一定的病因治疗作用。

3. 抑制外周组织中 T_4 转化为 T_3　丙硫氧嘧啶能快速抑制外周组织中 T_4 转化为 T_3，降低血清 T_3 浓度。

【临床应用】

1. 甲亢的内科治疗　多用于轻症、不宜手术或 ^{131}I 治疗者，开始应用大剂量，一般 2～3 周后起效，1～3 个月基础代谢率恢复正常，此后逐渐减至维持量，疗程在 1～2 年以上。

2. 甲亢术前准备　为减少甲状腺次全切除手术患者在麻醉和手术后的并发症，防止术后发生甲状腺危象，术前应先服用本类药物，使甲状腺功能恢复或接近正常，但由于应用药物后刺激甲状腺组织增生、充血、变软，增加手术难度，为减少术中出血，应在术前 2 周配伍大剂量碘剂，使腺体缩小变硬，以利于手术。

3. 甲状腺危象的辅助治疗　甲亢患者可因感染、手术、精神刺激等诱因导致甲状腺激素大量释放入血，出现高热、虚脱、心力衰竭、肺水肿、电解质紊乱等症状，严重时可导致死亡。抢救时应以大剂量碘剂为主，同时辅以大剂量硫脲类（常用丙硫氧嘧啶）及其他综合措施。

【不良反应】因长期使用，不良反应发生相对较多，主要有过敏反应、消化道反应和粒细胞缺乏症。最严重不良反应为粒细胞缺乏症，发生率为0.3%～0.6%，一般在用药后2～3个月内发生，故用药期间应定期查血象，如白细胞总数明显降低或有发热、咽痛等症状，应立即停药观察，或给予对症治疗。

妊娠期和哺乳期妇女禁用；结节性甲状腺肿合并甲亢及甲状腺癌患者禁用。对本药过敏者禁用。

二、碘及碘化物

碘化钾（potassium iodide）和复方碘溶液（卢戈液，Lugol’s solution）在临床最常用。

【药理作用和临床应用】碘剂的作用随剂量不同而有质的差异。

1. 小剂量碘剂 小剂量碘剂为合成甲状腺素的必要原料，可防治单纯性甲状腺肿。对早期病例疗效较好，晚期病例则肿大不易完全消退。

2. 大剂量碘剂 大剂量碘剂通过抑制甲状腺腺泡的蛋白酶，减少T_3、T_4的释放，产生抗甲状腺作用。还有拮抗TSH刺激腺体增生的作用，使腺体缩小、变硬。作用快而强。一般用药1～2 d起效，10～15 d达最大效应，随后作用逐渐降低。主要用于：①甲亢术前准备，术前2周口服复方碘溶液以使甲状腺组织退化、血管减少，腺体缩小变韧，以利于手术进行及减少出血等；②甲状腺危象的治疗，为主要抢救药物，能迅速缓解甲状腺危象症状，但须配合使用硫脲类药物。

【不良反应】不良反应多与碘有关。

1. 急性反应（碘过敏） 多在用药后立即出现或几小时后发生，轻者表现为皮疹、发热，呼吸道黏膜刺激症状，严重时可出现全身血管神经性水肿、喉头水肿而危及生命。对碘过敏者禁用。

2. 慢性碘中毒 表现为口腔及咽喉烧灼感和金属异味，唾液分泌增多，眼刺激症状等，服用生理盐水促进碘排泄，可减轻症状，严重者应立即停药，同时给予抗过敏治疗。

3. 诱发甲状腺功能紊乱 长期应用大剂量碘，可引起甲状腺的摄碘能力降低，丧失抗甲状腺作用，甚至诱发甲状腺危象，故不可长期应用；婴幼儿、妊娠期及哺乳妇禁用。

三、放射性碘（^{131}I）

本药被甲状腺摄取后，可产生β和γ两种射线。γ射线（约占1%）穿透力强，可在体表通过仪器测定，主要用于甲状腺摄碘功能的测定。

β射线（约占99%）有效射程在2 mm内，辐射作用仅限于甲状腺内，破坏甲状腺实质，使腺泡上皮坏死、萎缩，减少甲状腺激素的分泌，可引起类似手术切除部分甲状腺的作用。同时可降低腺泡内淋巴细胞从而减少甲状腺素抗体产生。用于不宜手术或手术后复发及硫脲类无效或过敏的甲亢患者。碘（^{131}I）化钠胶囊和口服溶液制剂等新的放射性治疗产品可用于治疗甲状腺肿瘤。

^{131}I作用时间较长，易产生甲状腺功能减退，应严格掌握适应证及控制剂量。20岁以下患者、妊娠期及哺乳期的妇女不宜应用。

四、β受体阻滞药

本类药物最常用的是普萘洛尔等，通过阻断β受体，发挥抗交感神经作用，降低基础代谢率，减轻多汗、手震颤，改善甲亢的心率加快、心肌收缩力增强等交感神经亢进症状，还能抑制T_4在外周组织中转化为T_3。单用作用有限，常与硫脲类配伍用于各类甲亢，也是甲状腺危象辅助用药之一。不能使用其他疗法的甲亢，可单用本类药物控制症状。

常用抗甲状腺药的规格与用法用量见表 30-2。

表 30-2　常用抗甲状腺药的规格与用法用量

药物	规格与用法用量
丙硫氧嘧啶片剂	50 mg、100 mg。开始一日 100 ~ 400 mg，一日 3 次。维持量一日 25 ~ 100 mg，一日 1 ~ 2 次
甲巯咪唑片剂	5 mg。开始一日 20 ~ 60 mg，一日 3 次。维持量一日 5 ~ 10 mg，全疗程 18 ~ 24 个月
卡比马唑片剂	5 mg。开始一日 15 ~ 30 mg，一日 3 次。服用 4 ~ 6 周后如症状改善，改用维持量，一日 2.5 ~ 5 mg
复方碘溶液	含 5% 碘、10% 碘化钾的水溶液。单纯性甲状腺肿：一次 0.1 ~ 0.5 ml，一日 1 次，2 周为一疗程，疗程间隔 30 ~ 40 日。甲亢术前准备：一次 3 ~ 10 滴，一日 3 次，用水稀释后服用 2 周。甲状腺危象：首次 2 ~ 4 ml，以后每 4 h 1 ~ 2 ml；或 3 ~ 5 ml 加于 10% 葡萄糖注射液 500 ml 混合，静滴，危象缓解后停用

第三节　甲状腺激素及抗甲状腺药的用药护理

一、用药护理程序

用药护理步骤	用药护理要点
用药前	1. 了解患者用药史及过敏史，用碘剂前应做碘过敏试验，过敏者禁用 2. 妊娠期和哺乳妇禁用；结节性甲状腺肿合并甲亢及甲状腺癌患者禁用；肝肾功能不良者慎用。 3. 熟悉处方、医嘱中所用药物的药理作用、临床应用、不良反应、用药监护、用药方法、药品保管知识和外观质量检查方法等
用药中	1. 准确执行给药方案，叮嘱患者按医嘱规律用药，不可随意改变剂量或间隔时间，切不可突然停药，以免发生甲状腺危象 2. 注意常用给药途径的护理事项 3. 注意观察血压、心率、饮食习惯及食量、睡眠、情绪、排便、体重。如心率过慢、饮食量明显减少，应报告医生
用药后	定期查血常规，如发现患者咽喉疼痛、发热，或白细胞低于 $3000/mm^2$，应立即报告医生停药

二、用药护理案例分析

音频：
用药护理案例解析

患者，女性，35 岁。患甲状腺功能亢进症多年，服用抗甲状腺药治疗症状控制较理想。4 天前因伤口感染引起发热，今天上午突然出现恶心呕吐、心悸、情绪异常，意识错乱，昏迷，急送医院抢救。医生诊断为甲状腺危象。

请分析：甲状腺危象应用何药抢救？

自测题

思维导图：
学习小结

一、单项选择题

A_1 型题

1. 硫脲类药物的主要不良反应是
   A. 粒细胞缺乏症　B. 过敏反应　C. 胃肠反应
   D. 肝损害　E. 贫血
2. 放射性碘主要用于治疗
   A. 克汀病　B. 甲状腺危象　C. 孕妇甲亢
   D. 不宜手术的甲亢患者　E. 单纯性甲状腺肿
3. 下列哪种情况慎用碘剂
   A. 妊娠　B. 甲状腺功能亢进症术前准备
   C. 甲状腺功能亢进危象　D. 单纯性甲状腺肿
   E. 呆小症
4. 甲状腺功能亢进用丙硫氧嘧啶进行辅助治疗的药理依据
   A. 拮抗 TSH
   B. 抑制甲状腺素的合成
   C. 拮抗甲状腺素的作用
   D. 抑制 5- 脱碘酶，使 T_4 向 T_3 转变减少
   E. 抑制甲状腺素的释放
5. 治疗黏液性水肿的药物是
   A. 甲状腺激素　B. 碘化钾　C. 甲巯咪唑
   D. 卡比马唑　E. 放射性碘
6. 抑制甲状腺球蛋白酶而减少甲状腺激素释放的药物是
   A. 丙硫氧嘧啶　B. 大剂量碘和碘化物　C. 卡比马唑
   D. 甲巯咪唑　E. 阿替洛尔
7. 丙硫氧嘧啶主要作用机制是
   A. 抑制甲状腺激素的生物合成　B. 抑制甲状腺摄取碘
   C. 抑制甲状腺素的释放　D. 抑制 TSH 分泌
   E. 抑制 T_3 转化为 T_4
8. 用于甲状腺手术前准备，可使腺体缩小变硬、血管减少，有利于手术进行的药物是
   A. 丙硫氧嘧啶　B. ^{131}I　C. 卡比马唑
   D. 小剂量碘　E. 大剂量碘
9. 可引起粒细胞减少的药物是
   A. 硫脲类　B. 磺酰脲类　C. 碘剂
   D. 甲状腺激素　E. 双胍类
10. 硫脲类药物起效缓慢的原因是
   A. 药物经胃肠道吸收缓慢　B. 血浆蛋白结合率高
   C. 不能对抗已合成的甲状腺激素　D. 肝代谢快
   E. 生物利用度低

11. 甲状腺功能亢进症的内科治疗宜选用
A. 甲状腺激素　B. 小剂量碘　C. 甲巯咪唑
D. 大剂量碘剂　E. ^{131}I
12. 甲状腺激素主要不良反应是
A. 心悸、多汗、失眠　B. 嗜睡　C. 甲状腺功能减退
D. 肝损害　E. 肾损害
13. 用于甲状腺手术前准备，但可使甲状腺腺体增生变大的药物是
A. 丙硫氧嘧啶　B. ^{131}I　C. 卡比马唑
D. 小剂量碘　E. 大剂量碘
14. 治疗单纯性甲状腺肿的药物是
A. 放射性碘　B. 大剂量碘化钾　C. 甲巯咪唑
D. 卡比马唑　E. 甲状腺激素

A_2 型题

15. 某甲状腺功能亢进症患者因受到严重精神刺激出现高热、多汗、心力衰竭、高血压及电解质紊乱，应首选的药物是
A. 卡比马唑　B. 普萘洛尔　C. 大剂量碘
D. 小剂量碘　E. 丙硫氧嘧啶

二、问答题

1. 抗甲状腺药有哪几类？各类有何临床应用？
2. 常用的硫脲类药有哪些？简述本类药物的作用机制及临床应用。

三、案例分析

患者，女性，29 岁。半年前确诊为甲亢，采取药物治疗方案，口服丙硫氧嘧啶，开始剂量为每日 300 mg，每日 3 次，病情控制后逐渐减量，维持量每日 150 mg，每日 1 次。近日出现乏力、咽痛、牙龈肿痛、发热等症状，经检查体温 37.1 ℃，血常规：白细胞计数为 $2.3 \times 10^9/L$（正常值 $4 \sim 10 \times 10^9/L$），中性粒细胞绝对值 $1.0 \times 10^9/L$（正常值 $> 1.5 \times 10^9/L$），血红蛋白和血小板正常。

请分析：

1. 患者新出现症状最可能的原因是什么？
2. 如何调整治疗方案，采取的护理措施又是什么？

（尚朝利）

第三十二章 激素类药与抗生育药

学习目标

1. 掌握雌激素、孕激素、雄激素、促性腺激素的作用特点。
2. 熟悉性激素类药与抗生育药的用药护理。
3. 了解抗生育药的分类和作用特点。

性激素由性腺分泌，包括雌激素（estrogens）、孕激素（progestogens）和雄激素（androgens）。临床使用的多为人工合成品及其衍生物，大多数也属于甾体化合物。抗生育药大多属于性激素类药物制剂。

知识链接

性激素的分泌与调节

性激素的产生和分泌受下丘脑、腺垂体调节。下丘脑分泌促性腺激素释放激素（gonadotropin releasing hormone，GnRH），促使腺垂体分泌促性腺激素（gonadotropin，Gn），包括促卵泡素（follicle stimulating hormone，FSH）和黄体生成素（luteinizing hormone，LH）。成年女性，FSH 促进卵泡生长发育，并和 LH 共同作用下，促使成熟卵泡分泌雌激素和孕激素，其能正或负反馈调节下丘脑、腺垂体的分泌功能。成年男性，FSH 能促进睾丸中精子生成，LH 能促进雄激素的分泌，雄激素又能反馈调节 GnRH 的分泌。

第一节 雌激素类与抗雌激素类药

案例分析

患者，女性，58 岁。已绝经，为预防骨质疏松症长期补充雌激素，近日出现子宫出血，医师为其开取了炔诺酮，每次口服 6 mg，每 12 h 一次，连续 5 天后改为每天一次，用 20 天。

请分析：

1. 子宫出血的原因是什么？
2. 用炔诺酮药物的目的和作用机制是什么？

一、雌激素类药

卵巢分泌的天然雌激素主要是雌二醇（estradiol，E_2），人工合成雌激素衍生物主要有甾体类的炔雌醇（ethinylestradiol）、炔雌醚（quinestrol）、尼尔雌醇（nilestriol）和非甾体类的己烯雌酚（diethylstilbestrol，乙底酚）等。常用雌激素和抗雌激素的制剂及其用法见表 32-1。

【体内过程】天然雌激素口服生物利用度低，一般需要注射给药，人工合成雌激素口服效果较好，采用长效制剂肌内注射给药可维持较长时间。

【药理作用】

1. 生殖系统作用 表现为：①促进女性性器官及第二性征的发育、成熟，促进子宫内膜增生，增强子宫平滑肌对催产素的敏感性，在孕激素的协同下，形成月经周期，促进乳腺导管发育；②大剂量抑制腺垂体分泌促性腺激素，对女性可抑制排卵和乳汁分泌，对男性可减少睾酮的分泌；③直接抗雄激素作用。

2. 影响代谢 轻度水钠潴留作用，使血压升高；增加骨质钙的沉积，加速骨骺闭合；大剂量能升高高密度脂蛋白，降低血清胆固醇；还可使糖耐量降低。

3. 其他 抑制血管平滑肌的异常增殖，促进血液凝固，保持皮肤弹性，促进神经递质如乙酰胆碱和多巴胺等的合成，促进神经细胞的生长和分化等。

【临床应用】

1. 替代治疗 卵巢功能不全和闭经、双侧卵巢切除术后、老年性阴道炎、女阴干枯症等可用雌激素作补充治疗。与孕激素合用可产生人工月经周期。

2. 功能性子宫出血 促进子宫内膜增生，有利于创面修复而止血，可配伍孕激素，以调整月经周期。

3. 更年期综合征和老年性骨质疏松症 用雌激素抑制促性腺激素的分泌可使其症状减轻。与雄激素联合，预防骨质疏松的作用加强。

4. 治疗癌症 可用于与雌激素有关的癌症，如①晚期乳腺癌：绝经 5 年以上的乳腺癌可用，但禁用于绝经期以前的乳腺癌患者。②前列腺癌：大剂量雌激素抑制垂体促性腺激素的分泌，可使睾丸萎缩、雄激素分泌减少且有直接拮抗雄激素的作用，可明显改善前列腺癌症状。

5. 乳房胀痛和回乳 妇女停止授乳后，用大剂量雌激素可抑制乳汁分泌缓解胀痛。

6. 其他 青春期痤疮是由于雄激素分泌过多所致，严重者可用雌激素治疗。与孕激素合用组成女性避孕药。

【不良反应】常见为恶心、食欲缺乏、乳房胀痛。从小剂量开始用药，可减轻反应。久用可引起子宫内膜过度增生、子宫出血、胆汁淤积性黄疸等，可增加子宫内膜癌、乳腺癌的发病率，子宫内膜癌和乳腺癌者禁用。

二、抗雌激素类药

本类药物主要有氯米芬（clomiphene）、他莫昔芬（tamoxifen）等，通过阻断雌激素受体，发挥抗雌激素作用，还可以对抗雌二醇对内分泌的抑制性调节，促进促性腺激素的释放，诱发排卵。主要用于治疗功能性不孕症、功能性子宫出血、月经不调、晚期乳腺癌等。大量持续服用可引起卵巢肿大，卵巢囊肿患者禁用。

表 32-1 常用雌激素和抗雌激素制剂及其用法

药物名称	规格	用法
己烯雌酚	片剂：1 mg、5 mg	一次 0.5 ~ 5 mg，一日 3 次
	注射剂：3 mg/ml、5 mg/ml	肌内注射，一次 1 ~ 5 mg，每周 2 ~ 3 次

续表

药物名称	规格	用法
尼尔雌醇	片剂：1 mg、2 mg、5 mg	一次 5 mg，一日 3 次。症状改善后，维持量为一次 1～2 mg，每月 2 次，3 个月为一疗程
氯米芬	片剂或胶囊剂：50 mg	一次 50 mg，一日 1 次，连服 5 天

第二节　孕激素类与抗孕激素类药

一、孕激素类药

卵巢分泌的天然孕激素（progestins）为黄体酮（progesterone，又称孕酮）。常用的人工合成孕激素有两类：① 17α- 羟孕酮类，如甲羟孕酮（medroxyprogesterone）、甲地孕酮（megestrol）等；② 19- 去甲睾酮类，如炔诺酮（norethisterone）和炔诺孕酮（norgestrel）等。常用孕激素和抗孕激素制剂及其用法见表 32-2。

【体内过程】黄体酮口服被迅速破坏，需注射给药。人工合成品口服、注射均易吸收，肝代谢相对较慢，作用时间较长，作用更强。

【药理作用】

1. 生殖系统作用　表现为：①促进子宫内膜增生，在雌激素作用的基础上，使子宫内膜由增生期转变为分泌期，有利于受精卵的着床和胚胎发育。②抑制子宫收缩，降低子宫对催产素的敏感性，有保胎作用。③促进乳腺腺泡发育，为泌乳做好准备。④避孕作用，大剂量能反馈抑制垂体黄体生成素的分泌，抑制排卵，且可使子宫颈口闭合，黏液变稠，精子不易穿透，均有利于避孕。

2. 利尿作用　竞争性对抗醛固酮，产生保钾排钠作用而利尿。

3. 升高体温　轻度升高体温，使月经周期的黄体相基础体温略升高。

【临床应用】主要用于治疗功能性子宫出血、先兆性流产和习惯性流产；还用于对抗子宫痉挛性收缩，缓解痛经；单独应用或与雌激素合用于避孕；对子宫内膜腺癌、前列腺癌等有一定疗效。

【不良反应】主要有类早孕反应恶心、呕吐、头晕、头痛、抑郁、乳房胀痛等症状。长期应用可引起子宫内膜萎缩、月经减少，并发阴道真菌感染等。如在妊娠头四个月服用孕激素类药，可引起胎儿畸形（肢体不全，心脏缺陷，女性婴儿男性化），一旦怀疑妊娠应立即停用孕激素。

二、抗孕激素类药

本类药主要为孕酮受体阻滞药，如米非司酮（mifepristone）和 3β- 羟甾脱氢酶（3β-SDH）抑制药，如达那唑（danazol）、曲洛司坦（trilostane）等。

本类药口服有效，生物利用度高，血浆蛋白结合率高，半衰期长。能阻断孕酮受体，拮抗黄体酮对子宫内膜的作用，导致内膜脱落和月经出现，发挥抗着床作用。还可抑制垂体促性腺激素的合成、分泌并抑制排卵。另外，还具有抗皮质激素活性及较弱的雄激素活性。主要用于抗早孕、房事后避孕的紧急处理和诱导分娩。不良反应少，偶有腹痛、恶心、呕吐和皮疹等。

表 32-2 常用孕激素和抗孕激素制剂及其用法

药物名称	规格	用法
黄体酮	注射剂：10 mg/ml、20 mg/ml	用于先兆流产或习惯性流产：一次 10～20 mg，一日 1 次，肌内注射，一直用到妊娠第 4 个月
甲羟孕酮	片剂：2 mg、4 mg、10 mg	剂量及疗程视病情而定
米非司酮	片剂：25 mg、200 mg	抗早孕：一次 25 mg，一日 2 次，连服三天。服药后禁食 2 h

第三节 雄激素类与抗雄激素类药

一、雄激素类药

天然雄激素睾酮（testosterone）主要由睾丸间质细胞分泌，肾上腺皮质、卵巢、胎盘也分泌少量。人工合成的睾酮衍生物主要是甲睾酮（methyltestosterone，甲基睾酮）、丙酸睾酮（testosterone propionate）、十一酸睾酮（testosterone undecanoate）等。常用雄激素制剂及其用法见表 32-3。

【体内过程】睾酮口服生物利用度很低，应采取注射给药，其酯化物口服吸收较好，采用皮下植入剂作用可达 6 周以上，甲睾酮亦可舌下给药。

【药理作用与临床应用】

1. 生殖系统作用 表现为：①促进男性性器官及第二性征的发育、成熟；②大剂量抑制腺垂体分泌促性腺激素，对男性可减少睾酮的分泌，对女性可减少雌激素的分泌；③直接对抗雌激素作用。

2. 提高机体造血功能 促进肾分泌促红细胞生成素，刺激骨髓造血功能，使红细胞和血红蛋白增加。

3. 同化作用 能促进蛋白质合成、减少蛋白质分解，降低氮质血症；促进免疫球蛋白合成，增强机体免疫功能。

4. 影响代谢 增加肾小管对水、钠重吸收及钙、磷的重吸收作用，后者利于骨质形成；也可影响脂代谢和糖代谢。主要用于男性性腺功能减退症、无睾症、隐睾症；也用于治疗妇科疾病，如功能性子宫出血、晚期乳癌的姑息治疗，以及老年性骨质疏松症及小儿再生障碍性贫血等。

【不良反应】可引起男性性腺萎缩、性欲低下、女性男性化等。长期应用引起肝损害，出现胆汁淤积性肝炎等，以人工合成品更为多见，一旦发生应及时停药；重度高血压患者慎用，前列腺癌患者、孕妇及哺乳期妇女禁用。

二、抗雄激素类药

此类药物包括雄激素合成抑制药、雄激素受体阻滞药、5α- 还原酶抑制药等。

环丙孕酮（cyproterone，环甲氯地孕酮）

本药可阻断雄激素受体，也有较强的孕激素作用，反馈性抑制下丘脑和垂体功能，使睾酮分泌减少，产生抗雄激素作用。用于严重男性功能亢进、女性多毛症、痤疮、青春期早熟、雄激素依赖性脱发及前列腺癌等。肝病患者、恶病质或消瘦者、严重慢性抑郁患者、未发育青年人、有血栓史患者禁用。

表 32-3　常用雄激素制剂及其用法

药物名称	规格	用法
甲睾酮	片剂：5 mg、10 mg	一次 5～10 mg，一日 2 次，每月总量不超过 300 mg
丙酸睾酮	注射剂：10 mg/ml、25 mg/ml、50 mg/ml	一次 25～100 mg，一周 2～3 次，肌内注射

第四节　促性腺激素类药

一、人绒毛膜促性腺激素

药用人绒毛膜促性腺激素（human chorionic gonadotropin，HCG）系从孕妇尿中提取，具有 FSH 和 LH 的功能。当卵泡发育到接近成熟时给 HCG，可诱发排卵，并维持黄体功能；促进雄激素转化为雌激素，同时刺激孕酮形成；还可促进性腺发育，对男性能刺激睾丸间质细胞，增加雄性激素的分泌。临床用于诱发排卵，对垂体联合缺陷的男性患者的治疗有重要意义。注射前须做过敏试验。常用促性腺激素制剂及其用法见表 32-4。

表 32-4　常用促性腺激素制剂及其用法

药物名称	规格	用法
绒毛膜促性腺激素	注射剂 500 U/ 支、1000 U/ 支、2000 U/ 支、5000 U/ 支	肌内注射，剂量及疗程视病情而定

二、促性腺激素释放素

本类药物有戈那瑞林（gonadorelin）、普罗瑞林（protirelin）、亮丙瑞林（leuprorelin）、戈舍瑞林（goserelin）、丙氨瑞林（alarelin）等，属肽类化合物，由人工合成。能刺激腺垂体合成和释放促性腺激素（FSH 和 LH），对女性可促进雌激素的分泌，有助于卵泡的发育和成熟；对男性可促进雄激素的分泌，有助于精子的产生。

临床主要用作促排卵药以治疗下丘脑性闭经所致不育、原发性卵巢功能不足，特别是对氯米芬无效的患者；治疗促性腺激素分泌不足所致性腺功能低下的闭经和不育症、多滤泡卵巢的不育症；还用于男性性器官发育不全、小儿隐睾症等。

不良反应有恶心、月经过多、阴道干燥、面部潮红和性欲丧失等。注射部位有疼痛、皮疹等，偶有过敏反应。连续使用可致促性腺激素释放激素受体下调，从而减少性激素的分泌。

第五节　抗 生 育 药

生殖是复杂的生理过程，包括精子和卵子的生成、成熟、排放、受精、受精卵着床以及胚胎发育等多个环节。抗生育药（contraceptive）是一些能够阻碍受孕和终止妊娠的药物。目前常用的抗生育药有以下四类，大多是甾体类女性避孕药。

一、主要抑制排卵的避孕药

由不同类型的雌激素和孕激素配伍组成，为目前常用的口服避孕药。可分为短效、长效口服避孕药及长效注射避孕药。常用制剂的种类及其用法见表 32-5。

【药理作用与临床应用】大剂量的孕激素和雌激素对下丘脑－垂体系统产生负反馈作用，

卵泡不能发育成熟，因而抑制排卵。用药期间避孕效果明显，停药后，卵巢排卵功能可很快恢复，故可长期用药。

【不良反应】长期使用不良反应发生率较高。①类早孕反应，主要有食欲减退、恶心、乏力、头晕、胀乳等，2～3 个月后可减轻或消失，也可口服维生素 B_6、山莨菪碱等缓解症状；②子宫不规则出血、闭经，不规则出血多见于开始的服药周期，也可发生在漏服药物后，多为雌激素不足以维持内膜的完整性所致，可建议每晚增服避孕药；闭经多见于原月经史不正常者，如连续 2 个月以上，应停用避孕药，改用雌激素替代治疗或加用促排卵药物等；③其他反应，出现凝血功能亢进、色素沉着、乳汁减少等，心脏、肝功能不全者慎用。

二、主要阻碍受精的避孕药

本类药物主要有两类：①孕激素类药植入剂型或避孕环，如 D- 炔诺孕酮埋植剂、D- 炔诺孕酮避孕环等，通过植入皮下或放置于阴道后穹窿处，缓慢释放孕激素，增加宫颈黏液稠度，使精子不宜穿透，同时可抑制排卵和子宫内膜发育，发挥多种避孕作用。②杀精子外用剂型，如壬苯醇醚和烷苯醇醚等，由阴道给药，药物溶解后发挥杀精作用而避孕。副作用小，很少有全身反应。

三、主要干扰受精卵着床的避孕药

本类药物主要是大剂量的孕激素，能增加宫颈黏液稠度，阻止精子穿透；影响子宫内膜发育和正常功能，阻碍受精卵的着床。心功能不全，高血压、急慢性肝炎、子宫肌瘤、乳腺癌患者禁用。常用制剂的种类及其用法见表 32-5。

四、主要影响精子的避孕药

棉酚（gossypol）是从棉籽油中提取的多元酚类化合物，为男用口服避孕药。可选择性抑制生精上皮，使精子数量减少，直至无精。有乏力、食欲减退和肝功能减退等副作用。起效慢，且停药后多在 3 个月后精子才能恢复正常，故不作为常规避孕药使用。

其他男用避孕药还有孕激素 – 雄激素复合剂、GnRH 类似物 – 雄激素合剂、环丙氯地孕酮等。

知识链接

紧急避孕药

紧急避孕药是指在无防护性生活或避孕失败后的一段时间内，为了防止妊娠而采用的避孕方法，药物避孕是其中最常用的方法。

女性在遭受意外伤害或因其他原因进行了无防护性生活，或者避孕失败如安全套破损、滑脱以及错误计算安全期等可以考虑服用紧急避孕药物，房事后 72 小时内有效，如果在服药期间又有性生活，则时间要重新推算。

育龄期健康妇女排除妊娠后，应在性生活后 72～120 小时内应用，越早服用效果越好，超过 72 小时往往失败率较高。

几种常用避孕药的种类及其用法见表 32-5。

表 32-5　常用避孕药的种类及用法

制剂类别与名称	组成与含量	用法
短效口服避孕药		
复方炔诺酮片（口服避孕药片Ⅰ号）	炔诺酮 0.625 mg　炔雌醇 35 μg	在月经第 5 天开始，每晚服药 1 片，连服 22 天，停药 2～4 天后出现撤退性出血，形成人工月经周期，如有漏服应在 24 小时内补服
复方甲地孕酮片（口服避孕药片Ⅱ号）	甲地孕酮 1 mg　炔雌醇 35 μg	
长效口服避孕片		
复方炔诺孕酮乙片（长效避孕片）	炔诺孕酮 12 mg　炔雌醇 3 mg	在月经第 5 天开始，每次 1 片，首两次间隔 20 天，以后每月 1 次
长效避孕针		
复方己酸羟孕酮注射液（避孕针Ⅰ号）	己酸羟孕酮 250 mg 戊酸雌二醇 5 mg	在月经第 5 天深部肌内注射 2 支，以后每 28 天或月经第 11～12 天注射 1 次，每次 1 支
探亲避孕药		
甲地孕酮片（探亲Ⅰ号）	甲地孕酮 2 mg	服用时间不受月经周期限制，同居当晚或事后服用，连续服用 14 天，每天 1 片，尤其适用于短期探亲夫妇，故又称探亲避孕药
炔诺酮片（探亲避孕片）	炔诺酮 5 mg	
双炔失碳酯（53 号避孕片）	双炔失碳酯 7.5 mg	

第六节　性激素类药与抗生育药的用药护理

一、用药护理程序

用药护理步骤	用药护理要点
用药前	1. 了解患者用药史，过敏者禁用 2. 特别注意妊娠期、哺乳期妇女。未确诊的阴道出血，活动性血栓性静脉炎或血栓栓塞病，肝功能不良者禁用女性激素；子宫内膜炎、高血压、妊娠期患者慎用雌激素；子宫内膜癌和乳腺癌者禁用雌激素；妊娠早期禁用孕激素。重度高血压、心力衰竭、肾炎、肾病综合征患者应慎用雄激素；孕妇、哺乳期妇女及前列腺癌患者禁用雄激素
用药中	1. 补充外源性性激素时，因干扰自身性激素的分泌，导致内分泌紊乱，故须在医生的指导下合理用药，不可滥用 2. 注意常用给药途径的护理事项，注射药物时宜深注，不论水剂还是油迹均有刺激性，需每次更换注射部位
用药后	监控药物不良反应，用女性激素时，应密切观察女性阴道出血情况，定期检查子宫、乳房等

二、用药护理案例分析

音频：
用药护理案例解析

患者，女性，46 岁。近期月经紊乱，潮热，出汗，情绪低落，记忆力减退。诊断为：围绝经期综合征。给予雌激素替代治疗，同时给予钙和维生素 D。

请分析：

1. 医生给予雌激素的同时给予钙和维生素 D 有何道理？
2. 若患者长期用雌激素治疗，是否应密切观察有无子宫出血，为什么？

思维导图：
学习小结

自测题

一、单项选择题

A_1 型题

1. 雌激素类药的临床用途
   A. 有绝经期综合征　B. 卵巢功能不全和闭经
   C. 功能性子宫出血　D. 绝经前乳腺癌
   E. 前列腺癌
2. 有关孕激素作用的叙述，下列哪一项是错误的
   A. 可降低子宫平滑肌对催产素的敏感性
   B. 与雌激素一起使乳腺腺泡发育
   C. 抑制 LH 分泌
   D. 有抗利尿作用
   E. 有轻度升温作用
3. 下列哪种疾病宜选用雄激素治疗
   A. 绝经期综合征　B. 乳房胀痛　C. 前列腺癌
   D. 青春期痤疮　E. 再生障碍性贫血
4. 卵巢功能低下时可选用
   A. 黄体酮　B. 甲睾酮　C. 泼尼松龙
   D. 雌二醇　E. 己烯雌酚
5. 睾丸功能低下时宜选用
   A. 孕激素　B. 甲状腺激素　C. 雄激素
   D. 雌激素　E. 同化激素
6. 黄体酮的特点是
   A. 具有雄激素活性
   B. 可抑制子宫收缩
   C. 可口服
   D. 常用作短效类口服避孕药的主要成分
   E. 抗利尿作用
7. 催产素对子宫平滑肌作用的特点是
   A. 小剂量即可引起肌张力持续增高，甚至强直收缩
   B. 子宫平滑肌对药物敏感性与体内性激素水平无关
   C. 引起子宫底节律性收缩，子宫颈松弛

D. 妊娠早期对药物敏感性增高
E. 收缩血管，升高血压

8. 有关孕激素的作用，下列叙述错误的是
A. 可降低子宫对缩宫素的敏感性
B. 促进乳腺腺泡发育
C. 大剂量可抑制 LH 分泌，起到抑制排卵的作用
D. 有抗利尿的作用
E. 有抗醛固酮的作用

二、问答题

1. 可用于治疗功能性子宫出血的性激素类药物有哪些？
2. 常用的避孕药有哪些？

第三十三章
抗微生物药概述

学习目标

1. 掌握抗微生物药、化学治疗药物、抗生素、化疗指数、抗菌谱、耐药性的基本概念。
2. 熟悉抗菌活性、最小抑菌浓度、最小杀菌浓度、抗菌后效应等概念。
3. 了解机体、药物、病原体三者的相互作用关系；抗菌药的作用机制；病原微生物产生耐药性的原因。

对病原微生物具有抑制和杀灭作用的药物称为抗微生物药（antimicrobial drugs）。一般包括抗菌药、抗病毒药和抗真菌药等。本章主要介绍β-内酰胺类、大环内酯类、氨基糖苷类等常用抗生素，喹诺酮类、磺胺类等常用化学合成抗微生物药物，以及抗结核、抗真菌、抗病毒药物的药理作用和临床用途、不良反应、用药护理等内容。

抗微生物药主要用于治疗由病原微生物引起的各种感染性疾病，它和抗寄生虫药、抗恶性肿瘤药统称为化学治疗药物。合理应用抗微生物药治疗感染性疾病，必须充分考虑机体、药物、病原体三者的相互作用关系（图 33-1），理想的抗微生物药应具备对病原体强大的抑制或杀灭作用、良好的体内过程、不良反应少而轻、耐药性低，并能够促进机体防御功能的恢复。

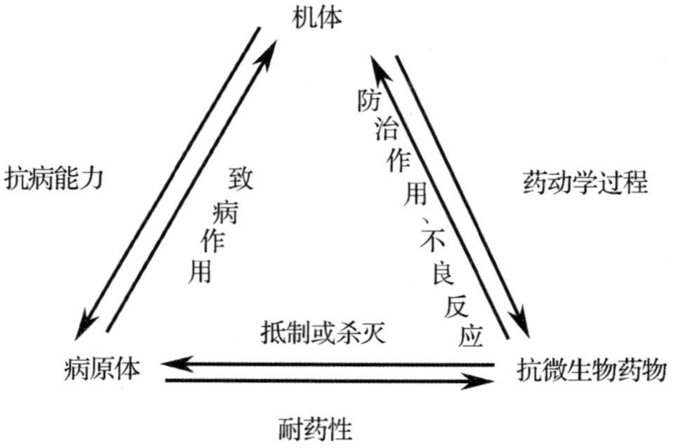

图 33-1　机体、抗微生物药物及病原体的相互作用关系

第一节　基本概念

1. 抗生素（antibiotics）　是指微生物（放线菌、真菌、细菌等）在新陈代谢过程中产生的，具有抗病原体作用和其他活性的一类物质。目前许多抗生素采用先以微生物发酵法获得母核，然后用化学合成法加以修饰改造的办法进行生产，这类药物叫做半合成抗生素。

2. 化疗指数（chemotherapeutic index，CI） 是衡量化疗药物临床应用价值和安全性的重要指标，一般可用药物动物实验的动物半数致死量与治疗感染动物的半数有效量的比值，即 LD_{50}/ED_{50} 或动物 5% 致死量与治疗感染动物的 95% 有效量的比值，即 LD_5/ED_{95} 表示。一般化疗指数越大，药物的治疗效果越好，对机体的毒性越小，临床价值越大。

3. 抗菌谱（antibacterial spectrum） 指抗微生物药杀灭或抑制病原微生物的范围，是临床选择抗微生物药的重要依据。药物也可以据此分为广谱抗生素和窄谱抗生素。

4. 抗菌活性（antibacterial activity） 指抗微生物药抑制或杀灭病原微生物的能力。抗微生物药抑制培养基中敏感菌生长繁殖的最小药物浓度，称为最小抑菌浓度（minimal inhibitory concentration，MIC）；抗微生物杀灭培养基中敏感菌的最小药物浓度，称为最小杀菌浓度（minimal bactericidal concentration，MBC）。按此标准，习惯上可将抗微生物药分为抑菌药（bacteriostatic drugs）和杀菌药（bactericidal drugs）。

5. 耐药性（bacterial resistance） 也称抗药性，一般是指病原体与药物多次接触后对药物的敏感性下降甚至消失的现象。某些病原体对于结构近似或作用性质相同的药物还存在交叉耐药性和部分交叉耐药性等现象。

6. 抗菌后效应（post-antibiotic effects，PAE） 指细菌与抗菌药物短时间接触，药物被清除后的一定时间范围内，细菌的生长繁殖仍受到持续抑制，不能恢复正常生长的现象，也称抗生素后效应。一般抑制细菌蛋白质合成的药物如氨基糖苷类，因使细菌的核糖体或功能酶长时间失活而出现此效应。

第二节　抗微生物药的作用机制

抗微生物药的作用机制非常复杂，主要有：①抑制细胞壁的合成或破坏其结构；②影响细胞膜结构及其功能；③影响细胞的核酸合成与代谢；④抑制核糖体，干扰蛋白质的合成；⑤干扰叶酸等重要物质代谢等。常用抗微生物药物的抗菌作用靶点见图 33-2。

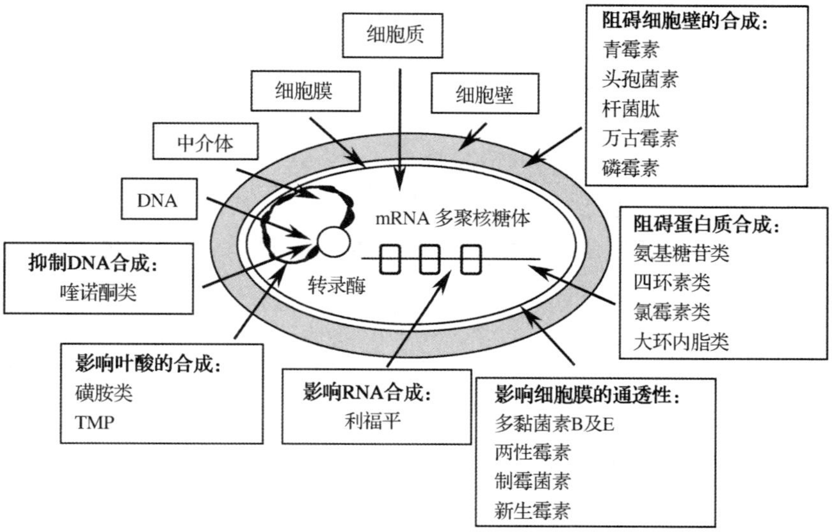

图 33-2　常用抗微生物药物的抗菌作用靶点示意图

第三节　病原微生物的耐药性

在药物和病原微生物的相互作用中，病原微生物通过获得或表达耐药性来对抗药物的抑制或杀灭作用，耐药性与不合理使用抗微生物药密切相关，是抗感染药物治疗失败的首要原因，一旦发生耐药性，只能增大剂量或更换新药来维持治疗，同时增加了不良反应发生的风险和医药费用支出。

病原微生物产生耐药性的主要机制有：①产生灭活抗微生物药的酶，可以降解或改变药物结构，使之失去抗菌活性，这是最主要的耐药机制，如具有耐药性的金黄色葡萄球菌可以产生β-内酰胺酶（β-lactamase）或称青霉素酶，专门破坏β-内酰胺类抗生素中的青霉素；②改变药物作用的靶位结构或结合活性中心，使药物不能够与其结合，从而失去作用，如林可霉素和红霉素的耐药性，系细菌核蛋白质体23S亚基上的靶位蛋白质发生改变，使药物不能与细菌结合所致；③产生针对抗微生物药转运的通道障碍，耐药菌的细胞壁、细胞膜通透性发生变化，有关通道或转运蛋白发生变化，抗微生物药不容易进入菌体内部发挥抗菌作用；④改变受到抗微生物药干扰的代谢途径，如细菌改变了原有叶酸代谢途径，对磺胺类药物产生耐药性等。

抗微生物药在感染性疾病治疗和护理中占有重要地位，合理使用抗微生物药，预防、延缓和对抗病原微生物的耐药性，主要依据于原卫生部制定并颁布实施的《抗微生物药临床合理应用指导方案》。护理人员承担着预防院内感染的重任，更要重视合理使用抗微生物药，按照有关规程，做好预防院内感染的各项措施，协助医生有计划、策略性地更换抗微生物药，合理选用新的抗微生物药。

自测题

思维导图：
学习小结

一、选择题

1. 下列有关细菌产生耐药性的机制，描述不正确的是
   A. 抗菌药物作用靶点改变　　B. 产生灭活酶或钝化酶
   C. 改变细菌细胞外膜的通透性　　D. 影响被动留出系统
   E. 产生改变药物作用的结合活性中心
2. 下列属于无指征应用抗菌药物的情况是
   A. 根据患者的症状、体征及血、尿常规等
   B. 由真菌、结核分枝杆菌、支原体、衣原体、螺旋体、立克次体及部分原虫等病原微生物所致的感染
   C. 病毒性感染者
   D. 病原学检查有致病微生物生长
   E. 结核感染者
3. 下列选项中，MIC的正确释义是
   A. 最小抑菌浓度　　B. 最大抑菌浓度　　C. 最小杀菌浓度
   D. 最大杀菌浓度　　E. 最小灭菌浓度

4. 林可霉素和红霉素的耐药性的机制是
   A. 产生灭活酶或钝化酶
   B. 抗菌药物作用靶点改变
   C. 改变细菌细胞外模的通透性
   D. 影响被动留出系统
   E. 产生改变药物活性中心
5. 下列不属于化疗药物的是
   A. 抗病毒药
   B. 抗菌药
   C. 人工合成的化学药物
   D. 抗寄生虫药
   E. 抗恶性肿瘤药
6. 抗菌谱是指
   A. 抗菌药物杀灭细菌的强度
   B. 抗菌药物抑制细菌的能力
   C. 抗菌药物的抗菌浓度
   D. 抗菌药物一定的抗菌范围
   E. 抗菌药物的种类
7. 关于耐药性说法不正确的是
   A. 耐药性与不合理使用抗微生物药密切相关
   B. 抗感染药物治疗失败的首要原因
   C. 一旦发生耐药性，只能增大剂量或更换新药来维持治疗
   D. 同时增加了不良反应和医药费用支出
   E. 病原微生物本身具有耐药性
8. 下列选项中说法不正确的是
   A. 化疗指数是衡量化疗药物临床应用价值和安全性评价的重要指标
   B. 一般可用药物动物实验的 LD_5/ED_{95} 的比值表示
   C. 一般可用药物动物实验的 LD_{50}/ED_{50} 的比值表示
   D. 一般化疗指数越小，药物的治疗效果越好，对机体的毒性越小
   E. 一般化疗指数越大，药物的治疗效果越好，对机体的毒性越小
9. 下列关于 PAE 说法错误的是
   A. PAE 为抗菌后效应
   B. 抗生素后效应又称抗菌后效应
   C. 抗菌药物被清除后的一定时间范围内，细菌的生长繁殖仍受到持续抑制
   D. 抗菌药物被清除后，产生抗菌后效应，细菌能恢复正常生长
   E. 抗菌药物使细菌的核糖体或功能酶长时间失活而出现抗菌后效应
10. 具有耐药性的金黄色葡萄球菌的耐药性机制是
   A. 产生灭活酶或钝化酶
   B. 抗菌药物作用靶点改变
   C. 改变细菌细胞外模的通透性
   D. 影响被动留出系统
   E. 产生改变药物活性中心

二、简答题

抗微生物药的作用机制有哪些？

（姚永萍）

第三十四章

抗　生　素

学习目标

1. 掌握青霉素 G、红霉素、庆大霉素的药理作用、临床应用、不良反应及用药护理。

2. 熟悉半合成青霉素、头孢菌素类药物的抗菌特点、临床应用及不良反应；氨基糖苷类、四环素类、氯霉素类的抗菌特点及典型不良反应。

3. 了解本章涉及的其他抗生素的抗菌特点、临床应用及不良反应。

第一节　β- 内酰胺类抗生素

β- 内酰胺类抗生素（β-lactam antibiotics）是最常用的抗生素，具有抗菌活性强、毒性低、应用广等优点，包括青霉素类、头孢菌素类和其他 β- 内酰胺类三大类。本类药物因其结构中具有 β- 内酰胺环而得名，这也是其抗菌活性中心，它主要抑制细菌的肽聚合糖（黏肽）合成酶（又称转肽酶）的活性，使其细胞壁肽聚糖合成异常，造成细胞壁缺损，发挥抗菌作用，属繁殖期杀菌药。耐药菌通过产生 β- 内酰胺酶，破坏 β- 内酰胺环而产生耐药性。

一、青霉素类

青霉素 G（penicillin G，苄青霉素）

本药是天然青霉素的主要成分，青霉素是弱酸性药物，主要用其钠盐，固态室温下稳定，水溶液稳定性差，放置 24 h 大部分降解失效，且降解产物有抗原性，应现用现配。

【体内过程】

1. 口服易被胃酸和消化酶破坏，一般采用肌内注射或静脉滴注。肌注吸收快而完全，吸收后广泛分布于各组织中，主要在细胞外液，但不易透过血脑屏障。当脑膜有炎症时药物透入会增多，大剂量使用可达到有效抗菌浓度。

2. 青霉素绝大部分以原型形式从肾小管分泌排泄，其 $t_{1/2}$ 为 0.5 ~ 1 h，但因抗生素后效应等原因，有效作用时间可维持 4 ~ 6 h，故一般感染每日注射两次即可。亦可采用油溶剂或混悬剂，肌内注射后在注射部位缓慢溶解吸收，延长作用时间。如普鲁卡因青霉素（procaine benzylpenicillin）、苄星青霉素（benzathinebenzylpenicillin），一次注射可维持 24 h 至 15 d 不等，但血药浓度很低，仅限于轻症或预防感染使用。

【药理作用】

1. 对多数革兰氏阳性球菌和革兰氏阴性球菌有效。包括：溶血性链球菌、肺炎链球菌、草绿色链球菌、多数表皮葡萄球菌、淋病奈瑟菌、脑膜炎奈瑟菌等。

2. 对革兰氏阳性杆菌有效。包括破伤风梭菌、白喉棒状杆菌、炭疽芽孢杆菌等。

3. 对各种螺旋体以及放线菌也非常敏感。

4. 对阿米巴原虫、真菌、立克次体、病毒无效。

5. 青霉素对β-内酰胺酶不稳定，产生该酶的金黄色葡萄球菌等细菌对青霉素耐药。青霉素为繁殖期杀菌药，对静止期细菌作用弱或无作用；对革兰氏阳性细菌作用强，对革兰氏阴性细菌作用弱；对人体、真菌的细胞无损伤作用。

【临床应用】①敏感的革兰氏阳性细菌感染，如溶血性链球菌引起的扁桃体炎、蜂窝织炎、咽炎、丹毒、败血症等，草绿色链球菌引起的心内膜炎，肺炎链球菌引起的肺炎、中耳炎等，与抗毒素合用于治疗破伤风和白喉等，多列为首选药；②部分革兰氏阴性球菌感染，如脑膜炎奈瑟菌引起的流行性脑膜炎等；③螺旋体感染，如钩端螺旋体病、梅毒等，亦作为首选药；④放线菌感染，如局部肉芽组织肿、器官脓肿等；⑤青霉素长效制剂还用于预防感染性心内膜炎等。

【不良反应】本药安全性较高，但仍须注意其不良反应。主要有：①过敏反应，轻者表现为荨麻疹、药物热、血管神经性水肿等，严重者出现过敏性休克，表现为胸闷、气短、呼吸困难、发绀、脉搏细软、四肢湿冷、面色苍白、血压下降、昏迷、惊厥等，如抢救不及时，可因呼吸和循环衰竭而危及生命；②赫氏反应（Herxheimer reaction），在治疗梅毒、钩端螺旋体、炭疽等疾病时，患者多在给药后数小时内出现的寒战、发热、肌痛、咽痛以及原有症状加重的现象；③其他反应，肌内注射部位可出现红肿、疼痛、硬块等，大剂量静脉滴注或鞘内注射，可引起腱反射亢进、抽搐、昏迷等神经系统反应，称之为青霉素脑病。

【用药护理】

用药护理步骤	用药护理要点
用药前	1. 药物的水溶液极易水解，酸、碱和金属离子加速水解，降解产物可增加过敏概率，应现用现配，避免不必要的配伍，配制溶液的最适 pH 值为 5 ~ 7.5，一般采用 0.9% 的氯化钠注射液稀释 2. 肌内注射刺激性较大，要经常更换给药部位，鞘内注射应注意给药速度 3. 做好过敏反应的预防，首先询问过敏史，评估患者是否属于过敏体质，了解交叉过敏现象，凡初次使用，停药间隔在 24 h 以上，更换批号者都需要做皮肤过敏试验（皮试），皮试阳性者禁止使用 4. 避免局部使用青霉素，低血糖状态避免注射青霉素
用药中	由于青霉素皮试存在假阴性现象，重点做好过敏性休克的防治，主要包括： 1. 熟悉过敏性休克抢救程序，常备抢救器械和药物 2. 给药后应留视患者 30 min，无不适症状后方可离开，提前向患者及家属说明过敏性休克发生的先兆和症状，以及急救措施 3. 发生休克时，应立即停药，就地抢救，皮下或肌内注射 0.1% 肾上腺素 0.5 ~ 1 ml，无改善者可重复给药，也可静脉或心内注射，同时配伍地塞米松、苯海拉明、间羟胺等药物，辅以人工呼吸、气管插管和吸氧等支持措施
用药后	进行护理评价，主要是疗效评估。青霉素属于窄谱抗生素，对于敏感菌所致的感染疗效很好，而且安全经济，属于治疗此类感染的国家基本药物，对于革兰氏阴性杆菌感染和混合型细菌感染疗效较差，部分细菌，如金葡菌、淋病奈瑟菌等高度耐药。一旦治疗效果不佳，应及时更换药物

半合成青霉素（semi-synthetic penicillin）

本药是通过对天然青霉素母核进行结构改造而获得的一类抗生素。在一定程度上克服了青霉素G抗菌谱窄、不耐酸、不耐酶、易发生过敏性休克的不足，半合成青霉素一般可分为耐酸、耐酶、广谱、抗革兰氏阴性细菌等不同品种，其作用特点、临床用途、不良反应及注意事项见表34-1。

表34-1 常用半合成青霉素的分类与特点

类别	常用药物	作用特点和临床用途	不良反应和注意事项
耐酸	青霉素V（penicillin V）	可口服。抗菌谱与青霉素相似，抗菌活性略低。主要用于敏感菌引起的轻度感染和预防风湿热复发	消化道反应，宜空腹或餐后1 h给药
耐酶	苯唑西林（oxacillin）	可口服，对产生β-内酰胺酶的金黄色葡萄球菌有效，主要用于上述耐药菌引起的感染	消化道反应，宜空腹或餐后1 h给药
广谱	氨苄西林（ampicillin）	可口服，广谱，不耐酶，对革兰阳性和阴性细菌均有效，尤其对伤寒、副伤寒、皮疹、药物热等，作用明显	与青霉素有交叉过敏反应
	阿莫西林（amoxycillin）	与氨苄西林类似，吸收和分布更好，临床评价更高	与青霉素有交叉过敏反应
抗铜绿假单胞菌	哌拉西林（piperacillin）	可口服，不耐酶，用于铜绿假单胞菌感染、厌氧菌感染和敏感菌引起的败血症	药物热多见，个别出现血清转氨酶升高等
抗革兰阴性菌	美西林（mecillinam）	仅对革兰氏阴性菌作用强，主要用于敏感菌引起的尿路感染及败血症	过敏反应，局部刺激等

二、头孢菌素类

头孢菌素类（cephalosporins）抗生素是7-氨基头孢烷酸的衍生物，其结构中含有与青霉素相同的β-内酰胺环。

【药理作用】抗菌机制与青霉素相同，为繁殖期杀菌药。与青霉素存在部分交叉耐药。头孢菌素类品种繁多，习惯上将其分为四代产品，常用药物作用特点见表34-2。

表34-2 常用头孢菌素类药物作用特点

常用药物	作用特点
第一代 头孢唑林（cefazolin） 头孢氨苄（cefalexin） 头孢拉定（cefradine）	1. 对革兰氏阳性细菌作用强，对革兰氏阴性细菌作用弱 2. 对铜绿假单胞菌和厌氧菌无效 3. 对金葡菌产生的β内酰胺酶的稳定性优于第二代和第三代，对革兰阴性细菌产生的β-内酰胺酶不稳定 4. 有不同程度的肾毒性 5. 除头孢唑啉外，其他药物均可口服
第二代 头孢呋辛（cefuroxime） 头孢孟多（cefamandole）	1. 对革兰氏阳性细菌的作用不如第一代，对革兰氏阴性细菌作用明显增强，对奈瑟菌属及厌氧菌有效，对铜绿假单胞菌无效 2. 对多种β-内酰胺酶较稳定 3. 肾毒性较第一代低
第三代 头孢曲松（ceftriaxone） 头孢他啶（ceftazidime） 头孢哌酮（cefoperazone）	1. 抗菌谱较广，对革兰氏阳性细菌的抗菌作用不如第一代和第二代，对革兰氏阴性杆菌作用则更强 2. 对消化性链球菌、铜绿假单胞菌、厌氧菌等均有抗菌作用 3. 组织穿透力强，分布较广，在脑脊液中能达到有效药物浓度 4. 几乎无肾毒性

续表

常用药物	作用特点
第四代 头孢匹罗（cefpirome） 头孢吡肟（cefepime） 头孢利定（cefalorne）	1. 抗菌谱更广，对革兰氏阴性细菌的作用优于第三代，抗葡萄球菌和铜绿假单胞菌的作用更强，对第三代头孢菌素耐药菌株、多数厌氧菌有抗菌活性 2. 对β-内酰胺酶高度稳定

【临床应用】

1. 第一代头孢菌素类用于革兰氏阳性细菌引起的轻、中度感染；

2. 第二代药物用于敏感菌引起的多种组织感染；

3. 第三代药物主要用于革兰氏阴性细菌重度感染，以及革兰氏阴性菌、革兰氏阳性菌和厌氧菌的混合感染；

4. 第四代药物主要用于对第三代头孢菌素耐药的细菌感染和其他药物难以控制的严重感染。

【不良反应】本类药物毒性较低，不良反应较轻，主要有过敏反应，如皮疹、药物热，偶见过敏性休克，并与青霉素有不完全交叉过敏反应；也可有消化道反应，如恶心、呕吐、腹泻、腹痛等；用药期间或用药后 5～7 d 内，饮酒后出现双硫仑样反应；另外，第一代药物有肾毒性，第三代、第四代药物长期应用可能引起二重感染。

【用药护理】

用药护理步骤	用药护理要点
用药前	询问用药史和过敏史，评估过敏体质，了解医嘱选择药物的依据和种类特点，青霉素过敏者慎用，严格按规定进行皮试
用药中	1. 因皮试有“假阴性”现象，应密切观察患者反应，一旦发生过敏甚至过敏性休克，处置方法同青霉素过敏 2. 要告诫患者用药期间禁酒，介绍双硫样反应的症状和防治措施
用药后	进行护理评价，一般给药 2～3 d 后感染症状未有明显改善者，应建议配合药敏试验修正给药方案，同时注意检查肾功能，避免长期应用

三、其他β-内酰胺类抗生素

本类药物包括碳青霉烯类、头霉素类、氧头孢烯类、单环β-内酰胺类和β-内酰胺酶抑制剂等。常用药物见表 34-3。

表 34-3 其他β-内酰胺类抗生素的常用药物及其主要特点和临床用途

常用药物	类型	主要特点和临床用途
亚胺培南（imipenem）	碳青霉烯类	1. 临床常用亚胺培南与肾脱氢肽酶抑制药西司他丁 1∶1 配伍的复方制剂（泰能） 2. 抗菌活性强，抗菌谱广，对 G^+ 菌、G^- 菌作用较强，对β-内酰胺酶高度稳定，较少出现交叉耐药性 3. 主要用于敏感菌引起多种组织严重感染，以及心内膜炎、败血症的预防和治疗 4. 不良反应轻微，多为消化道反应，也可有过敏反应，过敏体质者禁用或慎用。哺乳期妇女应用时需停乳

续表

常用药物	类型	主要特点和临床用途
氨曲南（aztreonam）	单环β-内酰胺类	1. 口服不吸收，肌内注射后分布广，各组织液中有效浓度较高 2. 对需氧G^-菌（包括铜绿假单胞菌）有较强作用，对β-内酰胺酶稳定性高 3. 主要用于敏感菌所致的呼吸道、泌尿道、腹腔、盆腔、皮肤软组织感染以及败血症、脑膜炎等的治疗 4. 不良反应少而轻，有青霉素过敏史及过敏体质者慎用
克拉维酸、舒巴坦、他唑巴坦	β-内酰胺酶抑制剂	1. 本类药物的抗菌作用均很弱，因能抑制耐药菌产生的β-内酰胺酶的活性，故与β-内酰胺类抗生素组成复方制剂，可明显降低此类抗生素的耐药性 2. 主要用于敏感菌或产酶菌引起的各种感染，也可与大环内酯类抗生素合用治疗社区获得性肺炎

常用的复方制剂有：阿莫西林＋克拉维酸，氨苄西林＋舒巴坦，哌拉西林＋他唑巴坦，替卡西林＋克拉维酸，头孢哌酮＋舒巴坦，头孢噻肟＋舒巴坦等。

知识链接

药物过敏试验安全警示事件

患者，因“左眼胀痛1周”入院，在局部麻醉下行左眼小梁切除术。一周后，主述心累气促，口唇轻度发绀。经会诊确定予以静脉滴注头孢曲松钠药物，患者既往有青霉素过敏史，过敏试验（－）。静脉滴注5分钟后，患者诉口唇发麻，气紧，立即停用药物，更换液体，静脉推注地塞米松10 mg，静脉推注肾上腺素等抢救，突发呼吸、心搏骤停，抢救无效死亡。

启示：患者有青霉素类药物过敏史，头孢曲松钠药物试验阴性，在使用药物过程中发生了过敏反应。分析：①入院评估及药物过敏试验时应询问患者有无过敏史；②在进行皮试液配制时，必须使用原药配制皮试液，不能用青霉素皮试液代替；③用一种头孢菌素配制成皮试液不能替代所有头孢类抗菌药物的过敏试验。

第二节　大环内酯类抗生素

大环内酯类（macrolides）抗生素是一类含有多元内酯环的碱性抗生素，主要有红霉素、阿奇霉素、罗红霉素、克拉霉素、吉他霉素、麦迪霉素、乙酰螺旋霉素等；本类药物抑制细菌蛋白质合成，属静止期抑菌药，临床上主要用于革兰氏阳性细菌感染，对部分革兰氏阴性细菌支原体、衣原体感染也有较好疗效。

红霉素（erythromycin）

本药脂溶性较高，酸性条件下易被破坏，碱性条件下抗菌活性增强，常采用肠溶片，其半合成品种，如琥乙红霉素（ethylsuccinate），稳定性和生物利用度更好，有效血药浓度更高。

【药理作用和临床应用】

1. 抗菌谱与青霉素相似而略广，对革兰氏阳性细菌、衣原体、螺旋体、立克次体、放线菌等作用较强，对革兰氏阴性细菌，如脑膜炎奈瑟菌、淋病奈瑟菌、军团菌、百日咳鲍特菌、流感嗜血杆菌也有较强作用。细菌对本药易产生快速耐药性，与其他大环内酯类抗生素有部分交叉耐药现象。

2. 临床用于敏感菌引起的呼吸道、皮肤、软组织、胆道、泌尿生殖系统的感染，对小儿支原体肺炎效果很好，还是军团菌病、白喉、百日咳等疾病的首选药物之一。

【不良反应】不良反应较轻，主要有消化道反应，表现有腹痛、恶心、腹泻等，严重者难以耐受，静脉给药也可以出现。长期或大剂量使用可出现一定的肝毒性和耳毒性，前者以转氨酶升高，胆汁淤积型黄疸等为主，后者主要表现为耳蜗神经损伤，也可影响前庭功能。

【用药护理】

用药护理步骤	用药护理要点
用药前	1. 注意红霉素肠溶片需整片吞服，不宜破碎，也不宜同时饮用酸性饮料等。小儿以选择小儿制剂为宜 2. 其乳糖酸盐注射剂不可直接用 0.9% 氯化钠注射液溶解；否则可发生凝固，一般采用注射用水溶解稀释后，加入各种电解质溶液中使用 3. pH 值较低的液体，如葡萄糖注射液，应按每 100 ml 液体加入 1 ml 4% 碳酸氢钠溶液的比例调整液体的 pH 值 4. 静脉滴注时可发生血栓性静脉炎，应予注意
用药中	1. 针对消化道反应加强护理措施，这是影响患者用药的主要原因之一。用药过程中出现恶心、呕吐等消化道症状副作用时，按医嘱可以在用药前静脉推注维生素 B_6，或混合滴注山莨菪碱、口服多潘立酮等方式，减轻不良反应 2. 本药是肝药酶抑制剂，可使茶碱类、卡马西平、三唑仑等药物在体内代谢减慢，血药浓度容易达到中毒水平，如必须配伍使用，注意给药速度，密切观察患者是否出现中毒反应，及时报告医生
用药后	护理评价要注意部分交叉过敏现象，提示合理使用大环内酯类药物，与青霉素类配伍有药理性拮抗现象，与四环素类合用增加肝毒性，长期大剂量应用者，应建议及时检查肝功能和听力

阿奇霉素（azithromycin）

本药对酸稳定性较强，口服吸收良好，分布广，半衰期长达 68 ~ 76 h，有效血药浓度维持时间是本类中最长的药物之一。抗菌谱类似红霉素，对革兰氏阳性细菌和革兰氏阴性细菌均有效，其中对大肠埃希菌、梭状芽孢杆菌、流感嗜血杆菌、军团菌、淋病奈瑟菌等的抗菌作用强于红霉素，对链球菌、金黄色葡萄球菌等的作用相当或略低于红霉素，另外对弓形体和梅毒螺旋体有较强作用。主要用于敏感菌引起的呼吸道、皮肤、软组织、泌尿生殖道感染等，也是治疗社区获得性肺炎的首选药物之一。一般感染采取每日一次口服给药，严重感染采取静脉滴注。

本药不良反应较轻，主要是消化道反应，如呕吐、腹痛、腹泻等，部分人有肝功能改变，少数患者可出现皮疹、粒细胞减少等过敏症状。对大环内酯类药物过敏者禁用，肝功能不全、孕乳妇慎用。

罗红霉素（roxithromycin）

本药对酸稳定，生物利用度高，分布广，半衰期较长，抗菌谱与红霉素相似，对革兰氏阳性细菌、军团菌、支原体、衣原体等有较强的抑制作用。主要用于敏感菌引起的呼吸道、泌尿生殖道、皮肤、软组织及身体其他部位的感染。不良反应主要有恶心、腹痛、腹泻、皮疹、皮肤瘙痒、头晕等，严重者需停药。

克拉霉素（clarithromycin，甲红霉素）

本药口服吸收迅速、完全，但首过消除明显，生物利用度仅 55%。分布广泛，血浆 $t_{1/2}$ 为

3.5～4.9 h。对革兰氏阳性细菌、军团菌、肺炎支原体的作用为本类药物中最强，临床主要用于呼吸道、泌尿生殖系统及皮肤软组织的感染。胃肠反应发生率较红霉素低。

第三节 氨基糖苷类抗生素

氨基糖苷类（aminoglycosides）抗生素是由氨基糖和苷元两部分组成的大分子碱性化合物，水溶性较高，性质较稳定，是治疗革兰氏阴性细菌感染的主要药物。本类药物主要包括链霉素、庆大霉素、阿米卡星、卡那霉素、妥布霉素、新霉素、小诺米星等。上述药物的共同特点见表 34-4。

表 34-4 氨基糖苷类药物的共同特点

药物性质	共同特点
体内过程	胃肠道吸收少，肌内注射吸收快而完全。体内不代谢，大部分以原形经肾排泄，易分布在肾皮质和内耳等组织中并发生蓄积，与β-内酰胺类合用不能混合于同一容器，以免造成药物失活
抗菌作用	抑制细菌的蛋白质合成，属静止杀菌药。对革兰氏阴性杆菌作用强大，对革兰氏阴性球菌、革兰氏阳性细菌作用较弱，部分品种对铜绿假单胞菌、结核分枝杆菌等有效，对厌氧菌无效。在碱性环境中抗菌活性强，抗生素后效应持续时间长，细菌可产生钝化酶或改变靶位点结构而产生耐药性，本类药物中存在部分交叉耐药性
不良反应	1. 肾毒性，表现为蛋白尿、管型尿、血尿等，严重者可导致无尿、氮质血症和肾衰竭 2. 耳毒性，主要是前庭功能障碍，如眩晕、恶心、平衡障碍、共济失调等；耳蜗神经损害，如耳鸣、听力减退、耳聋等，前者停药后多可恢复，后者是药物性耳聋的主要诱因 3. 神经肌肉阻滞作用，大剂量给药发生肌无力、呼吸困难等症状 4. 过敏反应，本类药物间有交叉过敏反应，且可引起过敏性休克

链霉素（streptomycin）

本药是最早使用的氨基糖苷类抗生素，目前临床主要用于：①结核病联合化疗，多与利福平、异烟肼合用；②鼠疫和兔热病（兔咬热、土拉菌病）等传染病的首选药物，应和四环素、磺胺嘧啶等合用；③与青霉素配伍治疗草绿色链球菌、溶血性链球菌、粪链球菌等引起的心内膜炎等。因本药耐药性比较固定而且多见，一般不用于其他感染的治疗。

本药易引起过敏反应，偶见过敏性休克，死亡率高于青霉素，抢救时除采取常规措施和药物外，还要静脉滴注钙剂。耳毒性较多见，前庭功能损害早于耳蜗神经损伤，神经肌肉阻滞也常发生，本药水溶液不稳定，降解更容易发生上述毒性。有过敏史者、孕妇、新生儿禁用，儿童以及重度脱水、重症肌无力、听神经损害、肾功能减退患者慎用。

庆大霉素（gentamicin）

本药为目前临床较常用的氨基糖苷类抗生素之一。

【药理作用和临床应用】

抗菌谱较广，对革兰氏阴性杆菌包括大肠埃希菌、铜绿假单胞菌、变形杆菌属、克雷伯杆菌属、沙雷菌属、沙门菌属、志贺菌属均有强大作用，对革兰氏阴性球菌、革兰氏阳性细菌作用略差，对耐青霉素的金黄色葡萄球菌也有较好作用，属静止期杀菌剂。主要用于革兰氏阴性杆菌引起的各类感染，如呼吸道、消化道、泌尿道、腹腔感染，以及骨髓炎、败血症、脑膜炎等，也可用于铜绿假单胞菌引起的局部或系统感染，口服用于肠道手术前准备、预防术后或肠道感染。与青霉素合用具有一定的协同作用。

【不良反应】主要存在耳毒性和肾毒性。耳毒性以前庭功能损伤最为明显，出现眩晕、共济失调等症状；肾毒性也较多见，一般为可逆性肾功能异常，长期大剂量使用可发生肾衰竭，个别可发展为尿毒症。偶有过敏反应，甚至过敏性休克。

【用药护理】

用药护理步骤	用药护理要点
用药前	本药有注射剂和口服制剂两种规格，应根据医嘱正确选用
用药中	与青霉素配伍时应避免同一容器混合注射
用药后	注意观察耳毒性和肾毒性指征，提示医生避免配伍使用能掩盖耳毒性的药物，如抗组胺药，以及同样具有耳毒性的药物，如呋塞米等，并及时进行相关检查

阿米卡星（amikacin，丁胺卡那霉素）

本药是半合成的氨基糖苷类抗生素，也是其中抗菌谱最广的药物，对肠道革兰氏阴性细菌、铜绿假单胞菌产生的钝化酶较稳定，主要用于对庆大霉素等产生耐药性的革兰氏阴性杆菌感染，以及铜绿假单胞菌引起的严重感染，特别是与第三代β-内酰胺类合用治疗上述细菌导致的严重感染效果更好，耐药性发生率更低。也可以作为结核病的二线治疗药物。不良反应类似于庆大霉素，耳毒性略强，肾毒性略弱。

其他常用的氨基糖苷类抗生素见表34-5。

表 34-5 其他常用的氨基糖苷类抗生素和大观霉素的特点及应用

药物名称	主要特点和临床用途
妥布霉素（tobramycin）	作用类似庆大霉素，对铜绿假单胞菌作用强，主要用于对庆大霉素耐药的铜绿假单胞菌感染
小诺米星（micronomicin）	作用类似于庆大霉素，作用略弱，耐药性较少，为氨基糖苷类药物小诺霉素耐药菌感染的替换药物
卡那霉素（kanamycin）	作用类似于链霉素，耐药性多见，毒性较大，仅作为二线抗结核药
大观霉素（spectinomycin）	属于氨基环醇类抗生素，作用与氨基糖苷类相似，对淋病奈瑟菌有强大杀灭作用，用于治疗对青霉素耐药或青霉素过敏的淋病

第四节 其他常用的抗生素

其他常用的抗生素可按其抗菌谱大致分为抗革兰氏阳性细菌抗生素，如林可霉素类、万古霉素类等，抗革兰氏阴性细菌抗生素，如多黏菌素类等，以及对革兰氏阳性细菌、革兰氏阴性细菌，支原体、衣原体、螺旋体等均有效的广谱抗生素，如四环素类和氯霉素。

一、林可霉素类

林可霉素类（lincomycins）包括林可霉素（lincomycin，洁霉素）和克林霉素（clindamycin，氯洁霉素），两者抗菌谱相同，但后者口服吸收效果更好，抗菌作用较强，毒性较小，更为常用。两药间存在完全交叉耐药性。

【药理作用和临床应用】

1. 本类药物吸收后穿透性好，尤其在骨关节药物浓度高。通过抑制细菌蛋白质合成发挥抗菌作用，抗菌谱类似于红霉素而略窄，对各类厌氧菌抑制作用强大，对革兰氏阳性球菌，如金黄色葡萄球菌有较强的作用，对部分革兰氏阴性需氧菌、人型支原体、沙眼衣原体均有一定的抑制作用。

2. 主要用于厌氧菌引起的多种感染，对耐药的金黄色葡萄球菌引起的急、慢性骨髓炎为首选药，也可用于厌氧菌和需氧菌引起的混合感染，如盆腔炎、腹膜炎等。

【不良反应】

1. 消化道反应 如恶心、呕吐、舌炎等；过敏反应，如皮疹、多形红斑等。

2. 肝功能损害 如黄疸、血清转氨酶增高等。

3. 造血系统损害 如白细胞减少、血小板减少等；神经系统反应，如眩晕、耳鸣等。一般停药后可恢复。

4. 长期使用可发生二重感染（肠道正常菌群失调），出现伪膜性肠炎等。

【用药注意】

注意本类药物其作用位点与大环内酯类相同而发生竞争性拮抗，不宜与其合用，静脉给药过快可致低血压、心搏骤停等，应注意给药速度。经常作为青霉素过敏患者使用的替换药物，但自身也有过敏现象，不良反应发生率较高，应予以重视。如长期使用本类药物，应注意观察有无肠道感染症状，积极防治二重感染。

二、万古霉素类

万古霉素类（vancomycins）

属于糖肽类抗生素，该类药物主要包括万古霉素、去甲万古霉素（norvancomycin）和替考拉宁（teicoplanin）等，抗菌机制和抗菌谱相同，体内过程、作用强度和不良反应有所差异。替考拉宁脂溶性最高，半衰期最长，有效血药浓度低，毒性相对较小，可肌内注射，万古霉素半衰期短，有效血药浓度较高。

【药理作用和临床应用】

抑制细菌细胞壁的合成，为繁殖期速效杀菌药。对革兰氏阳性细菌作用强，对多种耐药细菌如耐青霉素或甲氧西林的金黄色葡萄球菌、表皮葡萄球菌、多重耐药的肠球菌仍有抗菌作用。革兰氏阴性细菌中除奈瑟菌属外，其他革兰氏阴性细菌均不敏感。

主要用于革兰氏阳性球菌引起的严重感染和对其他药物耐药的革兰氏阳性细菌感染，如败血症、心内膜炎、呼吸道、泌尿道感染等，也可口服治疗伪膜性肠炎等肠道感染。

【不良反应】

较重且多见，限制了其应用。

1. 肾损害 轻者表现为蛋白尿和管型尿，重者表现为血尿、少尿、氮质血症，甚至肾衰竭。

2. 耳毒性 可出现耳鸣，听力下降，严重者可发生不可逆的耳聋。

3. 过敏反应 可出现皮肤潮红、瘙痒、荨麻疹、寒战、发热、血压下降、心动过速等症状，严重者皮肤极度潮红，出现红斑，称为“红人综合征”。

4. 其他 口服可引起恶心、呕吐、口腔异味（金属异味感）和眩晕等，注射给药可有局部疼痛、组织坏死和血栓性静脉炎。

三、多黏菌素类和磷霉素

多黏菌素类（polymyxins）

本类属于多肽类抗生素，主要包括多黏菌素 B（polymyxin B）、多黏菌素 E（polymyxin E，黏菌素，colistin）等。本类药物通过破坏细菌细胞膜的结构和功能发挥作用，属于对静止期和繁殖期细菌均有效的杀菌剂。抗菌谱窄，对部分革兰氏阴性细菌，特别是铜绿假单胞菌作用强，不易产生耐药性。主要用于对其他药物耐药的铜绿假单胞菌感染，也可用于敏感革兰氏阴性杆菌引起的严重感染。局部给药可用于敏感的革兰氏阴性杆菌引起的皮肤、软组织感染等。

不良反应较多而且严重。主要有局部刺激性、过敏反应、肾毒性、肝毒性、神经肌肉接头阻滞等，以肾毒性最为严重，可引起肾衰竭，用药护理时应予以注意。

磷霉素（fosfomycin）

本药可抑制细菌细胞壁合成，抗菌谱较广，对革兰氏阳性细菌、革兰氏阴性细菌以及铜绿假单胞菌均有较强作用，因化学结构特殊，与其他抗生素无交叉耐药性，对多种耐药细菌包括耐甲氧西林的金黄色葡萄球菌也有抗菌作用，与β-内酰胺类、氨基糖苷类配伍可发挥协同作用，并能延缓耐药性发生。一般口服用于敏感细菌引起的泌尿道、消化道、皮肤软组织感染，败血症、脑膜炎等严重感染需静脉给药，并配伍其他抗菌药物。

不良反应少而轻，主要是过敏反应和消化道反应等。

四、四环素类

四环素类（tetracyclines）为酸碱两性化合物，酸性环境下较稳定，包括天然和半合成两类，前者主要有四环素（tetracycline）、土霉素（tetramycin）、金霉素（chlortetracycline）等，后者有多西环素（doxycycline，强力霉素，脱氧土霉素）、美他环素（methacycline，甲烯土霉素）、米诺环素（minocycline，二甲胺四环素）等。相比于天然四环素，半合成类生物利用度更好，抗菌活性更强，耐药性少等优点，临床评价更高。

本类药物口服受食物、药物和消化功能的影响，生物利用度差异较大，影响实际疗效。通过抑制细菌蛋白质合成对多种病原微生物有抑制作用，包括革兰氏阳性细菌、革兰氏阴性细菌、支原体、衣原体、立克次体、螺旋体、放线菌等，但对前两类细菌的作用弱于β-内酰胺类和氨基糖苷类，对沙门菌属、结核分枝杆菌、铜绿假单胞菌、真菌、病毒等无效。本类药物耐药性多见。

目前主要用于斑疹伤寒、恙虫病、回归热、支原体肺炎、沙眼、淋巴肉芽肿、布氏杆菌病等传染性疾病的治疗，可作为首选药物。半合成四环素类也可用于敏感细菌引起的呼吸道、胆道、生殖泌尿道的感染。

本类药物不良反应较多，尤以天然四环素类更为明显，主要包括：①消化道反应，口服直接刺激胃肠道引起恶心、呕吐、腹泻、腹胀等；②二重感染，长期大剂量使用出现菌群失调现象，发生白色念珠菌等感染；③对牙齿骨骼的影响，可沉积于牙齿和骨骼中，造成牙齿黄染，形成“四环素牙”，抑制骨发育等，孕妇、哺乳妇、8岁以下儿童慎用；④其他反应，主要有过敏反应、肝毒性、肾毒性和中枢神经系统症状等，一般停药后可以恢复。

五、氯霉素类

氯霉素（chloramphenicol）

本药脂溶性高，分布广，是进入脑组织药物浓度最高的抗生素。通过抑制细菌蛋白质合成发挥抗菌作用，对多种病原微生物都有作用，作用强度与四环素类相似，对流感嗜血杆菌、伤寒沙门菌作用最强，主要可用于伤寒沙门菌、副伤寒沙门菌和立克次体、衣原体感染等，也可用于β-内酰胺类治疗无效的脑膜炎等。局部用于敏感细菌或其他微生物引起的眼部感染。

不良反应较严重，临床已很少应用。主要有：①骨髓抑制，长期或大剂量使用损伤骨髓造血功能，引起贫血、血象异常等症状，一般是可逆性的；个别患者不可逆地导致再生障碍性贫血，发生率低，但死亡率高；②灰婴综合征，新生儿或早产儿药物消除能力差，用药剂量过大，导致氯霉素蓄积中毒，表现为呕吐、呼吸困难、血压下降、代谢性酸中毒、皮肤发绀，最终引起呼吸和循环衰竭；③其他反应，可引起二重感染、过敏反应，偶见视神经炎、视力障碍和中毒性精神病等。

第五节　抗生素的用药护理

一、用药护理程序

应注意用药步骤和用药护理要点。

用药护理步骤	用药护理要点
用药前	1. 根据给药方案制订护理程序，根据病原学检查和药物敏感试验结果确定药物，无病原学诊断的感染性疾病则可采用经验性用药 2. 根据规定的给药方法、剂量、剂型、疗程进行准备药物，严格执行药物配制规范，合理选择给药部位 3. 对于有皮试要求的药物，必须进行皮试，注意交叉过敏现象 4. 应向患者提前告知比较明确的不良反应，提高用药依从性
用药中	1. 一般采用口服和注射两种给药方法，要合理选用，并向患者解释 2. 经常采用联合用药，要注意配伍禁忌 3. 利用抗菌后效应，适当增加单次给药剂量，延长给药间隔，减少给药次数
用药后	1. 一般采用口服和注射两种给药方法，要合理选用，并向患者解释 2. 经常采用联合用药，要注意配伍禁忌 3. 利用抗菌后效应，适当增加单次给药剂量，延长给药间隔，减少给药次数

二、用药护理案例分析

音频：用药护理案例解析

音频：用药护理案例解析

音频：用药护理案例解析

1. 患者，女性，16 岁。因车祸导致左前肢撕裂性外伤，经清创、缝合后，需要抗感染治疗。医嘱如下：

Rp.

青霉素注射剂 400 万 U × 12

用法：800 万 U 静脉滴注每日 2 次　青霉素皮试（–）

请分析：

（1）给药时有何注意事项？

（2）判断药物过敏的主要表现有哪些？一旦出现，如何处理？

2. 患者，男性，7 岁。发热，咳嗽、咳痰 3 天，入院后经诊断为支气管炎。医嘱如下：

Rp.

0.9% 生理盐水 250 ml 青霉素 G 钾 80 万 U

用法：静脉滴注每日 2 次　青霉素皮试（　　）

请问如果你是当班护士，应当如何正确执行以上医嘱？

3. 患者，男性，28 岁。肺部感染。静脉注射头孢他啶治疗，给药 10 min 后，患者出现了突然胸闷、气促、面色苍白或发绀、嗜睡、肢体湿冷、意识丧失、脉搏细速。

请分析：该患者出现此类症状的原因，怎样进行护理？

4. 患者，男性，24 岁。因发热咳嗽入院。该患者自诉因受凉 3 h 后，觉寒战、乏力并咳嗽 1 h，为刺激性干咳，无痰，自测体温 38.6 ℃，遂入院。查体：肺部呼吸音稍低，上肺叶可闻及少许哮鸣音。诊断：支原体肺炎。医生下达以下医嘱：

Rp.

罗红霉素 150 mg × 12

用法：300 mg 饭后口服 2 次 / 日

请分析：此病例的用药护理的要点是什么？

音频：
用药护理案例解析

5. 患者，男性，42 岁。行全麻手术后，因导尿管使用不慎，导致泌尿系损伤。为预防感染，予以常规剂量肌内注射庆大霉素抗感染治疗，10 min 后，发现其心率减慢、呼吸困难，四肢无力，口唇麻木。

请分析：患者出现此类症状的原因是什么？应如何进一步护理？

音频：
用药护理案例解析

自测题

思维导图：
学习小结

一、单项选择题

A_1 型题

1. 下列关于万古霉素的叙述正确的是
   A. 万古霉素为大环内酯类抗生素
   B. 仅对革兰氏阴性菌起作用
   C. 抗菌机制是抑制细菌蛋白质合成
   D. 细菌对本品易产生耐药性
   E. 与其他抗生素无交叉耐药性
2. 大环内酯类药物的共同特点不正确的是
   A. 抗菌谱广
   B. 细菌对本类药物有不完全交叉耐药性
   C. 在碱性环境中抗菌作用增强
   D. 不易透过血脑屏障
   E. 毒性低
3. 氨基糖苷类抗生素不宜与呋塞米合用的原因是
   A. 呋塞米加快氨基糖苷类药物的排泄
   B. 呋塞米抑制氨基糖苷类药物的吸收
   C. 呋塞米增加氨基糖苷类药物的肾毒性
   D. 呋塞米增加氨基糖苷类药物的耳毒性
   E. 增加过敏性休克的发生率
4. 下面有关庆大霉素描述说法正确的是
   A. 耐药性产生较快
   B. 临床上完全取代了链霉素
   C. 最严重的不良反应是不可逆性的肾损害
   D. 常用于革兰氏阴性杆菌感染、铜绿假单胞菌感染和心内膜炎等
   E. 对厌氧菌和肺炎支原体无效

5. 万古霉素抗菌机制是
   A. 抑制细菌细胞壁的合成
   B. 抗叶酸代谢
   C. 影响胞质膜通透性
   D. 抑制 DNA 螺旋酶，阻止 DNA 合成
   E. 抑制蛋白质合成
6. 克拉维酸与阿莫西林配伍应用主要是因为前者可
   A. 抑制 β- 内酰胺酶
   B. 延缓阿莫西林经肾小管的分泌
   C. 提高阿莫西林的生物利用度
   D. 减少阿莫西林的不良反应
   E. 扩大阿莫西林的抗菌谱
7. 舒巴坦与青霉素联用，能产生明显的抗菌协同作用，其原因为
   A. 它能增强青霉素的耐酸性
   B. 可抑制 β- 内酰胺酶
   C. 可结合 PBPs，与青霉素联合杀菌
   D. 可抑制细菌二氢叶酸还原酶
   E. 能改变细菌胞壁通透性
8. 第三代头孢菌素与第二代、第一代相比其主要特点不正确的是
   A. 抗菌谱扩大，对铜绿假单胞菌及厌氧菌有不同程度抗菌作用
   B. 对革兰氏阴性菌及阳性菌抗菌作用均强
   C. 对革兰氏阴性菌产生的 β- 内酰胺酶比较稳定
   D. 几乎无肾毒性
   E. 宜选用于重症耐药性革兰氏阴性菌感染
9. 对克拉维酸描述不正确的是
   A. 抗菌谱广，抗菌活性低
   B. 于 β- 内酰胺类抗生素合用时抗菌作用减弱
   C. 可与阿莫西林配伍
   D. 可与替卡西林配伍
   E. 为半合成 β- 内酰胺酶抑制剂
10. 对头孢哌酮描述错误的是
    A. 对厌氧菌有较强的作用
    B. 为第三代头孢菌素
    C. 对革兰氏阳性菌、金黄色葡萄球菌抗菌作用强
    D. 对肾基本无毒性
    E. 对铜绿假单胞菌也有较强的作用
11. 影响细菌蛋白质合成的药物是
    A. 阿莫西林　　B. 红霉素　　C. 多粘霉素
    D. 氨苄西林　　E. 头孢唑啉
12. 抢救青霉素过敏性休克的首选药物
    A. 去甲肾上腺素　　B. 肾上腺素　　C. 多巴胺
    D. 肾上腺皮质激素　　E. 抗组胺药

13. 治疗鼠疫首选药物是
A. 链霉素 B. 林可霉素 C. 红霉素
D. 庆大霉素 E. 小诺霉素
14. 对结核菌有治疗作用的氨基苷类药物是
A. 庆大霉素 B. 链霉素 C. 大观霉素
D. 阿米卡星 E. 妥布霉素
15. 引起幼儿牙釉质发育不全的是
A. 红霉素 B. 青霉素 C. 林可霉素
D. 多西霉素 E. 四环素

A_2 型题

16. 男性，30 岁，高烧，胸痛，咳铁锈色痰，右肺下叶突变，青霉素皮试敏可疑，宜选用
A. 林可霉素 B. 红霉素静脉点滴 C. 青霉素静脉点滴
D. 青霉素 V 口服 E. 四环素
17. 男性，28 岁，3 个月前去外地，近 10 天小便灼痛，近 2、3 天来小便疼痛难忍，小便时尿道口有较多黄绿色脓性分泌物，查出淋球菌，患者有青霉素过敏史。该患者宜选用
A. 氯霉素 B. 大观霉素 C. 青霉素
D. 四环素 E. 头孢曲松
18. 女性，50 岁，患耐青霉素的金葡菌性心内膜炎，青霉素皮试阴性，既往有慢性肾盂肾炎，应选用
A. 青霉素 B. 庆大霉素 C. 头孢氨苄
D. 双氯西林 E. 头孢孟多

A_3/A_4 型题

（20～21 题共用题干）

男性，40 岁，嗜酒，因胆囊炎给予抗菌药物治疗，恰朋友来探望，小酌后有明显的恶心、呕吐、面部潮红，头痛，血压降低。

19. 患者出现这种现象称为
A. 双硫仑样反应 B. 反跳现象 C. 红人综合征
D. 光敏现象 E. 赫氏反应
20. 这种现象与下列哪种药物有关
A. 四环素 B. 氨苄西林 C. 青霉素
D. 头孢孟多 E. 四环素

（姚永萍）

第三十五章
人工合成抗菌药

学习目标

1. 掌握喹诺酮类的抗菌作用机制、临床应用、不良反应及用药护理；磺胺类与甲氧苄啶协同抗菌机制、临床应用及不良反应。

2. 熟悉磺胺嘧啶、甲硝唑的临床应用与不良反应。

3. 了解喹诺酮类药物的分类、体内过程；其他人工合成抗菌药的作用特点及常见不良反应。

第一节 喹 诺 酮 类

一、概述

喹诺酮类（quinolones）是一类含有4-喹诺酮母核的人工合成抗菌药，按药物的化学结构、抗菌作用特点及临床应用先后可分为四代，见表35-1。

表35-1 喹诺酮类药物的分类、特点及代表药物

药物	抗菌作用特点	代表药物
第一代	1962年问世，只对大肠埃希菌、痢疾志贺菌、克雷白杆菌、少部分变形杆菌有等革兰氏阴性菌有抗菌作用，因疗效不佳，现已淘汰	萘啶酸（nalidixic acid）、吡咯酸（piromidic acid）
第二代	1974年问世，抗菌谱较第一代有所扩大，对铜绿假单胞菌、沙雷杆菌、枸橼酸杆菌、肠杆菌属也有一定抗菌作用，可用于敏感菌所致的肠道和泌尿道感染	吡哌酸（pipemidic acid，PPA）、新恶酸（cinoxacin）、甲氧恶喹酸（miloxacin）
第三代	1979年合成，因此类药物的分子中均有氟原子，亦称氟喹诺酮类。抗菌谱进一步扩大，对革兰氏阴性菌的抗菌作用则进一步加强，对葡萄球菌等革兰氏阳性菌也有抗菌作用。药物口服吸收好、可广泛分布于全身，因其广谱、高效，目前临床应用较为广泛	诺氟沙星（norfloxacin，氟哌酸）、环丙沙星（ciprofloxacin）、氧氟沙星（ofloxacin）、左氧氟沙星（levofloxacin）、氟罗沙星（fleroxacin）
第四代	1999年批准用于临床，在第三代的基础上，抗菌谱进一步扩大，对部分厌氧菌、革兰氏阳性菌和铜绿假单胞菌的抗菌活性明显提高，并有明显抗生素后效应	司帕沙星（sparfloxacin）、莫西沙星（moxifloxacin）、加替沙星（gatifloxacin）

目前临床常用的是第三、四代喹诺酮类，药物的抗菌作用机制主要是通过抑制敏感菌的DNA回旋酶（革兰氏阴性菌作用靶点）和拓扑异构酶Ⅳ（革兰氏阳性菌作用靶点），使DNA合成受阻而致细菌死亡。此外，还可造成细菌DNA错误复制，抑制细菌RNA及蛋白质合成等，发挥抗菌后效应。

【体内过程】

1. 吸收 第三、四代喹诺酮类药物口服吸收良好，除诺氟沙星和环丙沙星外，其余药物的吸收均达给药量的80%～100%。药物可螯合二价、三价金属阳离子，如Ca^{2+}、Mg^{2+}、Fe^{2+}、Al^{3+}、Zn^{2+}等，使生物利用度下降，因而不能与含有这些离子的食品和药物同服。

2. 分布 喹诺酮类药血浆蛋白结合率低，体液和组织中分布广泛，在肺、肝、肾、前列腺、膀胱、卵巢和子宫内膜中的浓度高于血药浓度。氧氟沙星、培氟沙星和环丙沙星可通过正常或炎症脑膜进入脑脊液，达到有效治疗浓度。

3. 代谢和排泄 本类药物少量在肝代谢或经粪便排出，大部分以原形经肝、肾排出。

【抗菌作用】

喹诺酮类属广谱杀菌药，第三代喹诺酮类对革兰氏阴性细菌，如大肠埃希菌、伤寒沙门菌、流感嗜血杆菌及淋病奈瑟菌等均有强大的杀菌作用；对革兰氏阳性球菌，如金黄色葡萄球菌、肺炎链球菌、溶血性链球菌也有较强的抗菌作用，但弱于对革兰氏阴性细菌的作用；某些药物对铜绿假单胞菌、分枝杆菌属、支原体、衣原体及厌氧菌也有抑制作用。

第四代喹诺酮类药物对静止期和生长繁殖期细菌均有明显杀灭作用，即使血药浓度已降低到无法检测水平，仍在2～6 h内发挥明显抑菌作用，此为抗菌后效应；药物对多数革兰氏阳性和阴性菌作用强，特别是提高了对厌氧菌的抗菌活性，对结核分枝杆菌、衣原体、支原体和部分多重耐药的革兰氏阳性菌也具有良好的活性。

【临床应用】喹诺酮类药适用于敏感菌所致的泌尿生殖系统、呼吸系统、消化系统、皮肤软组织、前列腺、骨髓和骨关节、眼、耳、鼻、喉等部位的感染。因药物在组织中浓度高，常用于治疗急、慢性骨髓炎和化脓性关节炎；伤寒、副伤寒杆菌对本药物高度敏感，临床可作为伤寒治疗的首选药；亦可用于支原体、衣原体感染，军团菌病，及与抗结核药合用于多重耐药结核的治疗。

【不良反应】

1. 消化道反应 少数人可出现恶心、呕吐、食欲减退等症状，症状一般较轻，患者可耐受。

2. 中枢神经系统反应 表现为头痛、头晕、焦虑、烦躁、失眠等，严重者可致精神失常、惊厥等。这是由于喹诺酮类具有脂溶性，透过血脑屏障，阻断GABA与受体结合所致。

3. 骨、关节病变 可引起关节疼痛、肿胀和肌腱炎症等，儿童长期用药后，可影响软骨发育。

4. 过敏反应 可见皮疹、皮肤瘙痒、血管神经性水肿等，严重者可致过敏性休克，一旦发生，应立即停药，并采取抗过敏治疗。少数使用司帕沙星、氟罗沙星等药物者出现光敏性皮炎，即光照部位皮肤出现瘙痒性红疹，严重者可致皮肤剥脱、溃烂，停药后恢复。

5. 其他 心脏毒性罕见但后果严重，表现为Q-T间期延长、室颤等。大剂量长期应用可出现转氨酶升高、肾损害、跟腱炎、周围神经刺激、脉管炎等症状。

【耐药性】

由于喹诺酮类药物在临床上的广泛应用，耐药菌株呈增长趋势。常见的耐药菌有金黄色葡萄球菌、肠球菌、大肠埃希菌和铜绿假单胞菌等。本类药物间有交叉耐药，但该类药物与其他类抗菌药之间无明显交叉耐药性。

细菌耐药性的产生，主要是由于细菌DNA回旋酶基因突变，即喹诺酮类药物作用靶位的构象发生改变，这与细菌高浓度耐药有关。另外，细菌细胞膜通透性的改变，使细菌对药物摄入减少，或者耐药菌株对药物具有外排功能等，与低浓度耐药有关。

二、常用喹诺酮类药物

诺氟沙星（norfloxacin，氟哌酸）

本药是第一个氟喹诺酮类药物，口服生物利用度低，$t_{1/2}$ 为 3.5～5 h，吸收后大约 33%以原形从肾排泄，30%以原形从胆汁排泄，上述器官药物浓度均明显高于血药浓度。对革兰氏阳性细菌和革兰氏阴性细菌作用较强，但对结核分枝杆菌、军团菌、支原体、衣原体无效。主要用于肠道、尿路感染，亦可用于呼吸道、皮肤软组织、眼科感染，目前已较少使用。

环丙沙星（ciprofloxacin）

本药是体外抗菌活性最强的氟喹诺酮类药物，口服生物利用度约为 70%，静脉滴注可提高血药浓度，$t_{1/2}$ 为 3～5 h。对革兰氏阴性细菌杆菌最强，如大肠埃希菌、志贺菌、流感杆菌、伤寒沙门菌、铜绿假单孢菌等均有较好疗效，对球菌属里的产酶淋病奈瑟菌、耐药金黄色葡萄球菌，以及军团菌、结核分枝杆菌作用较强，对耐氨基糖苷类细菌有效，对厌氧菌无效。

临床主要用于全身系统性感染，如消化道、泌尿道、呼吸道、骨关节及皮肤软组织感染。不良反应相对少而轻，静脉注射可刺激局部血管。因可诱发跟腱炎和跟腱撕裂，老年人和运动员慎用。

其他常用喹诺酮类药物见表 35-2。

表 35-2　常用喹诺酮类药

药物	抗菌作用特点及临床应用	不良反应
氧氟沙星（ofloxacin，氟嗪酸）	口服生物利用度达 95%，$t_{1/2}$ 为 5～7 h，胆汁和尿液中浓度较高，对革兰氏阳性细菌、革兰氏阴性细菌作用优于诺氟沙星，对结核分枝杆菌、衣原体、部分厌氧菌有效。用于敏感菌所致的呼吸道、胆道、泌尿生殖道、皮肤软组织等处的感染	主要为胃肠反应，偶见转氨酶升高
左氧氟沙星（levofloxacin）	为氧氟沙星的左旋异构体，口服生物利用度接近 100%，$t_{1/2}$ 为 5～7 h，抗菌谱同氧氟沙星，抗菌活性为氧氟沙星的 2 倍。对多重耐药金葡菌（MRSA）、表皮葡萄球菌、链球菌、肠球菌的抗菌活性强于环丙沙星，对铜绿假单胞菌活性低于环丙沙星。对衣原体、支原体、厌氧菌及军团菌也有杀灭作用，是目前最为常用的氟喹诺酮类药物之一	不良反应少而轻
氟罗沙星（fleroxacin）	口服生物利用度接近 100%，$t_{1/2}$ 长达 10 h 以上，药物大部分以原形由肾排泄，少量在肝代谢，可每日给药一次。对革兰氏阳性细菌、革兰氏阴性细菌、厌氧菌、支原体、衣原体和分枝杆菌都有强大的抗菌活性	引起中枢神经系统反应、胃肠道反应和光敏反应，与布洛芬合用可诱发痉挛
司帕沙星（sparfloxacin，司氟沙星）	本药是第四代喹诺酮类药物，口服吸收好，生物利用度 80%～90%，肝肠循环明显，$t_{1/2}$ 超过 16 h，穿透能力极强，50%经粪便排泄。对革兰氏阴性细菌、军团菌抗菌活性与环丙沙星相近，对革兰氏阳性细菌、厌氧菌、结核分枝杆菌、支原体、衣原体抗菌活性强于环丙沙星和氧氟沙星，对耐青霉素、头孢菌素的链球菌、耐异烟肼、利福平的结核杆菌有效	易出现心脏毒性、神经系统反应和光敏反应，临床应严格控制使用

续表

药物	抗菌作用特点及临床应用	不良反应
莫西沙星（moxifloxacin）	本药属于第四代喹诺酮类，口服生物利用度约90%，$t_{1/2}$为12～15 h，抗菌谱广，抗菌活性比环丙沙星、氧氟沙星、左氧氟沙星和司帕沙星强。主要用于敏感细菌引起的呼吸道、泌尿生殖道和皮肤软组织等处的感染	不良反应少，常见胃肠反应，目前尚未发现光敏反应和心脏毒性等严重不良反应
加替沙星（gatifloxacin）	口服生物利用度为90%～96%，药物79%～88%以原形由肾排泄。对革兰氏阳性细菌、厌氧菌、结核分枝杆菌、支原体、衣原体的抗菌活性与莫西沙星相近，对革兰氏阴性菌的作用强于莫西沙星，临床应用同莫西沙星	不良反应发生率低，几乎没有光敏反应，但可产生心脏毒性及血糖紊乱

第二节　磺胺类药物

一、概述

磺胺类药物是最早的人工合成抗菌药，首次用于临床的是百浪多息（prontosil，1935）。近年来，随着许多低毒高效的新型抗菌药物问世及病原菌对磺胺类耐药性的增高，磺胺类药物应用逐渐减少，但某些品种的复方制剂仍是治疗某些感染的首选药。

知识链接

第一个抗菌药——百浪多息的发现

百浪多息是世界上第一种商品化的合成抗菌药，在人类可能因咽喉感染而死亡的年代，百浪多息的发现无疑是一个惊人的突破。

1932年12月20日，德国药物学家、细菌、病理学家学家格哈德·多马克把一种橘红色的染料注射到感染链球菌的小白鼠体内，惊奇地发现感染的小白鼠日渐康复，器官也没有受到严重损伤，多马克把这种染料命名为“百浪多息”。巴黎巴斯德研究所的科学家们进行了同样的实验，发现这种染料不但对小鼠有效，对人也同样有效。

这一发现让人类在青霉素等抗生素出现之前，拥有了强大的抗菌武器，告别了对感染性疾病束手无策的时代，在人类同疾病作斗争的历史中留下永不被抹去的辉煌一页。

【作用机制】细菌以二氢蝶啶、对氨基苯甲酸（p-aminobenzoic acid，PABA）、谷氨酸等为原料，在二氢叶酸合成酶的催化下生成二氢叶酸，再经二氢叶酸还原酶催化还原为四氢叶酸，四氢叶酸作为一碳基团转移酶的辅酶参与细菌嘌呤和嘧啶核苷酸的合成。磺胺药的结构与PABA相似，可竞争性抑制二氢叶酸合成酶，阻碍细菌二氢叶酸合成，进而抑制细菌生长繁殖（图35-1），属慢效抑菌药。

微课：磺胺类药物的作用机制

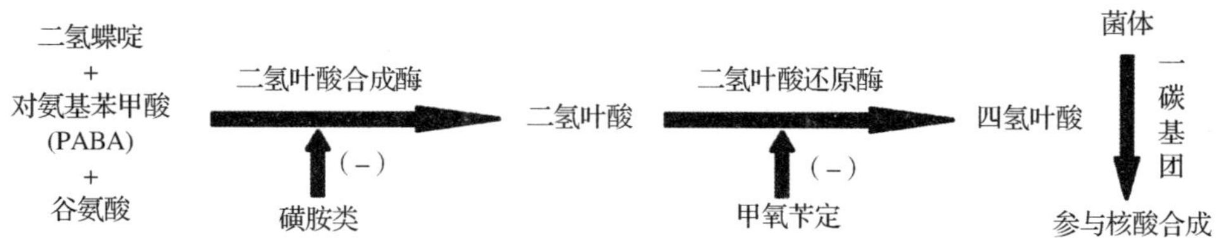

图35-1　磺胺类和甲氧苄啶抗菌作用机制

【体内过程】用于全身感染的药物口服易吸收，体内分布广泛，血浆蛋白结合率为25%～95%，血浆蛋白结合率低的药物则易通过血脑屏障。主要经肝代谢，从肾排泄，尿中原形药物浓度高者适用于泌尿道感染。

【抗菌作用】磺胺类药抗菌谱广，对大多数革兰氏阳性菌和阴性菌均有抑制作用，以肺炎链球菌、脑膜炎奈瑟菌、淋病奈瑟菌、鼠疫耶尔森菌、A群链球菌、诺卡菌属最为敏感；对大肠埃希菌、志贺菌属、变形杆菌属、布鲁菌属和沙门菌属有良好抑菌效果；对沙眼衣原体、卡氏肺孢子虫，弓形虫滋养体等亦有抑制作用；对病毒、支原体、螺旋体、立克次体无效。此外，磺胺米隆和磺胺嘧啶银对铜绿假单胞菌也有抑制作用。

【临床应用】主要用于敏感菌所致的各种感染性疾病的治疗，因剂型不同临床应用差异较大，常用磺胺类药物的临床应用见表35-3。

【不良反应】

1. 肾损害 磺胺类药物在尿中溶解度较低，易析出结晶造成肾损伤，可出现结晶尿、血尿、管型尿、尿痛、尿闭等，以磺胺嘧啶多见。

2. 过敏反应 常出现皮疹、固定性药疹、药物热等，严重可出现剥脱性皮炎、多形性红斑等。

3. 血液系统反应 可引起粒细胞减少、血小板减少，严重可致再生障碍性贫血。葡萄糖-6-磷酸脱氢酶缺陷者，可致溶血性贫血。

4. 神经系统反应 可见头晕、乏力、精神不振、新生儿胆红素脑病等症状。

5. 消化系统反应 恶心、呕吐、食欲缺乏等。

【耐药性】细菌常因如下原因对磺胺类药物产生耐药性：①细菌代谢途径改变；②细菌细胞膜通透性降低；③细菌二氢叶酸合成酶发生改变，与磺胺药亲和力下降；④PABA产生增加，削弱了磺胺药的竞争性抑菌作用；⑤细菌灭活药物能力增强。此外，各种磺胺药之间存在交叉耐药性。

二、常用磺胺类药物

常见磺胺类药物分类、作用及应用见表35-3。

表35-3 常见磺胺类药物分类、作用、应用及不良反应

分类	特点	抗菌作用、应用及不良反应
全身感染	短效 $t_{1/2} < 10$ h	磺胺异噁唑、磺胺二甲嘧啶
	中效 $t_{1/2}$ 10～24 h	磺胺嘧啶（sulfadiazine，SD）口服易吸收，蛋白结合率低，易透过血脑屏障，是治疗流行性脑脊髓膜炎（流脑）的首选药。对诺卡菌属引起的肺部感染、脑膜炎、脑脓肿也是首选，肾毒性多见
		磺胺甲噁唑（sulfamethoxazole，SMZ，新诺明）口服易吸收，抗菌谱广，作用强，尿中浓度高，对大多数革兰氏阴性菌和阳性菌均有抑制作用，主要与甲氧苄啶合用组成复方新诺明治疗敏感菌引起的泌尿、消化、呼吸系统的感染。血脑屏障透过率低于SD，用于流脑预防。过敏反应较常见，也可造成肾损害
	长效 $t_{1/2} > 24$ h	磺胺多辛、磺胺间甲氧嘧啶
肠道感染	口服难吸收	柳氮磺吡啶（sulfasalazine，SASP）在肠道内分解为磺胺吡啶和5-氨基水杨酸，前者抗菌作用弱，后者具有抗炎和免疫抑制作用，主要用于急、慢性溃疡性和局限性结肠炎。少量吸收易出现恶心、呕吐及过敏反应

续表

分类	特点	抗菌作用、应用及不良反应
局部外用	渗透性好	磺胺米隆（sulfamylon，SML）可迅速渗入创面和焦痂，抗菌活性不受脓液和坏死组织影响。抗菌谱广，对铜绿假单胞菌、金黄色葡萄球菌、破伤风梭菌均有效。用于烧伤或大面积创伤后创面感染，用药局部可出现疼痛、灼烧感
	收敛作用	磺胺嘧啶银（sulfadiazine silver，SD-Ag）可抑制大多数细菌和真菌，尤其对铜绿假单胞菌作用强于 SML。抗菌作用仍不受脓液影响，可促进创面干燥、结痂及愈合。主要用于烧伤、烫伤的创面感染，用药局部有一过性、刺激性疼痛
	穿透力强	磺胺醋酰（sulfacetamide，SA）pH 呈中性，可透入眼部晶状体及眼内组织，几乎无刺激性。用于眼科感染性疾病，如沙眼、角膜炎、结膜等

第三节　其他合成类抗菌药

其他合成抗菌药包括甲氧苄啶、硝基呋喃类及硝基咪唑类药物。

一、甲氧苄啶

甲氧苄啶（trimethoprim，TMP）又名磺胺增效剂，属广谱抑菌药，半衰期与磺胺甲噁唑（SMZ）相近，抗菌谱与磺胺类药相似。口服吸收迅速、完全，体内分布广，脑脊液中的药物浓度较高，主要以原形由肾排泄。TMP 单用易产生耐药性，常与磺胺类药物合用，有增效作用。

抗菌机制是通过抑制二氢叶酸还原酶，使二氢叶酸不能还原为四氢叶酸，阻止细菌核酸的合成（图 35-1）。TMP 与 SMZ 合用，可双重阻断细菌叶酸代谢，抗菌作用因此增强数倍至数十倍，甚至呈现杀菌作用，并能减少耐药菌株的产生，主要用于敏感菌所致的呼吸道、泌尿道、肠道及皮肤软组织感染。

本药毒性较小，但大剂量或长期应用可影响人体叶酸代谢，出现粒细胞减少、血小板减少、巨幼红细胞性贫血等，必要时用亚叶酸钙治疗，动物实验可致畸。

案例分析　患者，男性，12 岁。因突起发热、头痛、呕吐 2 日入院。患者 2 日前出现畏寒，发热，T39 ℃，头痛，呕吐 2 次。次日症状加剧，头痛剧烈，呕吐频繁。入院查体：T 40 ℃、P 113 次 / 分、R 29 次 / 分、BP 80/50 mmHg，全身皮肤散在米粒大小皮下出血点。脑脊液检查：压力增高、白细胞数增多且以中性粒细胞为主、蛋白质含量显著增高、糖含量明显减少。诊断为：流行性脑脊髓膜炎，给予磺胺嘧啶（SD）联合甲氧苄啶（TMP）治疗。

请分析：

1. 为什么临床常将磺胺类药物与 TMP 联合应用？
2. 在用药指导和监护中需要注意哪些问题？

二、硝基呋喃类药物

本药物抗菌谱广，对革兰氏阳性和阴性菌均有杀灭作用，对大肠埃希菌、淋病奈瑟菌、葡萄球菌、志贺菌属等有抑制作用。酸性环境使药物抗菌作用增强，不易产生耐药性，与其他抗菌药无交叉耐药性。

主要不良反应有胃肠道反应，如恶心、呕吐、食欲缺乏；周围神经炎，表现为感觉异常、手足麻木；偶见过敏反应。常用硝基呋喃类药物作用特点及应用见表35-4。

表35-4 常用硝基呋喃类药物

药物	特点及应用	毒性
呋喃妥因（nitrofurantoin，呋喃坦啶）	口服吸收完全，血药浓度较低，40%以原形由尿液排出，主要用于泌尿系统感染	较小
呋喃唑酮（furazolidone，痢特灵）	呋喃唑酮口服吸收较少，主要用于肠道感染，也用于胃和十二指肠溃疡的幽门螺杆菌感染	小
呋喃西林（furacilin）	毒性较大，仅用于皮肤科、耳鼻咽喉科局部抗感染治疗以及膀胱冲洗等	大

三、硝基咪唑类药物

药物通过抑制敏感菌的DNA合成或使已经合成的DNA变形、裂解而发挥作用，属于杀菌剂。对革兰氏阳性细菌、革兰氏阴性细菌厌氧菌有抗菌作用。常用硝基咪唑类作用及特点见表35-5。

表35-5 常用硝基咪唑类药物

药物	作用与应用	不良反应与注意事项
甲硝唑（metronidazole）	口服或直肠给药后迅速吸收，血浆蛋白结合率＜5%，广泛分布于各组织和体液中，能通过血脑屏障。临床广泛用于厌氧菌感染的治疗，如盆腔炎、骨髓炎、中耳炎、口腔感染等。也用于治疗肠道和肠外阿米巴病、阴道滴虫病、贾第鞭毛虫病等，常为首选药物	消化道反应最为常见，如恶心、呕吐、食欲缺乏、腹部绞痛，一般不影响治疗；神经系统症状有头痛、眩晕、感觉异常、肢体麻木、共济失调、多发性神经炎等；少数患者可发生荨麻疹、潮红、瘙痒、口中金属味等，停药后可自行恢复
替硝唑（tinidazole）	口服吸收好，半衰期长，口服一次有效血药浓度可维持72 h，抗菌活性强于甲硝唑。常用于厌氧菌感染、泌尿生殖道滴虫病、阿米巴病及梨形鞭毛虫病的治疗	不良反应少而轻，偶有恶心、呕吐、食欲下降、皮疹等

第四节 人工合成抗菌药的用药护理

一、用药护理程序

用药护理步骤	用药护理要点
用药前	1. 详细询问患者病史、用药史，明确用药目的 2. 做好心理护理，帮助患者分析感染原因，以防止再感染 3. 合理制订护理程序，喹诺酮类药物输注前，应提醒患者适当进食，以减少胃肠道反应 4. 严格掌握适应证及禁忌证，指导患者识别过敏反应症状，一旦出现及时报告

续表

用药护理步骤	用药护理要点
用药中	1. 注意过敏反应、胃肠反应等不良反应 2. 喹诺酮类药物静脉滴注时，滴速不可过快，出现静脉炎应及时更换注射部位，静脉留置针不宜超过 1 周；药物可能有光敏反应，用药期间避免紫外线直射 3. 磺胺类口服时应首剂加倍，为减轻肾毒性，每日饮水量不少于 2000 ml；注射用磺胺嘧啶钠刺激性强，宜深部肌内注射且远离神经；静脉注射液浓度应小于 5%，静脉滴注浓度约 1%
用药后	1. 针对患者情况，做好相关护理以提高疗效 2. 喹诺酮类药物长期应用，应监定期测肝、肾功能 3. 磺胺类用药超过一周，注意监测肾功能；久用时定期监测血常规

二、用药护理案例分析

患者，男，48 岁。慢性支气管炎急性发作，医生为患者开立复方新诺明（SMZ+TMP）和碳酸氢钠联合应用治疗。

请分析：

1. 医生的用药是否合理？为什么？
2. 护士应如何指导患者减轻药物的不良反应？

音频：
用药护理案例解析

自测题

思维导图：
学习小结

一、单项选择题

A$_1$ 型题

1. 喹诺酮类药物抗菌作用机制是
   A. 抑制细菌二氢叶酸合成酶
   B. 抑制细菌二氢叶酸还原酶
   C. 抑制细菌蛋白质合成
   D. 抑制细菌 DNA 螺旋酶
   E. 抑制细菌转肽酶
2. 可用于治疗伤寒的药物是
   A. 四环素类　B. 氨基糖苷类　C. 青霉素类
   D. 氟喹诺酮类　E. 大环内酯类
3. 禁用于妊娠妇女和小儿的药物是
   A. 头孢菌素类　B. 氟喹诺酮类　C. 大环内酯类
   D. 氨基糖苷类　E. 林可霉素类
4. 磺胺嘧啶易透过血脑屏障的原因是
   A. 脂溶性高　B. 分子小　C. 水溶性高
   D. 血浆蛋白结合率低　E. 口服易吸收
5. 流行性脑脊髓膜炎（流脑）首选
   A. 磺胺异噁唑　B. 磺胺嘧啶　C. 磺胺米隆
   D. 柳氮磺胺吡啶　E. 磺胺多辛

6. 磺胺类药物抗菌作用是阻碍细菌的叶酸代谢，这是因为竞争性抑制了
   A. 二氢叶酸合成酶　B. 二氢叶酸还原酶　C. 胆碱酯酶
   D. 单胺氧化酶　E. 磷酸二酯酶
7. 常与甲氧苄啶合用的药物是
   A. 磺胺嘧啶　B. 磺胺异噁唑　C. 磺胺米隆
   D. 磺胺甲噁唑　E. 磺胺多辛
8. 服用磺胺时，同服小苏打的目的是
   A. 增强抗菌活性　B. 扩大抗菌谱　C. 促进磺胺的吸收
   D. 延缓磺胺药的排泄　E. 减少不良反应
9. 呋喃唑酮主要用于
   A. 全身感染　B. 消化道感染　C. 阴道滴虫病
   D. 呼吸道感染　E. 尿路感染
10. 治疗阴道滴虫病的首选药物是
   A. 克林霉素　B. 呋喃妥因　C. 多黏菌素
   D. 甲硝唑　E. 罗红霉素

A_2 型题

11. 于某，突发高热伴发冷、寒战，继之出现腹痛、腹泻和里急后重，大便开始为稀便，迅速转变为黏液脓血便。查体左下腹压痛及肠鸣音亢进，诊断为急性细菌性痢疾，最好选用
   A. 利福平　B. 诺氟沙星　C. 红霉素
   D. 氨苄西林　E. 呋喃妥因

A_3/A_4 型题

（12～15 题共用题干）

女性，42 岁，因上呼吸道感染入院，医生给予磺胺嘧啶治疗。

12. 磺胺类药主要不良反应是
   A. 心肌损害　B. 中枢症状　C. 肾损害
   D. 消化道反应　E. 过敏反应
13. 出现上述不良反应主要的原因是
   A. 过敏反应　B. 溶血性贫血　C. 直接破坏肾单位
   D. 析出结晶损害肾　E. 血尿、尿少、尿闭
14. 该患者同时还可加用的药物是
   A. 维生素 B_6　B. 碳酸氢钠　C. 碳酸钙
   D. 维生素 C　E. 氯化铵
15. 加服此药物的目的是
   A. 增强抗菌疗效　B. 加快药物吸收速度
   C. 防止过敏反应　D. 防止药物排泄过快
   E. 使尿偏碱性，增加药物溶解度

二、问答题

1. 简述喹诺酮类的抗菌作用。
2. 如何防治磺胺类的肾损害？

3. 简述磺胺药与 TMP 合用的理论依据。

三、案例分析

患者，女性，39 岁。因下呼吸道感染，医生给患者用氟罗沙星注射液 0.2 g，每日 2 次，静脉滴注。患者在输注氟罗沙星时出现了恶心、呕吐、腹痛。

请分析：护士此时该如何处理？护士应如何指导患者减轻药物的不良反应？

（赵　喆）

第三十六章

抗结核药

学习目标

1. 掌握异烟肼、利福平等一线抗结核药的临床应用、不良反应及用药护理；治疗结核病的临床用药原则。

2. 熟悉抗结核药的应用原则；乙胺丁醇、吡嗪酰胺等抗结核药的作用、应用、主要不良反应及耐药性。

3. 了解其他解抗结核药的特点。

微课：
结核病的发生与抗结核病药的用药护

第一节 常用抗结核药

抗结核药是指能抑制或杀灭结核分枝杆菌、预防和治疗结核病的药物。临床常将疗效好、毒性较小的药物，如异烟肼、利福平、乙胺丁醇、吡嗪酰胺、链霉素等，列为一线药；将疗效差、毒性大的对氨基水杨酸、丙硫异烟胺等列为二线药。氧氟沙星、莫西沙星等喹诺酮类药物，对耐药的结核分枝杆菌也有较好的治疗效果，本章主要介绍常用的一线抗结核药物。

知识链接

结核病简介

结核病旧称“肺痨”，由结核分枝杆菌侵入人体引起，患者通过咳嗽、打喷嚏等使带有结核分枝杆菌的飞沫喷出体外，健康人吸入后在机体免疫力低下的情况下可被感染。其发病不受年龄、性别、种族、职业、地区的影响，人体许多器官、系统均可患结核病，其中以肺结核最为常见。

疾病潜伏期 4～8 周，典型症状为午后低热（一般为 37～38 ℃）、乏力、咳嗽、咯血、夜间盗汗、消瘦等。可根据临床表现以及痰液或其他体液涂片、结核菌素试验、X 线检查、淋巴细胞培养等实验室检查对结核病进行诊断。

异烟肼（isoniazid，雷米封）

本药口服吸收迅速而完全，分布广泛，易透过血脑屏障和细胞膜，并能渗透到浆膜腔、巨噬细胞、纤维化或干酪样结核病灶中。药物主要在肝内乙酰化代谢失活，有快、慢两种代谢类型，代谢产物及小部分以原形药物经肾排泄。

【抗菌作用】异烟肼通过抑制细菌分枝菌酸的合成，使结核分枝杆菌细胞壁合成受阻而死亡，也可抑制结核分枝杆菌 DNA 的合成而发挥作用。对结核分枝杆菌具有高度选择性，低浓度抑菌、高浓度杀菌，尤其对繁殖期细菌作用明显，对其他细菌几乎无效。具有高效、低毒、口服方便、价格低廉等优点。单用易耐药，与其他抗结核药之间无交叉耐药性。

【临床应用】本药为治疗结核病的首选药，可用于治疗各部位、各种类型的结核病。为增强疗效、延缓耐药性的产生，除预防和治疗早期轻症肺结核可单用外，常需与其他一线抗结核药联合应用。对急性粟粒性结核和结核性脑膜炎需增大剂量，必要时可静脉滴注给药。

【不良反应与用药护理】

治疗量不良反应少而轻，大剂量长期应用可发生下列不良反应。

1. 神经系统毒性 长期或大剂量应用可引起周围神经炎和中枢神经系统症状，表现为四肢麻木、刺痛、肌肉震颤，以及头痛、兴奋、失眠甚至诱发惊厥、癫痫及精神错乱等。服用维生素 B_6 可预防上述不良反应，癫痫及精神病患者应慎用。

2. 肝毒性 50 岁以上、快代谢型和嗜酒者较多见。一般剂量可出现黄疸及暂时性转氨酶升高；较大剂量或长期应用可致肝细胞坏死。服药期间应注意监测肝功能，肝功能不全者慎用。

3. 其他 偶见皮疹、药物热、粒细胞缺乏、血小板减少等。因可抑制乙醇代谢，故用药期间不宜饮酒。

利福平（rifampicin，RFP、甲哌利福霉素）

本药口服吸收迅速而完全，但与食物、对氨基水杨酸等同服可减少其吸收，故需空腹服用。吸收后广泛分布于全身，穿透力强，可进入细胞、脑脊液、痰液、结核空洞内。药物主要在肝内代谢，代谢产物呈橘红色，可经尿、粪、泪液、痰和汗液等排出体外。

【抗菌作用】利福平通过抑制细菌依赖 DNA 的 RNA 多聚酶，阻碍 mRNA 的生成，从而呈现杀菌作用。为广谱抗微生物药，对结核分枝杆菌、多数革兰氏阳性球菌尤其是耐药金葡菌和麻风分枝杆菌有强大杀灭作用，对部分革兰氏阴性菌，如大肠埃希菌、变形菌、流感嗜血杆菌及沙眼衣原体也有效。本药抗结核作用与异烟肼相当，对繁殖期结核分枝杆菌作用强，对静止期结核也有效。单用易耐药，与其他抗结核药之间无交叉耐药性。

【临床应用】主要与异烟肼等其他一线抗结核药合用于各种结核病及重症结核患者；可与氨苯砜等合用治疗麻风病；也用于耐药金葡菌及其他敏感菌引起的感染，如脑膜炎、胆道感染和沙眼等。

【不良反应】

1. 肝损害 为主要不良反应，表现为黄疸、转氨酶升高、肝大等，也可引起急性坏死性肝炎，嗜酒、原有肝病或与异烟肼合用时更易发生。

2. 胃肠反应 发生率低且症状轻微，表现为恶心、呕吐、腹痛、腹泻等。

3. 神经系统反应 可见头痛、嗜睡、乏力、眩晕、视物模糊、共济失调等。

4. 流感综合征 大剂量间歇疗法时出现，主要为寒战、发热、全身酸痛等流感样症状。

5. 其他 偶见皮疹、药物热、血小板和白细胞减少等过敏反应及溶血性贫血等。动物实验有致畸作用，孕妇及哺乳期妇女禁用。药物为肝药酶诱导剂，可加速其他药物代谢，其他常用抗结核病药见表 36-1。

表 36-1 常用抗结核病药物

药物	作用与应用	不良反应与耐药性
乙胺丁醇（ethambutol）	对细胞内、外结核分枝杆菌均有较强的杀灭作用，对其他细菌无效。常与异烟肼、利福平等合用治疗各种结核病	大剂量可导致球后视神经炎，表现为视力下降、视野缩小、红绿色盲，是剂量依赖性及可逆性病变，及时停药可恢复。单用缓慢产生耐药，与其他抗结核药间无交叉耐药性
吡嗪酰胺（pyrazinamide）	口服吸收好，分布广泛，可进入细胞内和脑脊液中。酸性环境中对结核分枝杆菌有较强的抑制和杀灭作用，有较好的抗生素后效应。临床上多与异烟肼、利福平、链霉素联合用于多种结核病的短程化疗或耐药菌株所致的结核病	不良反应较多，长期大剂量使用可产生肝毒性，表现为肝大、黄疸、氨基转移酶增高甚至肝坏死等；因减少尿酸排泄，可诱发痛风。单独应用易产生耐药性，和其他抗结核药之间无交叉耐药现象
链霉素（streptomycin）	是第一个有效的抗结核病药，抗结核分枝杆菌作用和穿透力均较异烟肼和利福平弱，主要与其他抗结核病药合用于浸润性肺结核和粟粒性结核等	长期用药耳毒性发生率高，单用易产生耐药性，与其他抗结核病药联合应用可延缓耐药性产生和降低耳毒性
对氨基水杨酸钠（sodiumpara-aminosalicylate）	属二线抗结核病药，仅对细胞外结核分枝杆菌有抑制作用，主要与其他抗结核药物合用，延迟各药耐药性的发生	不良反应有消化道反应、过敏反应等，耐药性产生较缓慢，无交叉耐药现象，且可延缓其他抗结核药耐药性的产生

第二节 临床用药原则

结核病具有病程长、易复发、结核分枝杆菌易产生耐药性等特点，因此不易治愈。近年来结核病的发病率有所回升，其原因除与老年人、各种免疫缺陷患者增多外，很大程度与不正规、不彻底的治疗以及抗结核药的耐药性增加有关。为提高治愈率，延缓结核分枝杆菌耐药性的产生，在使用中应注意以下原则。

1. 早期用药 结核病早期，病灶处于渗出阶段，血液循环较为丰富，给药后病灶中药物浓度高。此时，机体的抗病能力和修复能力较强，病灶中结核分枝杆菌处于繁殖期，对抗结核药物敏感，此时用药疗效显著。

2. 适量用药 抗结核病药物应用时，剂量需适当。剂量不足，难以有效抑制结核杆菌的生长繁殖，且易诱导耐药性的产生，最终导致结核治疗失败；若剂量过大，则易发生严重不良反应，对患者造成较大损害，同样影响抗结核效果。

3. 联合用药 为增强疗效、降低毒性、延缓耐药性的产生，临床常将两种或三种抗结核病药联合应用。初治病例大多异烟肼和利福平联用，若病灶广泛、病情严重者，则采用三联或四联疗法。

4. 规律用药 足够的疗程和剂量是保证疗效和防止复发的关键。目前广泛采用6个月短期强化疗法，即前2个月给予异烟肼（H）、利福平（R）与吡嗪酰胺（Z）联合治疗，后4个月给予两种抗结核药，如异烟肼和利福平等联用巩固治疗，此疗法可简写为2HRZ/4HR，病情严重则可四联，加入乙胺丁醇（E）或链霉素（S），以迅速控制病情。

5. 全程督导 在治疗过程中，患者的病情、用药、复查等都应在医护人员的督导之下完成，保证患者按 2HRZ/4HR 规律用药，确保治疗的科学、规范，以提高治愈率、保证治疗效果。

第三节　抗结核药的用药护理

一、用药护理程序

用药护理步骤	用药护理要点
用药前	1. 告知患者结核病是一种顽固的慢性病，应及时、规范、彻底治疗，否则容易导致复发、恶化并产生耐药性，形成难治性肺结核 2. 掌握联合化疗方案的药物组成、各药物特点和正确的给药方法 3. 告知患者药物可能出现的不良反应 4. 向患者宣传结核病防护的一般知识，让患者知道如何自我防护及避免传染他人
用药中	1. 治疗时应遵循早期、适量、联合、规律、全程五个原则 2. 用药期间应注意监测肝功能，不同药物合用时注意调整药物剂量 3. 指导患者正确对待治疗中出现的不良反应，如利福平因代谢产物为橘红色，服药期间汗液、泪液、痰液、唾液及大小便可出现颜色异常，对健康无影响 4. 嘱患者合理饮食、增加营养，增加治疗信心
用药后	1. 做好疗效评价和护理评价 2. 协助医生分析评价疗效差的病例 3. 定期随访，对患者的病情和用药提供指导，以保证治疗效果

二、用药护理案例分析

患者，男性，24 岁。以“咳嗽，胸痛一周”为主诉入院。入院后，X 线胸片示：右侧胸膜炎。实验室检查红细胞沉降率增快。诊断为：右侧结核性胸膜炎。

请分析：

1. 如何为该患者制订治疗方案？
2. 该患者如何护理？

音频：
用药护理案例解析

自测题

思维导图：
学习小结

一、单项选择题

A_1 型题

1. 异烟肼抗结核分枝杆菌的机制是（　　）
   A. 抑制细胞核酸代谢　　B. 抑制细菌细胞壁的合成
   C. 抑制 DNA 依赖的 RNA 聚合酶　　D. 影响细菌胞质膜的通透性
   E. 抑制细菌分枝菌酸合成

2. 中毒后可用等剂量维生素 B_6 来对抗的抗结核药是（　　）
   A. 利福平　　B. 乙胺丁醇　　C. 异烟肼
   D. 对氨基水杨酸　　E. 吡嗪酰胺
3. 下列抗结核药物中也可以用于治疗麻风病的是（　　）
   A. 链霉素　　B. 异烟肼　　C. 利福平
   D. 吡嗪酰胺　　E. 乙胺丁醇
4. 异烟肼与利福平合用易造成（　　）
   A. 胃肠道反应加剧　　B. 增强肝毒性
   C. 增强中枢损害　　D. 过敏反应
   E. 血液系统损害

A_2 型题

5. 患者，男性，23 岁。2 年前出现咳嗽，低热，气喘，胸闷隐痛，盗汗。经 X 线诊断为“肺结核”，以抗结核药物治疗。用药过程中，合用下列药物可减少耐药性产生的是（　　）
   A. 链霉素　　B. 乙胺丁醇　　C. 青霉素
   D. 吡嗪酰胺　　E. 司帕沙星

A_3/A_4 型题

（6～8 题共用题干）

患者，女性，50 岁。午后发热伴咳嗽痰中带血 1 周，体检：左肩胛间区有湿啰音，血沉 50 mm/h，血白细胞 10.0×10^9/L，胸片示左上肺斑片阴影伴 1 cm × 1 cm 透光区。

6. 该患者最可能的诊断是（　　）
   A. 支原体肺炎　　B. 肺炎球菌肺炎
   C. 肺结核　　D. 肺真菌病
   E. 支气管肺癌
7. 确诊的首选检查是（　　）
   A. 胸部 CT　　B. 胸部核磁共振
   C. 结核菌素试验　　D. 痰涂片找抗酸杆菌
   E. 痰细胞学检查
8. 拟用常规疗法进行治疗，第 2 阶段持续期可选用（　　）
   A. 吡嗪酰胺、利福平、环丝氨酸
   B. 利福平、环丝氨酸、卷曲霉素
   C. 利福平、乙胺丁醇、对氨基水杨酸钠
   D. 异烟肼、利福平、乙胺丁醇
   E. 利福平、利福定、丙硫异烟胺

二、问答题

1. 简述异烟肼的药理作用、临床应用及不良反应。
2. 简述抗结核药的用药原则。

三、案例分析

患者，女性，37 岁。“咳嗽、痰多”一月余为主诉入院。患者一月前受凉后出现咳嗽、吐痰，自行按“感冒”治疗无效，自觉全身乏力、疲倦，午后常出现低热，夜间睡觉出虚汗，发现咳出的痰中带血丝后入院。经痰涂片检查抗酸杆菌阳性（+++），X线胸片见左肺斑片状模糊阴影，诊断为：左肺肺结核。给予异烟肼+利福平+链霉素+吡嗪酰胺四联正规治疗，一月后，患者出现头晕、耳鸣。

请分析：该患者为什么出现头晕、耳鸣？如何处理？

（赵　喆）

第三十七章 抗真菌药

学习目标

1. 掌握两性霉素B的抗菌作用、临床应用、主要不良反应及用药护理措施。
2. 熟悉氟胞嘧啶、氟康唑等其他抗真菌药的作用特点。
3. 了解抗真菌药的分类及各类药物的应用注意。

微课：
真菌感染与超级真菌“耳念珠菌”

真菌感染一般分为浅表真菌感染和深部真菌感染两类。浅表真菌病感染通常是由各种癣菌引起，主要侵犯皮肤、毛发、指（趾）甲等，引起各种癣症，发病率高、危险性小；深部真菌感染通常由白色念珠菌、荚膜组织胞质菌、新型隐球菌等引起，主要侵犯内脏器官和深部组织，发病率低、危险性大，常危及生命。近年来，深部真菌感染呈上升趋势，这与长期不合理使用广谱抗生素、免疫抑制药、糖皮质激素和细胞毒性抗恶性肿瘤药有关。

知识链接

真菌与生活

真菌（Fungus）是一种真核生物，拉丁文“Fungus”原意是蘑菇，常分为酵母菌、霉菌和蕈菌（大型真菌）三类。

1. 真菌与环境　真菌像细菌等微生物一样可分解死亡生物的有机物为各类无机物，使土地肥力增强。

2. 真菌与食物　蕈菌真菌中可食用的有200多种，如冬菇、草菇、木耳，以及真菌所侵入后的生物空壳，如冬虫夏草等。有些真菌，如酵母菌用于面包等加工，酿酒也需要真菌的发酵。

3. 真菌与疾病　真菌可引起植物多种病害和动、植物以及人类的多种疾病。

对人类而言主要有3种威胁：①真菌感染；②变态反应性疾病；③中毒性疾病。在真菌入侵人体时，需要应合理使用抗真菌药物，以应对真菌威胁。

第一节　抗浅部真菌药

克霉唑（clotrimazole，三苯甲咪唑）

人工合成的咪唑类广谱抗真菌药。口服吸收差，临床仅供局部外用，可用于治疗表皮癣菌及念珠菌感染引起的浅表真菌病，如体癣、手足癣和外耳道真菌病等。口含片可用于治疗鹅口疮，栓剂用于治疗念珠菌引起的阴道炎。药物毒性大，因局部用药不良反应少见，但对头癣无效。

特比萘芬（terbinafine）

为合成的烯丙胺类广谱抗真菌药，常作二线药使用。具有选择性高、杀菌作用强、抗菌谱广、毒性低等特点。对各种浅表真菌，如小孢子菌属、表皮癣菌属、毛癣菌属等作用强，对白色念珠菌作用稍差。可应用于体癣、股癣、手足癣及甲癣的治疗。不良反应较少，有胃肠反应、头痛等，偶见荨麻疹及一过性氨基转移酶升高。

第二节　抗深部真菌药

两性霉素 B（amphotericin B，庐山霉素）

本药为多烯类广谱抗真菌药，对多种深部真菌具有良好的抗菌活性，已成为严重真菌感染的首选药之一，但因毒性大临床应用受到一定限制。

【体内过程】口服及肌内注射均难吸收，临床常采用静脉给药，90%～95%的药物与血浆蛋白结合，不易透过血脑屏障。主要在肝内代谢，代谢产物在体内消除缓慢，停药数周后，仍可在尿中检出。

【抗菌作用】两性霉素 B 为广谱抗真菌药，对多种深部真菌，如新型隐球菌、球孢子菌、荚膜组织胞质菌、白色念珠菌等均有强大抑制作用，高浓度时可呈现杀菌作用。其抗真菌机制为选择性与真菌细胞膜上的麦角固醇结合，增加膜的通透性，导致真菌细胞内小分子物质外渗，使真菌停止生长甚至死亡。细菌的细胞膜不含麦角固醇，故对细菌无效。

【临床应用】目前是治疗深部真菌感染的首选药，静脉滴注用于各种真菌性肺炎、脑膜炎、心内膜炎等。治疗真菌性脑膜炎时，静脉给药外还需鞘内注射给药，以提高疗效。口服给药时可用于肠道真菌感染，局部应用可治疗皮肤、指甲及黏膜等浅部真菌感染。

【不良反应】

药物毒性大，不良反应多且严重。

1. 静脉滴注　可出现寒战、高热、头痛、恶心、呕吐等，还可出现血压下降、眩晕及血栓性静脉炎等。

2. 肾毒性　呈剂量依赖型，几乎见于所有患者，表现为尿检可见红细胞、白细胞、蛋白质，血中尿素氮及肌酸酐升高。

3. 血液系统毒性反应　可发生红细胞性贫血，血小板减少等。

4. 心血管系统反应　静脉滴注过快可引起心动过速、心室颤动或心搏骤停。

5. 神经系统毒性　鞘内注射可引起严重头痛、发热、颈项强直、下肢疼痛等。

6. 其他　此外还可致低血钾、肝功能及肾功能损害、听力损害等。

制霉菌素（nystatin，制霉素）

为多烯类抗真菌药，抗真菌机制与两性霉素 B 相似，但毒性更大，不宜注射给药。药物对白色念珠菌的抗菌活性最强，且不易产生耐药性，对隐球菌、滴虫也有抑制作用，对皮肤癣菌无作用。主要局部外用于口腔、皮肤、阴道念珠菌感染；口服难吸收，用于防治消化道白色念珠菌感染；静脉给药毒性过大，故不用于全身感染。较大剂量口服时，可有食欲缺乏、恶心、呕吐、腹泻等胃肠道反应。局部用药刺激性小，阴道用药可见白带增多。

氟胞嘧啶（flucytosine）

为人工合成的嘧啶类抗真菌药，药物口服吸收良好，分布广泛，可透过血脑屏障。作用机制是在真菌细胞内转化为5-氟尿嘧啶，干扰真菌核酸和蛋白质的合成。对隐球菌、念珠菌和拟酵母菌等抗菌活性高，主要用于隐球菌和念珠菌感染，单用易产生耐药性，与两性霉素B合用可产生协同效应。不良反应较少，主要为胃肠道反应，表现为恶心、呕吐、腹泻等；另有骨髓抑制作用，表现为白细胞、血小板减少。剂量过大可致肝损害，孕妇禁用。

第三节　抗浅部、深部真菌药

酮康唑（ketoconazole）

本药是第一个口服的广谱抗真菌药，属咪唑类抗真菌药，吸收后可渗透至皮肤的角质层，对多种深、浅部真菌有强大的抗菌活性。口服需要足够的胃酸才能发挥作用，不易透过血脑屏障，$t_{1/2}$ 约为8 h。常用于治疗多种浅表和深部真菌感染，效果相当于或优于两性霉素B，也可用于真菌性败血症、肺炎等。对免疫功能低下和真菌性脑膜炎患者效果不佳。不良反应较多，常见恶心、呕吐等胃肠道反应，亦有头晕、嗜睡、皮疹、畏光等。偶见肝毒性，严重者可引起肝功能衰竭。少数患者可发生性激素代谢异常，如男性乳房发育、女性月经紊乱等，现本药主要供外用。

氟康唑（fluconazole）

本药属三唑类广谱抗真菌药，口服和静脉给药均有效，生物利用度为95%，体内抗真菌活性强度是酮康唑的10～20倍，具有广谱、高效、低毒的特点。对白色念珠菌、新型隐球菌、皮炎芽生菌、荚膜组织胞质菌及多种皮肤癣菌抗菌作用均较显著。

主要用于：①治疗各种念珠菌、新型隐球菌引起的脑膜炎及艾滋病患者口腔、消化道念珠菌感染。②治疗各种皮肤癣和甲癣。③预防器官移植、白血病、白细胞减少等患者出现的真菌感染。药物不良反应少，常见恶心、腹痛、腹胀、腹泻等胃肠道反应，偶见一过性尿素氮、肌酸酐及转氨酶升高。因氟康唑可致胎儿缺陷，孕妇及哺乳期妇女禁用。

伊曲康唑（itraconazole）

本药属三唑类广谱抗真菌药，口服生物利用度约55%，体外抗真菌活性较酮康唑强5～100倍。主要用于深部真菌感染，对孢子菌、芽生菌、组织胞质菌、曲霉菌、隐球菌感染均有明显疗效。也可用于浅表真菌感染，如体癣、股癣、手足癣、指甲（趾）癣等。不良反应较轻，主要表现为胃肠道反应、头晕、头痛、皮肤瘙痒、低血钾、水肿、高血压等，偶见一过性转氨酶升高。心功能低下，肝、肾功能不全者及孕妇禁用。

第四节　抗真菌药的用药护理

一、用药护理程序

用药护理步骤	用药护理要点
用药前	1. 明确患者用药目的，区分真菌感染的类型
	2. 掌握患者身体状况，深部真菌感染者多有恶病质，应做好护理评估
	3. 了解用药史，浅部真菌感染大多有反复用药史，应注意合理选药

续表

用药护理步骤	用药护理要点
用药中	1. 深部真菌感染需要全身给药，药物不良反应多且严重，注意给药时的滴注速度、时间间隔和配制要求等 2. 治疗深部真菌感染用药期间，应密切监测心电图、肝肾功能以及血象、电解质变化等情况 3. 两性霉素 B 静脉给药时应避免药液外漏，可加入肝素或间隔给药，以减少局部血栓性静脉炎的发生
用药后	1. 浅部真菌感染不易根除，深部真菌感染预后较差，应合理制订疗效观察和评估程序 2. 注意强毒性药物的急救与处理，如两性霉素 B 过量，可给予碳酸氢钠碱化尿液，加快药物排泄；酮康唑、氟康唑过量，无特效解毒药，可根据情况对症治疗

二、用药护理案例分析

患者，男性，52 岁。接受肿瘤化疗 2 个疗程，两周前出现尿频、尿急现象，尿液混浊不清，未引起重视，一日前突发高热，T 39.5 ℃，尿常规检查示真菌性尿。

试分析：

1. 该患者应该选择何种抗真菌药？
2. 该患者如何护理？

音频：
用药护理案例解析

自测题

思维导图：
学习小结

一、单项选择题

A_1 型题

1. 两性霉素 B 的抗真菌作用机制是
   A. 抑制以 DNA 为模板的 RNA 多聚酶，阻碍 mRNA 合成
   B. 影响二氢叶酸合成
   C. 影响真菌细胞膜通透性
   D. 竞争性抑制鸟嘌呤进入 DNA 分子中，阻断核酸合成
   E. 替代尿嘧啶进入 DNA 分子中，阻断核酸合成
2. 与两性霉素 B 合用可减少复发率产生协同作用的药物是
   A. 氟胞嘧啶　B. 酮康唑　C. 灰黄霉素
   D. 阿昔洛韦　E. 制霉菌素
3. 静脉滴注给药用于真菌性肺炎的药物是
   A. 两性霉素 B　B. 酮康唑　C. 特比萘芬
   D. 灰黄霉素　E. 制霉菌素
4. 氟胞嘧啶为
   A. 抗真菌药　B. 抗病毒药　C. 抗血吸虫药
   D. 抗滴虫药　E. 抗蠕虫药

A_2 型题

5. 患者，女性，25 岁。口腔黏膜出现白色板块状物质 4 天，前往医院就诊。刮取边缘处鳞屑镜检，找到菌丝，诊断为鹅口疮。可选用何种药物进行治疗
   A. 氟胞嘧啶　B. 制霉菌素　C. 克霉唑
   D. 两性霉素 B　E. 特比萘芬

A_3/A_4 型题

（6～8 题共用题干）

患者，男性，60 岁，因糖尿病合并皮肤感染，长期服用四环素、磺胺等药物，后咽部出现白色薄膜，不曾注意，近来因消化不良，腹泻就诊，怀疑为“白色念珠菌病”

6. 治疗白色念珠菌病，宜选用下列哪种药物
   A. 灰黄霉素　B. 制霉菌素　C. 两性霉素 B
   D. 阿昔洛韦　E. 利巴韦林
7. 上述药物推荐使用的给药方法是
   A. 肌内注射　B. 静脉注射　C. 口服给药
   D. 阴道给药　E. 直肠给药
8. 上述药物的抗真菌机制为
   A. 改变真菌细胞膜的通透性　B. 抑制核酸的合成
   C. 抑制叶酸的合成　D. 抑制真菌细胞的蛋白质合成
   E. 抑制真菌细胞壁的合成

二、问答题

1. 简述两性霉素 B 的药理作用、临床应用及不良反应。
2. 简述抗真菌药的分类及代表药物。

三、案例分析

患者，女性，21 岁。学生，平时出汗较多，后发现颈背部有皮癣，奇痒难忍，自行到药店购买某种止痒软膏涂抹。连用 3 天后颈背部皮癣消失，遂停药。一周后，发现头颈部皮癣又重新出现，而且面积比原来增大了许多，经阅读该软膏说明书，该药为复方地塞米松软膏。

请分析：该学生头颈部皮癣为何重新出现且增大？她该选择何种药物？

（赵　喆）

第三十八章 抗病毒药

学习目标

1. 掌握干扰素、利巴韦林、奥司他韦、阿昔洛韦等常用抗病毒药的药理作用与临床应用特点。

2. 熟悉抗艾滋病药的分类及常用药物特点。

3. 了解其他抗病毒药的主要作用特点。

病毒是必须寄生在宿主细胞内，利用宿主细胞进行复制和繁殖的非细胞型微生物，包括DNA病毒和RNA病毒两类。病毒本身缺乏细胞器及完整的酶系统，必须寄生在宿主的活细胞内，依赖宿主提供能量及代谢必需物质才能生长繁殖，因此，目前应用的抗病毒药物对宿主细胞都有较大的毒性。另外，病毒种类繁多且变异迅速，使病毒易产生耐药性，抗病毒药治疗常不能取得满意的疗效。

知识链接

病毒的传播与免疫

病毒的传播方式多种多样，如植物病毒可通过以植物汁液为生的昆虫传播，动物病毒可通过蚊虫叮咬传播，流感病毒经由咳嗽及喷嚏传播，诺如病毒则通过接触带有病毒的手、食物和水传播，轮状病毒通过接触受感染的儿童直接传播，人类免疫缺陷病毒（艾滋病病毒）通过血液、性交、母婴途径传播等。

通常情况下，病毒感染可引发人体免疫反应，以消灭入侵病毒，这些免疫反应可通过注射疫苗产生，使接种疫苗的人或动物对相应的病毒产生免疫能力。一些病毒，如艾滋病病毒，可与人体长时间共存，保持感染性且不受到宿主免疫系统的影响，即病毒持续感染。

病毒的增殖过程包括吸附、穿入与脱壳、复制及组装、成熟与释放几个阶段，凡能阻止病毒增殖过程中任一阶段的药物，都具有抗病毒作用。本章选取临床常用的抗病毒药加以介绍。

第一节　常用的抗病毒药

一、广谱抗病毒药

干扰素（interferon，IFN）

IFN是机体细胞在受到病毒感染时，病毒诱导机体细胞产生的、具有抗病毒效应的一种糖蛋白。干扰素有IFN-α、IFN-β、IFN-γ 3种，分别由人体白细胞、纤维母细胞和致敏淋巴细胞产生，IFN-α和IFN-β抗病毒和抗增生能力较强，IFN-γ免疫调节作用明显。

【药理作用与临床应用】IFN在病毒感染的各个阶段都有一定的作用，其机制是激活宿主细胞产生抗病毒蛋白，使病毒的mRNA降解，蛋白质合成受抑制，目前常采用基因工程方法生产干扰素以供使用。药物口服不吸收，可经局部滴鼻、滴眼、皮下或肌内注射给药。临床主要用于各种病毒感染性疾病，如上呼吸道感染、病毒性肝炎、病毒性心肌炎、流行性腮腺炎、流行性乙型脑炎及人乳头瘤病毒引起的慢性宫颈炎等。

【不良反应】首次用药1周左右可出现发热、畏寒、乏力、头痛、肌痛等类流感样症状，连续用药后多可以自行缓解。还可出现胃肠道反应、倦怠、头痛等，肌内注射局部可出现硬结，偶有可逆性骨髓抑制、肝功能异常。

聚肌胞（polyinosinic）

本药为干扰素诱导剂，能诱导机体产生内源性干扰素，有类似干扰素的作用，可诱导产生广谱抗病毒和免疫调节功能，常用于病毒感染性疾病和肿瘤的辅助治疗。不良反应较多，如口干、发冷、头晕、头痛、恶心、肌痛、关节炎等。

利巴韦林（ribavirin，病毒唑）

本药是第一种人工合成的鸟苷类衍生物，为广谱抗病毒药，对各种流行性感冒病毒、麻疹病毒、呼吸道合胞病毒、甲型及乙型肝炎病毒、乙型脑炎病毒、带状疱疹病毒均有抑制作用，主要用于敏感病毒所致的呼吸道病毒感染，对急性甲型和乙型肝炎有一定疗效。吸入给药未见明显不良反应，口服或静脉给药有胃肠道反应及白细胞减少等，停药后即可恢复。动物实验证实有较强的致畸作用，孕妇禁用

二、抗呼吸道病毒药

金刚烷胺（amantadine）

本药口服生物利用度为90%，吸收后广泛分布于唾液、鼻腔分泌液中，在肺内含量高于血清含量，可通过胎盘及血脑屏障，90%以原形经肾排泄。临床主要用于防治甲型流感病毒感染，通过干扰病毒RNA转录的早期阶段发挥作用。多数甲型流感病毒株及亚型均可被0.4 μg/ml或更低浓度的金刚烷胺所抑制，高浓度时（25～50 μg/ml）可抑制乙型流感病毒、风疹病毒和其他病毒。本药不影响流感疫苗的免疫反应，所以患者可同时使用疫苗。金刚烷胺尚有抗震颤麻痹的作用，亦可治疗帕金森病。不良反应主要有恶心、厌食、紧张、焦虑、头晕、失眠等。

奥司他韦（oseltamivir，达菲）

本药口服吸收良好，生物利用度高，可广泛分布于感染的所有重要部位，包括中耳和鼻窦，为强效的、特异性流感病毒神经氨酸酶抑制剂，通过干扰病毒从被感染的宿主细胞中释放，减少甲型或乙型流感病毒的传播。本药是目前治疗流行性感冒的常用药物之一，也是抗禽流感甲型H_1N_1病毒最有效的药物之一。临床主要用于由流感A型病毒和流感B型病毒引起的流感，一般对感染不超过2天、无并发症的急性患者疗效较好，但不能改善流感的卡他症状。不良反应以

胃肠道反应最常见，多在首次服药时产生，其他还有头晕、疲劳、鼻塞、咽痛、咳嗽等。

三、抗疱疹病毒药

阿昔洛韦（aciclovir，无环鸟苷）

本药为广谱高效的抗病毒药，通过抑制病毒 DNA 聚合酶，阻断病毒 DNA 合成而发挥作用，对正常细胞几乎无影响，是最有效的抗单纯疱疹病毒（herpes simplex virus，HSV）的药物之一，对水痘－带状疱疹病毒（varicella-zoster virus，VZV）和 EB 病毒（Epstein-Barr virus，EBV）等也有效，在疱疹病毒感染细胞内的浓度是正常细胞的 40～100 倍。主要用于防治各种疱疹病毒感染，是急性单纯疱疹、带状疱疹病毒感染的首选药，也可局部应用治疗疱疹性角膜炎、单纯疱疹和带状疱疹。对乙型肝炎病毒也有抑制作用，可用于乙型肝炎。不良反应较少，局部外用可产生皮肤瘙痒、荨麻疹及皮肤刺激症状，口服可出现消化道反应，静脉注射可引起静脉炎。药物亦有肾毒性及神经毒性，肾功能不全者、小儿及哺乳期妇女慎用，孕妇禁用。

其他常用抗疱疹病毒药见表 38-1。

表 38-1 常用抗疱疹病毒药

药物	作用与应用	不良反应与注意事项
伐昔洛韦（valacyclovir）	是阿昔洛韦的酯化物，口服后在体内经首过效应转化为阿昔洛韦而发挥抗病毒作用，血药浓度可达阿昔洛韦的 5 倍，临床主要用于治疗单纯疱疹及水痘－带状疱疹病毒感染	主要优点为服药次数少，患者依从性好。不良反应少，偶有头晕、头痛、恶心、腹部不适等，肾功能不全者应减少剂量
更昔洛韦（ganciclovir，丙氧鸟苷）	对 HSV 和 VZV 的抑制作用与阿昔洛韦相似，但对巨细胞病毒（cytomegalovirus，CMV）感染作用较强，抗病毒作用约为阿昔洛韦的 100 倍，主要用于预防及治疗免疫功能缺陷患者严重的 CMV 感染	不良反应主要为骨髓抑制，白细胞及血小板减少最常见，偶有贫血、发热、肝肾功能减退等。注射处可见感染、疼痛、静脉炎
阿糖腺苷（vidarabine，Ara-A）	通过抑制病毒 DNA 聚合酶发挥广谱抗病毒作用，对单纯疱疹病毒、水痘－带状疱疹病毒有明显的抑制作用，临床主要用于单纯疱疹病毒性脑炎、角膜炎、新生儿单纯疱疹、水痘及乙肝患者的抗病毒治疗，对阿昔洛韦耐药的病毒仍有效	不良反应主要有恶心、呕吐等消化道反应及眩晕、昏迷、共济失调等神经系统反应，大剂量可致骨髓抑制，肝、肾功能不全及孕妇禁用
碘苷（idoxuridine，疱疹净）	竞争性抑制病毒的胸苷酸合成酶，使其 DNA 合成受阻而发挥作用，常用于治疗疱疹性角膜炎及皮肤疱疹病毒感染等	全身应用毒性大，临床仅限于局部用药。可引起局部瘙痒、疼痛、水肿，长期应用可出现角膜浑浊

四、抗艾滋病药

人类免疫缺陷病毒（HIV）即艾滋病病毒，可特异性破坏表面有 $CD4^+$ 分子的 T 淋巴细胞，最终导致 $CD4^+$ 淋巴细胞减少，引起获得性免疫缺陷综合征（艾滋病，acquired immunodeficiency syndrome，AIDS）。目前应用的抗艾滋病药主要有反转录酶抑制药（核苷类和非核苷类）和蛋白酶抑制药两类，各类药物之间无交叉耐药性。HIV 对药物易产生耐药性，治疗艾滋病常采用多种类药物联合应用（如鸡尾酒疗法、高效抗反转录病毒疗法），以提高疾病治疗效果。

齐多夫定（zidovudine）

本药为核苷类逆转录酶抑制剂，吸收后可迅速分布到大多数组织和体液，药物可透过血脑屏障，主要经肾排泄，是世界上第一个获得美国食品药品监督管理局（Food and Drug

Administration，FDA）批准生产的抗艾滋病药品，因其疗效确切，是治疗艾滋病的主要药物。不良反应以骨髓抑制、贫血、粒细胞减少最常见，偶见头痛及胃肠道不适，大剂量可出现焦虑、精神错乱、震颤等。

拉米夫定（lamivudine）

对 HIV 的作用同齐多夫定，口服生物利用度较齐多夫定高，血浆蛋白结合率低，主要以药物原形经肾排出。临床主要与齐多夫定合用治疗艾滋病，因药物对乙型肝炎病毒（HBV）作用强大，是目前治疗 HBV 感染最有效的药物之一，长期应用可减轻或阻止肝炎进化为肝硬化和肝癌。不良反应主要为头痛、失眠、胃肠道反应等，肾功能不良者应酌情减少剂量。

五、抗肝炎病毒药

抗肝炎病毒药主要用于乙型肝炎、丙型肝炎的治疗，常用药物有干扰素、利巴韦林、拉米夫定及阿德福韦等。

微课：
流感病毒的传播与奥司他韦的抗病毒作用

阿德福韦（adefovir）

本药为腺嘌呤核苷类似物，通过与腺苷酸竞争掺入病毒 DNA 链，终止 DNA 链的合成而发挥抗病毒作用。口服生物利用度约 59%，主要经肾排泄。临床主要用于治疗乙肝病毒感染，对慢性乙肝病毒活动复制期及伴有血清转氨酶持续升高的成年慢性乙肝患者效果好。常见不良反应为乏力、白细胞减少、腹泻、脱发，还可产生肾毒性、血中乳酸增多等，停药后偶见肝炎加重、肝区疼痛、肝大。

第二节　抗病毒药用药护理

一、用药护理程序

用药护理步骤	用药护理要点
用药前	1. 了解患者病史、用药史，明确用药目的 2. 做好心理护理，解除对治疗的疑虑，增强患者治疗信心 3. 合理制订护理程序，嘱咐患者坚持按时用药 4. 因病毒感染有传染性，需注意疾病的预防和患者的隔离
用药中	1. 静脉注射抗病毒药时要选择较大血管，并有计划地更换注射部位，防止静脉炎 2. 口服抗病毒药应在就餐时服用，减少胃肠反应 3. 阿糖腺苷静脉滴注时，要定时摇动输液瓶，防止发生沉淀。对水肿患者尤其脑水肿患者，要调整滴速，使滴速＜ 30 滴 / 分
用药后	1. 做好护理及宣教以提高疗效 2. 阿昔洛韦用药后注意口腔卫生，预防牙龈增生；服药后嘱患者大量饮水，以减少肾损害 3. 外用药使用一周无效者应再次就医

二、用药护理案例分析

患者，女性，42 岁。近 10 天来食欲缺乏、恶心、呕吐、厌油、乏力、尿黄来院就诊。医生诊断为急性乙型病毒性肝炎，并为患者保肝对症治疗。为对抗急性肝炎病毒，选用干扰素进行肌内注射。

试分析：

1. 干扰素用在此患者的目的是什么？
2. 干扰素用药的护理要点有哪些？

音频：
用药护理案例解析

思维导图：
学习小结

自测题

一、单项选择题

A_1 型题

1. 用于合胞病毒引起的肺炎和支气管炎的抗病毒药是（　　）
   A. 阿昔洛韦　　B. 利巴韦林　　C. 阿糖腺苷
   D. 碘苷　　E. 金刚烷胺
2. 在下列药物中，抗疱疹病毒作用最强的是（　　）
   A. 碘苷　　B. 金刚烷胺　　C. 阿昔洛韦
   D. 利巴韦林　　E. 阿糖腺苷
3. 用于对抗乙肝病毒的药物是（　　）
   A. 利巴韦林　　B. 拉米夫定　　C. 扎那米韦
   D. 阿昔洛韦　　E. 碘苷
4. 可抑制人免疫缺陷病毒（HIV）逆转录和复制过程的药物为（　　）
   A. 金刚烷胺　　B. 利巴韦林　　C. 齐夫多定
   D. 碘苷　　E. 阿糖腺苷

A_2 型题

5. 患者，女性，45 岁。近 4 天内出现流涕、鼻塞、咳嗽、咽痛、头痛、肌肉酸痛和全身不适等症状，1 天内体温持续高于 39 ℃来院就诊。既往有禽类接触史，医生诊断为禽流感，选用下列哪种药物可有效进行治疗（　　）
   A. 阿昔洛韦　　B. 拉米夫定　　C. 利巴韦林
   D. 奥司他韦　　E. 阿糖腺苷

二、问答题

1. 简述干扰素的药理作用、临床应用及不良反应。
2. 简述奥司他韦的作用特点。

三、案例分析

患者，男性，75 岁。额部疼痛 3 天来诊，见左侧额部有带状水疱，左额部、眼睑水肿，眼睑皮疹少许。医生给患者用阿昔洛韦 0.25 g，每日 2 次，静脉滴注。

请分析：阿昔洛韦用在此患者的目的是什么？阿昔洛韦的护理要点有哪些？

（韩丽华）

第三十九章 抗寄生虫药

学习目标

1. 掌握各期疟疾的防治选药。

2. 熟悉常用抗疟药氯喹、青蒿素、伯氨喹、乙胺嘧啶等的药理作用、适应证、不良反应；熟悉常用抗肠蠕虫药的适应证。

3. 了解抗阿米巴药、抗滴虫药、抗血吸虫药和抗丝虫药的常用药物。

第一节 抗 疟 药

疟疾是由疟原虫感染引起，经按蚊传播的一种流行于热带、亚热带的传染性疾病。致病的疟原虫有间日疟原虫、三日疟原虫、恶性疟原虫和卵形疟原虫，分别引起间日疟、三日疟、恶性疟和卵形疟，其中恶性疟发病急且症状严重。抗疟药（antimalarial drugs）是防治疟疾的重要手段。

知识链接

疟疾的分类

疟原虫有 4 种，分别是间日疟原虫、卵形疟原虫，三日疟原虫和恶性疟原虫，间日疟原虫和卵形疟原虫均引起间日疟，即每 48 h 发作一次、三日疟原虫引起三日疟，每 72 h 发作一次，恶性疟原虫引起恶性疟，每 48 h 发作一次或呈弛张热，严重者可引起死亡。其中间日疟、三日疟又称为良性疟。

一、疟原虫的生活史

4 种疟原虫的生活史基本相同，均包括蚊体内的有性生殖阶段和人体内的无性生殖阶段。

（一）蚊体内的有性生殖阶段

疟原虫侵入人体红细胞内的裂殖子经 3 ~ 5 代裂殖生殖后，部分分化为雌、雄配子体，按蚊在吸入血液时，雌、雄配子体随血液进入蚊体内结合，形成合子。合子进一步发育产生子孢子，并移行至唾液腺内，通过吸血再次传染人，引起传播与流行。能抑制雌、雄配子体在蚊体内发育的药物，则有控制疟疾传播和流行的作用，如乙胺嘧啶。

（二）人体内的无性生殖阶段

1. 原发性红细胞外期 受疟原虫感染的按蚊叮咬人体，蚊唾液中的子孢子即进入血液，侵入肝实质细胞开始其红细胞前期发育和裂殖生殖。经过 10～14 日，生成大量裂殖子，逸出肝细胞并进入红细胞。因此期不发生症状，故称为疟疾的潜伏期。影响此期的药物可起病因预防作用，如乙胺嘧啶等。

2. 红细胞内期 原发性红细胞外期在肝细胞内生成的大量裂殖子破坏肝细胞而进入血液循环。裂殖子侵入红细胞经小滋养体、大滋养体发育成裂殖体，并破坏红细胞，释放出大量裂殖子及其代谢产物，同时红细胞破坏产生大量变性蛋白，刺激机体，引起寒战、高热等症状，即疟疾发作。从红细胞内逸出的裂殖子又可侵入红细胞内发育成裂殖体，如此反复循环，每完成一个无性生殖周期，引起一次症状发作。不同的疟原虫完成无性生殖周期所需时间不同：恶性疟 36～48 h，间日疟 48 h，三日疟 72 h。对此期疟原虫有杀灭作用的药物可控制症状发作，亦可作为预防用药，如氯喹、奎宁、青蒿素等。

3. 继发性红细胞外期 间日疟原虫和卵形疟原虫的子孢子在遗传学上有速发型和迟发型两个类型。侵入肝细胞后，速发型子孢子只需约八天时间的原发性红细胞外期后，即全部由肝细胞释放，进入红细胞内期。而迟发型子孢子则可能在数月甚至一年的时间内缓慢或暂不发育，称休眠子。经 4～6 个月后，才陆续开始并完成其红细胞外期裂体增殖，并向血液释放裂殖子，成为间日疟复发的根源。能影响继发性红细胞外期的药物，有防止复发的作用，如伯氨喹等。恶性疟原虫和三日疟原虫无休眠子，故无复发现象。

4. 红细胞内期 疟原虫一方面不断进行裂殖生殖，同时也产生雌、雄配子体。它们不引起症状但可感染雌性按蚊，成为疟疾传播的根源。能对配子体产生杀灭作用的药物可控制疟疾的传播，如伯氨喹等。

二、抗疟药物作用及其分类

1. 主要用于控制症状的药物氯喹、奎宁、青蒿素、咯萘啶等。能杀灭红细胞内期的裂殖体。

2. 主要用于控制传播和防止复发的药物伯氨喹。能杀灭肝细胞中的休眠子，并能杀灭配子体。

3. 主要用于病因预防的药物乙胺嘧啶。能杀灭红细胞外期的子孢子。

三、常用的抗疟药

（一）主要用于控制症状的抗疟药

氯喹（chloroquine）

氯喹是人工合成的 4- 氨基喹啉类衍生物。

【体内过程】口服吸收快而完全，血药浓度达峰时间为 1～2 h；广泛分布于全身组织，在肝、脾、肾、肺组织中的浓度常达血浆浓度的 200～700 倍，红细胞内的浓度比血浆浓度高 10～20 倍，而被疟原虫入侵的红细胞又比正常红细胞高出 25 倍。在肝内代谢，其代谢产物去乙基氯喹，也能呈现部分抗疟作用，70% 氯喹以原形经肾排泄。半衰期可达 2～3 日，药物作用时间长，后遗效应甚至可持续数周或数月。

【药理作用与临床应用】

1. 抗疟作用 氯喹主要通过抑制疟原虫对血红蛋白的消化，作用于血红素的处置，减少疟原虫生存必需氨基酸的获取而发挥抗疟作用，对各种疟原虫的红细胞内期裂殖体均有杀灭作用，多数病例在用药后能迅速有效地控制临床发作。其特点是起效快、疗效高、作用持久。通常用药后 24～48 h 内临床症状消退，48～72 h 血中疟原虫消失。氯喹也能预防性抑制疟疾症状发作，在进入疫区前 1 周和离开疫区后 4 周期间，每周服药一次即可。但氯喹对子孢子、休眠子和配子体无效，不能用于病因预防以及控制远期复活和传播。

2. 抗肠道外阿米巴病作用 氯喹在肝组织内分布的浓度比血药浓度高数百倍，能杀灭阿米巴滋养体，故对阿米巴肝脓肿有效。临床上用于对甲硝唑无效或禁忌的阿米巴肝脓肿患者，但因其对阿米巴痢疾无效，故一般要合用肠道抗阿米巴药。

3. 免疫抑制作用 大剂量氯喹能抑制免疫反应，偶尔用于类风湿关节炎、红斑狼疮等。

【不良反应】常规剂量不良反应少且轻微，主要有恶心、呕吐、头晕、皮疹等，大剂量、长疗程用药可引起视网膜病，大剂量或快速静脉给药可导致血压下降，甚至发生致死性心律失常。

奎宁（quinine）

奎宁为奎尼丁的左旋体，是从金鸡纳树皮中提出的一种生物碱。

【体内过程】口服吸收良好。血浆蛋白结合率为 70%，吸收后分布于全身组织，以肝脏浓度最高，大部分经肝脏代谢失效，有 10% 以原形药物排出。

【药理作用与临床应用】本药对各种疟原虫的红细胞内期裂殖体有杀灭作用，能控制临床症状，但疗效不及氯喹。由于奎宁控制临床症状较氯喹作用弱，且毒性较大，故一般疟疾症状控制不作首选。主要用于耐氯喹或耐多药的恶性疟，尤其是脑型疟。奎宁有减弱心肌收缩力，减慢传导，延长不应期，兴奋子宫平滑肌，抑制中枢神经系统和微弱的解热镇痛作用。

【不良反应】

1. 金鸡纳反应 血浆药物浓度超过 30～60 μmol/L 时可引起，表现为恶心、呕吐、耳鸣、头痛、听力和视力减弱，甚至发生暂时性耳聋。因为奎宁来源于金鸡纳树皮，金鸡纳树的其他生物碱也有此反应，故称金鸡纳反应。多见于重复给药，停药后一般能恢复。

2. 心血管反应 用药过量或静脉滴注过快时可致血压下降和致死性心律失常。故奎宁静脉滴注是应慢速，并密切观察患者心脏和血压变化。

3. 特异质反应 少数恶性疟患者即使应用很小剂量也能引起急性溶血，发生寒战、高热、背痛、血红蛋白尿（黑尿）和急性肾衰竭，甚至死亡。

4. 其他 本药还可引起高胰岛素血症和低血糖。对妊娠子宫有兴奋作用，故孕妇忌用。

甲氟喹（mefloquine）

甲氟喹是由奎宁经结构改造而获得的 4- 喹啉 – 甲醇衍生物。本药能有效杀灭红细胞内期裂殖体。主要用于耐氯喹或耐多药的恶性疟，与长效磺胺和乙胺嘧啶合用可增强疗效、延缓耐药性的发生。不良反应以中枢神经系统反应和胃肠反应多见。孕妇、两岁以下幼儿和神经精神病史者禁用。

咯萘啶（malaridine）

咯萘啶是我国研制的一种抗疟药，对各种疟原虫红细胞内期裂殖体有杀灭作用，对耐氯喹的恶性疟也有效，可用于治疗各种类型的疟疾。不良反应较轻微，偶尔出现食欲减退、恶心、头晕、皮疹等。

青蒿素（artemisinin）

青蒿素是我国首先研制成功的抗疟疾新药，系从黄花蒿中提取的一种倍半萜内酯类过氧化物。

【体内过程】口服吸收迅速，1 小时内到达血药峰浓度。易透过血脑屏障，在红细胞内的浓度低于血浆中的浓度。代谢与排泄速度较快，维持有效血药浓度时间短，24 小时可排出 84% 的药物，难以完全杀灭疟原虫，停药后复发率较高。

【药理作用与临床应用】青蒿素对各种疟原虫的红细胞内期裂殖体有快速杀灭作用，对红细胞外期疟原虫无效。主要用于耐氯喹恶性疟，因可透过血脑屏障，对脑型疟的抢救效果较好。有效血药浓度维持时间短，杀灭疟原虫不彻底，复燃率高达 30%，与伯氨喹合用，可使复燃率降至 10%。

【不良反应】不良反应罕见，已报道的有：一过性心脏传导阻滞、血白细胞减少和短暂的发热。

知识链接

中国第一位诺贝尔生理学或医学奖获得者屠呦呦与青蒿素的发现

屠呦呦，药学家，1930 年出生于浙江宁波。1951 年考入北京大学，在医学院药学系生药专业学习。屠呦呦 1955 年开始从事中药和中西药结合研究，1969 年，领导课题组从系统收集整理历代医籍、本草、民间方药入手，在收集 2000 余方药基础上，对青蒿抗疟进行发掘研究。1972 年，屠呦呦和她的同事在青蒿中提取到了一种分子式为 $C_{15}H_{22}O_5$ 的无色结晶体，命名为青蒿素，1973 年合成出了双氢青蒿素。2015 年 10 月，瑞典卡罗琳斯卡医学院在斯德哥尔摩宣布，中国女药学家、中国中医科学院中药研究所首席研究员屠呦呦与威廉·坎贝尔和大村智获 2015 年诺贝尔生理学或医学奖。这是中国科学家因为在中国本土进行的科学研究而首次获诺贝尔科学奖，是中国医学界迄今为止获得的最高奖项。获奖理由为她发现了青蒿素，这种药品可以有效降低疟疾患者的死亡率。

蒿甲醚（artemether）和青蒿琥酯（artesunate）

蒿甲醚和青蒿琥酯分别是青蒿素的脂溶性和水溶性衍生物，两药抗疟作用及作用机制同青蒿素。抗疟作用强于青蒿素。抗疟活性比青蒿素强，可用于耐氯喹恶性疟的治疗以及危重病例的抢救。近期复发率比青蒿素低（8%），与伯氨喹合用，可进一步降低复发率。

双氢青蒿素（dihydroartemisinin）

双氢青蒿素是青蒿素或其上述衍生物的有效代谢产物。近年来已将其发展为抗疟药，治疗有效率达 100%，复发率低，不良反应少见。

（二）主要用于控制复发和传播的药物

伯氨喹（primaquine）

【体内过程】本药口服后迅速从胃肠道吸收。给药 12 小时可达到血药峰值，分布广泛。在肝内快速代谢，极少数以原形通过肾排出。

【药理作用与临床应用】本药对间日疟和卵形疟红细胞外期迟发型子孢子（休眠子）有较强的杀灭作用，与氯喹合用能根治间日疟；能杀灭各种疟原虫的配子体，阻止疟疾传播。对红细胞内期疟原虫无效。用于阻止间日疟复发，中断疟疾传播。

【不良反应】本药毒性较大，治疗量可出现头晕、恶心、呕吐、腹痛、发绀等，停药后可消失；当大剂量（超过 60 mg/d）使用时上述症状加重；少数葡萄糖 -6- 磷酸脱氢酶缺乏的特异质者，可发生严重的急性溶血性贫血和高铁血红蛋白血症。

（三）主要用于病因性预防的抗疟药

乙胺嘧啶（pyrimethamine）

【体内过程】口服吸收慢但完全，血浆蛋白结合率达 80%～90%，通过肝代谢，缓慢随尿液排出，半衰期长达 4 天，服药一次有效血药浓度可维持两周。

【药理作用与临床应用】本药对恶性疟和间日疟的原发性红细胞外期有抑制作用，常用作病因性预防，作用持久，服药一次，预防作用可维持一周以上。对红细胞内期的未成熟裂殖体也有抑制作用，对已成熟的裂殖体则无效，故常需在用药后第2个无性增殖期才能显效，症状控制作用起效缓慢。含药血液随配子体被雌按蚊吸入后，能阻止配子体在蚊体内形成子孢子，起控制传播的作用。

【不良反应】治疗量时基本上不发生不良反应，偶可引起皮疹。长期大量服用时，干扰人体叶酸代谢而引起巨细胞性贫血、粒细胞减少等，需停药或用甲酰四氢叶酸治疗。过量可引起急性中毒，可危及生命。

磺胺类和砜类

磺胺类和砜类能竞争性抑制二氢叶酸合成酶，从而抑制疟原虫二氢叶酸的合成。单用时效果较差，仅抑制红细胞内期，对红细胞外期无效。主要用于耐氯喹的恶性疟，与乙胺嘧啶或甲氧苄啶（TMP）等合用，可产生双重阻断而增强疗效。临床常用磺胺多辛和氨苯砜。

第二节 抗阿米巴药和抗滴虫药

一、抗阿米巴药

阿米巴病是由溶组织内阿米巴原虫所引起。溶组织内阿米巴有两种形态：包囊和滋养体。人经口感染阿米巴包囊，在肠腔内脱囊而出成为小滋养体，在回盲部与肠道菌丛共生。在一定条件下侵入肠壁，成为大滋养体，因破坏肠组织而引起阿米巴痢疾，也可随肠壁血液或淋巴迁移至肠外组织（肝、肺、脑等）引起肠外阿米巴病。在宿主环境不适时，滋养体转变为包囊，随粪便排出体外，是其传播的根源。根据感染部位的不同分为肠内和肠外感染。肠内感染可表现为急、慢性阿米巴痢疾，肠外感染则以阿米巴肝脓肿常见。

甲硝唑（metronidazole，灭滴灵）

【药理作用与临床应用】

1. 抗阿米巴原虫作用 对肠内外阿米巴滋养体有强大杀灭作用，但对肠内阿米巴原虫和包囊作用弱，无肠道原虫根治作用。治疗急性阿米巴痢疾与肠外阿米巴感染效果显著。

2. 抗阴道滴虫作用 对阴道毛滴虫有强大杀灭作用，对阴道正常菌群无影响，是阴道毛滴虫感染治疗首选药。

3. 抗厌氧菌感染作用 对革兰氏阴性和革兰氏阳性厌氧菌有较强杀灭作用，尤其是对脆弱类杆菌感染最为敏感。常用于各种厌氧菌引起的产后盆腔炎、败血症和骨髓炎等的治疗。

4. 抗贾第鞭毛虫作用 甲硝唑是目前治疗贾第鞭毛虫病最有效的药物，治愈率均在90%以上。

【不良反应】治疗剂量不良反应少，可见恶心、呕吐等消化道反应，停药可恢复。甲硝唑干扰乙醛代谢，导致急性乙醛中毒，服药期间和停药后不久，应严格禁止饮酒。孕妇禁用。

依米丁（emetine，吐根碱）和去氢依米丁（dehydroemetine）

两种药物对溶组织内阿米巴滋养体有直接杀灭作用，治疗急性阿米巴痢疾与阿米巴肝脓肿，能迅速控制临床症状。因毒性大，仅限于甲硝唑治疗无效或禁用者。对肠腔内阿米巴滋养体无效，不适用于症状轻微的慢性阿米巴痢疾及无症状的阿米巴包囊携带者。本药毒性大，不良反应有心脏毒性、神经肌肉阻滞作用、局部刺激和胃肠道反应。

二氯尼特（diloxanide）

本药是目前最有效的杀包囊药，单用对无症状的排包囊者有效，也可用于治疗慢性阿米巴痢疾。对急性阿米巴痢疾疗效差，与甲硝唑合用，可防止复发。对肠外阿米巴病无效。不良反应轻，大剂量可致流产。

氯喹（chloroquine）

本药对阿米巴滋养体亦有杀灭作用。口服吸收迅速且完全，肝中药物浓度远高于血浆药物浓度，而肠壁的分布量很少。对肠内阿米巴病无效，用于治疗肠外阿米巴病，仅用于甲硝唑无效的阿米巴肝脓肿，应与肠内抗阿米巴病药合用，以防复发。

巴龙霉素（paromomycin）

巴龙霉素属氨基糖苷类抗生素，口服难吸收，通过抑制蛋白质合成，发挥杀灭阿米巴滋养体作用，也可通过一种共生菌群的代谢，间接抑制肠道阿米巴原虫的生存与繁殖，主要用于急性阿米巴痢疾的治疗。

二、抗滴虫药

抗滴虫药主要用于治疗阴道毛滴虫引起的阴道炎、尿道炎和前列腺炎。甲硝唑是治疗滴虫病最有效的药物。如遇抗甲硝唑株滴虫感染时，可考虑改用乙酰胂胺局部给药。

乙酰胂胺（acetarsol）为五价胂剂，其与硼酸复方制剂称滴维净。以其片剂置于阴道穹窿部有直接杀滴虫作用。此药有轻度局部刺激作用，使阴道分泌物增多。

第三节 抗血吸虫和丝虫药

一、抗血吸虫药

在我国流行的是日本血吸虫，疫区主要分布在长江流域及其以南 12 个省、市、自治区。早期抗血吸虫药为三价锑剂，如酒石酸锑钾，但因毒性大、疗程长、需静脉给药等缺点，已很少使用。目前临床常用的抗血吸虫药为吡喹酮，具有高效、低毒、疗程短、口服有效等优点。

吡喹酮（praziquantel）

吡喹酮为吡嗪异喹啉衍生物，为广谱抗吸虫药和驱绦虫药，尤以对血吸虫有杀灭作用而受重视。对线虫和原虫感染无效。

【体内过程】吡喹酮口服吸收迅速而完全，于服药后 2 小时达血药峰浓度。首过消除严重，生物利用度低。主要在肝内羟化而失活，经肾排出。

【药理作用与临床应用】为广谱抗吸虫和抗绦虫药。主要用于治疗血吸虫病，对各类血吸虫有效，对各期有效，是治疗血吸虫病的首选药；此外，本药还具有抗其他吸虫作用，可用于华支睾吸虫病、肺吸虫病、肠吸虫病及抗绦虫病等。

【不良反应】不良反应少而短暂。口服后可出现胃肠不适及头痛、眩晕、嗜睡等，服药期间避免驾车和高空作业。孕妇禁用。

二、抗丝虫药

乙胺嗪（diethylcarbamazine）

乙胺嗪又称海群生，常以其枸橼酸盐的形式使用。

【体内过程】口服后迅速被吸收，2 小时后血药浓度达峰值。广泛分布于脂肪组织外的其他组织中。大部分在体内氧化失活，以原药及氧化代谢物通过肾脏排出体外。碱化尿液可使药物排泄减慢，使药效持续时间延长。

【药理作用与临床作用】乙胺嗪在体内对班氏丝虫和马来丝虫的微丝蚴和成虫均有杀灭作用。临床上用于班氏丝虫和马来丝虫感染引起的丝虫病，是抗丝虫病的首选药。

【不良反应】不良反应轻微，可引起厌食、恶心、呕吐、头痛、乏力等，多数情况停药后可恢复；但因丝虫成虫和蚴虫死亡释出大量异体蛋白引起的过敏反应则较明显，表现为皮疹、淋巴结肿大、血管神经性水肿、畏寒、发热、哮喘，以及心率加快、胃肠功能紊乱等，用地塞米松可缓解症状。

第四节　抗肠蠕虫药

肠道寄生的蠕虫有线虫、绦虫和吸虫等，我国以肠道线虫最普遍。

甲苯达唑（mebendazole）

甲苯达唑为广谱驱肠虫药，能直接抑制线虫对葡萄糖的摄入，导致糖原耗竭，使它无法生存，具有显著的杀灭幼虫、抑制虫卵发育的作用，但不影响人体内血糖水平。可用于防治钩虫、蛔虫、蛲虫、鞭虫、粪类圆线虫等肠道寄生虫病。因本药在肠道内吸收甚少，因此在治疗剂量内不良反应较少。有时可有恶心、腹部不适、腹痛、腹泻及头痛，偶有乏力、皮疹。

阿苯达唑（albendazole）

阿苯达唑为高效、低毒的广谱驱虫药。对多种线虫、绦虫、吸虫的成虫和虫卵均有杀灭作用。疗效优于甲苯达唑，不良反应少，偶有腹痛、恶心、头痛、头晕等。

哌嗪（piperazine，驱蛔灵）

哌嗪对蛔虫、蛲虫有较强的驱除作用，主要用于驱除肠道蛔虫。不良反应轻，大剂量可出现胃肠道反应，神经系统反应。孕妇、肝肾功能不全和神经系统疾病患者禁用。

噻嘧啶（pyrantel）

噻嘧啶为广谱高效驱肠虫药。本药通过抑制胆碱酯酶，对寄生虫的神经肌产生阻滞作用，能麻痹虫体使之止动，安全排出体外，不致引起胆道梗阻或肠梗阻。用于驱蛔虫（虫卵阴转率 80%～95%）、钩虫、蛲虫（虫卵阴转率达 90% 以上）或混合感染。由于口服后很少吸收，故全身毒性很低。

恩波吡维铵（pyrvinium embonate）

恩波吡维铵为青铵染料，口服不吸收，胃肠道药物浓度高，曾作为蛲虫单一感染首选药。主要通过干扰虫体呼吸酶系统，抑制虫体代谢而发挥作用。不良反应少，偶见恶心、呕吐、腹泻等胃肠道症状。服药后粪便呈红色，应事先告知患者。

氯硝柳胺（niclosamide，灭绦灵）

氯硝柳胺对多种绦虫有杀灭作用。本药口服不易吸收，在肠中保持高浓度，可杀死绦虫的头节和近段，临床上用以驱除牛肉绦虫、猪肉绦虫和短膜壳绦虫，效力比槟榔、南瓜子显著。对虫卵无效，有致囊虫病的危险。本药还能杀灭钉螺及血吸虫尾蚴、毛蚴，可防止血吸虫传播。不良反应少，偶见胃肠不适、腹痛、头晕、皮肤瘙痒等。

表 39-1　抗肠蠕虫药的适应证和合理选用

适应证	可选用药物
蛔虫	甲苯达唑*、阿苯达唑*、噻嘧啶、哌嗪
蛲虫	甲苯达唑*、阿苯达唑*、噻嘧啶、哌嗪、恩波吡维铵
钩虫	甲苯达唑*、阿苯达唑*、噻嘧啶
鞭虫	甲苯达唑
绦虫	吡喹酮*、氯硝柳胺
囊虫	吡喹酮*、阿苯达唑*
包虫	阿苯达唑*、吡喹酮、甲苯达唑

注：* 表示首选。

第五节　抗寄生虫药的用药护理

一、用药护理程序

用药护理步骤	用药护理要点
用药前	1. 了解感染史和治疗史，合理制订护理计划 2. 结合药物的具体特点制订疗效和不良反应的评价标准 3. 指导患者正确服药法，必须坚持足量、足疗程和规律的用药原则 4. 指导患者鉴别药物的不良反应，发现后能及时报告医护人员
用药中	1. 用药期间忌饮酒 2. 氯喹用药期间应定期眼科检查并戴墨镜保护眼睛 3. 对甲苯达唑、阿苯达唑有胃肠反应者可与食物同服 4. 氯硝柳胺宜早晨空腹用药，服药时应将药片充分嚼碎后吞下，并少喝水
用药后	1. 密切观察患者的不良反应，严重时及时通知医生 2. 大多数患者自感症状消失要早于标本转阴，故要指导患者坚持全程治疗 3. 指导患者注意加强环境和个人卫生，防止反复感染

二、用药护理案例分析

患者，女性，20 岁。突发寒战、畏寒，体温上升达 40 ℃，并伴口渴、面色潮红等症状，诊断为间日疟急性发作期。

请分析：

1. 既要迅速控制症状，又要防止复发应如何治疗？
2. 用药护理要点有哪些？

音频：
用药护理案例解析

思维导图：学习小结

自测题

一、单项选择题

A_1 型题

1. 主要用于疟疾病因性预防的药物是
   A. 乙胺嘧啶　B. 奎宁　C. 氯喹
   D. 青蒿素　E. 伯氨喹
2. 通过抑制疟原虫的二氢叶酸还原酶，阻碍核酸合成的药物是
   A. 氯喹　B. 青霉素　C. 青蒿素
   D. 伯氨喹　E. 乙胺嘧啶
3. 阻止疟原虫在蚊体内的孢子增殖，控制传播的药物是
   A. 氯喹　B. 青蒿素　C. 奎宁
   D. 伯氨喹　E. 乙胺嘧啶
4. 对甲硝唑无效或禁忌的肠外阿米巴病患者可选用
   A. 氯喹　B. 替硝唑　C. 依米丁
   D. 喹碘方　E. 乙酰胂胺
5. 葡萄糖 -6- 磷酸脱氢酶缺乏者应禁用
   A. 氯喹　B. 替硝唑　C. 伯氨喹
   D. 奎宁　E. 青嵩素
6. 下述药物中与氯丙嗪联用可能引起抽搐的是
   A. 三苯双脒　B. 噻嘧啶　C. 吡喹酮
   D. 青嵩素　E. 哌嗪
7. 伊维菌素可以用来治疗
   A. 疟疾　B. 绦虫病　C. 血吸虫病
   D. 蛲虫病　E. 姜片虫病
8. 下列对于吡喹酮药理作用的描述，**错误**的是
   A. 口服吸收迅速而完全
   B. 对血吸虫成虫有杀灭作用，对未成熟的童虫无效
   C. 对其他吸虫及各类绦虫感染有效
   D. 抑制 Ca^{2+} 进入虫体，使虫体肌肉产生松弛性麻痹
   E. 促进血吸虫的肝转移，并经过宿主免疫系统的吞噬
9. 噻嘧啶驱虫药主要用于治疗
   A. 蛔虫病　B. 绦虫病　C. 血吸虫病
   D. 丝虫病　E. 姜片虫病

A_2 型题

10. 患者，男性，上腹部不适或疼痛、食欲减退、腹泻、乏力、消瘦 2 个月，进而出现头晕、耳鸣、心悸、气促等，经检查诊断为钩虫病，应首选
    A. 甲苯咪唑　B. 噻嘧啶　C. 吡喹酮
    D. 哌嗪　E. 三米双脒

A_3/A_4 型题

（11～12 题共用题干）

患者，男性，周期性寒战、发热、出汗，骨髓涂片染色检查疟原虫阳性

11. 宜选用何种药物控制症状

A. 氯喹　　B. 甲苯咪唑　　C. 吡喹酮

D. 伯氨喹　　E. 乙胺嘧啶

12. 使用该药物后，可能出现的最严重不良反应是

A. 消化道出现　　B. 心律失常　　C. 视网膜病变

D. 过敏　　E. 肝损害

二、问答题

1. 试述甲硝唑的药理作用及其临床用途。
2. 如何用药才能根治间日疟？为什么？

三、案例分析

患者，女性，22 岁。患者不洁性交后近两天白带量多，色黄如脓，外阴、阴道奇痒如虫爬，伴尿频尿急尿痛，检查：外阴、阴道潮红，阴道分泌物多，色黄质稀如脓，带腥臭味。查白带发现滴虫，诊断为滴虫性阴道炎。

试分析：此患者应用何药治疗？用药护理要点有哪些？

（邱模昌）

第四十章

抗恶性肿瘤药

学习目标

1. 熟悉常用抗恶性肿瘤药的作用、适应证，常见恶性肿瘤的临床选药原则。
2. 了解抗恶性肿瘤药的分类、作用环节与常见不良反应。

恶性肿瘤是严重威胁人类健康的常见病、多发病。目前治疗恶性肿瘤的方法主要有手术切除、放射治疗、化学治疗、免疫治疗和中药治疗等，其中化学治疗仍为临床治疗的重要方法。近年来，随着肿瘤分子生物学和转化医学的发展，抗肿瘤药已从传统的细胞毒性作用向诊断分子靶点的多环节作用方向发展。

第一节 抗恶性肿瘤药物概述

一、细胞增殖周期

细胞的生长、繁殖和死亡有一定的周期性，从一次分裂结束到下一次分裂结束的时间称为细胞增殖周期。根据肿瘤细胞生长繁殖的特点，将细胞群分为增殖细胞群和非增殖细胞群。增殖细胞群指增殖周期中的细胞，可分为 4 个时期，即 M 期（有丝分裂期）、G_1 期（DNA 合成前期）、S 期（DNA 合成期）及 G_2 期（DNA 合成后期），非增殖细胞群分为 3 群，即静止期细胞（G_0 期）、无增殖能力细胞及死亡细胞。肿瘤增殖细胞群与全部肿瘤细胞群之比称生长比率（growth fraction，GF）。GF 值越大，对药物越敏感，药物疗效也越好。

抗恶性肿瘤药物的分类如下：

1. 根据药物化学结构和来源分类

（1）烷化剂：氮芥、环磷酰胺、噻替派、白消安等。

（2）抗代谢类药：氟尿嘧啶、阿糖胞苷、甲氨蝶呤等。

（3）抗生素类：多柔比星、丝裂霉素、博来霉素类、表柔比星等。

（4）植物碱药：长春碱类、喜树碱类、紫杉醇类、三尖杉酯碱类、鬼臼毒素类等。

（5）激素类：肾上腺皮质激素、雌激素、雄激素等激素及其拮抗药。

（6）其他：铂类化合物和酶等。

2. 根据抗肿瘤作用的生化机制分类

（1）干扰核酸生物合成的药物，又称抗代谢药，具体又分为：①二氢叶酸还原酶抑制药

（抗叶酸药），如甲氨蝶呤；②阻止嘧啶类核苷酸生成药（抗嘧啶药），如氟尿嘧啶；③阻止嘌呤类核苷酸生成药（抗嘌呤药），如巯嘌呤；④抑制 DNA 多聚酶药，如阿糖胞苷；⑤抑制核苷酸还原酶药，如羟基脲。

（2）直接影响 DNA 结构与功能的药物，如烷化剂、丝裂霉素、博来霉素、顺铂等。

（3）干扰转录过程和阻止 RNA 合成的药物，如放线菌素 D、柔红霉素等。

（4）抑制蛋白质合成与功能的药物，主要包括：①影响纺锤丝形成和功能的药物，如长春碱类；②干扰核蛋白体功能的药物，如三尖杉酯碱；③影响氨基酸供应的药物，如 L- 门冬酰胺酶。

（5）影响激素平衡的药物，如肾上腺皮质激素、雄激素、雌激素等。

3. 按药物对肿瘤细胞周期的作用分类

（1）细胞周期非特异性药（cell cycle nonspecific agents，CCNSA）：对增殖细胞群中各期细胞均有杀灭作用，缺乏选择性，主要有烷化剂、抗癌抗生素和铂类等。

（2）细胞周期特异性药（cell cycle specific agents，CCSA）：仅对增殖细胞群增殖周期的某一期有较强的杀灭作用，具有选择性。主要有：①作用于 S 期药物；②作用于 M 期药物。

二、抗恶性肿瘤药物的不良反应

大多数药物对肿瘤细胞的选择性不高，在杀灭或抑制肿瘤细胞的同时，对机体正常组织中增殖旺盛的组织细胞也会产生损害，治疗量即可出现不良反应，主要表现为：

1. 骨髓抑制　是绝大多数抗恶性肿瘤药物最严重的不良反应表现为白细胞减少、血小板减少、红细胞减少、出血、贫血、感染等。严重时可发生再生障碍性贫血。

2. 胃肠反应　常见且严重，表现为食欲减退、恶心、呕吐、腹痛、腹泻、口腔溃疡等，甚至出现胃肠道出血。

3. 皮肤及毛发损害　损伤毛囊上皮细胞，引起脱发；损伤皮肤红斑、水肿等。

4. 肝、肾毒性　肝大、黄疸、血尿、蛋白尿、管型尿等。

5. 免疫抑制　可抑制机体的免疫功能，导致机体抗病能力降低而易诱发感染。

6. 其他　可引起神经系统、呼吸系统、心血管系统、泌尿系统的损害。

微课：
抗恶性肿瘤药的不良反应

第二节　常用抗恶性肿瘤药物

一、干扰核酸生物合成的药物

（一）抗叶酸药

甲氨蝶呤（methotrexate，MTX，氨甲蝶呤）

【药理作用与临床用途】甲氨蝶呤化学结构与叶酸相似，属二氢叶酸还原酶抑制药，使二氢叶酸不能还原成有生理活性的四氢叶酸，导致 DNA 的生物合成受到抑制。此外，本药也有对胸腺核苷酸合成酶的抑制作用，能抑制蛋白质的合成。主要用于治疗儿童急性白血病和绒毛膜上皮癌等。本药还是强的细胞免疫抑制药，可治疗顽固性普通银屑病、系统性红斑狼疮、皮肌炎等自身免疫病。

【不良反应】常见口腔炎、胃炎、腹泻等，骨髓抑制也较明显，可致白细胞、血小板减少。长期用药可致肝、肾损害。妊娠早期应用可致畸胎、死胎。

（二）抗嘌呤药

巯嘌呤（mercaptopurine，6- 巯基嘌呤，6-MP）

【药理作用与临床应用】巯嘌呤须由磷酸核糖转移酶转为6- 巯基嘌呤核糖核苷酸后才具有活性。能竞争性地抑制次黄嘌呤的转变过程，干扰嘌呤代谢，阻碍核酸合成。本药对处于S期的细胞较敏感，除能抑制细胞DNA的合成外，对细胞RNA的合成亦有轻度的抑制作用。主要用于儿童急性淋巴母细胞性白血病的维持治疗，大剂量对绒毛膜上皮癌也有较好的效果。

【不良反应】常见消化道黏膜损害和骨髓抑制，部分患者出现黄疸、肝功能损害。

（三）抗嘧啶药

氟尿嘧啶（fluorouracil，5- 氟尿嘧啶，5-FU）

【药理作用与临床用途】氟尿嘧啶在细胞内转化为有效的氟尿嘧啶脱氧核苷酸后，抑制胸腺嘧啶核苷酸合成酶而抑制DNA的合成。尚能在体内转化为氟尿嘧啶核苷，掺入RNA中干扰蛋白质合成，对其他各期细胞也有一定作用。对消化道癌，如食管癌、胃癌、结肠癌、直肠癌、胰腺癌及肝癌，疗效好；也用于乳腺癌、宫颈癌、卵巢癌、绒毛膜上皮癌、膀胱癌、鼻咽癌等的治疗。

【不良反应】常见骨髓抑制和消化道反应，如恶心、口腔炎、吞咽困难，重者出现血性腹泻，应立即停药。另可引起脱发、皮肤色素沉着等。

（四）DNA聚合酶抑制药

阿糖胞苷（cytarabine，Ara-C）

【药理作用与临床应用】阿糖胞苷进入人体后经激酶磷酸化后转为阿糖胞苷三磷酸，能强有力地抑制DNA聚合酶的活性，从而抑制DNA合成。与常用抗肿瘤药无交叉耐药性。可用于治疗成人急性粒细胞白血病或单核细胞白血病，对其他白血病也有效。

【不良反应】主要是骨髓抑制及消化道反应，静脉注射可致静脉炎。偶见肝损害。

（五）核苷酸还原酶抑制药

羟基脲（hydroxycarbamide，HU）

【药理作用与临床应用】羟基脲是核苷二磷酸还原酶抑制药，通过阻止核苷酸还原为脱氧核苷酸，干扰嘌呤及嘧啶碱基生物合成，从而阻碍DNA合成。对S期细胞敏感，有选择性杀伤作用。主要用于慢性粒细胞白血病治疗；也可用于恶性黑色素瘤，增加化疗或放疗的敏感性。

【不良反应】主要为骨髓抑制，大剂量可引起恶心、呕吐、腹泻及肝损害。可致畸胎，孕妇忌用。

二、影响DNA结构和功能的药物

（一）烷化剂

烷化剂（alkylating agents），是一类化学性质很活泼的化合物。它们具有一个或两个烷基，能与细胞中DNA、RNA或蛋白质中的亲核基团起作用，常可形成交叉联结或引起脱嘌呤作用，使DNA链断裂，造成DNA结构和功能的损害，严重时可致细胞死亡。常用的药物氮芥、环磷酰胺、噻替派、白消安、卡莫司汀等。

氮芥（chlormethine，nitrogen mustard）

氮芥是最早用于抗恶性肿瘤的烷化剂，目前主要利用其速效的特点用于霍奇金病、非霍奇金淋巴瘤等。特别适用于纵隔压迫症状明显的恶性淋巴瘤的化学治疗。常见不良反应为恶心、呕吐、骨髓抑制、眩晕、听力减退、脱发、黄疸、月经失调等。

环磷酰胺（cyclophosphamide，CTX）

环磷酰胺为氮芥与磷酸胺基结合而成的化合物，体外无活性，进入体内后经肝脏代谢成磷酰胺氮芥发挥作用。抗瘤谱广，是应用最广的烷化剂，对恶性淋巴瘤、急性淋巴细胞性白血病等疗效显著，亦用于卵巢癌、乳腺癌、多发性骨髓瘤、肺癌等。不良反应主要有骨髓抑制、脱发、消化道反应等，因药物在尿中浓度较高，可引起出血性膀胱炎。

噻替派（thiotepa，TSPA）

噻替派是乙烯亚胺类烷化剂的代表，抗肿瘤作用与氮芥相似。但其选择性较高，抗瘤谱较广，主要用于治疗乳腺癌、卵巢癌、肝癌、恶性黑色素瘤和膀胱肿瘤等。主要不良反应为骨髓抑制，可引起白细胞和血小板减少。

白消安（busulfan，马利兰，myleran）

白消安属甲烷磺酸酯类，本药在体内解离后起烷化作用。对慢性粒细胞白血病疗效显著，但对其他肿瘤疗效不明显。主要不良反应为消化道反应，骨髓抑制。久用可致闭经或睾丸萎缩。

卡莫司汀（carmustine，卡氮芥，BCNU）

卡莫司汀为亚硝脲类烷化剂。能同时烷化 DNA、RNA 和蛋白质。因其脂溶性高，能透过血脑屏障，故可用于原发或颅内转移脑瘤，对恶性淋巴瘤、骨髓瘤等也有一定疗效。不良反应主要有骨髓抑制、胃肠道反应和肺部毒性等。

（二）抗生素类

博来霉素（bleomycin，BLM）

博来霉素能与铁或铜络合，产生氧自由基，引起 DNA 单链断裂而阻止其复制，属周期非特异性药物。抗瘤谱广，主要用于鳞状上皮癌，也可用于淋巴瘤的联合治疗。不良反应有发热、脱发等，以肺毒性最严重。同类药物还有丝裂霉素（mitomycin），其药理作用和临床用途类似于博莱霉素，但骨髓抑制作用非常明显，应用较少。

（三）铂类配合物

顺铂（cisplatin，顺氯胺铂，DDP）

顺铂属细胞周期非特异性药物，通过与 DNA 链上的碱基形成交叉连接，从而破坏 DNA 的功能与结构。临床用于睾丸癌、头颈部鳞癌、卵巢癌、膀胱癌、前列腺癌、肺癌等。具有抗瘤谱广、作用强、与多种抗肿瘤药有协同作用且无交叉耐药等特点，为当前联合化疗中最常用的药物之一。不良反应主要有消化道反应、骨髓抑制、神经毒性、耳毒性、肾毒性等。

卡铂（carboplatin，CBP）

卡铂的抗癌作用与顺铂相似，抗恶性肿瘤活性较强，毒性较低。不良反应主要表现为骨髓抑制。

（四）拓扑异构酶抑制药

喜树碱（camptothecin，CPT）

喜树碱主要通过抑制 DNA 拓扑异构酶Ⅰ活性，从而干扰 DNA 结构和功能。对胃癌、绒毛膜上皮癌、恶性葡萄胎、急性及慢性粒细胞性白血病等有一定疗效。不良反应主要有消化道反应、骨髓抑制、泌尿道刺激症状及脱发等。

依托泊苷（etoposide，vepesid，VP16）

依托泊苷主要通过抑制 DNA 拓扑异构酶Ⅱ活性，干扰 DNA 结构和功能。主要用于治疗肺癌及睾丸肿瘤的治疗也可用于恶性淋巴瘤治疗。不良反应有骨髓抑制及胃肠道反应。

三、干扰转录过程阻止 RNA 合成的药物

放线菌素 D（dactinomycin，DACT）

放线菌素 D 是多肽类抗生素，能阻碍 RNA 多聚酶的功能，阻止 RNA 特别是 mRNA 的合成，从而妨碍蛋白质合成，抑制肿瘤细胞生长。抗瘤谱较窄，主要用于恶性葡萄胎、绒毛膜上皮癌、霍奇金病和恶性淋巴瘤、肾母细胞瘤、骨骼肌肉瘤及神经母细胞瘤等的治疗。该药还具有增加肿瘤细胞对放疗射线的敏感性的作用。不良反应主要有消化道症状和骨髓抑制，偶致脱发、皮炎、畸胎等。

多柔比星（doxorubicin，adriamycin，ADM，阿霉素）

多柔比星为广谱抗肿瘤药。通过嵌入 DNA 碱基对直接并紧密结合到 DNA 上，阻止转录过程而抑制核酸的合成。临床上主要用于治疗对常用抗肿瘤药耐药的急性淋巴细胞白血病、急性粒细胞性白血病、恶性淋巴瘤、乳腺癌、肺癌、卵巢癌、胃癌、肝癌及膀胱癌等。常见的不良反应有骨髓抑制、心脏毒性、皮肤色素沉着、脱发及消化道反应。

柔红霉素（daunorubicin，DNR）

柔红霉素为蒽环类抗生素，抗肿瘤作用和多柔比星相同。主要用于急性淋巴细胞白血病和急性粒细胞白血病，对其他常用药物耐药的情况下本品仍有效。不良反应有骨髓抑制、消化道反应和心脏毒性等。

四、抑制蛋白质合成与功能的药物

长 春 碱 类

长春碱（vinblastine，VLB）和长春新碱（vincristine，VCR）为长春花中提取的生物碱，可与细胞分裂中期形成的纺锤丝微管蛋白结合并使其变性，抑制细胞的有丝分裂。长春碱主要对急性白血病、恶性淋巴瘤及绒毛膜癌疗效较好。长春新碱对儿童急性淋巴细胞性白血病疗效较好。长春碱对骨髓造血抑制明显，应定期监测血象。长春新碱骨髓抑制较轻，但周围神经损害较重。

紫杉醇（paclitaxel）

紫杉醇选择性作用于微管蛋白，影响纺锤体功能、抑制肿瘤细胞的有丝分裂。主要适用于卵巢癌和乳腺癌，对肺癌、食管癌、大肠癌、黑色素瘤、头颈部癌、淋巴瘤、脑瘤也都有一定疗效。不良反应主要是骨髓抑制，其次是周围神经炎、心脏毒性、肌肉痛、过敏反应等。

三尖杉酯碱（harringtonine）

三尖杉酯碱是从三尖杉属植物的枝、叶和树皮中提取的生物碱。本药通过抑制蛋白质合成的起步阶段，并使核蛋白体分解，释出新生肽链，但对 mRNA 或 tRNA 与核蛋白体的结合并无阻抑作用。本品对急性粒细胞白血病疗效较好，对急性单核细胞白血病、慢性粒细胞白血病、恶性淋巴瘤等也有效。不良反应有骨髓抑制、胃肠道反应、脱发等，偶见心脏毒性。

L- 门冬酰胺酶（L-asparaginase）

L- 门冬酰胺酶可将血清门冬酰胺水解，而使肿瘤细胞缺乏门冬酰胺供应，生长受抑制。正常细胞能合成门冬酰胺，受影响较小。主要用于急性淋巴细胞白血病的治疗。常见的不良反应有胃肠道反应，偶见过敏反应，应作皮试，且皮试 1 小时后方可判断皮试结果。

知识链接

抗肿瘤药物的耐药性

化疗过程中肿瘤细胞对抗肿瘤药物产生不敏感现象称为耐药性。目前较为突出的多药耐药性是指肿瘤细胞在接触一种抗恶性肿瘤药后，产生了对多种结构不同、作用机制各异的其他抗恶性肿瘤药的耐药性；多出现于天然来源的抗恶性肿瘤药，如长春碱类、紫杉醇类、丝裂霉素等。药物进入细胞是通过被动扩散；药物在耐药细胞中的积聚比敏感细胞少，导致细胞内的药物浓度不足而未能致细胞毒作用；耐药细胞膜上多出现一种称为P-糖蛋白（P-Glycoprotein，P-gp）的跨膜蛋白，P-gp依赖ATP介导药物转运，降低细胞内药物浓度。许多研究表明多药耐药与多药耐药基因过度表达P-gp有关。

第三节　抗恶性肿瘤药用药护理

一、用药护理程序

用药护理步骤	用药护理要点
用药前	1. 了解病史、用药史及机体状况，制订合理的护理程序 2. 做好心理护理，解除患者对疾病和治疗的顾虑、恐惧，增强信心，积极配合治疗 3. 指导患者按医嘱进行治疗和复查。教会患者观察和缓解药物不良反应的方法 4. 嘱患者勤洗手，防止外伤和感染；增加休息和营养，避免烟酒
用药中	1. 口服药物饭后服用可减轻消化道反应；肌内注射时深部肌内注射可减少局部刺激，应经常更换注射部位 2. 静脉注射时选用极易固定的血管，滴速20～22滴/分，密切观察局部有无药液外溢，出现时应立即停药，立即注入生理盐水稀释；出现红肿热痛时24 h内冰敷、24 h后热敷，必要时局部封闭 3. 腔内注射时应先将癌性渗出液抽干后注入化疗药物，注药后要协助患者更换合适体位促进药液扩散 4. 药物在配制和使用时应做好个人防护，佩戴手套和防护镜，避免药液接触皮肤和黏膜，如有发生应用清水反复冲洗等
用药后	1. 重点加强不良反应的监护 2. 定期检查血象、肝、肾、心、肺功能 3. 密切观察患者，出现严重并发症及时通知医生

二、用药护理案例分析

患者，女性，37岁。3个月前，体检发现单侧乳房有一肿块，边缘不清，无痛，经病理活检确诊为乳腺癌，并有淋巴转移。采取手术治疗外，同时给予环磷酰胺+紫杉醇进行化疗。

请分析：

1. 使用这两个药物的主要药理依据是什么？
2. 可能发生的不良反应有哪些？用药护理应注意哪些事项？

音频：
用药护理案例解析

思维导图：
学习小结

自测题

一、单项选择题

A_1 型题

1. 抗恶性肿瘤药物白消安的临床最佳适应证是
   A. 急性淋巴细胞性白血病　B. 急性粒细胞性白血病
   C. 慢性淋巴细胞性白血病　D. 慢性粒细胞性白血病
   E. 多发性骨髓瘤
2. 阿糖胞苷抗恶性肿瘤的作用机制是
   A. 二氢叶酸还原酶抑制剂　B. 胸苷酸合成酶抑制剂
   C. 嘌呤核苷酸互变抑制剂　D. 核苷酸还原酶抑制剂
   E. DNA 多聚酶抑制剂
3. 下列激素类抗恶性肿瘤药物中，**不能**用于治疗乳腺癌的是
   A. 他莫昔芬　B. 氯羟基甲酰孕酮　C. 丙酸睾酮
   D. 甲羟孕酮　E. 氨基苯己哌啶酮
4. 下列抗恶性肿瘤药物的作用机制为干扰核蛋白体功能的是
   A. 长春新碱　B. 紫杉醇　C. 三尖杉生物碱
   D. 门冬酰胺酶　E. 长春碱
5. 下列抗恶性肿瘤药物的作用机制为影响氨基酸供应的是
   A. 甲氨蝶呤　B. 长春新碱　C. 环磷酰胺
   D. 门冬酰胺酶　E. 柔红霉素
6. 环磷酰胺在体内转化成为烷化作用强的代谢物而起到抗恶性肿瘤的作用，该代谢物是
   A. 4- 酮基环磷酰胺　B. 4- 羟基环磷酰胺　C. 磷酰胺氮芥
   D. 羧磷酰胺　E. 丙烯醛
7. 5- 氟尿嘧啶可作为下列哪种肿瘤的临床基本用药
   A. 消化道肿瘤　B. 急性淋巴细胞白血病
   C. 慢性粒细胞性白血病　D. 绒毛膜上皮癌
   E. 恶性黑色素瘤
8. 氮芥抗恶性肿瘤的主要作用机制是
   A. 与两个胸嘧啶交叉联结　B. 与两个胞嘧啶交叉联结
   C. 与两个腺嘌呤交叉联结　D. 与两个鸟嘌呤交叉联结
   E. 与一个胸嘧啶和一个腺嘌呤交叉联结
9. 环磷酰胺对哪种恶性肿瘤疗效显著
   A. 多发性骨髓瘤　B. 急性淋巴细胞性白血病
   C. 卵巢癌　D. 乳腺癌
   E. 恶性淋巴瘤

A_2 型题

10. 女性，57 岁，有溃疡病史，最近诊断为胃癌，对消化道肿瘤疗效较好的药物是
    A. 顺铂　B. 环磷酰胺　C. 白消安
    D. 氟尿嘧啶　E. 巯嘌呤

11. 女患儿，6 岁，诊断为急性淋巴细胞性白血病，下列抗恶性肿瘤药物中疗效好、见效快的是
    A. 6- 巯基嘌呤　　B. 阿糖胞苷　　C. 长春新碱
    D. 环磷酰胺　　E. 丝裂霉素
12. 患者，男性，非精原细胞性睾丸瘤患者，首选下列何种药物治疗
    A. 5- 氟尿嘧啶　　B. 顺铂　　C. 甲氨蝶呤
    D. 环磷酰胺　　E. 长春新碱
13. 患者，女性，恶性淋巴瘤患者，使用某化疗药物后，出现出血性膀胱炎，该患者最可能使用的是何种药物
    A. 氮芥　　B. 卡莫司汀　　C. 环磷酰胺
    D. 氮甲　　E. 苯丁酸氮芥

A_3/A_4 型题

（14～16 题共用题干）

患者，女性，54 岁，诊断为右侧乳腺浸润性导管癌术后，病理示：右乳浸润性导管癌Ⅱ级，同侧腋下淋巴结 1/18，免疫组化：ER（-），PR（-），Her（+）。肝肾功能正常。化疗方案为：环磷酰胺 + 多柔比星 + 多西他赛。

14. 下列关于多西他赛的描述，错误的是
    A. 属于半合成紫杉类抗肿瘤药物
    B. 作用机制是影响微管蛋白装配、干扰有丝分裂中纺锤体的形成
    C. 抗肿瘤作用比紫杉醇强
    D. 多西他赛抗肿瘤谱和紫杉醇相同
    E. 典型不良反应是骨髓功能抑制、脱发、过敏反应
15. 下列关于多柔比星的说法中错误的是
    A. 属于蒽环类抗肿瘤药物
    B. 对增殖和非增殖细胞均有杀伤作用
    C. 典型不良反应是骨髓抑制和心脏毒性
    D. 曾用过表柔比星的患者可更换多柔比星
    E. 应用多柔比星需监护肝肾毒性
16. 下列哪项不属于多柔比星的禁忌证
    A. 骨髓功能抑制　　B. 严重心脏病　　C. 腰椎间盘突出
    D. 妊娠及哺乳期妇女　　E. 胃肠道梗阻

二、问答题

1. 什么是周期非特异性药物和周期特异性药物？分别举两个药物说明。
2. 抗恶性肿瘤药的常见不良反应有哪些？

三、案例分析

患者，女性，38 岁，卵巢癌。医嘱：紫杉醇注射液，每次 210 mg，静脉滴注 3 小时以上，每 3 周 1 次；顺铂注射液，每次 150 mg，每 4 周 1 次。两者联合化疗。

请分析：该处方是否合理，为什么？

（邱模昌）

第四十一章 调节免疫功能药

学习目标

1. 熟悉免疫抑制药和免疫增强药的代表药物、临床用途。
2. 了解常用药物的不良反应及用药护理。

免疫系统具有免疫防御、免疫稳定、免疫监视三大功能，免疫功能通过免疫应答反应体现，后者包括感应期、活化期和效应期三个过程。作用于免疫系统并影响其功能的药物统称免疫调节药（immunomodulators），包括免疫抑制药（immunosuppressants）及免疫增强药（immunostimulants）。

第一节 免疫抑制药

免疫抑制药是一类具有免疫抑制作用的药物。临床主要用于治疗自身免疫性疾病和防治器官移植的排异反应。因作用缺乏特异性，对正常的免疫反应也呈抑制作用，长期应用会降低机体抵抗力而诱发感染，增加肿瘤发生率及影响生殖系统功能等。

知识链接

免疫抑制药的发展

免疫抑制药的发展历经三个重要阶段，前两个阶段的药物分别为糖皮质激素和细胞毒类药物，例如抗代谢药或烷化剂，主要用于自身免疫性疾病的治疗，但两类药物均具有非选择性抑制免疫功能，不能根治疾病而只能缓解症状以及毒副作用强等共同缺点。直至20世纪80年代初期环孢素的问世为选择性抑制免疫功能药物的发展开辟了新途径，迄今环孢素等已成为预防器官移植排异反应的有效药物。

环孢素（ciclosporin，环孢霉素A，CsA）

环孢素是由真菌代谢产物提取的含有11个氨基酸的环状多肽，现已人工合成。

【药理作用】本药进入细胞后，选择性地作用于T淋巴细胞活化初期，从而阻断T细胞对抗原的分化增殖性反应，通过抑制干扰素的产生而间接抑制自然杀伤细胞（natural killer cell，NK）的杀伤力。环孢素A还可以抑制线粒体通透性转移孔道组件亲环蛋白D，明显缓解缺血再灌注损伤。

【临床用途】主要用于防止器官移植的排异反应，包括肝、肾、胰、心、肺、皮肤、角膜及骨髓移植等；也可用于难治性自身免疫性疾病，如风湿性关节炎、系统性红斑狼疮、银屑病等。

【不良反应】以肾毒性最常见，发生率可达 70%，其次为肝毒性，在应用过程中宜监测肾、肝功能。也有发生继发性病毒感染的可能，此外还有消化道反应、嗜睡、多毛症、牙龈增生等。

他克莫司（tacrolimus，FK506）

他克莫司是从链霉菌属分离提取的大环内酯类抗生素，作用机制与环孢素相似。本药口服吸收缓慢，生物利用度较低，为 25% 左右，体内分布广泛，绝大部分药物经肝代谢后排出体外。抗器官移植排异反应作用优于环孢素，也可用于类风湿性关节炎、肾病综合征、胰岛素依赖型糖尿、系统性红斑狼疮的治疗。不良反应与环孢素相似。

肾上腺皮质激素（adrenocortical hormones）

肾上腺皮质激素对免疫反应的许多环节均有影响，常用的有泼尼松、泼尼松龙、地塞米松等。临床主要用于器官移植的排异反应、自身免疫性疾病。

硫唑嘌呤（azathioprine，AZA）

硫唑嘌呤属于抗代谢类药物，主要作用为抑制 DNA、RNA 和蛋白质合成。对 T 淋巴细胞抑制作用较明显，能同时抑制细胞免疫和体液免疫反应，但不抑制巨噬细胞的吞噬功能。用于肾移植的排异反应和自体免疫性疾病，如类风湿关节炎和全身性红斑狼疮等。同类药物还有甲氨蝶呤和 6- 巯嘌呤。

环磷酰胺（cyclophosphamide，CTX）

环磷酰胺是常用的烷化剂，其免疫抑制作用强而持久。选择性抑制 B 淋巴细胞，大剂量也能抑制 T 淋巴细胞，对自然杀伤细胞（NK）也有抑制作用。临床主要用于器官移植的排异反应以及类风湿关节炎、肾小球肾炎等自身免变性疾病，常用药物还有白消安和塞替派。

霉酚酸酯（mycophenolate mofetil，MMF，吗替麦考酚酯）

霉酚酸酯是霉酚酸的酯类衍生物，可抑制 T 细胞和 B 细胞的增殖及抗体生成，能快速抑制单核巨噬细胞的增殖，减轻炎症反应，减少细胞黏附分子，抑制血管平滑肌的增生。临床主要用于肾移植和其他器官移植，主要不良反应为腹泻，减量或对症治疗可消除，无明显肝肾毒性。

抗 CD3 单克隆抗体（anti–CD3 monoclonal antibodies）

抗 CD3 单克隆抗体系利用杂交技术制备，能特异地与人 T 淋巴细胞表面 CD3 抗原结合，阻断 T 细胞的增殖并抑制其功能。用于防治器官移植的急性排异反应。不良反应常出现高热、寒战、头痛、恶心、呕吐、腹痛及腹泻等。

抗淋巴细胞球蛋白（antilymphocyte globulin，ALG）

抗淋巴细胞球蛋白是淋巴细胞的抗体，与淋巴细胞结合，在补体的共同作用下，使淋巴细胞裂解，对 T、B 细胞均有破坏作用。用于器官移植时的抗免疫排异治疗，与硫唑嘌呤、泼尼松合用可提高脏器移植的成功率。还可用于肾小球肾炎、红斑狼疮、类风湿关节炎、重症肌无力等自身免疫性疾病。常见不良反应有发热、荨麻疹、血小板减少、关节痛、血栓性静脉炎等。

来氟米特（leflunomide）

来氟米特是一种具有抗增殖活性的免疫抑制药。通过影响 DNA 和 RNA 的合成，抑制活化 T 细胞的功能，阻断活化 B 细胞的增殖，减少抗体生成而发挥免疫抑制作用。主要用于治疗类风湿关节炎、抗移植排异反应及其他自身免疫性疾病。主要不良反应有腹泻、可逆的转氨酶升高、皮疹等。

> **案例分析** 患者，女性，29岁。自8年前先后出现颧部红斑、口腔溃疡、光过敏、脱发，查多种自身抗体阳性，明确诊断为系统性红斑狼疮后给予泼尼松（40 mg/d）、羟氯喹（每次200 mg，每日2次）。治疗后好转，泼尼松规律减量为10 mg/d维持至今。2年前出现高血压、蛋白尿，肾穿刺明确为狼疮性肾炎。因此开始使用静脉注射环磷酰胺400 mg（1次/2周），1年后改为400 mg（1次/月）至今。
>
> **请分析：**
>
> 1. 该患者加用环磷酰胺的目的是什么？
> 2. 该患者用药的护理要点是什么？

第二节　免疫增强药

免疫增强药是指单独或同时与抗原使用时能增强机体免疫应答的物质。临床主要用于免疫缺陷疾病、慢性感染和肿瘤的辅助治疗。

卡介苗（Bacillus Calmette-Guerin，BCG）

卡介苗是牛结核杆菌的减毒活菌苗。可刺激多种免疫细胞活性，加速诱导免疫应答，提高细胞和体液免疫的功能，增强非特异性免疫水平。用于预防结核病以及黑色素瘤、白血病及肺癌等肿瘤的辅助治疗。不良反应较多，注射局部可见红斑、硬结和溃疡，也可出现寒战、高热、全身不适等。反复瘤内注射可发生过敏性休克。

白细胞介素2（interleukin2，IL-2）

白细胞介素2也称为T细胞生长因子，可诱导Th和Tc细胞分化增殖，对B细胞、自然杀伤细胞、抗体依赖性杀伤细胞和淋巴因子激活的杀伤细胞等，均可促进其分化增殖。临床主要用于治疗黑色素瘤、肾细胞癌等。不良反应较常见，可出现发热、寒战、胃肠反应、皮肤反应、心肺反应、肾反应、血液系统反应、神经系统症状等。

转移因子（transfer factor，TF）

转移因子是从健康人白细胞中提取的一种核酸肽，无抗原性。可将供体的细胞免疫信息转移给受体，使之获得供体样的特异性和非特异性的细胞免疫，不转移体液免疫。主要用于原发性或继发性细胞免疫缺陷病的补充治疗，适用于慢性感染、麻风及恶性肿瘤等。

胸腺素（thymosin）

胸腺素可促进T细胞分化成熟，还可调节成熟T细胞的多种功能。临床主要用于细胞免疫缺陷疾病、某些自身免疫和晚期肿瘤。少数有过敏反应，一般无严重不良反应。

左旋咪唑（levamisole，LMS）

左旋咪唑口服有效。对正常人不影响抗体产生，对免疫功能低下者，促进抗体生成，使免疫功能恢复正常。主要用于免疫功能低下者，恢复免疫功能，增强机体的抵抗能力。也可用于肺癌手术后的恢复，抑制肿瘤转移，改善类风湿关节炎、红斑性狼疮等的症状。不良反应有胃肠道症状、头痛、出汗、全身不适等。

第三节 调节免疫功能药的用药护理

一、用药护理程序

用药护理步骤	用药护理要点
用药前	1. 了解病史、用药史及机体状况，制订合理的护理程序 2. 指导患者预防感染的方法，并说明药物可能的不良后果 3. 对需长期服药的患者向其说明坚持治疗的重要性，不可随意用药
用药中	1. 必须按药品说明书存放药物，如转移因子需在 0 ℃以下冷冻保存，胸腺素、干扰素冷藏于 2 ~ 10 ℃处保存 2. 口服药可与饭、奶等同服，减少胃肠反应 3. 局部注射药应明确给药部位，如左旋咪唑皮下注射或深部肌注，转移因子是皮下注射于上臂内侧或腹股沟下方或淋巴结 4. 环孢素静脉注射时速度宜慢，否则可致肾毒性；注射后密切观察 30 min，以防发生严重不良反应
用药后	1. 密切观察病情变化，注意体温、呼吸、血压以及尿液是否正常 2. 每周定期检查血常规、肝肾功能、电解质等 3. 指导患者和家属观察药物的不良反应，并学会减轻的方法

二、用药护理案例分析

患者，男性，43 岁。肺癌切除术后，医生给予白细胞介素 2 治疗。

请分析：

1. 该患者用白细胞介素 2 的目的是什么？
2. 该患者用药的护理要点是什么？

音频：
用药护理案例解析

自测题

思维导图：
学习小结

一、单项选择题

A_1 型题

1. 免疫抑制药物是
   A. 干扰素 B. 转移因子 C. 左旋咪唑
   D. 抗淋巴细胞球蛋白 E. 胸腺素
2. 免疫增强药物是
   A. 硫唑嘌呤 B. 肾上腺皮质激素类 C. 卡介苗
   D. 环磷酰胺 E. 环孢素
3. 左旋咪唑增强免疫的机制为
   A. 抑制辅助性 T 细胞生成白细胞介素
   B. 抑制淋巴细胞生成干扰素

C. 激活环核肝磷酸二酯酶，从而降低淋巴细胞和巨噬细胞内 cAMP 含量
D. 抑制 DNA、RNA 和蛋白质的合成
E. 促进 B 细胞、自然杀伤细胞的分化增殖

4. 临床常用的免疫抑制药不包括
A. 环孢素　B. 白细胞介素　C. 巯嘌呤
D. 肾上腺皮质激素类　E. 抗淋巴细胞球蛋白

5. 临床常用的免疫增强药不包括
A. 转移因子　B. 白细胞介素　C. 环孢素
D. 干扰素　E. 左旋咪唑

6. 环孢素主要抑制下述哪一种细胞
A. 巨噬细胞　B. NK 细胞　C. T 细胞
D. B 细胞　E. 淋巴细胞

7. 环孢素的主要不良反应是
A. 心律失常
B. 胃肠反应
C. 中枢症状
D. 过敏反应
E. 肝肾损害

A_2 型题

8. 男性，患者，45 岁，慢性肾功能不全，尿毒症期，肾移植手术后，宜选择使用的药物
A. 干扰素　B. 胸腺素　C. 左旋咪唑
D. 转移因子　E. 环孢素

9. 女孩，8 岁，水肿，大量蛋白尿、低蛋白血症，诊断为肾病综合征，宜选择使用的药物
A. 转移因子　B. 他克莫司　C. 卡介苗
D. 干扰素　E. 环孢素

二、问答题

1. 环孢素的临床用途和不良反应有哪些？
2. 抗淋巴细胞球蛋白的用途是什么？
3. 左旋咪唑临床用途和不良反应有哪些？

（邱模昌）

第四十二章
解　毒　药

学习目标

1. 掌握有机磷中毒解毒药的主要特点和用药护理。
2. 熟悉常见农药、化合物的中毒机制及解救药物。
3. 了解药物中毒的救治原则。

解毒药（antidote）是指能解除毒物对机体毒害作用的药物。根据作用机制可分为一般解毒药和特异性解毒药。

第一节　常用解毒药

一、常见农药的中毒及解毒药

（一）有机磷农药中毒和解毒药物

1. 有机磷农药中毒机制和症状　有机磷酸酯类可经消化道、呼吸道甚至透过皮肤吸收，进入血液后与胆碱酯酶（AChE）结合，形成磷酰化胆碱酯酶而失去活性，导致乙酰胆碱（ACh）不能水解，在体内蓄积过多，持久强烈的激动突触后膜的胆碱受体，导致机体功能失调而引起M样、N样和中枢神经系统的一系列中毒症状。

（1）M样症状：主要表现为恶心、呕吐、腹痛、腹泻、大小便失禁、瞳孔缩小、视物模糊、心跳过缓、血压下降、流涎、出汗、呼吸道分泌物增多、呼吸困难、发绀、肺部湿啰音等。

（2）N样症状：骨骼肌纤维震颤、抽搐，严重者导致呼吸肌麻痹、心跳过速、血压升高等。

（3）中枢神经系统症状：先兴奋后抑制，表现为躁动不安、失眠、谵语、昏迷、可因血管运动中枢抑制而致血压下降，呼吸中枢麻痹而致呼吸停止。

2. 常用解毒药物

阿托品（atropine）

阿托品是有机磷中毒的首选解救药物之一。通过竞争性阻断M受体而迅速缓解M样症状，也能进入脑内而缓解部分中枢抑制症状，还可兴奋呼吸中枢而对抗有机磷中毒所引起的呼吸抑制。因不能消除骨骼肌震颤，也不能恢复胆碱酯酶活性，对中度和重度中毒必须联合应用胆碱酯酶复活药。因有机磷中毒患者体内乙酰胆碱大量蓄积，对阿托品的耐受性增大，用药量根据中毒程度确定，须达到阿托品化，可不受药典规定的极量所限。

其他M受体阻滞药如东莨胆碱、山莨菪碱等也能对抗有机磷中毒的M样症状。

氯解磷定（pralidoxime chloride，氯磷定，氯化派姆）

【药理作用与临床用途】氯解磷定属于胆碱酯酶复活药，能直接与体内游离的有机磷酸酯结合，形成无毒的磷酰化氯解磷定由尿中排出；还能与磷酰化胆碱酯酶中的磷酰基结合，形成氯解磷定－磷酰化胆碱酯酶复合物，再进一步裂解形成磷酰化氯解磷定，使胆碱酯酶游离出来，恢复其水解乙酰胆碱的活性。但对中毒数小时，已经老化的磷酰化酶的作用较差。能迅速解除N样症状，消除肌束颤动。但对M样症状效果差，故应与阿托品合用。此类药物还有碘解磷定、双复磷等。

【不良反应】肌内注射时局部有轻微疼痛。静脉注射过快（> 500 mg/min）可出现头痛、乏力、眩晕、视物模糊、复视、恶心及心动过速。用药量过大（> 8 g/d）可导致神经－肌肉传导阻滞，严重者呈癫痫样发作、抽搐、呼吸抑制。

（二）其他常用农药中毒和解毒药物

见表42-1。

表42-1　其他常用农药中毒的解救药物应用

种类	代表药物	解毒药物	用药须知
有机氮农药	杀虫脒	无特效解毒药；多用小剂量亚甲蓝或大剂量维生素C	亚甲蓝1～2 mg/kg，25%葡萄糖溶液稀释后缓慢静脉推注，2～6 h重复给药；维生素C，4～6 g/d，静脉滴注
菊酯类农药	除虫菊	无特效解毒药；多对症治疗	惊厥采用地西泮对抗，也可以选用中枢性肌松药美芬新；避免与普萘洛尔、氯丙嗪合用
杀鼠剂	二苯茚酮（敌鼠钠）	大剂量维生素K，必要时配伍维生素C和糖皮质激素	维生素K，静脉注射或肌内注射，每次10～20 mg，2～3次/天，疗程视病情而定
杀鼠剂	毒鼠强	无特效解毒药	大剂量镇静催眠药
杀鼠剂	氟乙酰胺	乙酰胺（解氟灵）	乙酰胺50%溶液5 ml加入2%普鲁卡因2 ml肌内注射。0.1～0.3 g/（kg·d），每日分2～4次肌注，首剂为全日剂量一半

二、常见药物中毒的解毒药

（一）阿片类药物中毒的解毒药物

阿片类毒物属于阿片受体激动剂，激动体内的阿片受体。轻度中毒患者仅有头痛、头昏、恶心、呕吐、兴奋或抑郁，重度中毒者则有昏迷、针尖样瞳孔和呼吸抑制等。急性中毒12 h内多死于呼吸麻痹。

临床常用的解救药物有纳洛酮和烯丙吗啡，首选纳洛酮。

（二）巴比妥类及苯二氮卓类药物中毒和解毒药物

1. 巴比妥类药物中毒和解毒药物的应用　巴比妥类药物抑制神经细胞的兴奋性，治疗量可使大脑皮质产生弥漫性抑制。大剂量可直接抑制延髓呼吸中枢和血管运动中枢，导致呼吸衰竭和休克。

轻度中毒患者仅有反应迟钝、言语不清、判断和定向障碍；中度中毒患者沉睡或进入昏迷状态，呼吸变慢，眼球有震颤；重度中毒患者深度昏迷，呼吸变浅变慢，血压下降或休克，瞳孔缩小，对光反应消失。

首选尼可刹米治疗，贝美格可作为辅助用药。

2. 苯二氮草类药物中毒和解毒药物的应用 苯二氮䓬类药物激动苯二氮䓬受体，增加中枢抑制性神经元的兴奋性，毒性小，但大剂量应用也可出现昏迷、呼吸循环抑制的中毒症状。

氟马西尼（flumazenil，安易醒）是苯二氮䓬类药物的特异性解毒药。能阻断苯二氮䓬受体阻滞药，有效地催醒患者和改善中毒所致的呼吸和循环抑制。但对巴比妥类和三环类药物过量引起的中枢抑制无对抗作用。若累积剂量达 5 mg 而无反应，则该患者的抑制状态并非由苯二氮䓬类药物所引起。

三、常见化合物中毒的解毒药

（一）氰化物中毒和解毒药物的应用

常见的氰化物有氢氰酸、氰化钠及氰化钾，进入体内后析出氰离子（CN^-），阻止三价铁还原为二价铁，阻断了细胞氧化过程中的电子传递，使组织细胞不能利用氧，导致细胞内窒息。氰化物中毒的特效解毒药主要有亚硝酸钠和硫代硫酸钠。

亚硝酸钠（sodium nitrite）

亚硝酸钠是高铁蛋白氧化剂，在体内可使血红蛋白氧化为高铁血红蛋白，后者与氰离子亲和力强，结合牢固，并且能夺取与氧化型细胞色素氧化酶结合的氰离子，故可有效地保护细胞色素氧化酶的活性并解除氰化物对它的毒害作用，用于氰化物中毒。本类药物还有亚硝酸异戊酯、亚甲蓝、二甲氨酚和对氨苯丙酮等。

硫代硫酸钠（sodium thiosulfate，次亚硫酸钠，大苏打，海波）

硫代硫酸钠属供硫剂，其具有活泼的硫原子，在转硫酶（硫氰酸酶）的作用下，与氰离子结合生成无毒的硫氰酸盐，随尿排出体外而解毒。用于氰化物中毒的抢救，与高铁血红蛋白生成剂合用提高解毒疗效。

（二）金属和类金属中毒和解毒药物的应用

临床常见的容易引起中毒的金属和类金属包括铜、铅、汞、铬、砷、锑等。这些物质中的金属离子通过抑制体内含巯基的酶的活性引起机体中毒。常用的解毒药一般是含有巯基的化合物和金属螯合剂等。

二巯丙醇（dimercaprol，巴尔）

二巯丙醇含有两个巯基（-SH），与金属结合的能力强，结合后生成无毒、较稳定的且水溶性高的复合物随尿液排出而解毒。可预防金属与细胞酶的巯基结合和使已与金属络合的细胞酶复活。主要用于治疗砷、汞和金中毒。

依地酸钙钠（calcium disodium edetate，解铅乐）

依地酸钙钠是金属螯合剂，能与多种金属离子络合形成可溶性复合物，由尿排出而解毒。对铅中毒最有效，其他金属中毒效果较差，而对汞和砷则无效。主要用于治疗铅中毒，亦可治疗镉、锰、铬、镍、钴和铜中毒，以及作诊断用的铅移动试验。

去铁胺（deferoxamine）

去铁胺是铁中毒的特效解毒药，可与三价铁络合成无毒产物经肾排出。主要用于铁中毒，口服吸收差，必须肌内注射或静脉注射。

青霉胺（penicillamine）

本药对铅、汞、铜有较强的络合作用，可用于铅、汞、铜中毒解救，对铜中毒疗效较好。本药毒性小，但与青霉素有交叉过敏，用前必须做青霉素过敏试验。青霉素过敏者禁用。

第二节　解毒药的用药护理

一、用药护理程序

用药护理步骤	用药护理要点
用药前	1. 终止毒物继续吸收　立即脱离中毒环境，清洗污染的体表。口服未吸收的毒物，应采取洗胃、催吐、导泻的方法加速毒物排出体外 2. 加速毒物消除　立即建立静脉通道，通过增加血容量稀释毒物，应用高效能利尿剂强迫利尿和改变体液的 pH 值加速毒物的排出。必要时还可进行血液透析
用药中	尽早应用特异性解救药物
用药后	对症治疗：维持生命体征

二、用药护理案例分析

音频：
用药护理案例解析

患者，女性，36 岁。因夫妻吵架赌气喝有机磷杀虫剂对硫磷约半瓶，立即送入院，患者表现为瞳孔缩小，如针尖样大小、肌震颤、烦躁不安、呼气有大蒜味、多汗、流涎等。

请分析：

1. 该患者的诊断是什么？
2. 医务人员应该如何处理？

自测题

思维导图：
学习小结

一、单项选择题

A_1 型题

1. 急性有机磷农药中毒，出现呼吸困难、口唇青紫、呼吸道分泌物增多的患者，应立即静脉注射何药以缓解症状
   A. 解磷定　　B. 哌替啶
   C. 尼可刹米　　D. 重酒石酸间羟胺
   E. 阿托品
2. 急性有机磷中毒的对因解毒药是
   A. 阿托品　　B. 山莨菪碱
   C. 新斯的明　　D. 氯磷啶
   E. 氯丙嗪
3. 可用于氰化物中毒的解救药是
   A. 亚甲蓝　　B. 阿托品
   C. 亚硝酸钠　　D. 谷胱甘肽
   E. 乙酰胺
4. 下列关于金属解毒剂的用法叙述正确的是
   A. 二巯丙醇主要用于铅、锰、铜、镉等的中毒治疗

B. 二巯丁二钠可用于预防镉、钴、镍等的中毒
C. 青霉胺可用于治疗铜、汞、铅中毒的解毒
D. 亚甲蓝除用于氰化物中毒，也可用于砷、汞、铅中毒
E. 谷胱甘肽可用于重金属中毒

5. 以下属于阿片类药物中毒解救药的是
A. 碘解磷定　B. 乙酰胺　C. 纳洛酮
D. 亚甲蓝　E. 依地酸钙钠

6. 属于金属解毒剂的是
A. 二巯丙醇　B. 硫代硫酸钠　C. 依地酸钙钠
D. 碘解磷定　E. 乙酰胺

7. 下列选项中，用于苯二氮䓬类中毒解救的药物是
A. 氟马西尼　B. 亚甲蓝　C. 乙酰半胱氨酸
D. 乙酰胺　E. 谷胱甘肽

A_2 型题

8. 患者，男性，58 岁，因失眠，自行多次服用安定，至昏迷，宜选用的药物是
A. 肾上腺素　B. 地塞米松　C. 咖啡因
D. 氟马西尼　E. 纳洛酮

9. 患者，女性，28 岁，突发昏迷、针尖样瞳孔，亲友反应有吸毒史，宜选用的药物是
A. 肾上腺素　B. 地塞米松　C. 咖啡因
D. 氟马西尼　E. 纳洛酮

A_3/A_4 型题

（10～12 题共用题干）

患者，男性，田间喷洒农药后，出现恶心、呕吐、腹痛、大小便失禁、瞳孔缩小、流涎、抽搐等症状，口腔有大蒜味。

10. 该患者最有可能的诊断是
A. 有机磷农药中毒　B. 中暑　C. 癫痫
D. 重金属中毒　E. 麻醉药物中毒

11. 欲迅速控制症状，宜选用的药物
A. 肾上腺素　B. 地塞米松　C. 阿托品
D. 纳洛酮　E. 二巯丙醇

12. 使用上述解救药物后，控制效果不好的症状是
A. 恶心、呕吐　B. 瞳孔缩小　C. 流涎
D. 大小便失禁　E. 抽搐

二、问答题

1. 简述有机磷酸酯类中毒机制。
2. 有机磷酸酯类中毒的解毒药物主要有哪两大类？说出各类代表药及其特点。

三、案例分析

患者，女性，38 岁。慢性胆囊炎急性发作，按医嘱静脉滴注抗生素，肌内注射阿托品。1 h 后，患者因疼痛难忍，要求再注射一针阿托品。注射后不久，这位平时性情温和的女士突

然发怒了，她满面通红，高声呼叫："为什么不给我开刀！"并显得十分烦躁，连说，眼睛看不清了，口干死了，开口骂人，并把自己的衣裤统统脱掉……经检查刚才注射后丢弃的第二针阿托品空安瓿瓶发现，护士误将用于抢救有机磷中毒的5 mg阿托品作为常规治疗胆绞痛的0.5 mg阿托品给陈女士注射，引起阿托品中毒。

请分析：阿托品的中毒症状有哪些？

（邱模昌）

第四十三章 糖类、盐类及调节酸碱平衡药

学习目标

1. 熟悉常用糖类、盐类及调节酸碱平衡药代表药物和用途。
2. 了解常用药物的作用特点和用药注意事项。

体液的主要成分是水和电解质。水、电解质和酸碱平衡是人体细胞进行正常代谢所必需的条件，也是维持人体生命和各脏器生理功能所必需的条件。水、电解质和酸碱平衡紊乱，会引起严重的后果，甚至危及生命，纠正水和电解质紊乱是临床上重要的治疗手段之一。

第一节 葡萄糖

葡萄糖（glucose）

葡萄糖是人体重要营养成分和主要的热量来源之一，在体内能被氧化成二氧化碳和水，并提供能量。

【药理作用与临床应用】

1. 低血糖症。

2. 补充热能和体液 用于各种原因引起的进食不足或大量体液丢失（如呕吐、腹泻、重伤大失血等），全静脉营养，饥饿性酮症。

3. 高钾血症 与胰岛素合用，可促进钾转移入细胞内。

4. 高渗溶液用作组织脱水剂 临床一般采用50%葡萄糖，可用于脑水肿、肺水肿及降低眼压，常与甘露醇等脱水药联合应用。

5. 维持和调节腹膜透析液和血液透析液渗透压，用于配制腹膜透析液。

【不良反应】可出现胃肠反应、静脉炎、反应性低血糖、电解质紊乱等。

【注意事项】静脉注射高渗葡萄糖注射液时应注意药液有无漏出血管外，以免引起静脉炎，在同一部位连续注射5%～10%浓度的药液时也可发生同一并发症。治疗脑水肿使用高渗溶液时如突然停药，容易发生反跳现象并致使脑水肿再度发生，故不可突然停药，而应缓缓减量直至停用。颅内有活动性出血禁止使用高渗葡萄糖注射液。

第二节　电解质平衡调节药

氯化钠（sodium chloride）

钠离子是细胞外液的主要阳离子，是维持细胞外液渗透压和血容量的主要成分，失钠过多，可发生低钠综合征，出现全身虚弱、精神倦怠、表情淡漠、肌肉阵挛甚至死亡。

【临床应用】

1. 用于各种原因所致的失水，包括低渗性、等渗性和高渗性失水。

2. 高渗性非酮症糖尿病昏迷，应用等渗或低渗氯化钠可纠正失水和高渗状态。

3. 低氯性代谢性碱中毒。

4. 外用生理盐水冲洗眼部、洗涤伤口等。

【不良反应】

1. 可引起高氯性酸中毒及高血钠症。

2. 输液过多、过快，可致水钠潴留，引起水肿、血压升高、心率加快、胸闷、呼吸困难，甚至急性左心衰竭。

3. 禁用于肺水肿，慎用于高血压、心力衰竭、肾炎、肝硬化腹水及长期使用肾上腺皮质激素的患者。

氯化钾（potassium chloride）

钾离子是细胞内最重要的阳离子，是维持细胞内液渗透压的重要成分；与细胞外氢离子交换，参与调节酸碱平衡；还参与能量代谢和神经传导。钾是维持神经和肌肉细胞膜静息电位的物质基础，缺钾时心肌兴奋性增高，高钾时心脏抑制。

【临床应用】

1. 低钾血症的治疗　如进食不足、呕吐、严重腹泻、应用洋地黄类药、排钾性利尿药、低钾性家族周期性瘫痪、长期应用糖皮质激素和补充高渗葡萄糖后引起的低钾血症等。

2. 低钾血症的预防　用于患者存在进食很少、严重或慢性腹泻、长期服用肾上腺皮质激素、失钾性肾病、Bartter 综合征等失钾情况。

【不良反应】口服片剂对胃肠刺激性强，可稀释成 10% 水溶液后服用。本药可做静脉滴注，严禁静脉注射，滴注速度较快或原有肾功能损害时，应注意发生高钾血症。一旦出现高钾血症，应紧急处理。高钾血症和急、慢性肾功能不全者禁用。

氯化钙（calcium chloride）

钙离子可以维持神经肌肉的正常兴奋性，促进神经末梢分泌乙酰胆碱。钙离子能改善细胞膜的通透性，增加毛细管的致密性，使渗出减少，起抗过敏作用。钙离子能促进骨骼与牙齿的钙化形成，高浓度钙与镁离子间存在竞争性拮抗作用，可用于镁中毒的解救；钙离子可与氟化物生成不溶性氟化钙，用于氟中毒的解救。治疗钙缺乏，急性血钙过低、碱中毒及甲状旁腺功能低下所致的手足搐搦症，维生素 D 缺乏症等；过敏性疾患；镁中毒时的解救；氟中毒的解救。静脉注射可有全身发热，速度过快可产生恶心、呕吐、心律失常甚至心跳停止。强心苷应用期间或停药后 7 天禁用。有强烈的刺激性，不宜皮下或肌内注射；静脉注射时如漏出血管外，可引起组织坏死。

第三节　酸碱平衡调节药

碳酸氢钠（sodium bicarbonate）

碳酸氢钠能碱化尿液、促进某些药物排泄与解毒，如用于治疗代谢性酸中毒。尿酸性肾结石的预防；减少磺胺类药物的肾毒性；急性溶血防止血红蛋白沉积在肾小管；巴比妥类、水杨酸类药物及甲醇等中毒。过量可产生碱血症，引起呼吸减慢、口内异味、心律失常、肌肉痉挛、疼痛、异常疲倦虚弱等。

乳酸钠（sodium lactate）

本药在体内有氧条件下，经肝氧化、代谢可转化为碳酸氢钠，发挥纠正酸中毒的作用。用于代谢性酸中毒和高钾血症，但作用不及碳酸氢钠。应用过量可致碱血症。肝功能不全及休克者禁用。

氯化铵（ammonium chloride）

本药进入体内，铵离子迅速经肝代谢成尿素并由尿排出，氯离子和氢离子则形成酸，从而纠正碱中毒。用于重度代谢性碱中毒。过量引起高氯性酸中毒。

第四节　糖类、盐类及调节酸碱平衡药用药护理

一、用药护理程序

用药护理步骤	用药护理要点
用药前	1. 了解病史、用药史，明确用药目的 2. 做好心理护理 3. 合理制订护理计划 4. 向患者说明食物对电解质平衡的影响及保持平衡的方法
用药中	1. 监测患者的肝、肾功能及血中电解质，如发现异常及时通知医生 2. 注意药物不良反应的监测，予及时处理
用药后	1. 做好相关护理有助于提高疗效 2. 观察患者症状体、体征是否解除，评价药物疗效

二、用药护理案例分析

患者，男性，2 岁。因饮食不佳伴有夜惊，且发育不良入院，医生诊断为佝偻病，医生给患者用了维生素 D+ 氯化钙。

请分析：

1. 医生的处方是否合理？
2. 氯化钙用药的护理要点？

音频：
用药护理案例解析

思维导图：
学习小结

自测题

一、单项选择题

A_1 型题

1. 临床上治疗代谢性酸中毒宜首选
   A. 氯化钠　B. 乳酸钠　C. 碳酸氢钠
   D. 氨丁三醇　E. 氯化铵
2. 临床上治疗代谢性碱中毒或有机碱类药物中毒宜选用
   A. 氯化钠　B. 乳酸钠　C. 氯化钾
   D. 氯化铵　E. 门冬氨酸钾镁
3. 临床上为防止磺胺类药物的肾毒性等最常用的尿液碱化剂是
   A. 氯化钠　B. 乳酸钠　C. 碳酸氢钠
   D. 氨丁三醇　E. 氯化铵
4. 氯化钾是维持细胞内（　　）的重要成分
   A. 电解质　B. pH 值　C. 渗透压
   D. 电离度　E. 交换度
5. 哪一项对氯化钙作用的描述不正确
   A. 低血钙所致的手足搐搦症　B. 与镁离子有竞争性拮抗作用
   C. 降低毛细血管通透性　D. 用于荨麻疹
   E. 低血性胆绞痛
6. 对乳酸钠溶液叙述正确的是
   A. 过量造成酸血症　B. 为纠正酸血症药物
   C. 作用比碳酸氢钠迅速　D. 可用生理盐水稀释
   E. 肝病、心功能不全者宜使用
7. 高渗葡萄糖具有
   A. 利尿作用　B. 对肾有保护作用
   C. 增加胰岛素的分泌　D. 升高眼压
   E. 保护心功能作用
8. 患何种疾病患者禁用氯化钠
   A. 肝性脑病　B. 哮喘　C. 肺水肿
   D. 肾结石　E. 脑水肿

A_2 型题

9. 患者，女性，64 岁，硫酸镁治疗高血压脑病过程中使用过量，出现嗜睡、腱反射消失、肌肉软瘫、血压降低，宜使用何种药物解救
   A. 氯化钙　B. 氯化钠　C. 碳酸氢钠
   D. 尼可刹米　E. 氯化钾
10. 患者，女性，55 岁，误服苯巴比妥，出现昏迷、瞳孔缩小、呼吸变慢、血压下降等，宜使用何种药物加速苯巴比妥排泄
    A. 5% 葡萄糖　B. 生理盐水　C. 碳酸氢钠
    D. 乳酸钠　E. 氯化铵

二、问答题

1. 糖类药物主要药理作用有哪些？临床用途和不良反应有哪些？
2. 氯化钠静脉滴注时的护理措施有哪些？
3. 试述氯化钾静脉滴注时的护理措施。

三、案例分析

患者，女性，5 岁。腹泻、呕吐 5 日，入院时身体虚弱、倦怠、表情淡漠等。
请分析：该患儿出现身体虚弱、倦怠、表情淡漠的原因是什么？应如何处理？

（邱模昌）

第四十四章

消毒防腐药

学习目标

1. 掌握消毒防腐药的主要分类。
2. 熟悉常用消毒防腐药的作用特点。
3. 了解消毒防腐药的作用机制。

消毒药是指能迅速杀灭病原微生物的药物，防腐药是指能抑制病原微生物生长繁殖的药物，二者合称为消毒防腐药。二者之间没有严格的界限，消毒药在较低浓度时，具有防腐作用；防腐药在较高浓度时，具有消毒作用。根据结构可分为：①酚类，如苯酚；②醇类，如70%乙醇等；③醛类，如甲醛（40%甲醛）；④酸类，如硼酸等；⑤氧化剂，如过氧化氢、过氧乙酸等；⑥表面活性剂，如苯扎溴铵；⑦卤素类，如漂白粉等；⑧重金属盐及染料类，如甲紫等；⑨其他类，如环氧乙烷。

知识链接

消毒防腐药的作用机制主要有：①促使病原微生物蛋白质变性，发生沉淀；②改变病原微生物细胞膜通透性，使细胞分裂或溶解；③干扰、影响病原微生物的重要酶系，影响菌体代谢；④氧化病原微生物体内的活性部分而产生杀菌作用等。

第一节 常用消毒防腐药

案例分析

患者，女性，34岁，发热原因待查，护士在观察其口腔时发现一感染溃烂处。

请分析：

此时应选用什么溶液进行消毒最为恰当？应如何进行护理？

一、醇类

乙醇（alcohol，酒精）

对多数微生物有杀灭作用，且对被消毒物的影响小。对细菌作用最强，对细菌芽孢无效，对病毒效果差，但对肝炎病毒有灭活作用，对真菌不稳定。75% 的乙醇杀菌力最强。浓度超过 95%，细菌表层蛋白质形成保护层，影响药物作用。75% 乙醇常用于注射、手术等部位消毒，医疗器械的消毒，手术前洗手消毒。50% 乙醇用于长期卧床者涂擦局部皮肤预防压疮，20%～30% 用于发热患者物理降温等。不宜用于侵入性器械的浸泡消毒。乙醇对皮肤和黏膜有刺激性可引起局部疼痛、皮肤干燥等，偶可发生过敏反应。急性中毒可出现恶心、呕吐、头痛、中枢兴奋或抑制、昏迷等，严重者可致死。

二、醛类

戊二醛（glutaral）

戊二醛溶液的 pH 值可影响杀菌作用，碱性环境下作用强，可杀灭细菌繁殖体、芽孢、病毒、真菌，杀菌作用较甲醛强。2% 碱性戊二醛常用于不宜用加热法消毒的医疗用品与医疗器械的消毒。10%～25% 溶液外涂，用于甲癣治疗。毒性与腐蚀性较甲醛低，对皮肤、黏膜仍有刺激性。严重者可引起肺炎。

三、酚类

苯酚（carbolic acid，石炭酸）

本药仅可外用。可使细菌细胞的原生质蛋白发生凝固、变性，能杀灭革兰氏阳性和革兰氏阴性细菌和部分真菌，对细菌芽孢和病毒无效。0.2% 的苯酚有抑菌作用，浓度大于 1% 可杀灭常见细菌，超过 1.3% 可杀灭真菌。苯酚可麻痹感觉神经末梢，产生局麻作用。软膏剂（1% 或 2%）可用于皮肤防腐止痒，3%～5% 的苯酚溶液用于医疗器械、室内和排泄物的消毒。对皮肤和黏膜有局部刺激性，用量过大或浓度过高可使皮肤变白或腐蚀。浓度大于 5% 时，有强腐蚀性。不适用于伤口、破损皮肤和婴儿。误服可引起广泛组织腐蚀，严重者致肝功能衰竭而死亡。

四、酸类

苯甲酸（benzoic）

本药在酸性环境下消毒防腐、抗真菌作用强，可抑制多数细菌、真菌。苯甲酸与水杨酸制成复方制剂用于手足癣的治疗。

硼酸（boric acid）

本药为弱防腐药，刺激性小。3%～4% 的硼酸溶液用于皮肤、黏膜、口腔、阴道及膀胱伤口的冲洗清洁；3% 的硼酸乙醇溶液或硼酸甘油用于外耳真菌感染；5%～10% 的软膏用于脓疱疮、压疮和小腿慢性溃疡的治疗。

五、氧化剂

过氧化氢溶液（hydrogen peroxide solution，双氧水）

本药主要是通过在水溶液中形成氧化能力很强的 O_2H^-，从而破坏蛋白质和细胞膜脂质结构，抑制细菌的生长并将其杀灭。3% 的溶液用于冲洗创面、清除伤口脓液、溃疡面、外耳道脓液等；0.1%～0.5% 的溶液可用于口腔含漱，3%～6% 的溶液可用于医疗物品的消毒与灭菌。

高浓度的过氧化氢，对皮肤、黏膜可产生刺激性灼伤。

高锰酸钾（potassium permanganate）

本药为氧化剂，在水中分解，可放出氧气。有较强的杀菌作用，尚有收敛作用。高锰酸钾在较低浓度即可产生杀菌作用，0.02% 溶液可用于冲洗溃疡、脓肿、创面、鹅口疮，口腔消毒、痔疮、皮肤真菌感染、阴道冲洗、坐浴等。也可用于某些药物（巴比妥、水合氯醛、氨基比林等）口服中毒时洗胃。高锰酸钾高浓度对黏膜有刺激作用。大量误服可产生中毒症状，呕吐、流涎、蛋白尿，甚至死亡。高锰酸钾水溶液不稳定，应现配现用。

六、表面活性剂

苯扎溴铵（benzalkonium bromide，新洁尔灭）

本药是低效消毒药，为阳离子表面活性剂，通过影响细菌细胞膜的通透性而产生抗菌作用。对革兰氏阳性菌作用快而强，对真菌、肝炎病毒作用差，对抗酸杆菌、铜绿假单胞菌、细菌芽孢无效。主要用于手术前洗手消毒，皮肤、黏膜、伤口和室内环境消毒，不可用于医疗器械的灭菌处理或无菌器材的长期浸泡保存。禁止与肥皂和阴离子表面活性剂合用。

氯己定（chlorhexidine，洗必泰）

本药有广谱抑菌、杀菌作用，不能杀灭结核分枝杆菌和细菌芽孢，对乙型肝炎病毒、真菌无效。主要用于皮肤、医疗器械等的消毒，伤口冲洗，漱口可治疗口腔溃疡。乳膏剂可用于烧伤、阴道镜润滑剂等。不可用于医疗器械的灭菌处理或无菌器材的长期浸泡保存。少数患者有过敏反应。高浓度对黏膜有刺激作用。

七、卤素类

表 44-1　卤素类消毒防腐药

药物	主要作用特点及临床应用	主要不良反应
含氯石灰（chlorinated lime，漂白粉）	对细菌、芽孢、真菌、病毒等均有良好的杀灭作用。常用于饮水、水果、蔬菜、餐具、排泄物、非金属医疗器械、衣服等日常生活的消毒，亦可用于污水处理	氯对皮肤、黏膜、眼睛、呼吸道具有强烈的刺激性和腐蚀性，严重者可产生急性氯中毒。急性中毒表现为恶心、呕吐、呼吸困难，严重者可导致死亡
碘（iodine）	对微生物有强大的杀灭作用，碘酊可用于皮肤感染；碘甘油局部用于口腔黏膜及牙龈感染	碘对皮肤、黏膜具有强烈的刺激性，碘酊消毒皮肤后，常需用乙醇脱碘
聚维酮碘（iodophor）	消毒作用强、具有碘的广谱消毒能力，对细菌、芽孢、真菌、病毒、原虫等有效。常用于皮肤、黏膜消毒	其毒性和刺激性低于碘。常用于皮肤、黏膜消毒。聚维酮碘对黏膜不刺激，过敏反应较少发生

知识链接

聚维酮碘对细菌、真菌、病毒等有良好的杀菌作用。常用于皮肤、黏膜消毒。对皮肤和黏膜无刺激性，是无毒性的外用含碘消毒剂。目前聚维酮碘作为一种优良的皮肤黏膜消毒剂和外用药已被许多国家药典收录。

八、重金属盐及染料类

表 44-2 重金属盐及染料类

药物	主要作用特点及临床应用	主要不良反应
汞溴红（merbromin，红汞）	为有机汞化合物，杀菌作用弱，无刺激性，穿透力也低，对芽孢无效。2% 溶液作表浅创面消毒	毒性大，汞中毒。目前已很少使用。注意不可与碘酊同时涂抹一处，以防形成刺激性强的碘化汞
甲紫（methyl violet，龙胆紫）	对革兰氏阳性菌有选择性，刺激性小。常用于浅表创面、皮肤糜烂、感染、脓性皮肤病等的消毒。具有收敛作用	可在伤口表面形成膜，使脓液难以排出，因此感染化脓的伤口不宜使用
硝酸银（silver nitrate）	0.5% 的溶液常用于预防铜绿假单胞菌、变形杆菌、其他革兰氏阴性菌的感染，也可用于严重烧伤	浓溶液有腐蚀作用，使用后须用灭菌生理盐水冲洗，以防银质沉淀、误服而中毒
依沙吖啶（rivanol）（利凡诺）	具有较强抗菌作用，对各种化脓菌均有效。用于外科创伤、皮肤和黏膜炎症、溃疡等局部治疗。也用于中期妊娠的引产	注入羊膜腔剂量超过 1 g，可引起肝、肾毒性

九、其他类

环氧乙烷（ethylene oxide）

本药为广谱杀菌剂，对细菌、芽孢、真菌、立克次体及病毒等有效。杀菌作用与暴露时间、温度、湿度和污染程度呈正相关。主要用于不适于用其他灭菌方法消毒的物品。有强刺激性，反复长期接触，可致皮肤糜烂，吸收后可出现呕吐、腹泻、腹痛、中枢抑制、呼吸困难等中毒症状。消毒后通风，因其对眼及呼吸道黏膜有强烈的刺激性。环氧乙烷一般使用卤烷或二氧化碳作稀释剂，与氧气、空气混合，可形成爆炸性混合物。

第二节 消毒防腐药的用药护理

一、用药护理程序

用药护理步骤	用药护理要点
用药前	1. 对本类药物过敏者禁用 2. 妊娠期、哺乳期妇女者慎用
用药中	1. 乙醇作用与其浓度关系密切。75% 溶液常用于注射、手术等部位消毒，50% 用于长期卧床者涂擦局部皮肤预防褥疮，20% ~ 30% 用于发热患者物理降温等 2. 碘与碱、生物碱、水合氯醛、酚、硫代硫酸钠、可溶性汞盐、淀粉、鞣酸和植物性收敛剂等禁忌配伍 3. 用碘酊消毒皮肤后须用乙醇进行脱碘，否则可引起皮肤“碘烧伤”，轻则脱皮，重则产生水疱；碘酊不可用于面部或黏膜消毒，否则可产生色素沉着；碘禁与红汞同涂一处皮肤，以免产生碘化汞腐蚀皮肤。氯己定易软化口腔上皮而发生溃疡，故含漱时宜稀释后使用

续表

用药护理步骤	用药护理要点
用药后	1. 做好消毒防腐实际效果和预防院内感染的评价 2. 注意观察，一旦出现过敏反应，及时报告医生，遵医嘱及时停药。误服大量碘可用淀粉及1%硫代硫酸钠溶液洗胃解救。有刺激性和腐蚀性的各种药液，避免接触眼睛，误服立即用水、牛奶等缓和刺激剂，再以1%硫代硫酸钠溶液解毒。环氧乙烷中毒经皮肤接触者可采用大量清水冲洗或3%硼酸溶液反复冲洗，全身症状严重者采取对症治疗或支持疗法

音频：
用药护理案例解析

二、用药护理案例分析

患者，女性，24 岁，护工。8 小时前使用环氧乙烷进行房间熏蒸消毒，不小心皮肤接触环氧乙烷溶液，未做及时处理，后接触部位出现红肿、灼烧感等症状，2 小时前出现头痛、恶心、呕吐等。初步诊断为环氧乙烷中毒。

试分析：该患者应如何治疗和护理？使用此类药物应注意哪些事项？

思维导图：
学习小结

自测题

一、单项选择题

A_1 型题

1. 消毒防腐药不包括
   A. 酚类　　B. 醇类　　C. 碱类
   D. 酸类　　E. 卤素类
2. 下列关于乙醇的叙述错误的是
   A. 具有脱水与凝固蛋白作用
   B. 70%浓度杀菌力最强
   C. 对芽孢有作用
   D. 可用作皮肤消毒
   E. 对皮肤和黏膜有刺激性
3. 表面活性剂对下列哪种病原体作用强
   A. G^+菌　　B. G^-菌　　C. 芽孢
   D. 霉菌　　E. 真菌
4. 苯酚对下列哪种病原体无效
   A. G^+菌　　B. G^-菌　　C. 结核分枝杆菌
   D. 病毒　　E. 真菌

A_2 型题

5. 患者，女性，62 岁。3 天前洗澡时不慎受凉，以后出现发热、头痛。选用乙醇物理降温浓度应为
   A. 30%　　B. 75%　　C. 80%
   D. 95%　　E. 15%

二、问答题

1. 何为消毒防腐药？根据结构可分为哪几类？
2. 乙醇不同浓度时，其用途有何不同？

（余瑞铭）

第四十五章 维生素及酶类

学习目标

熟悉常用维生素的药理作用、临床应用、不良反应及用药护理。

第一节 维生素类

维生素（vitamin）是维持人体正常功能所必需的营养素，是人体内不能合成或合成量不足，必须由食物提供的一类低分子有机化合物。它既不是供能物质，也不作为机体的构成成分，常作为机体内酶、辅酶（基）的主要组成，参与机体多种代谢过程。机体摄入量不足、吸收利用率降低、需要量相对增加或长期服用某些药物均可致维生素缺乏。维生素类药物主要用于防治维生素缺乏症和作为某些疾病的辅助用药。

维生素通常按其溶解性分为脂溶性和水溶性两大类。脂溶性维生素包括维生素 A、D、E、K 4 种，在食物内常与脂类共存，其吸收也与脂类有关，过量摄入易导致药物在体内积蓄中毒；水溶性维生素包括 B 族维生素和维生素 C 两类，B 族维生素又包括维生素 B_1、B_2、B_6、B_{12}、PP、生物素、泛酸、叶酸、硫辛酸等，在食物烹调过程中容易被破坏，机体吸收后不能贮存，体内达到饱和，多余部分由肾排出，很少出现中毒。

一、水溶性维生素

维生素 B_1（vitamin B_1）

【药理作用】维生素 B_1 在体内与焦磷酸结合形成焦磷酸硫胺，促进糖代谢和能量的产生，是糖类代谢所必需的辅酶。维生素 B_1 缺乏时，氧化受阻造成丙酮酸、乳酸蓄积，影响能量代谢，还可抑制胆碱酯酶活性，致神经冲动传导障碍，影响消化系统、心血管系统功能。

【临床应用】主要防治维生素 B_1 缺乏症（脚气病）。也可用于周围神经炎、消化不良、感染、烧伤、高热、糖尿病、甲状腺功能亢进等疾病的辅助治疗。

【不良反应】本品毒性低，注射用药时可产生过敏反应如皮疹、瘙痒甚至过敏性休克，故不宜静脉注射。

维生素 B_2（vitamin B_2）

【药理作用与临床应用】广泛参与体内的各种氧化还原反应，促进糖、蛋白质和脂肪代谢。缺乏时表现为口角炎、唇干裂、舌炎、阴囊炎、角膜炎、结膜炎、视神经炎、脂溢性皮炎等。主要用于防治维生素 B_2 缺乏症。

【不良反应】大量服用时尿液呈黄色。饮酒影响肠道吸收，进食或饭后服用吸收较好。肌内注射前做过敏试验，不宜静脉注射。

维生素 B_6（vitamin B_6）

【药理作用与临床应用】主要参与氨基酸代谢，促进 γ-氨基丁酸合成及脂肪酸分解等，从而维持神经系统、心血管系统的生理功能。缺乏时易出现恶心、呕吐、精神紧张、焦虑、惊厥、小细胞低色素性贫血及心脑血管病。

防治因大量或长期服用异烟肼等引起的周围神经炎、失眠、不安等症状。用于止吐，如放射病或某些抗恶性肿瘤药引起的呕吐或妊娠呕吐等。治疗维生素 B_6 缺乏所致的婴儿惊厥。局部涂擦治疗痤疮、酒糟鼻、脂溢性湿疹等。

【不良反应】长期大剂量应用可致周围感觉神经症状。孕妇大量应用可引起新生儿维生素 B_6 依赖症。

维生素 PP（vitamin PP）

维生素 PP 包括烟酸和烟酰胺，烟酸在体内转化为烟酰胺后发挥作用，参与糖、脂肪及蛋白质的代谢，大剂量时能扩张周围血管和降低血浆三酰甘油。缺乏时表现为神经营养障碍，如全身乏力，皮肤暴露部位出现对称性皮炎、腹泻及痴呆等，称为癞皮病。异烟肼与维生素 PP 结构相似，二者相互拮抗。

用于治疗梅尼埃病、外周血管病、高脂血症、视神经萎缩等及长期服用异烟肼者。过量引起血管扩张、面颊潮红、痤疮和胃肠道不适等症状，严重者可致肝损害。

维生素 C（vitamin C）

【药理作用与临床应用】作为多种羟化反应的重要辅助因子，具有：①促进胶原蛋白的合成，增加毛细血管致密度；②参与胆固醇转化为胆汁酸；③参与芳香族氨基酸的代谢，利于儿茶酚胺、5-羟色胺生成；④参与体内的氧化还原反应，保护巯基酶、维持细胞膜稳定性、铁和叶酸的吸收和利用等；⑤络合重金属；⑥增强机体免疫功能等。缺乏时表现为乏力，厌食，面色苍白，皮肤瘀点、瘀斑，牙龈肿胀、出血，严重时精神抑郁、肌肉和骨关节肿痛等，称为坏血病。

用于防治维生素 C 缺乏症、紫癜、特发性高铁血红蛋白症及砷、汞、铅、苯等慢性中毒。也可作为感染性疾病、肝胆疾病及肿瘤的辅助治疗。此外，患者处于妊娠期和哺乳期或接受慢性血液透析、胃肠道疾病、结核病、甲亢、发热、创伤、烧伤、手术等情况下维生素 C 需要量增加，应给予补充。

【不良反应】

1. 大量长期服用骤然停药可引起类似坏血病症状。
2. 长期大剂量服用可引起恶心、呕吐、胃酸增多等症状。
3. 使尿液酸化，造成泌尿道结石。
4. 禁与维生素 B_{12}、维生素 B_2、氧化剂及碱性药物配伍，宜与铁剂配伍。

二、脂溶性维生素

维生素 A（vitamin A）

【药理作用与临床应用】

1. 维持上皮组织的正常功能，促进生长发育与维生素 A 对基因的调控有关，可促进细胞分化，维持上皮组织的正常结构与功能，提高免疫力，参与软骨内成骨。

2. 参与视紫红质的合成，增强视网膜感光力。

3. 抗氧化、抗衰老及抗癌作用　用于维生素 A 缺乏症，如夜盲症、眼干燥症、角膜软化症和皮肤粗糙等。

【不良反应】

1. 大量长期应用可发生慢性中毒，毛发脱落、皮肤干燥、瘙痒、烦躁、厌食、肝损害，偶有精神症状。

2. 可影响生殖功能和胚胎发育，孕妇大量服用可致畸胎。

维生素 D（vitamin D）

【药理作用与临床应用】

1. 维持血清钙、磷浓度 促进肠道黏膜合成钙结合蛋白，促进小肠对钙、磷吸收；还能促进肾小管对钙、磷的重吸收，增加血清钙、磷浓度，从而维持神经肌肉兴奋性及参与机体多种功能。

2. 对骨骼的影响 一方面促进破骨细胞成熟及骨质吸收与溶解，将骨盐中的钙磷释放并转移至血中，另一方面促进骨样组织成熟及骨盐沉积，形成新骨。婴儿缺乏时表现为睡眠不安、易惊醒、多汗、免疫力低下、手足搐搦症、严重时出现佝偻病（颅骨软化、方颅、串珠肋、鸡胸、O 型腿等）。成人缺乏时，表现为骨软化症。用于防治维生素 D 缺乏性手足搐搦症、佝偻病、骨软化症、骨质疏松症，以及甲状旁腺功能减退症和老年骨折的辅助治疗。

【不良反应】

1. 长期或过量应用可致维生素 D 中毒，厌食、恶心、呕吐、持续性腹泻、全身乏力、嗜睡、多尿、心悸、血压升高等，进而导致高钙尿症、软组织钙化。

2. 高钙血症、高磷血症伴肾性佝偻病者禁用，心、肾功能不全者慎用。

维生素 E（vitamin E）

【药理作用与临床应用】具有：①维持和促进生殖功能；②维持神经肌肉细胞的正常结构和功能；③抗炎、抗氧化、抗衰老、降低血脂、增强机体免疫力等作用。用于防治习惯性或先兆性流产、不孕症、更年期综合征、进行性肌营养不良、骨骼肌痉挛及间歇性、溶血性贫血及防治心脑血管疾病。

【不良反应】长期大剂量使用可引起胃肠道反应、乏力、头晕等，免疫功能下降，生殖功能紊乱及凝血机制障碍等。

第二节　常用酶类药物

胰蛋白酶（trypsin）

能消化溶解变性蛋白质，对未变性的蛋白质无作用，故能使脓、痰液、血凝块等消化变稀排出，加速创面净化，并具有抗炎作用。用于脓胸、血胸、外科炎症、溃疡、创伤性损伤、瘘管等，还可用于各类毒蛇咬伤的治疗。吸入给药，用于呼吸道疾病。有发热、头痛、头晕、胸痛、腹痛等，可给予抗组胺药和解热药对抗，一般不影响继续用药。不可静脉注射。用前须做过敏试验。肝、肾功能不全，血液凝固障碍和有出血倾向的患者禁用。

糜蛋白酶（chymotrypsin）

能分解蛋白质，对晶状体悬韧带和眼组织的其他蛋白质有较强的选择性，并激活纤维蛋白溶解。用于创伤或手术后，促进创口愈合、抗炎及防止局部水肿、积血、扭伤血肿、乳房手术后水肿、中耳炎、鼻炎、角膜溃疡、玻璃体积血、白内障晶体摘除术及毒蛇咬伤等。不满 20 岁的眼病患者或玻璃体液不固定的创伤性白内障患者禁用，因可导致玻璃体液丧失。不可静脉注射。用前须做过敏试验。

胶原酶（collagenase）

对坏死组织有较强的消化分解作用，能加快上皮细胞的生长，促进伤口愈合。用于创伤、烧伤创面局部的清创、脱痂和减少疤痕增生，也用于慢性溃疡、压疮。

菠萝蛋白酶（bromelains）

为水解大分子的纤维蛋白，将阻塞于组织的纤维蛋白及血凝块溶解，从而改善血液循环，消除局部炎症。用于各种炎症、水肿、血肿、血栓症。与化疗药物并用，能促进药物对病灶的渗透和扩散，治疗关节炎、关节周围炎、蜂窝织炎等，以及其他原因引起的炎症、血肿、血栓症。

胃肠道溃疡、严重肝肾疾病或血液凝固功能不全的患者禁用。遇胃蛋白酶被破坏，片剂宜吞服不要嚼碎。

玻璃酸酶（hyaluronidase）

水解透明质酸，加速局部血液和组织液的扩散和吸收。适用于长期皮下注射药物者，如与胰岛素合用，防止注射局部脂肪萎缩，还可用于防止结膜化学烧伤后的睑球粘连。禁用于感染及肿瘤部位。不能静脉注射，须现配现用。此外，还有用于治疗消化不良的胃蛋白酶、胰淀粉酶、胰脂肪酶等，溶解血栓的纤溶酶、链激酶、尿激酶等，治疗肿瘤的天冬酰胺酶等。

第三节　维生素和酶类的用药护理

一、用药护理程序

用药护理步骤	用药护理要点
用药前	1. 了解病史、用药史及过敏史 2. 识别高危人群及禁忌证，孕妇不宜服用大量维生素A；烟酰胺慎用于孕妇；溃疡病、青光眼、痛风、高尿酸血症、肝病、糖尿病禁用烟酸 3. 了解患者一般状况及症状体征 4. 指导患者纠正不良生活习惯、饮食习惯，促进胃肠吸收功能 5. 合理制订护理程序，减少不良反应发生
用药中	1. 嘱患者按医嘱用药，不可过量，尤其是脂溶性维生素 2. 对胃肠道有刺激性的药物，可与食物同服或饭后服，以减少消化道症状 3. 水溶性维生素多具有弱酸性，避免与碱性药物配伍或同用 4. 静脉滴注维生素C时，以5%～10%葡萄糖液稀释后使用，不可与碱性药配伍 5. 维生素A不宜与氧化剂和重金属配伍 6. 维生素E不宜与氧化剂配伍、不可同时大剂量使用铁制剂 7. 肌内注射时应深部注射并注意抽回血，以免注入血管内造成中毒 8. 注射时尤应注意观察过敏反应的发生
用药后	1. 大量应用维生素D时，应定期检查血钙、尿钙、血浆胆固醇水平 2. 发现高钙血症症状，及时报告医生 3. 指导患者妥善保管药物，如维生素C制剂颜色变黄，表示已氧化，不可使用 4. 长期大量服用维生素C宜逐渐减量停药，以免引起类似坏血病的症状

二、用药护理案例分析

患儿，女性，6个月。主诉因发热、咳嗽2天，惊厥5次入院，患儿生后人工喂养，未加辅食，查体：体温37.3 ℃，眼部充血，颅骨软化，在体检过程中，该患儿再次惊厥发作，立即给予止惊、补维生素 D、补钙等抢救治疗。

试分析：

1. 该患儿最可能患有什么病？
2. 试解释上述抢救措施三步骤实施顺序的合理性。

音频：
用药护理案例解析

思维导图：
学习小结

自测题

一、单项选择题

1. 防治坏血病可选用的药物是
   A. 维生素 E　B. 维生素 B_1　C. 维生素 B_2
   D. 维生素 C　E. 维生素 PP
2. 异烟肼所引起的神经系统毒性反应可用哪种维生素防治
   A. 维生素 B_1　B. 维生素 B_2　C. 维生素 B_6
   D. 维生素 E　E. 维生素 PP
3. 哪种维生素可参与视紫红质的合成，缺乏时，可导致夜盲症
   A. 维生素 A　B. 维生素 E　C. 维生素 C
   D. 维生素 B_2　E. 维生素 PP
4. 属于抗氧化剂，可用于习惯性流产、先兆流产、不育症的维生素是
   A. 烟酸　B. 维生素 D　C. 维生素 B_6
   D. 维生素 E　E. 维生素 PP
5. 下列属于脂溶性维生素的是
   A. 维生素 B_6　B. 维生素 E　C. 维生素 C
   D. 维生素 B_2　E. 维生素 PP
6. 下列对于维生素的描述，**错误**的是
   A. 是维持人体正常功能所必需的营养素
   B. 分水溶性维生素和脂溶性维生素两类
   C. 有没有患病，均可将维生素作为滋补品长期使用
   D. 正常人不可滥用维生素
   E. 维生素 C 属水溶性维生素
7. 可维持血清钙、磷浓度促进肠道黏膜合成钙结合蛋白，促进小肠对钙、磷吸收的是
   A. 维生素 D　B. 维生素 E　C. 维生素 C
   D. 维生素 B_2　E. 维生素 PP

（苗久旺）

附录一

高危险药品

一、概念

高危险药品也称高警示药品，是指药理作用显著且迅速、易危害人体的药品，包括高浓度电解质制剂、肌肉松弛剂及细胞毒化药品等。

二、高危险药品管理制度

1. 高危险药品应设置专门的存放区域，单独存放，不得与其他药品混合存放。
2. 高危险药品存放药架应标识醒目，设置黑色警示牌提醒药学人员注意。
3. 高危险药品使用前，要进行充分安全性论证，有确切适应证时才能使用。
4. 高危险药品调配发放要实行双人复核，确保发放准确无误。
5. 加强高危险药品的有效期管理，保持先进先出，保持安全有效。
6. 定期和临床医护人员沟通，加强高危险药品的不良反应监测，并定期总结汇总，及时反馈给临床医护人员。
7. 新引进的高危险药品要经过药事管理委员会的充分论证，引进后及时将药品的信息告知临床，指导临床合理用药和确保用药安全。

三、高危险药品目录（2019 年版）

编号	药品名称
1	100 ml 或更大体积的灭菌注射用水（供注射、吸入或冲洗用）
2	茶碱类药物，静脉途径
3	肠外营养制剂
4	非肠道和口服化疗药
5	高渗葡萄糖注射液（20% 或以上）
6	抗心律失常药，静脉注射（如胺碘酮、利多卡因）
7	抗血栓药（包括抗凝药物、Xa 因子拮抗剂、直接凝血酶抑制剂和糖蛋白Ⅱb / Ⅲa 抑制剂）
8	口服降糖药
9	氯化钠注射液（高渗，浓度＞0.9%）
10	麻醉药，普通、吸入或静脉用（如丙泊酚）
11	强心药，静脉注射（如米力农）
12	神经肌肉阻断剂（如琥珀酰胆碱、罗库溴铵、维库溴铵）

续表

编号	药品名称
13	肾上腺素受体激动药，静脉注射（如肾上腺素）
14	肾上腺素受体拮抗药，静脉注射（如普萘洛尔）
15	小儿用口服的中度镇静药（如水合氯醛）
16	胰岛素，皮下或静脉注射
17	硬膜外或鞘内注射药
18	对育龄人群有生殖毒性的药品，如阿维 A 胶囊、异维 A 酸片等
19	造影剂，静脉注射
20	镇痛药 / 阿片类药物，静脉注射，经皮及口服（包括液体浓缩物，速释和缓释制剂）
21	脂质体的药物（如两性霉素 B 脂质体）和传统的同类药物（例如两性霉素 B 去氧胆酸盐）
22	中度镇静药，静脉注射（如咪达唑仑）
23	阿片酊
24	阿托品注射液（规格≥ 5 mg/ 支）
25	高锰酸钾外用制剂
26	加压素，静脉注射或骨髓腔内注射
27	甲氨蝶呤（口服，非肿瘤用途）
28	硫酸镁注射液
29	浓氯化钾注射液
30	凝血酶冻干粉
31	肾上腺素，皮下注射
32	催产素，静脉注射
33	硝普钠注射液
34	异丙嗪，静脉注射
35	注射用三氧化二砷

（余瑞铭）

附录二

静脉滴注药物配伍禁忌表

序号	药物 1	药物 2	配伍结果
1	青霉素	氧氟沙星	混浊
2	青霉素	氨茶碱	青霉素失活、降效
3	青霉素	碳酸氢钠	青霉素失活、降效
4	青霉素	葡萄糖	分解快
5	青霉素	间羟胺	起化学反应
6	青霉素	去氧肾上腺素	起化学反应
7	青霉素	庆大霉素	庆大霉素失活、降效
8	青霉素	阿米卡星	阿米卡星失活、降效
9	青霉素	大环内酯类	有配伍禁忌
10	青霉素	维生素 C	青霉素分解快　降效
11	青霉素	氢化可的松	青霉素降效
12	青霉素	黄芩注射液	沉淀
13	青霉素	黄连注射液	沉淀
14	氨苄西林 – 舒巴坦	10%GS 或 5%GNS	降效，室温 1 h 失效
15	氨苄西林 – 舒巴坦	5% 碳酸氢钠	降效，且外观有乳光
16	阿洛西林	维生素 B_6	沉淀
17	阿洛西林	氨甲苯酸	沉淀
18	阿洛西林	维生素 C	pH 变化大于 0.2，宜少配伍
19	阿洛西林	阿米卡星	pH 变化大于 0.2，宜少配伍
20	阿洛西林	小诺米星	pH 变化大于 0.2，宜少配伍
21	阿洛西林	庆大霉素	pH 变化大于 0.2，宜少配伍
22	阿洛西林	头孢唑啉	pH 变化大于 0.2，宜少配伍
23	阿洛西林	地塞米松	pH 变化大于 0.2，宜少配伍
24	阿洛西林	肌苷	pH 变化大于 0.2，宜少配伍
25	阿洛西林	依诺沙星滴眼液	沉淀
26	氨苄西林钠	0.5% 甲硝唑	变色、沉淀
27	氨苄西林钠	氨茶碱	沉淀分解失效

续表

序号	药物 1	药物 2	配伍结果
28	氨苄西林钠	庆大霉素	有配伍禁忌
29	氨氯西林钠	5% 或 10% GS 液	降效
30	氨氯西林钠	氨茶碱	沉淀分解失效
31	羧苄西林钠	0.5% 甲硝唑	降效
32	羧苄西林钠	小诺米星	降效
33	美洛西林钠	环丙沙星	混浊
34	美洛西林钠	甘草酸二铵	混浊
35	阿莫西林钠	5% 或 10% GS 液	变色、降效（与温度、时间成正比）
36	阿莫西林钠	5%GNS	同上
37	阿莫西林钠	氨茶碱	沉淀分解失效
38	头孢噻肟钠	碳酸氢钠	红色配伍禁忌、相互增加毒性
39	头孢噻肟钠	甲硝唑	4 h 后瓶底有少量气泡且溶液颜色变深
40	头孢噻肟钠	氟康唑	延迟混浊、变色
41	头孢噻肟钠	5%GS	白色混浊
42	头孢曲松钠	复方氯化钠	乳白色混浊
43	头孢曲松钠	氨茶碱	pH 变化、降效
44	头孢曲松钠	氟康唑	沉淀
45	头孢曲松钠	万古霉素	沉淀
46	头孢曲松钠	莪术油葡萄糖	液体变为棕色
47	头孢曲松钠	氨基糖甙类	混浊
48	头孢曲松钠	呋塞米	混浊
49	头孢曲松钠	葡萄糖酸钙	混浊
50	头孢他啶	维生素 C	维生素 C 含量下降
51	头孢他啶	氟康唑	沉淀
52	头孢他啶	5% 碳酸氢钠	降效
53	头孢拉啶	酚磺乙胺	混浊
54	头孢拉啶	莪术油葡萄糖	液体变为棕色
55	头孢拉啶	氨茶碱	分解失效
56	头孢唑林钠－舒巴坦钠	培氟沙星	白色混浊
57	头孢匹胺钠	培氟沙星	白色混浊、沉淀
58	头孢呋辛钠	氨基糖甙类	有理化配伍禁忌
59	头孢哌酮钠	5% 碳酸氢钠	4 h 后变色沉淀
60	头孢哌酮钠	0.5% 甲硝唑	4 h 后变色沉淀
61	头孢哌酮钠	奋乃静	变色、沉淀
62	头孢哌酮钠	哌替啶	变色、沉淀
63	头孢哌酮钠	环丙沙星	乳白色混浊
64	头孢哌酮钠	西咪替丁	混浊

续表

序号	药物 1	药物 2	配伍结果
65	头孢哌酮钠	拉贝洛尔	变色、沉淀
66	头孢派酮钠	氨基糖甙类	沉淀或降效
67	头孢哌酮钠	酚磺乙胺	混浊
68	头孢哌酮钠	诺氟沙星	乳白色混浊
69	头孢哌酮钠	葡萄糖酸钙	混浊
70	头孢哌酮钠	氧氟沙星	白色混浊
71	头孢哌酮钠	莪术油葡萄糖	液体变为棕色
72	头孢哌酮钠	培氟沙星	白色混浊、沉淀
73	头孢哌酮钠－舒巴坦钠	阿米卡星	沉淀或降效
74	头孢哌酮钠－舒巴坦钠	沐舒坦	白色混浊
75	阿米卡星	全静脉营养液	1 h 即出现脂肪乳的破乳现象
76	阿米卡星	铂化合物	肾毒性增加
77	阿米卡星	林可霉素	增加药物毒性反应
78	阿米卡星	两性霉素 B	肾毒性增加
79	阿米卡星	多黏菌素	肾毒性增加
80	阿米卡星	呋塞米	耳毒性增加
81	阿米卡星	清开灵	混浊
82	小诺米星	右旋糖酐	毒性增强
83	小诺米星	强利尿剂	耳毒性增加
84	奈替米星	维生素 C	降效
85	奈替米星	呋塞米	肾毒性增加
86	环丙沙星	青霉素 G 钠	1 h 内形成大块沉淀
87	环丙沙星	氨茶碱	沉淀
88	环丙沙星	林可霉素	沉淀
89	环丙沙星	肝素	不相容
90	环丙沙星	氨苄西林钠	乳白色絮状沉淀
91	环丙沙星	复方丹参	立即产生黄色沉淀
92	环丙沙星	红霉素	沉淀
93	环丙沙星	呋塞米	混浊
94	环丙沙星	磷霉素	乳白色混浊沉淀
95	环丙沙星	碳酸氢钠	白色混浊
96	环丙沙星	阿米卡星	变色、沉淀
97	诺氟沙星	氨苄西林	沉淀
98	诺氟沙星	苯唑西林	沉淀
99	培氟沙星	青霉素 G 钠	1 h 内沉淀，降效
100	培氟沙星	复方丹参	混浊
101	氟罗沙星	氨茶碱	严重不良反应（何种反应资料未注明）

续表

序号	药物 1	药物 2	配伍结果
102	氧氟沙星	复方丹参	混浊、聚结成块状物
103	氧氟沙星	呋塞米	混浊
104	左氧氟沙星	维生素 C	pH 升高，维生素 C 微细结构光谱改变
105	左氧氟沙星	腺苷三磷酸	显著变化，不能配伍
106	左氧氟沙星	复方丹参	乳白色混浊
107	左氧氟沙星	呋塞米	混浊
108	小诺米星	右旋糖苷	毒性增加
109	小诺米星	强利尿剂	耳毒性增多
110	小诺米星	清开灵	混浊
111	磷霉素	酚磺乙胺	变色、降效、PH 值改变
112	磷霉素	复方丹参	混浊
113	磷霉素	葡萄糖酸钙	沉淀
114	红霉素	维生素 C	降效
115	红霉素	生理盐水	析出结晶、沉淀
116	红霉素	林可霉素	拮抗作用、交叉耐药性
117	表柔比星	糖盐水或复方氯化钠	不溶物呈红色漂浮状
118	表柔比星	5% 或 10% GS 液	降效
119	表柔比星	17- 氨基酸	降效
120	表柔比星	甲硝唑	降效
121	阿昔洛韦	5% 或 10% GS 液	变色
122	阿昔洛韦	5%GNS 液	变色
123	阿昔洛韦	门冬氨酸钾镁	白色絮状沉淀
124	阿昔洛韦	低分子右旋糖酐	变色
125	氟康唑	两性霉素 B	延迟混浊，沉淀
126	氟康唑	氨苄西林钠	延迟混浊，沉淀
127	氟康唑	葡萄糖酸钙	延迟混浊，沉淀
128	氟康唑	头孢呋辛	沉淀
129	氟康唑	琥珀氯霉素	气体生成
130	氟康唑	克林霉素	沉淀
131	氟康唑	红霉素	沉淀
132	氟康唑	氧哌嗪西林钠	呈胶状
133	氟康唑	呋塞米	延迟沉淀
134	氟康唑	安定	沉淀
135	双黄连粉针	阿米卡星	沉淀
136	双黄连粉针	氨苄西林	颜色加深
137	双黄连粉针	妥布霉素	混浊
138	双黄连粉针	吉他霉素	混浊

续表

序号	药物 1	药物 2	配伍结果
139	双黄连粉针	阿奇霉素	混浊
140	双黄连粉针	阿奇霉素葡萄糖注射液	混浊
141	炎琥宁	吉他霉素	白色凝固
142	炎琥宁	维生素 B_6	胶冻状
143	炎琥宁	氟罗沙星	白色混浊
144	穿琥宁	吉他霉素	乳白色混浊
145	穿琥宁	维生素 B_6	乳白色混浊
146	穿琥宁	阿米卡星	沉淀
147	穿琥宁	氧氟沙星	沉淀
148	穿琥宁	西索米星	沉淀
149	穿琥宁	妥布霉素	沉淀
150	穿琥宁	庆大霉素	混浊
151	穿琥宁	环丙沙星	沉淀
152	穿琥宁	培氟沙星	沉淀
153	穿琥宁	沐舒坦	白色混浊
154	穿琥宁	葡萄糖酸钙	混浊
155	复方丹参	氯化钾	混浊
156	复方丹参	西咪替丁	混浊
157	复方丹参	阿奇霉素	混浊
158	复方丹参	维生素 B_6	混浊
159	复方丹参	抗癌药物	促进恶性肿瘤的转移
160	复方丹参	细胞色素 C	颜色变深、混浊、降效
161	复方丹参	培氟沙星	混浊
162	盐酸昂丹司琼	甘草酸二铵	混浊
163	盐酸昂丹司琼	头孢拉啶	混浊
164	盐酸昂丹司琼	呋塞米	混浊
165	盐酸昂丹司琼	复方丹参	混浊
166	盐酸昂丹司琼	5- 氟尿嘧啶	混浊
167	盐酸昂丹司琼	肌苷	混浊
168	呋塞米	洛美沙星	混浊
169	呋塞米	米力农	沉淀
170	呋塞米	甲硝唑	沉淀
171	肌苷	沐舒坦	混浊
172	5% 碳酸氢钠	培氟沙星	白色混浊
173	5% 碳酸氢钠	西咪替丁	混浊
174	地塞米松	异丙嗪	白色混浊
175	地塞米松	普罗帕酮	混浊

续表

序号	药物 1	药物 2	配伍结果
176	维生素 K_1	维生素 C	维生素 K_1 失效
177	维生素 K_1	格利福斯	鹅绒黄色混浊
178	奥美拉唑	复合氨基酸	混浊
179	PDF（1,6- 二磷酸果糖）	碱性溶液或钙盐	可能有理化配伍禁忌
180	尿激酶	碱性药物	沉淀
181	吗啡	氯丙嗪	呼吸抑制
182	甲氧氯普胺	阿托品	拮抗
183	林可霉素	磺胺嘧啶钠	沉淀
184	肾上腺素	洋地黄类	易中毒
185	葡萄糖酸钙	洋地黄类	毒性增加
186	氨茶碱	酸性药物	有沉淀析出
187	庆大霉素	肝素钠	沉淀
188	丁哌卡因	碱性药物	沉淀
189	泰能	含乳酸钠的溶液	不相容
190	黄芪	维生素 B_6	混浊

（余瑞铭）

自测题参考答案

第一章　绪　　论

一、名词解释：略。

二、简答题：略。

三、案例分析

用药前：认真阅读医嘱，熟悉处方、医嘱中所用药物的临床应用、不良反应、用药监护、用药方法、配伍禁忌、药品外观质量检查方法等知识；询问患者对青霉素类抗生素是否存在过敏史，有无进行青霉素 G 皮试，如皮试阴性则凭病房处方取药；检查药物外观质量，按要求配置，向患者做用药介绍等。

用药中：必须遵照处方或医嘱准确执行给药方案；注意本类药物给药途径的护理事项，静脉注射药物时速度宜慢，防止药液外溢，并严密观察患者的反应等；及时恰当地向患者说明和解释用药后可能出现的不适反应，使患者在心理及生理上有所准备；采用非药物治疗措施加强药效，如采用物理降温可加速复方氨林巴比妥对发热患者的解热作用；认真观察和评估药物疗效、不良反应，如有异常情况及时报告医生。

用药后：回顾总结用药护理过程，协助医生评价、完善药物治疗方案；实施健康教育，当患者出院和家庭访视时，向患者介绍或交代有关药物治疗的基本知识，非药物治疗措施，可能出现的药物不良反应以及减少药物与食物间的不良相互作用等。

第二章　药　效　学

一、名词解释：略。

二、单项选择题

1. E；2. B；3. B；4. C；5. E；6. D；7. A；8. C；9. C；10. B；11. B；12. B；13. A；14. B；15. A

三、问答题

1. ①可作为药物分类的基础；②临床上可作为选择用药的依据，在临床用药时应尽可能选用选择性高的药物；③可作为药物疗效评价的依据，药物作用的选择性越高，其作用范围越小，针对性越强，不良反应相对较少，临床应用价值较高。

2. 若长期使用受体激动药后突然停药可能导致药物产生耐受性，因为长期使用受体兴奋药时，使相应受体数量减少，敏感性降低，药物效应减弱，即导致受体脱敏；若长期使用受体阻滞药后突然停药可出现停药反应，因为长期使用受体阻滞药后可使机体组织细胞对激动药的敏感性和反应性增强，即导致受体增敏。

第三章　药物代谢动力学

一、名词解释：略。

二、单项选择题

1. D；2. B；3. A；4. B；5. C；6. B；7. C；8. C；9. E；10. D；11. B；12. E；13. B；14. B；15. A；16. B；17. A；18. B；19. C；20. C；21. A；22. D；23. B

三、问答题

1. ①通过碱化尿液，使弱酸性药物在尿液解离增多，重吸收减少，排出增多；②通过利尿增加尿量，降低尿液中药物的浓度，减少药物的重吸收，也可加快毒物的排泄。

2. ①药物分类的依据；②确定给药间隔时间和给药次数；③预测药物达稳态血药浓度的时间约经 4～6 个半衰期；④预测药物基本消除的时间需经过 4～6 个半衰期可认为药物基本消除。

3. 由于肝药酶诱导剂能使合用药物的代谢加快，作用减弱，疗效降低，故与肝药酶诱导剂合用时应酌情增加剂量，以保证疗效。

第四章　影响药物作用的因素

一、单项选择题

1. C；2. B；3. A；4. A；5. D

第五章　传出神经系统药物概论

一、单项选择题

1. D；2. B；3. E；4. C；5. E；6. C；7. B；8. C；9. A

二、问答题（略）

三、案例分析

答：烟草烟雾中含有4000多种化学物质，250多种有毒有害物质，其中的一氧化碳、一氧化氮、气相自由基等物质损害血管内皮功能，增加血液黏稠度，促进血栓形成，增强氧化应激和炎症反应，诱发或加剧心血管疾病。冠心病、脑血管疾病、心脏性猝死、外周动脉疾病和主动脉瘤都与吸烟有相关性。尼古丁是导致成瘾的主要物质，通过兴奋烟碱受体而增加交感神经的兴奋性，导致吸烟时血管收缩、心率增快、血压短暂升高。本例心梗患者病情复发即与吸烟有关。

第六章　胆碱受体激动药和胆碱酯酶抑制药

一、单项选择题

1. E；2. C；3. D；4. C；5. A；6. E；7. C；8. A

二、问答题

1. 毛果芸香碱滴眼时应压迫内眦，避免药物通过鼻泪管吸收。因为毛果芸香碱如因给药不当可通过鼻泪管吸收引起M受体兴奋症状如流涎、发汗、支气管痉挛及腹痛等不良反应。

2. 首选新斯的明治疗重症肌无力，是因为它能够抑制胆碱酯酶，使乙酰胆碱堆积持久兴奋骨骼肌N_2受体；新斯的明还可以直接激动N_2受体并促进运动神经末梢释放乙酰胆碱，从而强烈兴奋骨骼肌。

三、案例分析

该患者患了慢性青光眼，治疗原则为降低眼压，可选毛果芸香碱治疗。

第七章　抗 胆 碱 药

一、单项选择题

1. A；2. C；3. C；4. E；5. E；6. B；7. C；8. D；9. C；10. E

二、问答题

1. 阿托品随着剂量的增加依次出现：抑制腺体分泌，扩瞳、升高眼压、调节麻痹，松弛内脏平滑肌，兴奋心脏，扩张血管、改善微循环，中枢兴奋作用。

2. 山莨菪碱可解除内脏平滑肌痉挛和血管痉挛，改善微循环；抑制腺体分泌和扩瞳作用较弱；不易透过血脑屏障。主要用于：①感染中毒性休克；②内脏绞痛。

东莨菪碱抑制腺体分泌、扩瞳、调节麻痹作用较强，对心血管作用较弱；易透过血脑屏障，可抑制中枢神经系统。主要用于：①麻醉前给药；②静脉复合麻醉（中药麻醉）；③晕动病；④感染性休克及有机磷酸酯类中毒；⑤帕金森病。

三、案例分析

该患者系肠痉挛，可用阿托品治疗。

第八章　肾上腺素受体激动药

一、单项选择题

1. D；2. C；3. C；4. E；5. B；6. B；7. D；8. D；9. A；10. B

二、问答题

1. 原因α受体阻断剂引起皮肤、内脏、肌肉血管扩张。而肾上腺素是α、β受体激动剂，α受体作用相互抵消，而激动β_2受体可使血管扩张，使肾上腺素的升压作用翻转为降压，引起血压进一步下降。应该用去甲肾上腺素或间羟胺（因为只是对α受体起激动作用）。

2. 略。

3. ①麻黄碱除激动α和β受体外，尚可促进去甲肾上腺素释放；②起效缓慢，作用温和而持久；③性质稳定，口服有效；④可兴奋中枢，引起失眠；⑤反复应用可产生快速耐受性。

4. 略。

5. 青霉素过敏性休克属Ⅰ型变态反应，表现为小动脉扩张，毛细血管通透性增加，全身血容量降低，心收缩力减弱，血压降低，心率加快，支气管平滑肌痉挛黏膜水肿，呼吸困难等。肾上腺素可显著激动α和β受体使小动脉和毛细血管收缩，通透性降低，改善心功能、升高血压，缓解支气管痉挛和水肿，减少过敏物质释放，迅速有效缓解过敏性休克的临床症状，挽救患设的生命。

三、案例分析

1. 本病例心搏骤停是呼吸骤停导致心肌供氧不足，导致传导性、兴奋性降低所致的。而肾上腺素是α和β受体激动剂，其主要药理作用表现为兴奋心血管系统、松弛支气管平滑肌和促进代谢。肾上腺素可直接作用于心肌、窦房结和传导组织的β_1受体，使心肌收缩力增强、心率加快、传导加速、兴奋性加强。

2. 肾上腺素主要用途：略。

第九章　肾上腺素受体阻滞药

一、单项选择题

1. A；2. B；3. E；4. A；5. E；6. E；7. A；8. C；9. A；10. C；11. A；12. E

二、问答题

1. 心功能不全者因心排血量不足，可反射性引起交感神经张力增加，外周血管阻力增高，加剧心脏衰竭。酚妥拉明可阻断α受体及直接松弛血管平滑肌，使小静脉扩张，回心血量减少，心前负荷减轻。小动脉扩张，外周阻力下降，心后负荷减轻，还可降低肺毛细血管压，减轻肺水肿。并解除或缓解心衰引起交感神经张力增高。另外可阻断突触前膜 α_2 受体，使末梢去甲肾上腺素释放增加，可增加心肌收缩力和心排血量。综上的作用，可改善心功能，用于治疗心功能不全。

2. 长期应用 β 受体阻断剂普萘洛尔，可使 β 受体数目增多，产生受体向上调节，对相应递质反应敏感化，长期用药后突然停药，可使原来病症加剧。故应缓慢减量停药。

3. 略。

三、案例分析

可选用酚妥拉明治疗，因为酚妥拉明具有扩张外周血管的作用，故用于治疗外周血管痉挛性疾病，如雷诺病。

用药过程中注意监测血压、心率、脉搏变化，据此调整滴注速度；注意观察患者肢体循环情况；用药后嘱咐患者卧床休息 30 分钟，以防发生直立性低血压。

第十章　麻　醉　药

一、单项选择题

A_1 型题

1. C；2. B；3. D；4. E；5. D；6. A；7. A；8. B；9. E；10. B；11. D；12. D；13. C；14. A；15. C

二、问答题

1. 复合麻醉的方法包括：①麻醉前给药；②基础麻醉；③诱导麻醉；④合用肌松药；⑤应用安定镇痛药等。

2. 常用的局部麻醉方法有

（1）表面麻醉：是将穿透性较强的局麻药涂于黏膜表面，使黏膜下神经末梢麻醉。可用丁卡因。

（2）浸润麻醉：将局麻药注入皮下或手术切口部位，使局部的神经末梢被麻醉。可用普鲁卡因、利多卡因。

（3）传导麻醉：是将局麻药注射到神经干附近、阻滞其传导。可用利多卡因、丁哌卡因。

（4）硬膜外麻醉：将药液注入硬膜外腔使通过此腔穿出椎间孔的神经根麻醉。可用利多卡因、丁哌卡因、丁卡因。

（5）蛛网膜下腔麻醉：简称腰麻。将局麻药经腰椎间隙注入蛛网膜下腔，以阻滞该部位的神经根。可用丁哌卡因，也可用利多卡因。

三、案例分析

普鲁卡因的主要特点有：局麻作用弱，持续时间短，穿透力弱；主要用于除表面麻醉以外的各种麻醉，如浸润麻醉、传导麻醉、椎管内麻醉；水溶液性质不稳定。

用药时应注意：不宜与磺胺类抗菌药合用，普鲁卡因的降解产物对氨苯甲酸可对抗磺胺类药物的抗菌作用；不宜与洋地黄类药物合用，普鲁卡因的降解产物二乙氨基乙醇可增强洋地黄类药物的作用，导致洋地黄类药物在常用量时即出现毒性反应。

第十一章　镇静催眠药和抗惊厥药

一、单项选择题

1. B；2. C；3. B；4. E；5. D；6. D；7. E；8. C；9. A；10. E；11. D；12. D；13. C；14. C；15. E；16. C；17. E；18. D；19. A；20. E；21. E；22. A；23. D

二、问答题

1. 特点有：①对快动眼睡眠（REMS）几乎无影响，产生近似生理性睡眠，醒后无明显嗜睡、宿醉等后遗效应，停药后发生 REMS 和梦境反跳现象较少；②安全范围大，加大剂量不产生麻醉作用，对呼吸、循环系统抑制作用轻；③对肝药酶诱导作用弱，连续应用耐受性较轻，药物依赖性较弱。

适应证：临床广泛用于各型失眠症、麻醉前给药，以及常在心脏电击复律或内镜检查前静脉注射，尤其对焦虑性失眠疗效更好

2. 硫酸镁静注可产生中枢及外周神经系统的抑制作用，使骨骼肌、心肌、血管平滑肌松弛，发挥抗惊厥作用和降压作用。作用机制是 Mg^{2+} 特异性地竞争 Ca^{2+} 受点，拮抗 Ca^{2+} 的作用，如在运动神经末梢使 ACh 释放减少。

三、案例分析

苯巴比妥为巴比妥类镇静催眠药，一次大剂量服用可导致急性中毒，表现为中枢神经过度抑制的临床表现，出现昏迷、发绀、呼吸抑制、血压下降、多种反射减弱等症状。

该类药物急性中毒的抢救原则是排除毒物、对症治疗和预防并发症。抢救时：①凡口服中毒者应首先清除尚未被吸收的毒物，先用 1∶5000～1∶2000 的高锰酸钾溶液反复洗胃，并通过胃管灌入 50%硫酸镁溶液 40 ml 导泻；②进行人工呼吸、吸氧、给予呼吸兴奋药等；③血压偏低者，应输液或静脉滴注去甲肾上腺素等；④应用碳酸氢钠或乳酸钠碱化血液和尿液，以促进毒物排泄；⑤静注高渗葡萄糖，以保护肝，预防脑水肿，并用抗菌药预防感染，加强护理等。

第十二章　抗 癫 痫 药

一、单项选择题

A_1 型题

1. E；2. D；3. D；4. A；5. D；6. C；7. A；8. D；9. C；10. E

二、问答题

1. 略。

2. 略。

3. 常见的 6 种抗癫痫药物及其主要临床用途：

（1）苯妥英钠：用于除失神小发作以外的所有癫痫，为大发作和单纯部分性发作的首选药。还可用于中枢疼痛及心律失常；

(2)卡马西平：抗癫痫作用与苯妥英钠相似。对中枢疼痛综合征疗效优于苯妥英钠；
(3)苯巴比妥：用于失神小发作以外的各型癫痫；
(4)乙琥胺：为失神小发作的首选药，对其他类型癫痫发作无效；
(5)丙戊酸钠：用于各型癫痫；
(6)地西泮：为癫痫持续状态的首选药。

第十三章　抗帕金森病药和治疗阿尔茨海默病的药物

一、选择题

1. B；2. D；3. D；4. E；5. A；6. C；7. A；8. C；9. A；10. D

二、问答题

1. 因为在正常情况下，黑质－纹状体内含有适量ACh和DA等神经递质。ACh产生兴奋性效应，DA产生抑制性效应，两者相互制约，保持相对平衡，维持锥体外系的正常功能。长期应用氯丙嗪后，由于阻断了黑质－纹状体内的DA受体，使ACh的作用相对增强，而出现锥体外系症状。此时可用具有中枢性抗胆碱作用的苯海索等对抗，而不能选用左旋多巴。原因是：左旋多巴虽可透过血脑屏障进入中枢，但由于DA受体被氯丙嗪阻断而失去治疗效应。

2. 左旋多巴透过血脑屏障，在纹状体内脱羧转变为DA，补充了纹状体内DA的含量，恢复DA能神经元抑制功能而起效。外周主要不良反应有胃肠道反应、心血管反应、不自主运动和“开－关”现象，以及精神障碍。为减少不良反应，除适当减少用量外，可合用卡比多巴等外周多巴脱羧酶抑制药，减少左旋多巴在外周的脱羧作用。

3. 左旋多巴和卡比多巴合用的机制：99%的左旋多巴在外周脱羧酶的作用下转变成多巴胺，而多巴胺不能通过血脑屏障，不能在中枢发挥治疗作用；卡比多巴是外周脱羧酶抑制剂，减少外周多巴胺的生成，从而使左旋多巴通过血脑屏障进入中枢，在中枢脱羧酶的作用下转变为多巴胺，增加脑内多巴胺的含量。故左旋多巴和卡比多巴合用可增强疗效，减少不良反应。

第十四章　抗精神失常药

一、单项选择题

1. A；2. D；3. C；4. B；5. B；6. C；7. A；8. E；9. B

二、简答题

1. 氯丙嗪抑制体温调节中枢，使体温调节失灵，使体温随环境温度的变化而改变，需在物理降温的配合下使体温降低，可使体温降到正常值以下，用于人工冬眠。

三、案例分析题

对于“躁狂型精神分裂症”患者的药物治疗应该选用控制兴奋和躁动作用强的药物，如氯丙嗪。临床上精神分裂症的治疗方法有：①抗精神病类药物治疗，根据急性期还是慢性期、以阳性症状为主还是以阴性症状为主选用有针对性的药物，原则上以少量开始逐渐递增至好转时逐渐减少，以少量药维持治疗，患者服药不合作时可短期应用肌内注射或静脉注射，待合作后改口服；②电抽搐治疗，紧张型及拒食或有抑郁消极自杀倾向时，或兴奋等可考虑进行该项治疗；③心理治疗。

第十五章 镇 痛 药

一、单项选择题答案

1. A；2. A；3. B；4. D；5. C；6. D；7. A；8. C；9. E；10. B；11. D；12. A；13. B；14. A；15. D

二、简答题

抑制呼吸中枢，降低呼吸中枢对二氧化碳的敏感性，使呼吸变慢；吗啡尚可扩张外周血管，降低外周阻力，减轻心脏的负荷；药物的镇静作用可消除患者的焦虑紧张情绪并间接减轻心脏负担。

三、案例分析

给药后监测：护理人员需密切观察患者的脉搏，呼吸及瞳孔。观察瞳孔需在自然光线下，避免手电筒强光刺激引起瞳孔反射性收缩。

不良反应及表现：①副作用，治疗量吗啡可引起恶心、呕吐、便秘、排尿困难、胆绞痛、直立性低血压、嗜睡等副作用。②连续反复多次应用吗啡易产生耐受性及依赖性，一旦停药，即出现戒断症状，表现为兴奋、失眠、流泪、流涕、出汗、震颤、呕吐、腹泻，甚至虚脱、意识丧失等。若给以足量吗啡，则症状立即消失。③急性中毒，表现为昏迷、瞳孔极度缩小（严重缺氧时则瞳孔散大）、呼吸高度抑制、血压降低甚至休克。

第十六章 解热镇痛抗炎药

一、单项选择题

1. C；2. D；3. E；4. A；5. B；6. D；7. D；8. A；9. E；10. C

二、问答题

1.

药名	作用机制	降温特点	临床意义
阿司匹林	抑制体温调节中枢 PG 合成酶，使 PG 生成减少	使发热的体温降至正常水平（对正常人无降温），主要增加散热	用于发热
氯丙嗪	抑制体温调节中枢，使体温调节功能下降	使发热或正常体温降至正常以下（甚至 34℃以下，配合物理降温）体温随环境温度变化而变化。主要抑制产热	人工冬眠

2. 小剂量（每次 40 ~ 80 mg，q.d.）：具有抑制血小板聚集作用。用于防治血栓栓塞性疾病；可预防心肌梗死和脑血栓形成；治疗缺血性心脏病（包括稳定性、不稳定性心绞痛及进展性心肌梗死），能降低病死率和梗死率。

一般剂量（每次 0.3 ~ 0.6 g，t.i.d.）：具有解热镇痛作用。用于感冒发热及头痛、肌肉痛、神经痛、牙痛、月经痛等慢性钝痛。

大剂量应用（每次 0.6 g，一天 3 ~ 5 次）：具有抗炎抗风湿作用。用于急性风湿热患者：疗效迅速确实，可作鉴别诊断。类风湿性关节炎：首选药。

三、案例分析

阿司匹林口服可致恶心、呕吐和上腹部不适等，较大剂量或长期应用易诱发胃炎、胃溃疡和胃出血等。停用阿司匹林，并服用胃黏膜保护药米索前列醇或奥美拉唑、西咪替丁等抗消化性溃疡药。

抗幽门螺杆菌可选用：①抗菌药物：如阿莫西林、克拉霉素、四环素、甲硝唑、呋喃唑酮等；②铋剂：如枸橼酸铋钾等；③如 H^+-K^+-ATP 酶抑制药（PPI）：如奥美拉唑等。目前临床上常采用铋剂四联（PPI+ 铋剂 +2 种抗菌药）治疗方案，疗程 10 ~ 14 天。

第十七章　中枢兴奋药与促大脑功能恢复药

一、单项选择题

1. C；2. D；3. E；4. A；5. B；6. A；7. D；8. C

二、问答题：略。

第十八章　利尿药与脱水药

一、单项选择题

1. D；2. A；3. A；4. E；5. D；6. D；7. C；8. E；9. B；10. B

第十九章　抗高血压药

一、单项选择题

1. B；2. A；3. D；4. E；5. B；6. A；7. D；8. A；9. D；10. A

二、简答题

1. 略。

2.（1）硝苯地平：①降压作用机制特点，通过阻断钙离子通道，抑制血管平滑肌和心肌细胞的钙离子内流，对小动脉平滑肌较静脉更敏感，使外周血管阻力降低，血压下降。②临床应用，可单独或与其他药合用治疗轻、中和重度高血压。（2）卡托普利：①降压作用机制特点，通过抑制血管紧张素转化酶，使 Ang Ⅱ生成减少，从而产生血管舒张作用，同时减少醛固酮分泌，以利于排钠；肾血管扩张亦加强排钠作用；由于转化酶也是失活缓激肽的酶，转化酶抑制后则抑制缓激肽水解，使 NO、PGI2、EDHF 等扩张血管物质增加。②临床应用：适宜于各型高血压。是治疗轻或中度原发性或肾性高血压的首选药物之一，也可与其他高血压药如利尿药、β 受体阻滞药及钙通道阻滞药等联合应用以增强疗效。

（3）普萘洛尔：①降压作用机制：通过阻断 β 受体，用药后心率减慢，心收缩力减低，冠状动脉血流量下降，心肌耗氧量明显减少，肾素释放减少，二产生降压作用。②临床应用：治疗心绞痛、心律失常、高血压、甲状腺功能亢进等。

三、案例分析

通过高血压分级标准可判断该患者为中、重度高血压。依此情况，可以选择硝苯地平缓释片，一方面可通过阻断钙通道降低血压，也可以阻止心肌细胞钙离子内流，降低收缩力减慢心率。

第二十章　抗充血性心力衰竭药

一、单项选择题

1. D；2. E；3. B；4. E；5. D；6. D；7. D；8. C；9. B；10. E

二、简答题

对心脏的作用、临床应用、不良反应：略。

防治措施：以出现强心苷不良反应为指证，按出现不良反应的轻重不同，依次可采取：停药—口服钾盐—静脉点滴钾盐—选用苯妥英钠或利多卡因—使用地高辛抗体。

三、案例分析题答案要点：

1. 该患者诊断为慢性心功不全，故选择洋地黄毒苷、卡托普利、螺内酯，洋地黄毒苷具有正性肌力强心作用，卡托普利具有扩张血管减轻心脏负荷作用，螺内酯通过保钾利尿，纠正低钾降低心率、减少心脏做功，共同起到治疗慢性心功不全的作用；同时该患者血压增高，用卡托普利通过血管扩张而降压。

2. ①强心苷类药物毒性大，安全范围窄，用药剂量要个体化，用药期间注意监测心率、律、脉搏及心电图等，密切观察中毒早期症状，如果成人脉搏小于 60 次 /min，高于 100 次 /min，小儿脉搏小于 70 次 /min，且伴有胃肠反应及视觉变化等症状，要立即停药并通知医生。②防止各种毒性反应，避免诱发中毒因素，如低血钾、低血镁及高血钙等；密切观察患者用药后的反应，并做好详细记录，必要时监测血清地高辛浓度。注意中毒先兆，若出现视色异样或室性早搏，应立即减量或停药。遵照医嘱，快速型心律失常患者，轻者可口服或静脉滴注钾盐，较重者可给予苯妥英钠或利多卡因。过缓型心律失常可选用阿托品治疗。③强心苷不宜与抗酸药、抗腹泻药同服，要间隔 2 ~ 3 h；强心苷类药物慎与奎尼丁、排钾利尿药、钙剂、胺碘酮等药物合用，以免增加其毒性。④与强、中效利尿药合用时，密切监测血钾、血镁。⑤老年人、心肌缺血缺氧、肺源性心脏病、重度心力衰竭、肝肾功能减退等对强心苷类药物较敏感，应慎用或酌情减量。对肝肾功能不良者、老人、小儿及伴心肌缺氧患者更应特别注意监护。⑥鼓励饮用含钾丰富的食物。⑦常规备好中毒抢救药品，强心苷中毒一旦发生，应立即停药，并依病情的急缓采取不同的治疗措施。

第二十一章　抗心律失常药

一、选择题【正确答案】

1. B；2. A；3. D；4. D；5. D；6. D；7. C；8. A；9. B；10. D；11. E；12. D 13. A；14. C

二、问答题【正确答案】

1. 抗心律失常药的基本电生理作用有哪些？

答：（1）降低自律性（2）减少后除极与触发活动（3）减弱膜反应性取消折返（4）改变ERP及APD而减少折返 （5）增强膜反应性取消折返

2. 常用的抗心律失常药的用药时的监护内容有哪些？

答：略

三、案例分析题答案解析

1. 阵发性室上性心动过速首选维拉帕米，维拉帕米静脉注射宜缓慢，速度以2 mg/min（老年人1.5 mg/min）为宜；静注过快或剂量过大可引起血压下降、心动过缓、房室传导阻滞及诱发心衰；老年人及心、肾功能不良者慎用；禁用于病窦综合征、Ⅱ度及以上传导阻滞以及心衰所致的心源性休克等。

2. 室性心律失常选择利多卡因，注意事项：①如果患者是初次用药，应嘱咐其在药效高峰期间避免下床，以防引起直立性低血压，要告知患者缓慢更换体位，尤其是老年人，要采取必要的安全措施，以防摔伤；②利多卡因静脉注射时最好用5%的葡萄糖液稀释。

第二十二章　抗心肌缺血药

一、单项选择题

1. B；2. D；3. D；4. D；5. C；6. D；7. C；8. D；9. D；10. C

二、问答题

1. ①两类药作用机制不同，可产生协同作用；②普萘洛尔可消除硝酸酯类引起的反射性心率加快；③硝酸酯类可消除普萘洛尔引起的室壁张力增高

2. 略 。

三、案例分析

1. ①硝酸甘油对不稳定型心绞痛是有效的治疗药物；②该患者出现头痛是因为硝酸甘油的扩血管作用引起的，可采用头部冷敷，保持环境安静，给予适量的止痛药缓解其头痛。

2. 此处方属合理用药。原因：①硝酸甘油与普萘洛尔合用，可增强疗效，同时互相取长

补短；②普萘洛尔致冠脉收缩和心室容积增大的倾向可被硝酸甘油消除，而硝酸甘油引起的心率加快，可被普萘洛尔所对抗。

第二十三章　调血脂药

一、单项选择题

1. E；2. A；3. A；4. E；5. A；6. A；7. A

二、问答题

1. 饮食注意：（1）减少饱和脂肪酸和胆固醇摄入；（2）限盐；（3）限制饮酒；（4）补充可溶性膳食纤维。

血脂异常的患者教育内容：（1）医学营养治疗是治疗血脂异常的基础，需长期坚持。营养治疗应根据血脂异常的程度、分型以及性别、年龄和劳动强度等制订食谱。饮食中减少饱和脂肪酸摄入（＜总热量的 7%）和胆固醇摄入（＜200 mg/d），补充可溶性膳食纤维（10-25 g/d）；（2）增加有规律的体力活动，控制体重，保持合适的 BMI；（3）戒烟、限盐、限制饮酒，禁烈性酒。

2. 调血脂药主要包括他汀类、胆汁酸结合树脂、贝特类、烟酸类、多烯脂肪酸类、抗脂质氧化剂及其他类调血脂药等七大类。调血脂药种类不同，作用不同，临床应用各有区别：①他汀类是治疗Ⅱ、Ⅲ型高脂蛋白血症的首选药；②胆汁酸结合树脂类药主要适用于Ⅱ a 型高脂蛋白血症；③贝特类适用于治疗以 TG 或 VLDL 升高为主的高脂蛋白血症，也用于伴有Ⅱ型糖尿病的高脂蛋白血症；④烟酸及烟酸衍生物常用于Ⅱ、Ⅲ、Ⅳ、Ⅴ型高脂血症患者。⑤抗氧化剂普罗布考主要用于高胆固醇血症。⑥多烯脂肪酸类与他汀类合用，可治疗混合型高脂蛋白血症；⑦粘多糖和多糖类如肝素和类肝素也可用于缺血性心脑血管疾病的防治。

三、案例分析

增加剂量是因为高血脂蛋白血症没有有效控制，需要较大药物剂量控制血脂水平。饮食注意：①减少饱和脂肪酸和胆固醇摄入；②限盐；③限制饮酒；④补充可溶性膳食纤维。

第二十四章　作用于血液与造血系统药物

一、单项选择题

1. B；2. B；3. D；4. D；5. A；6. B；7. D；8. E；9. C；10. D；11. E；12. C

二、问答题

1. 略。

2. 临床应用和不良反应：略。

用药监护：为避免不良反应的发生，需叮嘱患者维生素 K_3、K_4 宜饭后服用以减轻对胃肠道的刺激；维生素 K_1 静脉注射速度要缓慢、同时需监测患者血压，肌内注射注意观察局部反应；注意掌握维生素 K 的剂量及用药时间，并经常监测凝血酶原时间，若维生素 K 过量出现毒性反应可口服华法林对抗。

三、案例分析

该患者经检查诊断为缺铁性贫血应选用铁剂进行治疗。在治疗中应对患者或其家属进行用药指导：①告知患者及家属需遵医嘱按时、按量、按正确的给药方法服药；②用药期间可同时摄入维生素 C 或蔬菜、水果以帮助铁剂的吸收提高疗效，而碱性药物、高钙、高磷酸盐、茶或含鞣酸的植物可使铁剂沉淀，妨碍铁的吸收；四环素和铁剂可形成络合物，可相互影响吸收；③定期测定血液中血红蛋白含量和红细胞数，以观疗效，如使用 1 个月以上无明显改善，应提示调整治疗方案；④贫血症状改善后，应继续服用一段时间药物，并加强健康教育，纠正引起贫血的不良习惯。

第二十五章　抗 组 胺 药

一、单项选择题

1. D；2. B；3. D；4. C；5. B；6. C；7. E；8. A；9. E；10. D

第二十六章　作用于消化系统的药物

一、单项选择题

1. E；2. B；3. D；4. E；5. A；6. B；7. D；8. C；9. A；10. A；11. B；12. E；13. C；14. C；15. B；16. E；17. D；18. B；19. C；20. C；21. E

二、病例分析

1. 用奥美拉唑的目的是抑制胃酸分泌，降低胃蛋白酶的活性，抗幽门螺杆菌。用枸橼酸铋钾的目的是促进黏膜合成前列腺素，增加黏液和 HCO_3^- 的分泌，增强胃黏膜保护因素；抑制胃蛋白酶活性和抗幽门螺杆菌降低胃黏膜损伤因素。用克拉霉素和替硝唑的目的是抗幽门螺杆菌。

2. 因为幽门螺杆菌阳性与溃疡的复发有密切关系，所以必须根除幽门螺杆菌感染才能真正治愈消化性溃疡。而使用单一抗生素很难在体内根除幽门螺杆菌，因此必须采用多种药物联用的治疗方案。本病例采用四联疗法就是为了提高治愈率，降低复发率。

第二十七章　作用于消化系统的药物

1. B；2. A；3. E；4. B；5. E；6. C；7. B；8. C；9. C；10. D

第二十八章　作用于子宫的药物

1. C；2. A；3. B；4. C；5. C；6. E；7. A；8. D；9. A；10. D

第二十九章　肾上腺皮质激素类药物

一、单项选择题

1. E；2. A；3. B；4. E；5. C；6. D；7. B；8. A；9. D；10. E

二、问答题

1. 略。
2. 略。

第三十章　降 血 糖 药

一、单项选择题

1. B；2. C；3. E；4. C；5. D；6. B；7. D

二、问答题

1. 略。
2. 略。

第三十一章　甲状腺激素类药与抗甲状腺药

一、单项选择题

1. C；2. D；3. A；4. D；5. A；6. B；7. A；8. E；9. A；10. C;11. C；12. A；13. A；14. E；15. C

二、问答题

1. 硫脲类：甲亢的内科治疗；甲亢术前准备；甲状腺危象的辅助治疗。

碘与碘化物：小剂量的碘剂防治单纯性甲状腺肿；大剂量碘剂产生抗甲状腺作用。

放射性碘：用于不宜手术或手术后复发及硫脲类无效或过敏的甲亢患者。

β受体阻断剂：单用作用有限，常与硫脲类配伍用于各类甲亢，也是甲状腺危象辅助用药之一。

2. 略。

三、案例分析

1. 使用本类药物 2～3 个月出现的不良反应。

2. 应立即停药并做相关检查。

护理措施为：定期检查甲状腺功能、基础代谢率、肝功能及血中 T_3、T_4、TSH 水平；定期查血常规，如发现患者咽喉疼痛、发热，或白细胞低于 $3000/mm^2$，应立即报告医生停药。

第三十二章　激素类药与抗生育药

一、单项选择题

1. C；2. D；3. E；4. E；5. C；6. B；7. C；8. D

二、问答题

1. 雌激素类药：卵巢分泌的天然雌激素主要是雌二醇，人工合成雌激素衍生物主要有甾体类的炔雌醇、炔雌醚、尼尔雌醇和非甾体类的己烯雌酚等。

孕激素类药：卵巢分泌的天然孕激素为黄体酮。常用的人工合成孕激素有两类：① 17α-羟孕酮类，如甲羟孕酮、甲地孕酮等；② 19-去甲睾酮类，如炔诺酮和炔诺孕酮等

2. 短效口服避孕药：复方炔诺酮片；复方甲地孕酮片

长效口服避孕片：复方炔诺孕酮乙片

长效避孕针：复方己酸羟孕酮注射液

探亲避孕药：甲地孕酮片；炔诺酮片；双炔失碳酯

第三十三章　抗微生物药概述

一、

1. D；2. C；3. A；4. B；5. C；6. D；7. E；8. D；9. D；10. A

二、答：略。

第三十四章　抗　生　素

一、单项选择题

1. E；2. A；3. D；4. D；5. A；6. A；7. B；8. B；9. B；10. C；11. B；12. B；13. A；14. B；15. E；16. B；17. B；18. D. ；19. A；20. D

第三十五章　人工合成的抗菌药

一、单项选择题

1. D；2. D；3. B；4. D；5. B；6. A；7. D；8. E；9. B；10. D；11. B；12. C；13. D；14. B；15. E

二、问答题

1. 喹诺酮类药物抗菌谱广，不仅对革兰氏阴性杆菌作用，对革兰氏阳性菌也有抑制或杀灭作用。抗菌机制是抑制敏感菌 DNA 回旋酶，干扰细菌 DNA 合成而引起细菌死亡。氟喹诺酮类耐药性较少，且与其他抗生素之间无交叉耐药性。

2. 磺胺嘧啶、磺胺甲噁唑的乙酰化物在尿中浓度较高，易出现肾损害。防治措施：①同服等量碳酸氢钠，碱化尿液，以增加磺胺及其乙酰化物的溶解度。②服药期间多饮水，以降低尿中药物浓度。③定期检查尿液，发现结晶尿应及时停药。④老年、肾功能不全、少尿及休克患者慎用或不用。

3. 磺胺类药物可抑制二氢叶酸合成酶，TMP 可抑制二氢叶酸还原酶，二者合用可使细菌叶酸代谢受到双重阻断作用，使磺胺药的抗菌作用增强数倍至数十倍，甚至呈现杀菌作用，且可延缓细菌耐药性的产生，故常将磺胺药和 TMP 合用。

三、案例分析

喹诺酮类药物常出现恶心、呕吐、食欲减退等消化系统症状，但症状一般较轻，患者可耐受。护士要向患者解释，患者的症状是药物正常的不良反应，不会对患者的身体和并且造成影响。

在下次喹诺酮类药物输注前，应提醒患者适当进食，以减少胃肠道反应。此外还要提醒患者不要擅自调整输液速度，滴注过快可出现静脉炎。因药物可能有光敏反应，用药期间要避免紫外线直射。若长期应用，应定期监测肝、肾功能。

第三十六章　抗结核病药

一、单项选择题

1. E；2. C；3. C；4. B；5. B；6. C；7. D；8. D

二、问答题

1. 异肼是一种具有杀菌作用的合成抗菌药，对生长繁殖期的分枝杆菌有良好的效果。主要用于各型肺结核的进展期、溶解播散期、吸收好转期，且可用于结核性脑膜炎和其他肺外结核等的治疗。治疗量不良反应少而轻，大剂量长期应用可发生神经系统毒性和肝毒性等。

2. 结核病正规的化疗方案必然有 2 种或 2 种以上的杀菌药，在疾病早期给药，坚持早诊断、早治疗。治疗过程中，选择合理的剂量、科学的用药方法，足够的疗程，还要规律、全程督导化用药，才能治愈结核病，缺少哪一个环节都能导致治疗失败。综上，必须遵循早期、联合、适量、规律、全程等原则对结核病进行治疗，确保查出必治、治必彻底。

三、案例分析

因结核病治疗周期较长，用药较多，因此常出现多种不良反应，病例中头晕、耳鸣考虑为链霉素所致，链霉素在剂量过大、疗程过长时可产生耳毒性，眩晕、耳鸣常为听力损害的先兆。

建议应用营养神经的药物如甲钴胺片、维生素 B_{12} 等，如果有明显听力异常，应停用链霉素。近年来因链霉素所致的药物性耳聋，结核病常规治疗已经很少使用链霉素，而使用 2HRZE/4HRE 治疗。

第三十七章　抗真菌药

一、单项选择题

1. C；2. A；3. A；4. A；5. C；6. B；7. C；8. A

二、问答题

1. 略。
2. 略。

三、案例分析

地塞米松为糖皮质激素类药物，用药期间突然停药，可发生反跳现象使原有症状加重，故该学生的皮癣重新出现且增大。

皮癣是真菌感染引起的，应选用氟康唑、伊曲康唑等专业的抗真菌药，最好是根据感染菌种选择敏感药物，并坚持用药直到真菌全部被杀灭为止，同时应注意皮肤护理以防止复发。

第三十八章　抗病毒药

一、单项选择题

1. B；2. C；3. B；4. C；5. D

二、问答题

1. 干扰素是一种广谱抗病毒剂，并不直接杀伤或抑制病毒，主要是通过细胞表面受体作用使细胞产生抗病毒蛋白，从产生抗病毒、免疫调节等作用。

临床主要用于各种病毒感染性疾病，不良反应可见流感样症状、胃肠道反应、神经系统症状、可逆性骨髓抑制及肝功能异常等。

2. 奥司他韦是目前治疗流行性感冒的常用药物之一，也是抗禽流感甲型 H_1N_1 病毒最有效的药物之一。药物作用有高度特异性，对其他病毒、细菌或人类的神经氨酸酶几乎没有抑制作用；不抑制机体对流感病毒感染的免疫反应。临床主要用于由流感 A 型病毒和流感 B 型病毒引起的流感，一般对感染不超过 2 天、无并发症的急性患者疗效较好，但不能改善流感的卡他症状。

三、案例分析

阿昔洛韦是广谱高效的抗病毒药，在疱疹病毒感染细胞内的药物浓度是正常细胞的 40～100 倍，主要用于治疗各种疱疹病毒感染，亦可治疗带状疱疹病毒感染。

注射给药时注射部位可出现炎症或静脉炎、皮肤瘙痒或荨麻疹等，要选择较大血管，并有计划的更换注射部位。

第三十九章　抗寄生虫药

一、单项选择题

1. A；2. E；3. E；4. A；5. C；6. C；7. D；8. D；9. A；10. E；11. A；12. B

二、问答题

1. 略。

2. 使用伯氨喹，因其对间日疟和卵形疟红细胞外期迟发型子孢子（休眠子）有较强的杀灭作用，与氯喹合用能根治间日疟；能杀灭各种疟原虫的配子体，阻止疟疾传播。用于阻止间日疟复发，中断疟疾传播。

三、案例分析

用甲硝唑治疗，用药期间忌饮酒，患者注意加强环境和个人卫生，防止反复感染。

第四十章　抗恶性肿瘤药

一、单项选择题

1. D；2. E；3. B；4. C；5. D；6. C；7. A；8. D；9. E；10. D；11. C；12. B；13. C；14. D；15. D；16. C

二、问答题

1. 细胞周期非特异性药物，只对增殖期某一期有效，如环磷酰胺、卡莫司汀等；细胞周期特异性药物对增殖期及 G_0 期都有效，如长春碱、依托泊苷等。

2. 骨髓抑制、胃肠反应、皮肤及毛发损害、肝、肾毒性、免疫抑制、其他可引起神经系统、呼吸系统、心血管系统、泌尿系统的损害。

三、案例分析

该患者使用的紫杉醇和顺铂，都可以用于治疗卵巢癌，但是在使用时，顺铂可以使紫杉醇的清除率降低 1/3，导致其血药浓度升高。因此，这是不宜联合使用的化疗方案。该化疗方案选择这两种药物联合使用，应同时注意两药都有抑制骨髓的副作用；如果先给顺铂，再给予紫杉醇，会导致更为严重的骨髓抑制。选择联合使用抗肿瘤药物化疗时，必须注意不能出现疗效降低或毒性增加的情况。如果出现这样的情况，应该禁用或慎用，必要时对其中的药物进行调整。

第四十一章　调节免疫功能药

一、单项选择题

1. D；2. C；3. E；4. B；5. C；6. C；7. E；8. E；9. D

二、问答题

1. 略。
2. 略。
3. 略。

第四十二章　解　毒　药

一、单项选择题

1. E；2. D；3. C；4. C；5. C；6. A；7. A；8. D；9. E；10. A；11. C；12. E

二、问答题

1. 有机磷酸酯类可经消化道、呼吸道甚至透过皮肤吸收，进入血液后与胆碱酯酶结合，形成磷酰化胆碱酯酶而失去活性，导致乙酰胆碱不能水解，在体内蓄积过多，持久强烈的激动突触后膜的胆碱受体，导致机体功能失调而引起M样、N样和中枢神经系统的一系列中毒症状。

2. 有机磷酸酯类中毒的解毒药物有M受体阻滞药阿托品和胆碱酯酶氯解磷定两类药，阿托品通过竞争性阻断M受体而迅速缓解M样症状，也能进入脑内而缓解部分中枢抑制症状，还可兴奋呼吸中枢而对抗有机磷中毒所引起的呼吸抑制。氯解磷定能直接与体内游离的有机磷酸酯结合，形成无毒的磷酰化氯解磷定由尿中排出；还能与磷酰化胆碱酯酶中的磷酰基结合，形成氯解磷定－磷酰化胆碱酯酶复合物，再进一步裂解形成磷酰化氯解磷定，使胆碱酯酶游离出来，恢复其水解乙酰胆碱的活性。

三、案例分析

阿托品中毒会出现极度口渴、咽喉干燥、瞳孔扩大、皮肤干燥发红。还可出现幻觉、谵妄、强直性或阵挛性惊厥，最后出现昏迷、呼吸表浅等危重征象。

第四十三章　糖类、盐类及调节酸碱平衡药

一、单项选择题

1. C；2. D；3. C；4. C；5. E；6. B；7. A；8. C；9. A；10. C

二、问答题

1. 略。

2. 输液过多、过快，可致水钠潴留，引起水肿、血压升高、心率加快、胸闷、呼吸困难，甚至急性左心衰竭。禁用于肺水肿，慎用于高血压、心力衰竭、肾炎、肝硬化腹水及长期使用肾上腺皮质激素的患者。

3. 本药严禁静脉注射，可做静脉滴注，滴注速度不超过60滴每分钟，浓度不超过0.3%，每小时用来不超过1 g。如患者原有肾功能损害时，应注意发生高钾血症。一旦出现高钾血症，

应紧急处理。高钾血症和急、慢性肾功能不全者禁用。

三、案例分析

身体虚弱、倦怠、表情淡漠的原因是腹泻、呕吐导致的低钠综合征，应静脉滴注生理盐水。

第四十四章　消毒防腐药

一、单项选择题

1. C；2. C；3. A；4. D；5. A

二、问答题

1. 消毒药是指能迅速杀灭病原微生物的药物；防腐药是指具有抑制病原微生物生长繁殖的药物；二者合称为消毒防腐药。二者之间没有严格的界限，消毒药在较低浓度时，具有防腐作用；防腐药在较高浓度时，具有消毒作用。根据结构可分为①酚类，如苯酚；②醇类，如70%乙醇等；③醛类，如福尔马林（40%甲醛）；④酸类，如硼酸等；⑤氧化剂，如过氧化氢、过氧乙酸等；⑥表面活性剂，如苯扎溴铵；⑦卤素类，如漂白粉等；⑧重金属盐及染料类，如甲紫等；⑨其他类，如环氧乙烷。

2. 75%常用于注射、手术等部位、医疗器械、手术前洗手消毒。50%用于长期卧床者涂擦局部皮肤预防褥疮，20%～30%用于发热患者物理降温等。

第四十五章　维生素及酶类

1. D；2. C；3. A；4. E；5. B；6. C；7. A

中英文专业词汇索引

C

D

E

K

L

P

Q

R

S

T

W

X

Y

Z

主要参考文献

1. 陈新谦，金有豫，汤光，等．新编药物学．17 版．北京：人民卫生出版社，2011.
2. 杨丽珠，阮耀．护理药理学．北京：北京大学医学出版社，2011.
3. 倪峰，杨丽珠．药理学．北京：人民卫生出版社，2012.
4. 廖端芳，李海涛．药理学学习指导与习题集．北京：人民卫生出版社，2012.
5. 姚宏．药物应用护理．2 版．北京：人民卫生出版社，2012.
6. 张树平，高允生．药理学（案例版）．北京：科学出版社，2012.
7. 杨宝峰．药理学．8 版．北京：人民卫生出版社，2013.
8. 罗月娥．药理学．北京：人民卫生出版社，2013
9. 朱波．药理学．北京：中国协和医科大学出版社，2013.
10. 王兴华，张庆明．2013 国家护士执业资格考试考点精解．北京：科学出版社，2013.
11. 陈海花，毕越英．2013 护士资格考试高频考点与核心试题．4 版．北京：军事医学科学出版社，2013.
12. 肖顺贞，杨丽珠．护理药理学．4 版．北京：北京大学医学出版社，2014.
13. 张庆，田健．护理药理学．北京：北京大学医学出版社，2014.
14. 李春英，王国全．护理药理学．北京：中国协和医科大学出版社，2014.
15. 陈树君，秦红兵．护用药理学．3 版．北京：人民卫生出版社，2014.
16. 夏泉源，米振生，周丹．护理专业试题精选．5 版．南京：江苏科学技术出版社，2014.
17. 谭焕然．轻松学习药理学．北京：北京大学医学出版社，2015.
18. 姜国贤．护理药理学学习指导与习题集．2 版．北京：人民卫生出版社，2015.
19. 马月宏，汝燕峰，祝慧凤．药理学．北京：科学技术文献出版社，2015.
20. 肖顺贞，杨俭，李湘萍．临床护理药理学．北京：北京大学医学出版社，2015.
21. 尹安春．护士执业资格考试 10 日通关特训．北京：中国医药科技出版社，2016.
22. 廖端芳，周玖瑶．药理学．3 版．北京：人民卫生出版社，2016.
23. 余承高，白融，陈栋梁，等．药理学助记图表与歌诀．北京：北京大学医学出版社，2016.
24. 王开贞，于天贵．药理学．7 版．北京：人民卫生出版社，2017.
25. 汝燕峰．药理学习题集．北京：科学技术文献出版社，2017.
26. 袁秉祥，藏伟进．图表药理学．2 版．北京：人民卫生出版社，2017.
27. 张庆，田健．护理药理学．北京：北京大学医学出版社，2018.
28. 王开贞，李卫平．药理学．8 版．北京：人民卫生出版社，2019.